协和医考

口腔全科住院医师规范化培训
结业专业理论考核习题集

吴春虎　编

中国协和医科大学出版社
北　京

图书在版编目（CIP）数据

口腔全科住院医师规范化培训结业专业理论考核习题集 / 吴春虎编．—北京：中国协和医科大学出版社，2023.9

（协和医考）

ISBN 978－7－5679－2076－7

Ⅰ.①口… Ⅱ.①吴… Ⅲ.①口腔科学－岗位培训－习题集 Ⅳ.①R78－44

中国版本图书馆 CIP 数据核字（2022）第 189941 号

协和医考

口腔全科住院医师规范化培训结业专业理论考核习题集

编　　者：吴春虎
责任编辑：魏亚萌　郑成巍
封面设计：邱晓俐
责任校对：张　麓
责任印制：张　岱

出版发行：**中国协和医科大学出版社**
（北京市东城区东单三条 9 号　邮编 100730　电话 010－65260431）
网　　址：www. pumcp. com
经　　销：新华书店总店北京发行所
印　　刷：三河市龙大印装有限公司

开　　本：850mm×1168mm　1/16
印　　张：30.5
字　　数：770 千字
版　　次：2023 年 9 月第 1 版
印　　次：2023 年 9 月第 1 次印刷
定　　价：125.00 元

ISBN 978－7－5679－2076－7

PREFACE

前言

住院医师规范化培训考核由过程考核和结业考核（包含理论考核和临床实践技能考核）组成。结业理论考核一般实行全国统一考试，采用计算机答题的形式。考试题型包括：①单选题，每道考题有5个备选答案，从中选择1个最佳答案。②共用题干单选题，提供若干个案例，每个案例下设若干道考题，每道考题有5个备选答案，从中选择1个最佳答案。③案例分析题（不定项选择题），提供若干个案例，每个案例下设若干道考题，每道考题有多个备选答案，其中正确答案有1个或几个。答题时，共用题干单选题和案例分析题不能退回上一问，只能进入下一问。为帮助考生高效复习，本书以最新住院医师规范化培训结业理论考核大纲为框架，挑选经典试题，精心编写而成。

一、本书特色

1. 覆盖高频考点 本书结合历年考试规律，所选试题力求全面覆盖高频考点，重点突出，多角度对核心考点进行考查，便于考生从整体上把握考试内容，做到举一反三。

2. 精选试题解析 本书题量丰富，题型合理，对重、难点题目配有解析，利于考生梳理解题思路，复习事半功倍。

3. 考前冲刺试卷 在本书最后附有2套冲刺试卷，题目难度、考题比例均十分接近真实考试，方便考生检测复习效果，考前冲刺使用。

二、复习建议

1. 选择合适参考书，制订复习计划 与本书配套的《口腔全科住院医师规范化培训结业专业理论考核指导》，内容总结精练，可以起到纲要作用，帮助考生减少复习压力，是很好的选择。复习计划制订好后，要尽量执行，因为坚持就是胜利。

2. 做好考前练习，精准备考 通过多做练习题，了解出题的方式、侧重点，找出自己的薄弱点，进行针对性复习。

3. 用心整理错题，冲刺考试 对错题及其相关的知识点进行梳理，加强记忆。在考前通过试卷做题，可提前适应考试节奏，增强信心。

最后，祝广大考生顺利通过此次考试。由于书中难免有疏漏或不足之处，恳请各位考生与学者批评指正。如有疑问，可扫描下方二维码，会有专属微信客服解答。

编　者

2023年6月

CONTENTS

目 录

第一篇　公共理论

第二篇　口腔专业通科理论及技能

第三篇　口腔全科专业理论及技能

第一篇　公共理论

第一章　政策法规

一、单选题

1. 突发公共卫生事件应急工作应当遵循的方针是

A. 预防为主，常备不懈

B. 统一领导，分级负责

C. 预防为主，常备不懈，反应及时，措施果断，依靠科学

D. 统一领导，分级负责，依靠科学，加强合作

E. 统一领导，分级负责，反应及时，措施果断，依靠科学，加强合作

2. 医疗机构在药品购销中暗中收受回扣或者其他利益，依法对其给予罚款处罚的机关是

A. 卫生行政部门　　B. 药品监督管理部门　　C. 工商行政管理部门

D. 劳动保障行政部门　　E. 中医药管理部门

3. 医疗机构的医务人员违反《中华人民共和国献血法》规定，将不符合国家规定标准的血液用于患者的，由县级以上卫生行政部门给予的行政处罚是

A. 警告　　B. 罚款

C. 吊销“医疗机构执业许可证”　　D. 责令改正

E. 限期整顿

4. 根据国家制定的免疫程序、疫苗使用指导原则，结合本行政区域的传染病流行情况，制定本行政区域的接种方案的部门是

A. 国务院卫生主管部门

B. 国务院药品监督管理部门

C. 省、自治区、直辖市人民政府卫生主管部门

D. 省、自治区、直辖市人民政府药品监督管理部门

E. 各级疾病预防控制机构

5. 下列医师行为中，不属于违法违规行为的是

A. 泄露患者隐私　　B. 隐匿医学文书

C. 开展禁止类医疗技术临床应用　　D. 收受患者财物

E. 拒绝依据他院检查结果签署诊断证明

6. 献血大王刘某，在过去的 7 年间，献血总量已达 5600ml。快满 50 周岁的刘某告诉记者，如果身体一直保持健康状态，他满 55 周岁以前，还可争取无偿献血

A. 7 次　　B. 8 次　　C. 9 次

D. 10 次　　E. 11 次

7. 患者甲输液中发生反应，经对症处置，症状消失，当天夜里出现心悸、呼吸困难，第 2 天早晨 5 时死亡。家属认为是医院的责任，拒不从病房移走尸体。第 2 天上午上班，院方决定

请法医魏某做尸检，下午魏某告知院方因紧急会务不能去做，家属也不同意尸检。第3天又请到法医李某，经与家属协商，第4天进行了尸检。李某未能对死因作出解释，使纠纷无法结论，对这一结果

A. 只能以死因不明定论

B. 魏某承担因拖延而延迟尸检，无法结论的结果

C. 李某承担因未作出解释而无法结论的结果

D. 院方承担因请人不当而无法结论的结果

E. 家属承担因不同意尸检延迟尸检而无法结论的结果

8. 男，50岁，为长期使用麻醉药品的门诊癌症患者。医院为了解治疗效果和用药安全状况，要求其定期进行复诊。根据相关规定，该患者复诊间隔的最长期限是

A. 4个月　　B. 6个月　　C. 5个月

D. 2个月　　E. 3个月

9. 医疗机构发现甲类传染病患者、病原携带者应当予以隔离治疗。拒绝隔离治疗或者隔离期未满擅自脱离隔离治疗的，可以由以下哪个部门协助医疗机构采取强制隔离治疗措施

A. 公安机关　　B. 卫生行政部门　　C. 卫生监督机构

D. 卫生防疫机构　　E. 地方政府

10. 主治医师张某被注销执业注册满1年，现欲重新执业，遂向卫生行政部门提交了相关申请，但未获批准。其原因是

A. 未经过医师规范化培训　　B. 刑事处罚完毕后不满2年

C. 变更执业地点不满2年　　D. 未到基层医疗机构锻炼

E. 在医疗机构的试用期不满1年

11. 男，30岁。因创伤出血住院，医师为他输血后，该患者感染了人类免疫缺陷病毒(HIV)。经查，用血由国家批准的血站提供，献血者为HIV阳性者。按《中华人民共和国献血法》的规定，应承担法律责任的直接责任者是

A. 医院　　B. 医师　　C. 献血者

D. 血站　　E. 血站与医院

12. 某患者凌晨因心脏病发作被送入医院抢救，但不幸于当天上午8时死亡。下午3时，患者家属要求查阅病历，院方以抢救时间紧急，尚未补记病历为由未予提供，引起家属不满，投诉至卫生局。根据相关规定，卫生局应给予医院的处理是

A. 限期整顿　　B. 责令整改　　C. 罚款

D. 吊销执业许可证　　E. 警告

13. 男，70岁。因腹主动脉瘤在某市级医院接受手术治疗，术中发生大出血，经抢救无效死亡。其子女要求复印患者在该医院的全部病历资料，而院方只同意复印其中一部分。根据相关规定，其子女有权复印的病历资料是

A. 疑难病例讨论记录　　B. 上级医师查房记录　　C. 死亡病例讨论记录

D. 会诊意见　　E. 手术及麻醉记录单

14. 某县医院因收治多例人感染高致病性禽流感患者未按规定报告受到行政处罚。为此，该医院积极整改，加强《中华人民共和国传染病防治法》的宣传，并落实各项传染病防治任

务。下列选项中，不属于医院应承担的任务是

A. 开展流行病学调查

B. 承担责任区域内传染病预防工作

C. 承担医疗活动中与医院感染有关的危险因素检测

D. 防止传染病的医源性感染

E. 防止传染病的医院感染

二、共用题干单选题

（15～16题共用题干）

湖北省某县人民医院发现重大食物中毒事件。

15. 该县人民医院应当在几小时内向县人民政府卫生行政部门报告

A. 立即　　B. 1小时　　C. 2小时

D. 6小时　　E. 12小时

16. 该县人民政府卫生行政部门应在几小时内向县人民政府报告

A. 立即　　B. 1小时　　C. 2小时

D. 6小时　　E. 12小时

答案与解析

1. A　2. C　3. D　4. C　5. E　6. D　7. E　8. E　9. A　10. B　11. D　12. B　13. E　14. A　15. C　16. C

1. A【解析】突发事件应急工作应当遵循预防为主、常备不懈的方针，贯彻统一领导、分级负责、反应及时、措施果断、依靠科学、加强合作的原则。

3. D【解析】医疗机构的医务人员违反规定，将不符合国家规定标准的血液用于患者的，由县级以上地方人民政府卫生行政部门责令改正；给患者健康造成损害的，应当依法赔偿，对直接负责的主管人员和其他直接责任人员，依法给予行政处分；构成犯罪的，依法追究刑事责任。

6. D【解析】国家实行无偿献血制度。国家提倡18周岁至55周岁的健康公民自愿献血。血站对献血者每次采集血液量一般为200ml，最多不得超过400ml，两次采集间隔期不少于6个月。严格禁止血站违反规定对献血者超量、频繁采集血液。刘某还可以献5年，每年最多献2次，因此如果身体一直保持健康状态，他满55周岁以前，还可争取无偿献血10次。

7. E【解析】患者死亡，医患双方当事人不能确定死因或者对死因有异议的，应当在患者死亡后48小时内进行尸检；具备尸体冻存条件的，可以延长至7日。尸检应当经死者近亲属同意并签字。尸检应当由按照国家有关规定取得相应资格的机构和病理解剖专业技术人员进行。承担尸检任务的机构和病理解剖专业技术人员有进行尸检的义务。医疗事故争议双方当事人可以请法医病理学人员参加尸检，也可以委派代表观察尸检过程。拒绝或者拖延尸检，超过规定时间，影响对死因判定的，由拒绝或者拖延的一方承担责任。

9. A【解析】医疗机构发现甲类传染病时，应当及时采取下列措施：①对患者、病原携带者，予以隔离治疗，隔离期限根据医学检查结果确定。②对疑似患者，确诊前在指定场所单独隔离治疗。③对医疗机构内的患者、病原携带者、疑似患者的密切接触者，在指定场所进行医学观察和采取其他必要的预防措施。拒绝隔离治疗或者隔离期未满擅自脱离隔离治疗的，可以由公安机关协助医疗机构采取强制隔离治疗措施。

11. D【解析】血站应当根据国务院卫生行政部门制定的标准，保证血液质量。血站违反有关操作规程和制度采集血液，由县级以上地方人民政府卫生行政部门责令改正，给献血者健康造成损害的，应当依法赔偿，对直接负责的主管人员和其他直接责任人员，依法给予行政处分；构成犯罪的，依法追究刑事责任。

12. B【解析】医疗机构应当按照国务院卫生行政部门规定的要求，书写并妥善保管病历资料。因抢救急危患者，未能及时书写病历的，有关医务人员应当在抢救结束后6小时内据实补记，并加以注明。本案例已超过6小时，故卫生局责令医院整改。

13. E【解析】患者有权复印或者复制自己的门诊病历、住院志、体温单、医嘱单、化验单(检验报告)、医学影像检查资料、特殊检查同意书、手术同意书、手术及麻醉记录单、病理资料、护理记录，以及国务院卫生行政部门规定的其他病历资料。患者依照规定要求复印或者复制上述病历资料的，医疗机构应当提供复印或者复制服务并在复印或者复制的病历资料上加盖证明印记。复印或者复制病历资料时，应当有患者在场。

15. C【解析】《突发公共卫生事件应急条例》规定，有下列情形之一的，省、自治区、直辖市人民政府应当在接到报告1小时内，向国务院卫生行政部门报告：①发生或者可能发生传染病暴发、流行的。②发生或者发现不明原因的群体性疾病的。③发生传染病菌种、毒种丢失的。④发生或者可能发生重大食物和职业中毒事件的。突发事件监测机构、医疗卫生机构和有关单位发现上述需要报告情形之一的，应当在2小时内向所在地县级人民政府卫生行政部门报告。

16. C【解析】接到报告的卫生行政部门应当在2小时内向本级人民政府报告，并同时向上级人民政府卫生行政部门和国务院卫生行政部门报告。

第二章　循证医学与临床科研设计

单选题

1. 常见的误诊、漏诊的原因不包括

A. 病史资料不完整、不确切　　B. 观察不细致或检验结果误差

C. 先入为主、主观臆断　　D. 医学知识不足、缺乏临床经验

E. 疾病的临床表现不同

2. 综合的临床诊断不包括

A. 病因诊断　　B. 病理解剖诊断　　C. 猜想诊断

D. 疾病的分型与分期　　E. 并发症及伴发疾病诊断

3. 关于牙周病与全身性疾病的关系，以循证医学原则分析，下述证据论证强度最大的是

A. 确诊为急性心肌梗死或冠心病者，与同年龄、同性别的非冠心病者比较，前者的口腔情况显著差于后者

B. 分娩低出生体重儿的妇女，牙周附着丧失程度大于分娩正常体重儿的产妇

C. 一些纵向研究表明，严重牙周炎患者在 2～4 年的观察期内糖尿病的加重比无牙周炎者明显，发生肾和血管的并发病变者也多于龈炎或轻度牙周炎组

D. 2 型糖尿病患者经彻底的牙周治疗后，牙周炎症明显好转，同时糖化血红蛋白水平也较未经牙周治疗者明显下降

E. 有报道称，拔除牙周病患牙后，肾炎得以痊愈

4. 某研究者采用一种新的生物药物治疗胆囊癌，其将手术切除加放射治疗处理病例作为对照组，比较两组的生存寿命。此对照组属于

A. 双盲法　　B. 相互对照　　C. 空白对照

D. 标准对照　　E. 试验对照

5. 循证医学所收集的证据中，质量最佳者为

A. 单个的大样本随机对照试验

B. 队列研究

C. 病例对照研究

D. 基于多个质量可靠的大样本随机对照试验所作出的系统评价

E. 专家意见

6. 关于诊断试验，下列叙述中不正确的是

A. 诊断试验的真实性是指测定值与真实值相符合的程度

B. 诊断试验的可靠性是指同一方法在同样条件下，多次对相同人群进行检查结果的恒定性

C. 并联试验可提高诊断试验的灵敏度

D. 串联试验可提高诊断试验的灵敏度

E. 误诊率又称假阳性率

7. 前瞻性队列研究的主要优点为

A. 适于研究罕见病　B. 节约人力、物力　C. 可以确定因果关系

D. 资料易获得　E. 没有测量偏倚

8. 循证医学实践的核心是

A. 素质良好的临床医生　B. 最佳的研究证据

C. 临床流行病学基本方法和知识　D. 患者的参与和合作

E. 必要的医疗环境和条件

9. 关于 Meta 分析，下列说法错误的是

A. Meta 分析是一种观察性研究

B. Meta 分析一般不对各独立研究中的每个观察对象的原始数据进行分析

C. 报告 Meta 分析结果时，可不考虑研究背景和实际意义

D. Meta 分析的结论推广时应注意分析干预对象特征、干预场所、干预措施以及依从性等方面的差异

E. Meta 分析可能得不出明确的结论

答案与解析

1. E　2. C　3. D　4. D　5. D　6. D　7. C　8. B　9. C

4. D【**解析**】标准对照或称阳性对照，是临床上最常使用的一种对照，也被称为有效对照或积极性对照，即以现行最有效或临床上最常用的药物或治疗方法作为对照，用以判断新药或新疗法是否优于现行的药物或疗法。应用时要注意，不能用对症药物或保健食品作对照，也不能为了提高试验药物或疗法的效果而选用疗效低的药物或疗法作对照。

6. D【**解析**】串联试验会导致诊断灵敏度降低，而特异度升高。

第三章　医学伦理学

一、单选题

1. 下列选项中仅属于医师的道德义务，不属于法律义务的是
A. 努力钻研业务，提高专业技术水平
B. 关心、爱护、尊重患者，保护患者隐私
C. 宣传卫生保健知识，对患者进行健康教育
D. 遵守法律、法规，遵守技术操作规范
E. 积极开展义诊，尽力满足患者的健康需求

2. 临床治疗过程中的医学道德要求不包括
A. 护理的医学道德要求
B. 手术治疗的医学道德要求
C. 心理治疗的医学道德要求
D. 饮食营养治疗的医学道德要求
E. 康复治疗的医学道德要求

3. 在卫生资源分配上，形式公正是根据每个人
A. 都享有公平分配的权利
B. 实际的需要
C. 能力的大小
D. 社会贡献的多少
E. 在家庭中的角色地位

4. 不属于医师在执业活动中享有的权利有
A. 从事医学研究、学术交流，参加专业学术团体
B. 参加专业培训，接受继续医学教育
C. 努力钻研业务，更新知识，提高专业技术水平
D. 获取工资报酬和津贴，享受国家规定的福利待遇
E. 在执业活动中，人格尊严、人身安全不受侵犯

5. 脑死亡标准取代传统的死亡标准，其直接的伦理意义和效果是
A. 有利于科学确定死亡，维护了人的生命和尊严
B. 有利于节约卫生资源
C. 有利于减轻家庭负担
D. 有利于器官移植
E. 有利于社会文明

6. 在我国，供精进行辅助生殖而获得的后代，不具有的权利和义务是
A. 继承权
B. 受教育权
C. 赡养进行辅助生殖父母的义务
D. 知悉遗传父母姓名的权利
E. 在父母离异时孩子的被抚养权

7. 下列关于临终关怀的叙述，正确的是
A. 它的服务对象包括所有患者
B. 应不惜一切代价地抢救临终患者
C. 它以提高患者的生存质量为主要目的
D. 它将尽量延长患者的寿命
E. 宽容大度，满足临终患者的所有要求
8. 医学伦理学的不伤害原则是指
A. 最大限度地降低对患者的伤害
B. 最小限度地消除对患者的心理伤害
C. 最小限度地消除对患者的躯体伤害
D. 消除对患者的任何身心伤害
E. 选择危险大于利益的措施，降低可控伤害
9. 最早提出“不伤害原则、为患者利益原则和保密原则”的医学伦理文献是
A. 《夏威夷宣言》
B. 《赫尔辛基宣言》
C. 《希波克拉底誓言》
D. 《纪念白求恩》
E. 《纽伦堡法典》

10. 女，17 岁。脑部受伤住院，入院后虽经积极救治，但 3 天后患者进入脑死亡状态。医师告知其父母，并建议撤掉呼吸机。其父母看到女儿在呼吸机支持下仍有呼吸，并能触及女儿的脉搏，坚决不接受医生的建议。此时，该医师符合伦理的做法是
A. 直接撤掉呼吸机并填写死亡报告
B. 执行脑死亡标准并劝说其父母捐献患者器官
C. 尊重其父母的意愿并不惜一切代价救治
D. 向患者父母解释脑死亡，征得同意后拔掉呼吸机
E. 请公证机关来公证患者已死亡

11. 某中年男性因突发急症在大街上摔倒并昏迷，由路人送至附近医院，被确诊为脑出血，急需手术，但医务人员无法联系到其亲属。在此情况下，可以决定为其急诊手术的人员是
A. 医院所在地民政部门负责人
B. 医院所在地派出所负责人
C. 为其接诊医师的上级医师
D. 院长或其授权人
E. 为其接诊的医师

12. 有一年轻男患者，在得知自己患了黄疸性肝炎（有传染性）以后，很恐惧，怕女朋友离开他，怕同车间的伙伴疏远他，所以十分恳切地请求医师替他保密。医师看他很值得同情，就决定替他保守这个秘密，但要求他抓紧治疗，不要耽误了病情。医师的正确做法是
A. 替患者保密的同时，把他留在医院治疗
B. 替患者保密，给他开些对症的药，让他在家治疗，以免别人知道
C. 应该拒绝保密，拒绝给他治疗，以免被传染
D. 介绍他去别的医院
E. 不能保密，让他在医院做隔离治疗

13. 某医院收治了几例艾滋病患者，由于没有有效的抗病毒药物，医生又不忍对患者不采取治疗措施，于是抱着试一试的态度，让患者服用了药物研究所刚研制出的抗病毒药。但患者对药物研制开发中的情况一无所知，服后感觉极不舒服，下一个疗程便无人继续服用。针对此案例，下列评价中最正确的是
A. 医生违背了人体试验中的知情同意原则
B. 医生违背了为防止意外事故制定应急措施的原则

C. 此药物未经过大量、可靠的动物实验

D. 对无药可救的患者，采用任何试验性治疗在道德上都是可行的

E. 受试者不可以在试验没有完成之前退出试验

14. 连某因患严重的躁狂抑郁障碍，正在精神病专科医院住院治疗。因病情恶化，患者出现伤人毁物等行为，医院在没有其他可替代措施的情况下，对其实施了约束身体的措施，但实施后没有及时通知连某的监护人。连某的父亲作为监护人探视时，看到儿子被捆绑在病床上非常气愤。该案例中所形成的医患关系模式是

A. 主动－被动型　　B. 指导－合作型　　C. 契约许可型

D. 指导参与型　　E. 共同参与型

15. 男，56岁。因左小腿丹毒复发到某医院就诊，医生给他开了价格较昂贵的新抗生素，患者自费而要求改用上次发病时有效且便宜的青霉素。但是，医生却不耐烦地说："是你说了算，还是我说了算，难道我会害你？"患者无奈，只好离开而到另一家医院。从医学伦理的角度分析，医生的行为违背了下列原则中的

A. 有利原则　　B. 公正原则　　C. 尊重原则

D. 公益原则　　E. 不伤害原则

16. 患者王小华，7岁。患急性淋巴性白血病，接受治疗3个月，病情没有改善。医生征求其父母的意见，是否愿意使用一种价格较贵的新药，其父母经过考虑，表示同意。因为从未使用过这种药物，也不知道这种药物的效果如何，所以医生决定谨慎使用，严格监控。结果表明，使用这种药物后的效果不明显。

A. 医生使用新药，应该征得王小华本人的同意

B. 该项治疗属试验性治疗

C. 效果不明显，与医师使用药物过于谨慎有关

D. 因为使用药物后的效果不明显，所以医师的行为不道德

E. 医生使用新药应该征得主管领导批准

二、共用题干单选题

（17～18题共用题干）

某大医院眼科博士，因急于为两位患者进行角膜移植，而一时找不到现成的供体角膜，所以在本院太平间"盗取"了一病死者的尸体角膜用于移植，获得成功。此事后被死者家属发现，以未经本人生前及死后家属知情同意，严重损害了死者及其家属的权益为由，将该医生告上了法庭。经调查得知：接受角膜移植术的两位患者与该医师无特殊关系；死者生前与该医师无利害冲突；该医师也未由此谋取分文私利，只是不了解有关要求。

17. 确认该医师医德善恶应使用的具体标准是

A. 是否有利于接受角膜移植术的两位患者

B. 是否有利于维护死者及其家属的正当权益

C. 是否有利于促进眼科医学的发展

D. 是否有利于推动社会文明的进步

E. 是否得到绝大多数人的支持

18. 评价该医师行为不道德，依据的是
A. 动机、目的恶，手段、效果善
B. 动机、目的恶，手段、效果恶
C. 动机、目的善，手段、效果恶
D. 动机、目的善，手段恶、效果成问题
E. 动机、目的善，手段恶、效果善

答案与解析

1. E　2. A　3. A　4. C　5. A　6. D　7. C　8. A　9. C　10. D　11. D　12. E　13. A　14. A　15. C　16. B　17. B　18. D

1. E【**解析**】医师的道德义务：①救死扶伤，实行社会主义的人道主义，时刻为患者着想，千方百计为患者解除病痛。②尊重患者的人格与权利，对待患者不分民族、性别、职业、地位、财产状况，都一视同仁。③文明礼貌服务，举止端庄，语言文明，态度和蔼，同情、关心和体贴患者。④廉洁奉公，自觉遵纪守法，不以医谋私。⑤为患者保守医密，实行保护性医疗，不泄露患者隐私与秘密。⑥互学互尊，团结协作，正确处理同行同事间的关系。⑦严谨求实，奋发进取，钻研医术，精益求精，不断更新知识，提高技术水平。

3. A【**解析**】在卫生资源分配上，遵循分配公正的原则，即在所有社会成员之间公平、公正地分配资源、受益和负担，包括形式公正和实质公正两个方面。形式公正即一视同仁，是一种形式上的平等。

5. A【**解析**】脑死亡标准的伦理意义：①更科学地判定人的死亡。②维护了死者的尊严。③有利于节约卫生资源和减轻家属的负担。④有利于器官移植。

6. D【**解析**】我国辅助生殖技术应用伦理原则的内容：①有利于患者。②知情同意。③保护后代。④社会公益。⑤保守医密。⑥严防商业化。⑦伦理监督。其中，保护后代原则规定了医务人员有义务告知患者通过人类辅助生殖技术出生的后代与自然受孕分娩的后代享有同样的法律权利和义务，包括后代的继承权、受教育权，赡养父母的义务，父母离异时对孩子监护权的裁定等。

8. A【**解析**】医学伦理学不伤害原则指不使患者身心受到损害。这一原则强调的是维护患者生命安全，是每一位医师在从事医疗工作时都应严加遵守的义务。

9. C【**解析**】《希波克拉底誓言》中对后世有较大影响的内容：①不伤害原则。②为患者利益原则。③保密原则。

10. D【**解析**】对于特殊患者（婴幼儿患者、智残患者、精神病患者等）或需要实施保护性医疗的患者，因本人不能行使或不宜行使知情同意权，而由其家属或其他适合的代理人代行此权。医师需要向患者父母解释脑死亡，征得患者父母的同意后，方可撤掉呼吸机并填写死亡报告。

12. E【**解析**】《中华人民共和国医师法》第二十三条规定，医师应尊重、关心、爱护患者，保护患者隐私和个人信息。然而，如果患者的“隐私”涉及他人或社会的利益，对他人或社会具有一定的危害性如患甲类传染病，则医务人员有疫情报告的义务，应当如实上报，但应对无关人员保密。

13. A【**解析**】知情同意的原则：知情同意是人体试验受试者自主权的体现。因此，医学科研人员要给准备参加人体试验的受试者提供足够、正确的有关信息，并且使他们能够充分理解和有责任回答他们的质疑。在此基础上，由受试者决定是否参加人体试验，且这种决定是完全自由的；对缺乏或丧失自主行为能力者，应征得他们家属或监护人的同意。

14. A【**解析**】A 项，主动－被动型指医师主动命令，患者被动服从，适合难以表述自己主观意见的患者。医生对躁狂抑郁障碍患者连某实施了约束身体的措施，形成的医患关系模式是属于主动－被动型。B 项，指导－合作型是指在医疗活动中，医患双方具有一定的主动性，但仍以医务人员为主，适合于急性感染期患者。C、D 项，医患关系模式没有这两种模式。E 项，共同参与型指医患双方共同制定并实施诊断方案，适合长期慢性疾病患者和心理疾病患者。

15. C【**解析**】医学伦理学的基本原则包括尊重原则、不伤害原则、有利原则、公正原则。其中，尊重原则是指在医疗实践中，医务人员对患者的人格尊严和自主性的尊重。患者享有人格权。所谓人格权，是一个人生下来即享有并应该得到肯定和保护的权利，如人的生命权、健康权、身体权、姓名权、肖像权、名誉权、隐私权、遗体权等。

第二篇　口腔专业通科理论及技能

第四章　口腔病理学通科理论知识

一、单选题

1. 牙本质小管管腔变窄、管腔中有矿物盐沉积的变化出现于牙本质龋的

A. 坏死崩解层　　B. 细菌侵入层　　C. 脱矿层

D. 透明层　　E. 脂肪变性层

2. 免疫组织化学染色直接法的特点是

A. 无须标记第一抗体和第二抗体　　B. 将荧光素或酶标记在第二抗体上

C. 将荧光素或酶标记在第一抗体上　　D. 特异性差、非特异染色强

E. 敏感性高

3. 牙周炎病损确立期的主要病理变化是

A. 结合上皮和沟内上皮下有炎症细胞浸润　　B. 沟内上皮向根方增殖

C. 结合上皮向根方增殖　　D. 牙周袋形成，牙槽骨未吸收

E. 牙周袋形成，牙槽骨吸收

4. 牙髓组织内大量中性粒细胞浸润并发生坏死及周围组织溶解，周围见中性粒细胞浸润的变化见于

A. 急性浆液性牙髓炎　　B. 急性化脓性牙髓炎　　C. 慢性闭锁性牙髓炎

D. 慢性溃疡性牙髓炎　　E. 慢性增生性牙髓炎

5. 平滑面龋的病损形态是

A. 烧瓶状，口小底大　　B. 烧瓶状，口大底小

C. 浅碟状，口大底浅　　D. 三角形，顶向釉质牙本质界

E. 三角形，顶向釉质表面

6. 慢性龈炎时，上皮下方的炎症细胞浸润层依次是

A. 淋巴细胞、中性粒细胞　　B. 中性粒细胞、淋巴细胞

C. 浆细胞、淋巴细胞　　D. 淋巴细胞、巨噬细胞

E. 肥大细胞、中性粒细胞

7. 局部切取活组织检查，下列叙述错误的是

A. 在肿物边缘与正常组织交界处切取一块0.5～1.0cm楔形组织

B. 黏膜病变标本取材不应小于0.2cm×0.6cm

C. 尽量多切除病变组织

D. 不应使用染料类消毒剂

E. 不要在坏死部位切取，术中尽量减少机械损伤

8. 穿髓孔内由表及里依次为炎性、坏死渗出，炎性肉芽组织及新生的胶原纤维，有活性的散在炎症细胞浸润的牙髓组织的变化见于

A. 急性浆液性牙髓炎　　B. 急性化脓性牙髓炎　　C. 慢性闭锁性牙髓炎
D. 慢性溃疡性牙髓炎　　E. 慢性增生性牙髓炎

9. 下述那种变化不是口腔扁平苔藓的病理表现

A. 上皮钉突不规则延长　　B. 基底细胞液化变性　　C. 基底膜界限不清
D. 棘细胞内疱形成　　E. 胶样小体出现

10. 牙龈瘤的病变性质多属于

A. 良性肿瘤　　B. 恶性肿瘤　　C. 局限性慢性炎性增生
D. 发育畸形　　E. 自身免疫性疾病

11. 颌骨骨髓炎X线片呈“虫蚀状”低密度区的病理基础是

A. 骨膜增生，骨膜加厚　　B. 骨组织增生，骨小梁增粗
C. 骨组织吸收，骨小梁结构不清　　D. 死骨形成，肉芽组织充填
E. 新骨形成，骨小梁不规则

12. 腮腺肿瘤镜下见肿块由上皮和淋巴样组织组成，上皮成分形成不规则囊腔并呈乳头状突入腔内，柱状细胞和锥形细胞均起自基底膜，柱状细胞可达表面，其胞质内含红染的颗粒，间质中见淋巴细胞密集并形成滤泡。最可能的病理诊断是

A. 腺泡细胞癌　　B. 肌上皮瘤　　C. 嗜酸性腺瘤
D. 管状腺瘤　　E. 腺淋巴瘤

13. 女，12岁。右上颌单尖牙区肿胀半年，X线片见边界清楚的透射区并有下透光的钙化小粒。病理学检查示肿物呈囊性和实性混合，肿瘤细胞排列成腺管状结构或实性胞囊，后者由梭形或立方状细胞组成，可见玫瑰花样结构。最可能的病理诊断是

A. 成釉细胞　　B. 牙源性钙化上皮瘤　　C. 牙源性钙化囊肿
D. 牙源性角化囊肿　　E. 牙源性腺样瘤

14. 男，45岁。颊黏膜上白色病变半年，边界清楚，与黏膜平齐，舌舔时有粗涩感。镜下可见上皮增生，过度正角化，颗粒层明显，棘层增生。上皮钉突伸长，基底膜清晰，固有层和黏膜下层有炎症细胞浸润。病理诊断为

A. 口腔红斑　　B. 口腔扁平苔藓　　C. 口腔白斑
D. 白色水肿　　E. 慢性盘状红斑狼疮

15. 男，60岁。唇部有一包块，常有溃疡，边缘较硬，与周围组织粘连，不活动。镜下可见癌细胞向黏膜下层浸润生长，呈团块状排列，形成癌巢，中间可见角化珠。癌巢周边立方状基底细胞中可见核分裂象。病理诊断为

A. 鳞状细胞癌　　B. 基底细胞癌　　C. 乳头状瘤
D. 腺癌　　E. 未分化癌

16. 男，26岁。前牙残根，拔除后可见根尖附着一团组织，镜下见为增生的肉芽组织，内见淋巴细胞、浆细胞浸润，成纤维细胞和血管内皮细胞增生，泡沫细胞和上皮团块。可能的诊断为

A. 慢性根尖周炎　　B. 牙周炎　　C. 根尖周脓肿
D. 根尖周囊肿　　E. 根尖周肉芽肿

17. 男，54岁。骨病变活检镜下见皮质骨表现为层板骨纹理结构粗糙，部分骨细胞消失，

骨陷窝空虚，并可见微裂；骨髓小动脉内膜、内弹力层消失，肌层纤维化，外膜增厚。病理诊断应为

A. 放射性骨坏死　　B. 骨纤维异常增殖症

C. 家族性巨颌症　　D. 朗格汉斯细胞组织细胞增生症

E. 慢性局灶性硬化性骨髓炎

18. 女，38 岁。发现左耳垂后下肿物 3 年余，生长缓慢，近来生长加快。检查：可触及直径约 3cm 类圆形质硬肿物，活动，与皮肤及腮腺基底均无粘连，表面有结节感。关于该患者的治疗，错误的是

A. 单纯肿瘤摘除术

B. 将肿瘤连同周围腮腺组织一并切除术

C. 肿瘤在浅叶时，将肿瘤和腮腺浅叶一并切除术

D. 肿瘤在深叶时，将肿瘤连同全腮腺切除术

E. 各种术式均要保留面神经

19. 男，38 岁。牙龈红肿伴疼痛 1 天，检查见左上牙龈肿胀，牙龈边缘呈蚕蚀状破坏，龈乳头坏死，龈沟液涂片见大量梭形杆菌及螺旋体。应考虑为

A. 牙龈增生　　B. 维生素缺乏性龈炎　　C. 急性坏死性溃疡性龈炎

D. 浆细胞性龈炎　　E. 慢性龈炎

20. 男，70 岁。前牙残根，拔除后创面不愈合，X 线检查见拔牙创下方一卵圆形透光区，术后病理检查见不完整囊腔。镜下见感染性囊肿壁，囊壁内见较多炎症细胞浸润，并见泡沫细胞及胆固醇结晶裂隙，内衬上皮不完整，上皮钉突增生延长，上皮内可见白细胞游出。应诊断为

A. 牙旁囊肿　　B. 含牙囊肿　　C. 根尖周脓肿

D. 根尖周囊肿　　E. 根尖周肉芽肿

21. 女，15 岁。右上颌肿物发现 3 年，逐渐增大，无明显症状。切除肿物的镜下组织学表现为肿瘤细胞排列成团，外层细胞柱状，细胞核远离基底膜，团中间细胞呈星网状。肿瘤细胞团之间的细胞为成纤维细胞样，也为肿瘤细胞成分。病理诊断应为

A. 成釉细胞瘤　　B. 成釉细胞纤维瘤　　C. 牙源性鳞状细胞瘤

D. 牙源性钙化上皮瘤　　E. 牙源性黏液瘤

22. 男，20 岁。前牙有暗黄色斑点。病变牙的磨片显示：釉柱间质矿化不良，而釉质表层过度矿化。最可能的诊断是

A. 釉质发育不全　　B. 氟牙症　　C. 遗传性乳光牙本质

D. 四环素牙　　E. 畸形中央尖

二、共用题干单选题

（23～24 题共用题干）

男，48 岁。因反复牙龈肿痛就诊。检查：牙龈呈暗红色、质地松软、与牙面分离。探诊出血、疼痛，触诊溢脓。

23. 牙龈暗红色所提示的组织病理学主要改变是

A. 牙石长入牙周袋　　B. 牙龈表面上皮萎缩　　C. 血管扩张，局部循环阻滞
D. 细菌侵入牙龈组织　　E. 浆细胞大量浸润

24. 触诊溢脓所提示的组织病理学改变是
A. 液体渗出增加　　B. 有大量浸润的白细胞坏死、分解
C. 细菌的大量坏死　　D. 上皮的退变和坏死
E. 牙龈纤维和血管周围胶原破坏

（25~26 题共用题干）

女，38 岁。左侧下颌骨无痛性肿胀半年余，检查见双侧下颌不对称，左侧下颌角处膨隆，X 线检查见一圆形透影区，边界清楚，囊腔内含牙齿一枚。术中见囊壁较薄，囊腔内含有一牙冠，囊壁附着于牙齿颈部，囊液呈黄褐色。镜下见纤维囊壁内衬复层鳞状上皮，上皮扁平，无角化，无上皮钉突，纤维囊壁内可见牙源性上皮团块。

25. 患者应诊断为
A. 含牙囊肿　　B. 萌出囊肿　　C. 腺牙源性囊肿
D. 甲状舌管囊肿　　E. 畸胎样囊肿

26. 形成该囊肿的原因是
A. 牙冠形成后，缩余釉上皮和牙面之间液体积聚形成
B. 甲状舌管残余上皮发生
C. 舌下腺或颌下腺导管破裂渗出所致
D. 缩余釉上皮和牙面之间液体潴留
E. 来自鳃裂或咽囊的上皮残余

答案与解析

1. D　2. C　3. D　4. B　5. D　6. B　7. C　8. D　9. D　10. C　11. B　12. E　13. E　14. C　15. A　16. E　17. A　18. A　19. C　20. D　21. B　22. B　23. C　24. B　25. A　26. A

1. D【解析】透明层又称硬化层，为牙本质龋最深层、最早出现的改变，位于病变的底部和侧面，在透射光下呈均质透明状。这种透明是由于牙本质小管管腔变窄、管腔中有矿物盐沉积，使管腔内折光率与周围细胞间质相似。矿物晶体可先沉积于成牙本质细胞突起内，也可先出现于细胞突周围呈向心性沉积。

4. B【解析】急性牙髓炎炎症加重时，血流减慢，炎症细胞沿血管壁排列，成牙本质细胞层变性坏，大量中性粒细胞游出集聚于炎症区。中性粒细胞、巨噬细胞等在杀灭细菌的同时释放溶酶体酶和蛋白水解酶，使局部组织液化坏死，形成脓肿。在急性浆液性牙髓炎阶段尚无脓肿形成；有时慢性闭锁性牙髓炎内可见有纤维组织围绕的慢性脓肿；急性化脓性牙髓炎时，脓肿的周围仍为中性粒细胞浸润。

5. D【解析】光镜下观察牙釉质早期平滑面龋纵磨片，最早显示为病损区的釉柱横纹和生长线变得明显，以后逐渐有色素沉着。当牙釉质龋继续发展，牙釉质深层受累，病损呈三角形，三角形的顶部向着釉质牙本质界，基底部向着牙釉质表面，三角形顶部为病变最早、最活

跃的部分。

7. C【解析】A 项，切取活组织检查适用于表浅或有溃疡的肿瘤。在肿瘤边缘与正常组织交界处切取一块 0.5～1.0cm 楔状组织，立即放入 4% 甲醛溶液中固定，以备病理检查。B 项，黏膜病变标本取材不应小于 0.2cm×0.6cm。D、E 项，切取活组织检查时，应尽量减少机械损伤，亦不宜使用染料类消毒剂，以免肿瘤细胞变形或着色而影响诊断。

9. D【解析】口腔扁平苔藓镜下观察，可见上皮表面过度角化，以不全角化多见；棘层可增生、萎缩或两者并存，以增生多见；上皮钉突可以消失，也可呈不规则延长，有时变尖呈锯齿状；基底层细胞空泡性变和液化变性，基底膜和基底细胞层模糊不清，有时甚至形成上皮下疱；在基底层和固有层交界区可见散在或成簇的嗜伊红胶样小体，是凋亡的基底层细胞；固有层见密集的淋巴细胞浸润带，局限于上皮下方，一般不累及黏膜下层；另外，常可见淋巴细胞游走至上皮细胞间。

13. E【解析】牙源性腺样瘤：肉眼观肿瘤较小，包膜完整。切面呈囊性或实性。实性部分呈灰白色；囊性部分大小不等，腔内含淡黄色胶冻状物质或血性液体，腔内可含牙。镜下见肿瘤上皮可形成不同结构。一是结节状实性细胞巢，由梭形或立方状上皮细胞组成，形成玫瑰花样结构。上皮细胞之间以及玫瑰花样结构的中心部可见嗜酸性物质沉积。二是腺管样结构，立方状或柱状细胞形成环状的腺管样结构，胞核远离腔面。管状腔隙内可含有嗜酸性物质和细胞碎屑。

14. C【解析】表面上皮过度角化，因而形成临床上白色的表现。正角化时可见明显的颗粒层。除过度角化外，白斑上皮层的组织学表现可以为上皮单纯增生或异常增生。上皮单纯增生主要为棘层增生，上皮钉突伸长变粗，但从基底层到角化层的上皮细胞排列整齐，细胞形态无明显改变。

16. E【解析】根尖周肉芽肿早期，根尖组织在根管内病原刺激物的作用下，根尖周牙周膜出现血管扩张，组织水肿，毛细血管和成纤维细胞增生，炎性肉芽组织即毛细血管和成纤维细胞增生，中性粒细胞，T 淋巴细胞，产生 IgG、IgE 的浆细胞和巨噬细胞等散在浸润。慢性炎症肉芽组织中可见吞噬脂质的泡沫细胞呈灶性分布。部分病例可见含铁血黄素和胆固醇结晶沉着。细胞浸润。

17. A【解析】放射性骨坏死病变主要是骨的变性和坏死，骨密质的变化比骨松质的变化更为明显，在照射后的早期，表现为层板骨纹理结构粗糙，着色不均匀，部分骨细胞消失，骨陷窝空虚，并可见微裂，成骨和破骨现象均不明显。随后骨破坏加重，层板骨结构消失或断裂，骨细胞大部分消失，形成死骨。骨松质变化较轻，可见骨小梁萎缩，偶见骨微裂，但骨小梁边缘仍可见骨的沉积线。

19. C【解析】急性坏死性溃疡性龈炎病变表面有纤维素性渗出及组织变性、坏死形成的污秽假膜，结缔组织纤维水肿，内有大量中性粒细胞浸润，为密集的炎症及组织坏死区。病变的最表层为细菌、螺旋体。龈沟液涂片可见大量的梭形杆菌、奋森螺旋体等微生物。

20. D【解析】根尖周囊肿 X 线片显示根尖区有一圆形或卵圆形透射区，边缘整齐，界限清晰。镜下见囊壁的囊腔面内衬无角化的复层鳞状上皮，厚薄不一，上皮钉突因炎性刺激发生不规则增生、伸长，相互融合呈网状，上皮表现明显的细胞间水肿和以中性粒细胞为主的上皮内炎症细胞浸润，炎性浸润致密区常导致上皮的连续性中断。纤维组织囊壁主要为淋巴细胞、浆细胞等炎症细胞，囊壁内可见含铁血黄素和胆固醇晶体沉积。

25. A【**解析**】含牙囊肿又称滤泡囊肿，是指囊壁包含一个未萌牙的牙冠并附着于该牙的牙颈部的囊肿。囊肿生长缓慢，早期无自觉症状。较大时可引起颌骨膨隆或面部不对称牙移位及邻近牙的根吸收；X线表现为圆形透射区，边界清楚，囊腔内可含一个未萌的牙冠。肉眼见囊壁较薄囊腔内含有牙冠，囊壁附着于牙颈部，囊液多呈黄色。镜下见纤维结缔组织囊壁内衬较薄的复层鳞状上皮，仅由2～5列扁平细胞或矮立方细胞构成，无角化没有上皮钉突，类似于缩余釉上皮；纤维囊壁内炎症不明显。纤维囊壁中有时可见牙源性上皮岛。

第五章　口腔颌面医学影像学通科理论知识及技能

一、单选题

1. 用于观察下颌骨体、升支及髁突情况的 X 线片为
A. 下颌骨尖牙位片　B. 下颌骨升支侧位片　C. 下颌骨后前位片
D. 下颌骨开口后前位片　E. 下颌骨升支切线位片

2. 能够真实地反映牙槽嵴顶骨吸收程度，适用于早期牙周炎的影像学检查方法是
A. 根尖片　B. 𬌗翼片
C. 曲面体层片　D. 𬌗片
E. 根尖片数字减影技术

3. 颌骨放射性骨坏死的主要 X 线表现是
A. 颌骨斑点状或虫蚀状破坏，边界不清楚　B. 多见骨膜反应
C. 没有明显的死骨形成　D. 主要表现为骨质增生
E. 边界清楚

4. 颌面外伤患者，咬合错乱，下唇麻木，开口受限，经 X 线检查如图。应该为
A. 上颌骨骨折
B. 颧骨骨折
C. 颧弓骨折
D. 下颌骨骨折
E. 牙槽突骨折

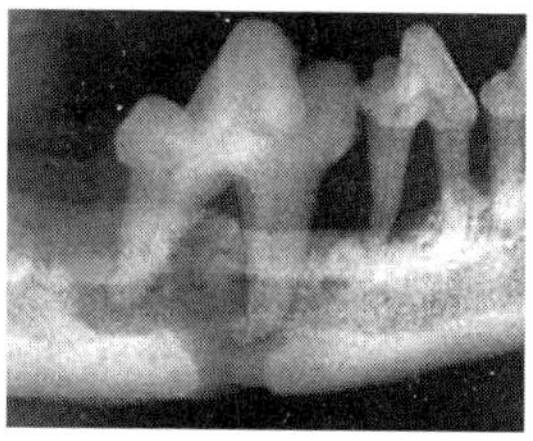

5. 许勒位片可显示颞下颌关节
A. 顶部影像　B. 后前位影像　C. 内侧 1/3 影像
D. 中部 1/3 影像　E. 外侧 1/3 影像

6. 下列关于下颌横断𬌗片的叙述，正确的是
A. 是口内片的一种，可用于检查下颌骨体部骨质有无膨隆
B. 是口外片的一种，可用于检查颏孔位置
C. 是根尖片的一种，可用于腮腺导管阳性结石
D. 也称分角线投照技术，可用于检查邻面龋
E. 也称平行投照技术，可用于检查牙槽嵴顶高度

7. 上颌骨骨折首选的主要 X 线投照位置是
A. 颅底位（颏顶位）　B. 华特位（鼻颏位）　C. 柯氏位（鼻额位）
D. 上颌正中 65°咬合　E. 曲面体层

8. 下颌牙源性中央性颌骨骨髓炎 X 线片位选择为
A. 下颌前部𬌗片　B. 下颌横断𬌗片　C. 下颌骨侧位片

D. 殆翼片　　E. 华特位片

9. 最常用于观察颞下颌关节间隙的 X 线位片是

A. 华特位片　　B. 铁氏位片　　C. 颏顶位片

D. 许勒位片　　E. 颧弓位片

10. 根尖片投照的分角技术是指

A. X 线与被检查牙齿的长轴垂直

B. X 线与胶片垂直

C. X 线与被检查牙齿的长轴及胶片之间的分角线垂直

D. X 线与被检查牙齿的长轴和胶片之间的分角线平行

E. X 线与咬合平面平行

11. 下列哪项不是颌骨囊肿的 X 线表现

A. 多为圆形或椭圆形低密度影　　B. 边界清晰

C. 可含有牙齿　　D. 周边有虫蚀样破坏

E. 骨质可出现膨隆

12. 根据 X 线片上诊断慢性根尖周炎，下列错误的是

A. X 线片透射区为根尖周骨质破坏区

B. X 线片透射区为根尖周骨质修复区

C. 根尖囊肿的 X 线片透射区呈圆形，周边为阻射的白线

D. 根尖肉芽肿的 X 线片透射区呈圆形或椭圆形，边界清楚

E. 根尖脓肿的 X 线片透射区形状不规则，边界较模糊

13. 典型成釉细胞瘤 X 线片的特点是

A. 分房大小均匀

B. 房隔不清，边缘无切迹，牙根移位

C. 多房，分房大小不均匀，瘤内牙根吸收，边缘有切迹，房隔清晰

D. 分房不清，房隔粗大，有骨化现象

E. 有骨质破坏和骨膜反应，分房不清

14. 牙骨质瘤的 X 线表现如图，关于此病描述不正确的是

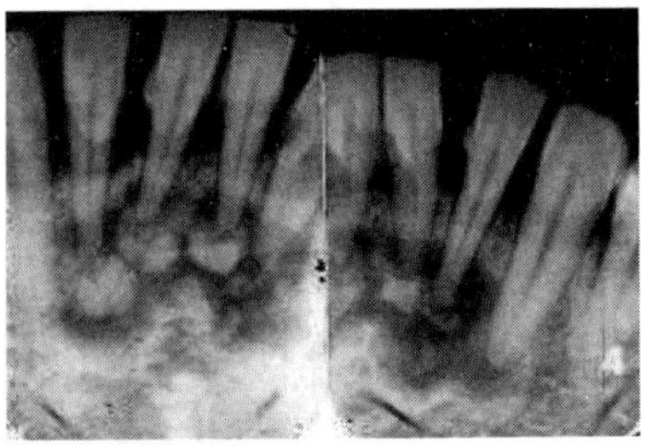

A. 来源于牙胚的牙囊或牙周膜

B. 肿瘤紧贴牙根部，可单发或多发

C. 牙髓活力测试是阴性的

D. 生长缓慢，一般无自觉症状

E. X 线显示根尖周围有不透光的阴影

15. 在哪种根尖周病变时，X 线片上显示病变边缘形成一条致密的线条影

A. 急性根尖周炎　　B. 慢性根尖周脓肿　　C. 致密性骨炎

D. 根尖周肉芽肿　　E. 根尖周囊肿

16. 腮腺造影表现为主导管无异常改变或表现为轻度扩张，分支导管稀少，末梢导管呈点状、球状、腔状扩张，可诊断为

A. 慢性阻塞性腮腺炎　　B. 慢性复发性腮腺炎

C. 干燥综合征（舍格伦综合征）

D. 唾液腺结石病

E. 涎瘘

17. 采用根尖片分角线投照技术显示被检查牙齿邻面影像重叠的原因是

A. 投照垂直角度过大

B. 投照垂直角度过小

C. X 线与被检查牙齿的邻面不平行

D. X 线与被检查牙齿的邻面不垂直

E. X 线中心线位置不正确

18. 腭部较高患者拍摄牙根尖片分角线投照，X 线中心线应该

A. 水平角度不变，增加垂直角度

B. 水平角度不变，减少垂直角度

C. 垂直角度不变，水平角度向近中倾斜

D. 垂直角度不变，水平角度向远中倾斜

E. 水平角度、垂直角度均不变

19. 以下哪种征象不属于慢性根尖周脓肿的影像学表现

A. 牙冠可见大面积密度减低影，与髓腔影重叠

B. 根尖周骨质密度减低，无明确边界

C. 根尖周骨质密度减低，边界清楚

D. 根尖周骨密度减低影周围骨质增生硬化

E. 根尖周骨密度减低影范围较小，边缘不光滑

20. 一种疾病的外观及 X 线表现如图，有关此病的描述错误的

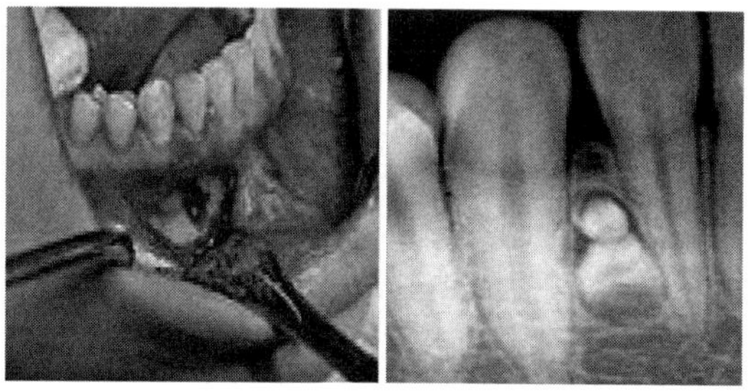

A. 多见青年人

B. 生长缓慢，早期无自觉症状

C. 由牙胚组织异常发育增生而形成

D. X 线片可见类似发育不全牙的影像

E. 绝大多数为恶性

21. 畸形中央尖折断导致牙髓和根尖感染 X 线片上牙根典型表现是

A. 牙根变长

B. 根管变细、根尖孔闭锁

C. 根管钙化

D. 牙根较短根尖孔扩大呈喇叭口形

E. 正常影像

22. 男，28 岁。因上颌前部|1 根尖部唇侧反复肿胀伴流脓性分泌物半年到我院就诊，临床检查：|1 叩痛，松动（+），牙体颜色正常，牙髓活力检查无明显反应。为了明确诊断，最佳的影像学检查方法是

A. 曲面体层片

B. 超声检查

C. 根尖片

D. 殆翼片

E. CT 检查

23. 发现下前牙变色，唇侧牙龈一肿物 1 月余，经 X 线检查，结果如图。最可能的诊断是

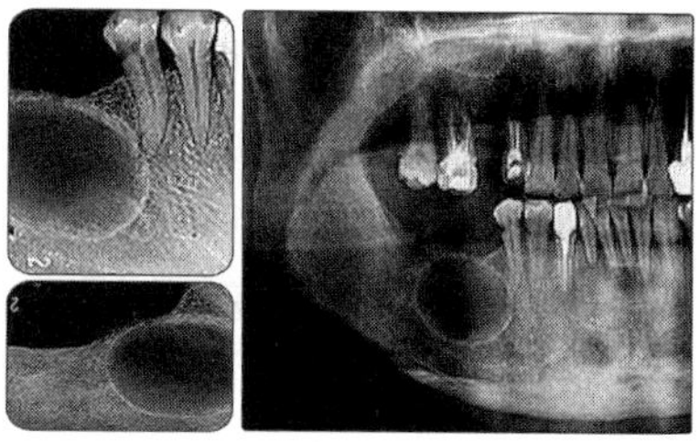

A. 根尖囊肿

B. 牙龈瘤

C. 根尖脓肿

D. 成釉细胞瘤

E. 牙骨质瘤

24. 女，23 岁。右面部肿痛 21 天。检查：体温 38.3℃，开口度 10mm。CT 检查示右翼内肌、咬肌水肿，未见肿物征象：曲面体层片示右上、下颌智齿阻生。如欲进一步明确诊断，应选择

A. 做 B 超检查　　B. 拍摄华特位片

C. 拍摄下颌横断殆片　　D. 做穿刺及细胞学检查

E. 拍摄下颌升支切线位片

25. 某患者下颌骨前部肿物 1 年余，曲面断层 X 线片显示下颌前部囊性病变。如须观察其颊舌向膨隆情况，应加摄

A. 殆翼片　　B. 下颌骨侧位片

C. 下颌体腔片　　D. 下颌后前位片

E. 下颌横断殆片

26. 患儿，5 岁。外伤后逐渐出现开口困难，咬合关系错乱，髁突动度减弱，X 线检查结果如图。最可能的诊断是

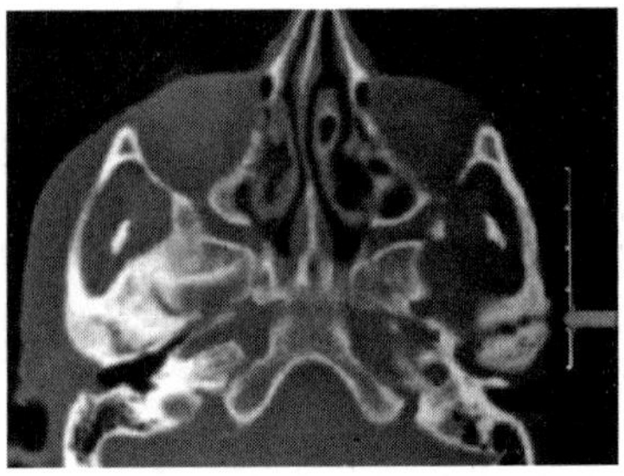

A. 上颌骨骨折

B. 下颌骨骨折

C. 颧骨骨折

D. 颧弓骨折

E. 颞下颌关节强直

27. 男，60 岁。右侧口底发现蚕豆大肿物 2 个月，质硬，界限不清，与周围组织粘连，右侧舌尖麻木感伴疼痛。X 线片未见阳性结石。该患者最可能的诊断是

A. 右舌下腺囊肿　　B. 右舌下腺炎

C. 右下颌下腺恶性肿瘤　　D. 右舌下腺恶性肿瘤

E. 右舌下腺良性肿瘤

28. 某患者一侧下颌磨牙区、下颌角及升支部渐进性膨大，按之有乒乓球感。X 线片示多房性密度减低影，分房大小相差悬殊，分隔清晰锐利、阴影边缘呈切迹状，阴影内牙根尖有不规则吸收。该病最可能的诊断是

A. 成釉细胞瘤　　B. 牙源性角化囊肿

C. 牙源性纤维瘤　　D. 成骨肉瘤

E. 颌骨血管瘤

二、共用题干单选题

（29～31 题共用题干）

女，37 岁。进食时左下颌下区肿胀疼痛，可自行消退，反复发作 1 年。检查：左下颌下腺稍肿大，无压痛；挤压下颌下腺，导管口有少量白色混浊液溢出。

29. 首先应做下列哪项检查

A. 下颌下区 B 超检查　　B. 下颌下腺造影检查

C. 下颌横断殆片 + 下颌下腺侧位片　　D. 下颌前部殆片

E. 下颌骨侧位片

30. X 线检查未发现导管结石，下一步应做哪些检查

A. 下颌下区 B 超检查　　B. 下颌下腺造影检查　　C. CT 检查

D. MRI 检查　　E. 手术探查

31. 为确定治疗方案，下颌下腺造影应投照的片位是

A. 侧位片及后前位片　　B. 侧位片及功能片　　C. 侧位片

D. 后前位片　　E. 后前斜位片

答案与解析

1. B　2. B　3. A　4. D　5. E　6. A　7. B　8. C　9. D　10. C　11. D　12. B　13. C　14. C　15. E　16. B　17. C　18. B　19. C　20. E　21. D　22. C　23. A　24. E　25. E　26. E　27. D　28. A　29. C　30. B　31. B

1. B【**解析**】由于下颌骨解剖形态呈弓形，据患者体位不同，下颌骨侧位又可分为以下情况。①尖牙位：对下颌骨尖牙区病变显示较好。②体位：当病变位于前磨牙及磨牙区时，则应选用下颌骨体位。③升支侧位：更适用于观察升支及髁突病变。

2. B【**解析**】殆翼片主要显示上、下颌多个牙的牙冠部影像，常用于检查邻面龋、髓石、牙髓腔的大小、邻面龋与髓室是否穿通和穿通程度，以及充填体边缘密合情况等。

3. A【**解析**】颌骨放射性骨坏死的 X 线表现如下。①颌骨：病变早期骨质呈弥漫性疏松，进而有不规则破坏，呈斑点状、虫蚀状、网格状改变，病变边界多不清楚。有时病变区中间有散在小团块状病理性骨沉积。病变严重者，骨质疏松和致密程度均加重，且范围扩大；可见大小不等、形态不一的死骨，且不易分离。较大的死骨形成时可致病理性骨折。放射线照射后的骨膜活力明显降低，因而很少发生骨膜成骨。②牙及牙周：放射性龋较多见，好发于牙颈部，常进展较快而形成猖獗龋。可有牙周膜间隙增宽、骨硬板密度减低或消失及牙槽突吸收。

5. E【**解析**】许勒位片仅可较清晰显示关节外侧 1/3 的病变，但不能显示关节内侧骨质病变。

6. A【**解析**】下颌横断殆片可用于检查下颌骨体部颊舌侧骨质有无膨胀、增生及破坏，异物及阻生牙定位，下颌骨骨折时颊舌向移位情况，颌下腺导管阳性涎石。

10. C【**解析**】根尖片分角线技术投照要求 X 线中心线垂直角度应与被检查牙的长轴和胶片之间的假想分角线垂直；X 线中心线水平角度应与被检查牙的邻面平行，以避免牙影像重叠。

11. D【**解析**】颌骨囊肿的 X 线表现多为边界清晰的圆形或椭圆形低密度影。含牙囊肿表现为颌骨中边缘光滑的类圆形透明阴影内含有不同发育阶段的未萌出牙，骨密质可膨胀变薄。而周边有虫蚀样破坏是成釉细胞瘤的影像学表现。

15. E【**解析**】根尖周囊肿 X 线片表现：以病原牙为中心形成形状较规则、大小不等的圆形或卵圆形低密度透射区，边缘清晰锐利。囊肿边缘有一薄层致密线条影。

16. B【**解析**】慢性复发性腮腺炎的腮腺造影表现为主导管无异常改变或表现为轻度扩张，分支导管稀少，末梢导管呈点状、球状、腔状扩张；排空功能迟缓。

19. C【解析】慢性根尖周脓肿在病原牙的根尖、根侧方或根分叉有圆形或卵圆形的密度减低区，病变范围较小，直径一般不超过1cm，周界清楚，无致密的骨硬板，病变周围的骨质正常或稍变致密。

21. D【解析】畸形中央尖的X线表现与牙萌出时间和有无感染有关。新萌出的牙，牙尖无磨损，X线片上可显示殆面中央窝处有一突出的小牙尖。投照时如与舌尖重叠则表现为舌尖粗大。如中央尖未穿破，牙髓没有感染，则根尖可正常形成。但大多数患者的中央尖都在使用过程中发生磨耗和破损，导致牙髓和根尖感染，造成根尖发育障碍。根尖片和锥形线束CT（CBCT）片均显示牙根变短，髓腔粗大，牙根不能形成，根尖孔扩大呈喇叭形，常伴根尖周骨质吸收等感染征象。

23. A【解析】根尖囊肿影像学表现为以病原牙根尖为中心，形成形状较规则、大小不等的圆形或卵圆形骨质破坏低密度病变区，边缘清晰锐利。由于囊肿发展极为缓慢，周围骨质受到长期的刺激，在囊肿边缘形成一致密的线条影。

24. E【解析】智齿冠周炎病程达到21天，且发热、开口受限、翼内肌、咬肌受累，需要重视下颌骨边缘性骨髓炎的可能。拍摄下颌升支切线位片可以很好地观察下颌升支外侧密质骨板的增生破坏情况，以此判断是否发生骨髓炎。

29. C【解析】进食时左下颌下区肿胀疼痛，可自行消退，可能下颌下腺导管有结石所以不能用造影，造影可以把涎石推得更深，所以选下颌横断片加下颌下腺侧位片。

31. B【解析】下颌下腺影片位有侧位片和分泌功能片，功能片是在拍摄充盈片后，用柠檬酸或枸橼酸刺激舌背前三分之一处1分钟，在拍摄充盈片后5分钟，拍摄侧位片。

第六章　牙体牙髓病学通科理论知识

第一节　龋病

一、单选题

1. 在龋病发生过程中有多种因素相互起作用，不包括

A. 时间　　B. 遗传　　C. 饮食

D. 微生物　　E. 宿主

2. 深龋患者激发痛较重，洞底软龋能够彻底去净，治疗方法应选择

A. 双层垫底，一次完成充填治疗

B. 局部麻醉后开髓失活，行牙髓治疗

C. 先做安抚疗法，待 1 ~2 周复诊时症状消除后，再以双层垫底充填

D. 施行活髓切除术

E. 间接盖髓、双层垫底一次完成充填治疗

3. 变异链球菌菌体表面的黏附素是

A. 杂聚糖和果聚糖　　B. 葡聚糖和果聚糖　　C. 表面蛋白和脂磷壁酸

D. 唾液糖蛋白和胶状物　　E. 乳酸脱氧酶和烯醇酶

4. 龋病是牙体硬组织发生的一种

A. 急性进行性破坏性疾病　　B. 急性间歇性破坏性疾病　　C. 慢性持续性破坏性疾病

D. 慢性间歇性破坏性疾病　　E. 慢性进行性破坏性疾病

5. 影响间接盖髓术预后的因素不包括

A. 适应证的选择　　B. 盖髓剂的用量　　C. 牙髓的修复能力

D. 术中的牙髓损伤　　E. 全身的健康状况

6. 龋病发展过程是

A. 先破坏牙本质，再破坏牙釉质，最后崩解成龋洞

B. 先破坏牙釉质，然后是牙骨质，最后崩解成龋洞

C. 先有色素沉着，牙本质崩解成龋洞

D. 先破坏牙釉质，然后是牙本质，最后崩解成龋洞

E. 先破坏牙本质，然后是牙骨质，最后崩解成龋洞

7. 不是导致继发龋的原因的情况为

A. 备洞时未去净龋坏组织

B. 洞壁有无基釉，受力时破碎

C. 充填材料与洞壁界面间的微渗漏

D. 洞的边缘不在滞留区内，亦不在深的窝沟处

E. 充填体的羽毛状边缘和洞缘短斜面上的充填体受力时破碎、折裂

8. 关于食物是引起龋病因素的观点，下列错误的是

A. 食物在牙面滞留会引起龋

B. 吃糖量比吃糖次数对于龋的发生更重要

C. 食物磷含量与龋发生有关

D. 食物物理性状与龋病发生密切相关

E. 蔗糖必须通过细菌作用才能致龋

9. 男，27 岁。上前牙因中龋一次复合树脂充填后，一直有冷热痛，几个月后疼痛加重，不敢咬合。检查：$\underline{1|}$充填体完好无继发龋，叩诊（＋＋），冷热疼痛。造成该患牙的原因可能为

A. 充填体材料的化学性刺激

B. 制备过程中产热过多

C. 消毒药物的刺激

D. 充填体有早接触

E. 充填材料的微渗漏

10. 女，30 岁。右下后牙进食嵌塞痛 2 周，偶有喝冷水疼痛。无自发痛。检查：右下第一磨牙面深龋洞，冷测验反应正常，冷刺激入洞出现一过性敏感，叩痛（－），去净腐质后洞底无穿髓孔，该患牙应做的治疗是

A. 双层垫底后充填

B. 安抚治疗以消除症状

C. 活髓切断

D. 直接盖髓

E. 根管治疗

11. 男，35 岁。因上前牙充填体脱落就诊，洞深达牙本质深层，一次完成充填治疗。充填后 3 天出现自发痛，不敢咬合。检查：$\underline{1|}$充填体，叩诊（＋＋），Ⅰ度松动，牙龈轻度红肿，冷、热测验无反应，该患牙 3 天前处理中的问题最可能是

A. 诊断失误

B. 充填材料选择不当

C. 充填时未垫底

D. 洞形制备不当

E. 腐质未去尽

12. 男，50 岁。半年前右上后牙龋病做了充填治疗后一直食物嵌塞，近 1 周出现持续性自发性钝痛并有牙龈出血，最可能的原因是

A. 充填时未垫底

B. 备洞时产热过多

C. 深龋使用刺激性较强的消毒药物

D. 充填时接触点恢复不良

E. 备洞时意外穿髓

13. 男孩，12 岁。$\overline{6|}$殆面龋洞，备洞时意外露髓，针尖大小，临床处理应选择

A. 直接盖髓术

B. 间接盖髓术

C. 活髓切断术

D. 干髓术

E. 根管治疗

14. 女，38 岁。因龋坏牙充填后 5 年出现冷热痛，偶有自发钝痛就诊。检查：$\underline{|6}$近中邻面充填体，颊侧龈壁可探入，发黑，叩诊（±），冷、热测验疼痛。其原因为

A. 充填物早接触

B. 充填时没垫底

C. 继发龋

D. 备洞时操作不当

E. 充填体的化学性刺激

15. 女，20 岁。因左下后牙冷热痛而就诊，无自发痛。检查：$\overline{6|}$殆面深龋，探痛，但未穿髓，无叩痛。在治疗该深龋时，错误的操作是

A. 由于窝洞较深，洞壁不必修直

B. 为避免穿髓，可保留少量软化牙本质

C. 用大球钻以先中央后四周的方式逐步去除腐质

D. 可疑有牙髓暴露而又不能肯定时应做安抚治疗观察

E. 接近髓角时，如患者特别敏感，应注意检查有无牙髓暴露

16. 女，20岁。因龋坏牙就诊。检查：$\overline{7|}$窝沟龋，探质软，卡探针，冷、热测验同对照牙，口内多个牙因龋坏充填治疗，该患牙最好的处理为

A. 银汞充填龋坏涉及的部位　　B. 玻璃离子充填龋坏涉及的部位

C. 预防性扩展，银汞合金充填　　D. 预防性扩展，玻璃离子充填

E. 预防性扩展，复合树脂充填

17. 女，23岁。因龋坏一次充填后，冷、热痛，去除刺激可恢复，但无自发痛。以下哪项不是造成患牙冷热痛的原因

A. 充填未垫底　　B. 诊断失误　　C. 操作时不当

D. 充填材料选择不当　　E. 充填体悬突

二、共用题干单选题

（18～20题共用题干）

女，30岁。$\underline{7|7}$䫔面可见很深的龋洞，龋损部位色黑，遇冷、热刺激有酸痛感。

18. 口腔中最重要的致龋菌是

A. 变异链球菌　　B. 血链球菌　　C. 乳杆菌

D. 韦荣球菌　　E. 牙龈卟啉单胞菌

19. 在牙本质深龋中起重要作用的细菌是

A. 放线菌　　B. 变形链球菌　　C. 乳杆菌

D. 罗氏菌　　E. 真菌

20. 上题中的菌属于

A. 革兰阳性球菌　　B. 革兰阴性球菌　　C. 革兰阳性杆菌

D. 革兰阴性杆菌　　E. 放线菌

（21～23题共用题干）

男，20岁。下颌第一磨牙颊沟浅龋坏，如对龋坏物质进行细菌培养。

21. 其中主要的致龋菌可能为

A. 韦荣球菌　　B. 轻链球菌　　C. 奈瑟菌

D. 变形链球菌　　E. 乳酸杆菌

22. 如此人的龋病未治疗，发展为深龋，再次对龋坏物质进行细菌培养，发现有一种致龋菌的数量大量增加，该细菌可能是

A. 韦荣球菌　　B. 轻链球菌　　C. 奈瑟菌

D. 变异链球菌　　E. 乳酸杆菌

23. 患者左下第一前牙3天来遇冷食痛，刺激去除后疼痛持续十数秒后消失。查见该牙近中边缘嵴略透暗色，探诊龋深，未发现穿髓孔。为诊断应选用的检查方法是

A. 咬诊　　B. 叩诊　　C. 光纤透照

D. 温度测验　　E. X线片

（24～27 题共用题干）

女，15 岁。右上后牙冷、热刺激痛明显 2 周，无自发痛史。检查：𬌗面龋，达牙本质中层，大量软化牙本质，呈浅棕色，质软且湿润，易挖除，去龋过程中极其敏感。近髓时仍有少许软化牙本质未去尽。

24. 主诉牙拟诊断为

A. 牙本质过敏症　B. 中龋　C. 深龋

D. 不可复性牙髓炎　E. 急性牙髓炎

25. 首次治疗的最佳方法是

A. 直接用氧化锌丁香油水门汀封洞　B. 洞底盖氢氧化钙制剂，双层封洞

C. 去净软龋，穿髓后，封失活剂　D. 局麻下去净软龋，做活髓切断术

E. 脱敏治疗

26. 第二次就诊的时间是

A. 术后 48 小时以内　B. 术后 1 周

C. 术后 1～2 周　D. 术后 3 个月

E. 术后 4～6 个月

27. 两次就诊间，期望出现的组织学变化主要是牙髓

A. 组织中血管扩张　B. 形成修复性牙本质

C. 组织恢复正常　D. 组织中有牙本质桥形成

E. 坏死、分解

三、案例分析题

（28～30 题共用题干）

男，30 岁。因“左下后牙牙面出现黑色”来诊。口腔检查：┌7 近中邻𬌗面龋，探诊粗糙，龋损至釉质牙骨质界以下，有“勾拉感”，但无明显不适，冷、热刺激不敏感，牙龈无红肿，叩诊无不适。

28. 根据患者情况，最佳的治疗方案为

A. 玻璃离子水门汀充填　B. 聚羧酸锌水门汀充填

C. 磷酸锌水门汀充填　D. 纳米复合树脂充填

E. 复合体充填　F. 窝沟封闭剂充填

29. 关于患牙的治疗，叙述正确的是（提示：考虑到该龋洞已至釉质牙骨质界，拟采用玻璃离子封闭龈壁的三明治技术。）

A. 由于釉质牙骨质界处缺乏釉质，复合树脂粘接效果较差

B. 玻璃离子体能直接与牙本质和复合树脂粘接，可以更好地贴合无釉质结构的龈壁，有效地封闭颈部边缘

C. 释放氟离子，具有抗菌性，预防继发龋的产生

D. 具有与牙本质接近的弹性模量，可以缓冲复合树脂聚合产生的收缩应力

E. 封闭式三明治技术比开放式三明治技术的微渗漏小

F. 提倡使用封闭式三明治技术

30. 与传统银汞合金充填相比，复合树脂充填龋洞的特点有

A. 窝洞较浅　　B. 窝洞外形较窄　　C. 窝洞线角圆滑

D. 无须预防性扩展　　E. 要求预备到一定的深度　　F. 底平壁直

答案与解析

1. B　2. C　3. C　4. E　5. B　6. D　7. D　8. B　9. A　10. A　11. A　12. D　13. A　14. C　15. C　16. D　17. E　18. A　19. C　20. C　21. D　22. E　23. E　24. C　25. A　26. C　27. B　28. D　29. ABCD　30. ABCD

1. B【解析】龋病是一种多因素引起的口腔细菌性疾病，从唾液糖蛋白选择性吸附在牙齿表面形成获得性膜、细菌黏附定植、形成牙菌斑生物膜，到发生临床可见的龋损，都需要时间。因此，易感的宿主、口腔细菌、产酸的食物和足够的时间是龋病的四个重要因素，相互作用，缺一不可，即龋病病因的四联因素学说。

4. E【解析】龋病的定义：龋病是在以细菌为主的多种因素作用下，牙体硬组织发生的慢性、进行性破坏的一种疾病。从病因学角度而言，龋病也属于牙体硬组织的细菌感染性疾病。

6. D【解析】初期时龋坏部位的牙体硬组织发生脱矿，微晶结构改变，牙透明度下降，致使牙釉质呈白垩色，继之病变部位有色素沉着，局部可呈黄褐色或棕褐色。随着无机物脱矿和有机质破坏分解的不断进行，牙釉质和牙本质疏松软化，最终发生牙体缺损，形成龋洞。

10. A【解析】对于无自发痛、激发痛不严重、刺激去除后无延缓痛、能去净龋损牙本质、牙髓基本正常的患牙，多数情况下可一次完成充填治疗，因为深龋近髓，所以用双层垫底后充填。

12. D【解析】充填治疗后自发性疼痛主要原因：①术中器械伤及牙龈，甚至牙周膜，或者酸蚀剂溢至牙龈而致牙龈炎症。②充填物在龈缘形成悬突，压迫牙龈，造成牙龈炎症、出血，时间长后可引起牙龈萎缩，甚至牙槽骨吸收。③接触点恢复不良，造成食物嵌塞，引起牙龈炎症、牙龈萎缩及牙槽骨吸收。

13. A【解析】直接盖髓术的适应证：①根尖孔尚未发育完全，因机械性或外伤性露髓的年轻恒牙。②根尖已发育完全，机械性或外伤性露髓，穿髓孔直径不超过0.5mm的恒牙。③露髓位置无出血或仅有少量出血。该患儿患牙穿髓孔为针尖大小，所以用直接盖髓术。

15. C【解析】用大球钻低速去除龋损组织，再以挖匙去除近髓处的软龋，尽可能去除所有龋损组织或仅保留少许近髓软龋，应注意避免穿髓。

16. D【解析】预防性树脂充填是一种用龋充填与窝沟封闭相结合修复小的窝沟龋和窝沟可疑龋的措施。只去除少量的龋坏组织后即用复合树脂或玻璃离子材料充填龋洞，保留了更多的健康牙体组织，又阻止了早期龋的发展。因为患者口内多个牙因龋坏充填治疗，而玻璃离子中氟离子的释放可使牙本质硬化以阻止龋的发展，所以选用玻璃离子充填。

18. A【解析】微生物在牙菌斑生物膜形成和成熟过程中不断发生变化，龋损表面微生物种类多样，牙釉质出现白垩色病损时，变异链球菌比例高于正常牙面。口腔早期定植微生物也可以引起脱矿，如血链球菌、唾液链球菌、颊纤毛菌。

19. C【解析】乳杆菌对人类的致龋作用较弱，且更多涉及牙本质龋，在牙本质龋损、根面

龋损中有较多的乳杆菌存在。多数学者研究认为，乳杆菌可能不是龋病发生的初始致病菌，但参与龋病的发展。乳杆菌数量增加不是导致龋病开始的原因，而是龋病进展的结果。

20. C【解析】乳杆菌是口腔的正常菌群，为革兰阳性兼性厌氧或专性厌氧杆菌。

23. E【解析】检查邻面龋时，应将探针的三弯端伸入邻间隙并随时调整探查的角度，如可挂住探针小弯头，示该处可能是邻面龋洞的边缘，若邻面龋不易用探针查明，此时可用X线片进行检查。龋病在X线片上显示透射影像。该患牙为近中邻面龋坏，X线片能诊断出确切的位置。

24. C【解析】深龋的诊断要点：①患牙明显的冷、热、酸、甜刺激敏感或食物嵌塞后一过性疼痛，无自发痛。②可见深大龋洞，探诊洞底超过牙本质中层，位于牙本质深层，但去净腐质后不露髓。急性龋探诊洞底敏感，慢性龋对探诊多较迟钝。③牙髓活力温度测验结果仍为正常，但若将冰水滴入洞内，患牙会出现一过性敏感反应。

25. A【解析】对于软化牙本质不能一次去净，牙髓－牙本质反应能力下降，无明显主观症状的深龋可采用间接盖髓术，即用具有消炎和促进牙髓－牙本质修复反应的盖髓制剂覆盖于洞底，促进软化牙本质再矿化和修复性牙本质形成，保存健康牙髓。氧化锌丁香油水门汀能够安抚牙髓，有利于修复性牙本质形成。

26. C【解析】安抚治疗之后，观察1～2周，复诊时，如无症状，牙髓活力正常，无叩痛，则去除部分氧化锌丁香油水门汀，留一层垫底，用磷酸锌水门汀双层垫底，做永久性充填。

29. ABCD【解析】利用玻璃离子体封闭龈壁的优点：①玻璃离子体能直接与牙本质和复合树脂粘接，可以更好地贴合无牙釉质结构的龈壁，有效地封闭颈部边缘。②能够释放氟离子，具有抗菌性，预防继发龋的产生。③具有与牙本质接近的弹性模量，可以缓冲复合树脂聚合产生的收缩应力。目前大量的体外试验和临床研究证实，开放式三明治修复技术对龈壁处的边缘封闭显著好于封闭式。因此封闭式三明治修复技术不提倡使用。在釉质牙骨质界处，缺乏釉质，复合树脂的黏结性能降低，不能有效封闭颈缘，聚合收缩容易产生微渗漏，延伸到根面的缺损修复是复合树脂的禁忌证。

第二节 窝洞预备及充填材料选择

一、单选题

1. 深龋充填对牙髓刺激性最小的充填料是

A. 银汞合金　　B. 复合树脂　　C. 磷酸锌水门汀

D. 硅水门汀　　E. 聚羧酸锌水门汀

2. 关于窝洞抗力形，下列说法不正确的是

A. 是使修复体在承受咬合力时不折裂的形状

B. 窝洞有一定的深度

C. 窝洞要求底平、壁直

D. 双面洞的殆面洞底与邻面洞的轴壁形成阶梯

E. 洞底加倒凹

3. 下列关于复合树脂修复术中洞形预备特点的描述中，不正确的是

A. 洞形预备较银汞合金保守

B. 龋损范围小者，不一定为制作固位形而磨除牙体组织

C. 洞缘釉质壁不要制备斜面

D. 点、线角应圆钝

E. 避免洞缘位于咬合接触处

4. 后牙鸠尾峡的宽度一般为颊舌牙尖间距的

A. 1/4 ~ 1/3　　B. 1/3 ~ 1/2　　C. 1/5 ~ 1/4

D. 1/2 ~ 2/3　　E. 2/3 ~ 3/4

5. 深龋备洞无须做到

A. 间断、慢速磨除　　B. 尽量保留健康牙体组织　　C. 底平壁直

D. 洞缘线圆钝　　E. 去尽腐质

6. 玻璃离子充填时，洞形要求错误的是

A. 洞有一定的深度　　B. 洞缘可保留无基釉　　C. 洞缘可做洞斜面

D. 可降低固位形要求　　E. 洞底可呈弧形

7. 窝洞的固位形不包括

A. 侧壁固位　　B. 倒凹固位　　C. 鸠尾固位

D. 梯形固位　　E. 粘接固位

8. 备洞时原则上应去净龋坏组织，应去除的龋坏组织包括

A. 破坏层和透入层　　B. 颜色改变部分　　C. 透入层

D. 脱矿层　　E. 脱矿层和透入层

9. 下列哪种水门汀对复合树脂有阻聚作用

A. 氧化锌丁香酚水门汀　　B. 磷酸锌水门汀　　C. 聚羧酸锌水门汀

D. 氢氧化钙水门汀　　E. 玻璃离子水门汀

10. 女，19 岁。因 $\underline{4|}$ 楔状缺损引起可复性牙髓炎来院做间接盖髓已 2 周，术后已无症状，修复选用的垫底材料应是

A. 流动树脂　　B. 氢氧化钙　　C. 磷酸锌水门汀

D. 玻璃离子水门汀　　E. 氧化锌丁香油水门汀

11. 男，17 岁。右上后牙 3 天来遇甜、酸痛，平时无其他不适。检查：$\underline{|4}$ 近中边缘嵴约小米大小透暗色区，建议充填用材料是

A. 复合体　　B. 复合树脂　　C. 银汞合金

D. 磷酸锌水门汀　　E. 玻璃离子水门汀

12. 男，55 岁。主诉右下后牙嵌塞食物，有时遇冷、热刺激敏感。检查：$\underline{|6}$ 深龋，去腐后未见穿髓，拟作成远中𬌗面洞充填，制洞时邻面部分应设计的主要固位形是

A. 侧壁固位　　B. 牙本质钉固位　　C. 倒凹固位

D. 梯形固位　　E. 鸠尾固位

13. 女，30 岁。因右上后牙食物嵌入痛，遇冷敏感，无自发痛，检查：$\underline{6|}$ 远中邻面中龋。须制备的窝洞类型是

A. Ⅰ类洞　　B. Ⅱ类洞　　C. Ⅲ类洞

D. Ⅳ类洞　　　　　　　　　　E. Ⅴ类洞

14. 男，31 岁。因左下后牙有龋洞，要求治疗。检查：左下第一磨牙近中邻𬌗深龋洞，探敏感，无叩痛，冷测验一过性敏感。该牙诊断为深龋，处理是

A. 玻璃离子水门汀充填

B. 银汞合金充填

C. 聚羧酸锌水门汀垫底、银汞合金充填

D. 聚羧酸锌水门汀充填

E. 牙髓治疗

15. 女，44 岁。因右上后牙遇冷热敏感 1 周就诊。检查：$\underline{7^{DO}|}$龋，洞底较深、近髓。去腐质过程中患者疼痛明显，首选的治疗方法应是

A. 局部麻醉下开髓作牙髓治疗

B. 安抚治疗或间接盖髓

C. 氢氧化钙制剂直接盖髓

D. 聚羧酸锌水门汀垫底永久充填

E. 氧化锌丁香油水门汀垫底永久充填

二、共用题干单选题

（16 ~ 18 题共用题干）

男，25 岁。因“上中切牙切角缺损”来诊。口腔检查：$\underline{1|}$近中切角轻度缺损，合并近中邻面轻度龋损，龋黑范围较小，无冷、热刺激痛，探诊不敏感，叩诊无明显不适。因影响美观，患者要求治疗。

16. 适于患者该牙的修复方法是

A. 进口玻璃离子充填，粘接强度高

B. 采用颗粒细的复合树脂充填，有利于美观

C. 采用颗粒粗的复合树脂充填，有利于粘接

D. 聚羧酸锌充填，减少敏感

E. 复合体充填，强度高

17. 拟对该牙进行直接或间接修复，关于修复技术，叙述错误的是

A. 最好采用斜面型预备

B. 最好采用改良型预备

C. 可采用直接导板修复技术

D. 可采用间接导板修复技术

E. 可采用复合树脂分层修复技术

18. 对该牙进行复合树脂充填时，注意事项除外

A. 注意控制厚度，分层充填和固化，以减少复合树脂的聚合收缩

B. 整块充填适用于深度小于 2mm 的浅窝洞

C. 首选斜向逐层充填技术

D. 第 1 层树脂的厚度应在 1mm 内，以后每层树脂的厚度小于 2mm

E. 光固化灯引导头应尽可能接近材料表面

三、案例分析题

（19 ~ 21 题共用题干）

女，18 岁。因“左上后牙刺激痛 2 月余”来诊。患者吃冷、热食物时左上后牙疼痛 2 ~ 3 个月，疼痛为一过性，刺激停止则疼痛消失。近几日吸冷气时出现疼痛，无自发痛、夜间痛。口腔检查：$\underline{|6}$ 远中邻面接触点近龈侧可探及一龋损，质软，可钩住探针，洞较深，有酸痛，冷水刺激试验（+），冷水入洞痛，去除刺激疼痛消失。叩诊（-）。$\underline{6|6}$ 牙髓活力电测验相

似。不松动。X 线片：$\lfloor 6$ 远中邻面深龋洞近髓。

19. 患者的临床诊断是

A. $\lfloor 6$ 远中邻面深龋　　B. $\lfloor 6$ 远中邻面根尖周炎　　C. $\lfloor 6$ 远中邻面牙髓炎

D. 牙本质敏感症　　E. 龈乳头炎　　F. 侵袭性牙周炎

20. 诊断依据是

A. $\lfloor 6$ 远中邻面龋损，探诊敏感，无穿髓孔

B. 主诉进食冷、热不适，近日加重，刺激消除疼痛即消退，无自发痛

C. 牙髓活力电测验的反应阈值正常

D. 冷水刺激试验（+），冷水入洞痛，去除刺激则疼痛消失

E. X 线片：$\lfloor 6$ 远中邻面深龋洞近髓，未穿髓

F. $\overline{6|6}$ 牙髓活力电测验基本相似

21. 治疗方案是

A. 软龋能去净，牙髓正常，则直接垫底充填

B. 软龋能去净，牙髓充血，则安抚后再垫底充填

C. 急性龋，软龋不能去净，牙髓正常，则间接盖髓后再垫底充填

D. 急性龋，软龋不能去净，牙髓充血，则安抚后再间接盖髓后垫底充填

E. 慢性龋，软龋不能去净，牙髓正常，则间接盖髓后去净软龋、间接盖髓，最后再垫底充填

F. 慢性龋，软龋不能去净，牙髓充血，则安抚后行间接盖髓后去净软龋、间接盖髓，最后再垫底充填

（22～24 题共用题干）

男，60 岁。因“右上后牙对冷、热刺激敏感”来诊。口腔检查：$5\rfloor$ 近中远中面及颊面龋，累及牙根部，牙龈萎缩，牙根暴露，拟行玻璃离子水门汀充填。

22. 关于对该龋洞进行窝洞预备的要求，下列叙述正确的是

A. 洞有一定的深度　　B. 洞缘不可保留无机釉

C. 在不承受力时，可不作出固位形　　D. 洞底可成圆弧形

E. 窝洞要求底平壁直　　F. 盒状洞形

23. 关于该病例采用玻璃离水门汀充填和采用复合树脂充填的利与弊，下列叙述正确的是

A. 玻璃离子体具有良好的粘接性、生物相容性

B. 玻璃离子体释放氟离子，具有防龋作用

C. 玻璃离子体硬度高

D. 该龋洞位于根面，复合树脂粘接效果差

E. 玻璃离子美观性好

F. 玻璃离子体机械强度好

24. 采用玻璃离子体充填该龋洞，是因为

A. 老年人口腔出现增龄性变化　　B. 口腔唾液分泌减少易患龋

C. 牙龈萎缩　　D. 牙根暴露

E. 根面龋　　F. 价格因素

答案与解析

1. E　2. E　3. C　4. A　5. C　6. C　7. E　8. A　9. A　10. D　11. B　12. E　13. B　14. C　15. B　16. B　17. A　18. C　19. A　20. ABCDE　21. ABCDEF　22. ACD　23. ABD　24. ABCDE

2. E【解析】窝洞预备要求窝洞底平，侧壁平面与洞底垂直，点、线角圆钝。若洞底不平，可致充填物易于脱落或折裂。

4. A【解析】在预备鸠尾时应顺䪼面的窝洞扩展，避开牙尖、嵴和髓角。鸠尾峡的宽度一般在后牙为所在颊舌尖间距的1/4～1/3，前牙为邻面洞舌方宽度的1/3～1/2。

7. E【解析】窝洞的固位形包括侧壁固位、倒凹固位、鸠尾固位、梯形固位。

9. A【解析】含丁香酚的水门汀对复合树脂有阻聚作用，并会减弱牙本质粘结剂的粘结效果。

10. D【解析】可复性牙髓炎恢复后可以做充填，应尽量减少操作对牙髓的刺激，而又要达到充填恢复缺损耐用美观的要求，故选用的垫底材料应是玻璃离子水门汀。

11. B【解析】根据临床表现拟诊断为中龋，应给予充填治疗。该部位充填材料既要求强度，又要求美观，而复合树脂都具有这两个特点，所以选复合树脂。

13. B【解析】根据龋坏范围确定备洞类型：①Ⅰ类洞，指任何牙面上的窝沟、点隙处制备的窝洞。②Ⅱ类洞，指后牙邻面制备的窝洞。③Ⅲ类洞，指前牙邻面缺损未破坏切角时所制备的窝洞。④Ⅳ类洞，指前牙邻面缺损已累及切角时所制备的窝洞。⑤Ⅴ类洞，指所有牙齿的唇（颊）舌（腭）面龈1/3处制备的窝洞。

17. A【解析】斜面型预备的适应证：①替换前牙邻面已有的银汞合金修复体或有缺陷的修复体。②邻面龋损较大，需要增加固位形和抗力形时。

18. C【解析】水平逐层充填适用于前牙唇面充填和后牙窝洞髓壁的首层充填，以及深度小于2mm的浅窝洞。斜向逐层充填技术产生的聚合收缩最小，是后牙窝洞充填的首选技术。

19. A【解析】深龋的诊断：①患牙明显的冷、热、酸、甜刺激敏感或食物嵌塞后一过性疼痛，无自发痛。②可见深大龋洞，探诊洞底超过牙本质中层，位于牙本质深层，但去净腐质后不露髓。急性龋探诊洞底敏感，慢性龋对探诊多较迟钝。③牙髓活力温度测验结果仍为正常，但若将冰水滴入洞内，患牙会出现一过性敏感反应。④拍摄X线片可对判断龋损的范围和与髓腔的距离起到参考作用。

21. ABCDEF【解析】深龋治疗方法的选择，主要考虑患者有无明显的主观症状和洞底软龋是否能够去净。①患牙有温度刺激痛的症状，但程度不严重，刺激去除后，疼痛立即消除，洞底软龋能够彻底去净。这类病例，可以直接用复合树脂粘接修复。②患牙洞底软龋能彻底去净，但极近髓，甚至髓角已透红，可于近髓处间接盖髓后行复合树脂粘接修复。③患牙深龋洞底软龋若不能去净，如为急性龋，可以用间接盖髓法治疗，待3个月后，经检查牙髓活力正常，并拍摄X线片，二次去腐后再永久充填。④成人慢性龋患牙如长期冷、热刺激痛，去净洞底腐质后牙髓暴露，表明牙髓处于慢性炎症状态，则须进一步做牙髓治疗。

23. ABD【解析】玻璃离子水门汀的优点：具有良好的粘接性、生物相容性、释放氟离子和耐溶解性。玻璃离子水门汀的缺点：物理机械性能较差，弹性模量较低，脆性较大，抗张强度和抗压强度均小于复合树脂。美观性也较复合树脂差。

第三节　非龋性疾病

一、单选题

1. 在临床上，发生楔状缺损的常见频率顺序是

A. 中切牙、侧切牙、尖牙、前磨牙、磨牙　　B. 前磨牙、尖牙、磨牙、侧切牙、中切牙

C. 尖牙、中切牙、侧切牙、前磨牙、磨牙　　D. 尖牙、前磨牙、磨牙、中切牙、侧切才

E. 侧切牙、中切牙、尖牙、前磨牙、磨牙

2. 关于酸蚀症，下列哪项正确

A. 仅有牙本质感觉过敏症状　　B. 多见于喜食酸性食物者

C. 由酸雾或酸酐作用于牙造成　　D. 无牙体实质缺损

E. 可引起楔状缺损

3. 畸形中央尖的临床表现不包括

A. 位于前磨牙舌尖三角嵴上　　B. 尖呈圆锥形或钝圆状突起

C. 其基底直径约为 2mm　　D. X 线片见尖内纤细髓角突入

E. 中央尖折断可致牙髓感染

4. 关于氟牙症发病情况的描述，不正确的是

A. 氟主要损害釉质发育期牙胚的造釉细胞　　B. 4 岁后才迁入高氟区者不出现氟牙症

C. 饮水氟含量过高是主要病因　　D. 胎盘对氟有一定的屏障作用

E. 多见于恒牙

5. 关于牙本质敏感症的描述，哪项正确

A. 并不是所有牙本质暴露的牙都出现敏感症状

B. 涂局部麻醉药于牙本质表面能减轻症状

C. 刺激去除后仍痛

D. 是一种独立的疾病

E. 症状不受健康和气候的影响

6. 男，20 岁。$\underline{2|}$舌侧窝呈囊状深陷，变黑发软，叩痛（－），冷、热测验无异常，未穿髓。其诊断和处理是

A. 舌面点隙龋，充填治疗　　B. 畸形舌侧窝，预防性充填

C. 牙中牙，间接盖髓　　D. 畸形舌侧窝伴深龋，间接盖髓

E. 畸形舌侧窝伴慢性牙髓炎，根管治疗

7. 患者要求前牙美容治疗，自觉自牙齿萌出后牙面有花斑，而且周围邻面也有类似表现。检查：全口牙列均可见不同程度的散在黄褐色及白垩状斑。该患牙的诊断是

A. 浅龋　　B. 特纳牙　　C. 四环素牙

D. 氟牙症　　E. 遗传性乳光牙本质

8. 男，50 岁。因左侧上后牙咬物痛 3 个月就诊。自述咬在某一特定位置时引起较强烈的痛。检查：$\underline{6|}$䂪面磨损，可见牙本质暴露，颊尖高陡，近中边缘嵴至舌尖方向似有隐裂。进

一步确定隐裂的检查方法是

A. 叩诊检查　　B. 温度测验　　C. 碘酊染色

D. 活力电测验　　E. X 线片

9. 女，30 岁。因右侧下后牙反复肿痛就诊。检查：$\overline{5|}$无龋，𬌗面磨损可见牙本质暴露，探无反应，叩诊（+），X 线片示根尖病变，根尖孔呈喇叭口状。造成该牙的原因可能为

A. 磨损　　B. 牙隐裂　　C. 畸形中央尖

D. 𬌗创伤　　E. 釉质发育不全

10. 女，30 岁。因幼儿时经常服用四环素而致全口四环素牙，影响美观要求脱色。行脱色治疗时，选用最适宜的药物是

A. 30% 氢氧化钙　　B. 30% 次氯酸钠　　C. 30% 过氧化氢

D. 30% 磷酸　　E. 30% 乙二胺四乙酸（EDTA）

11. 男，32 岁。自诉左上后牙近 1 个月进食时有时有疼痛感，经口腔内科诊断右下第一磨牙隐裂牙，尚未涉及牙髓，首先采用的治疗方案是

A. 铸造金属全冠诊断性暂时修复　　B. 塑料全冠

C. 烤瓷全冠诊断性暂时修复　　D. 不做任何处理

E. 调𬌗

12. 男，46 岁。因楔状缺损，复合树脂充填后，冷、热刺激疼痛，不敢咬合。检查：$\underline{456|}$复合树脂充填，$\underline{46|}$冷测验疼痛，去除后可缓解，$\underline{5|}$叩诊（+），冷、热测验疼痛明显，去除后持续一段时间。$\underline{5|}$的处理原则应为

A. 不治疗，观察　　B. 脱敏治疗

C. 去除旧充填体，重新充填　　D. 去除旧充填体，氧化锌丁香油糊剂安抚

E. 牙髓治疗

二、共用题干单选题

（13～15 题共用题干）

女，30 岁。喜酸食，左下前牙胀痛，伸长感 3 天，来诊。检查：前牙开𬌗，左下中切牙牙体未见明显龋坏，牙体变色，切缘磨耗重，唇舌侧牙齿表面呈熔融状外观，叩痛（++）；X 线片示根尖影像模糊增宽；龈正常，未探及牙周袋。

13. 最有可能的诊断是

A. 𬌗创伤　　B. 牙髓坏死　　C. 急性根尖周炎

D. 牙周脓肿　　E. 磨耗

14. 可能的病因为

A. 𬌗创伤　　B. 酸蚀　　C. 牙菌斑

D. 夜磨牙　　E. 牙周逆行感染

15. 除常规治疗外，应给予患者的口腔卫生指导是

A. 自我菌斑控制　　B. 治疗磨牙症　　C. 减少酸性食物摄入

D. 定期做牙周治疗　　E. 配合药物治疗

三、案例分析题

（16～19题共用题干）

男，27岁。因“全口牙齿发黄，前牙黄白相间”来诊。患者自小生长在河北任丘地区，自上小学替牙后开始不知何因牙齿逐渐发黄，颜色越来越深。曾在当地用药水治疗，在当地医院治疗，效果不理想。当地许多人牙齿都表现为黄色、褐色、暗棕色，年龄越大牙齿颜色越深。口腔检查：全口牙齿呈黄褐色，光泽较差，大小、外形正常，牙面有白色斑块模糊不清与黄褐色条纹相间杂；质地较硬，表面毛糙不光滑，无探痛；叩诊无不适；冷、热测验及牙髓活力测验正常；下颌𬌗面重度磨损，探诊敏感，冷、热测验（+），叩诊（－）；全口牙齿未见明显龋损。牙周组织检查：牙齿无松动，牙石（+），牙龈乳头轻度水肿，无牙周袋。

16. 诊断是

A. 四环素牙　　B. 氟斑牙　　C. 釉质发育不全

D. 浅龋　　E. 遗传性乳光牙本质　　F. 牙本质敏感症

17. 为明确诊断，需要进行的检查包括

A. 探诊　　B. X线检查　　C. 松动度

D. 龈沟液检查　　E. 牙周袋探查　　F. 牙髓活力测验

18. 诊断依据包括

A. 替牙后全口牙齿逐渐发黄，颜色越来越深，呈花纹样

B. 从小生长在河北省任丘地区

C. 冷、热测验及牙髓活力测验正常

D. 当地许多人牙齿都为黄褐色、暗棕色，年龄越大牙齿颜色越深

E. 牙面有白色斑块，模糊不清与黄褐色条纹相间杂

F. 探诊质地较硬，无探痛

19. 治疗的原则应包括

A. 牙齿美白　　B. 咬合调整　　C. 龈上洁治

D. 龈下刮治　　E. 脱敏治疗　　F. 色斑磨除

答案与解析

1. B　2. C　3. A　4. B　5. A　6. D　7. D　8. C　9. C　10. C　11. E　12. E　13. C　14. B　15. C　16. BF　17. ABCEF　18. ABCDEF　19. ACE

1. B【**解析**】楔状缺损好发于中年以上患者的前磨牙，其次是第一磨牙和尖牙，有时范围涉及第二磨牙以前的全部牙齿，往往有牙龈退缩。

4. B【**解析**】患氟牙症牙数的多少取决于牙发育矿化时期在高氟区生活时间的长短，出生至出生后在高氟区居住多年，可使全口牙受侵害；如2岁前生活在高氟区，以后迁移至非高氟区，恒牙氟牙症可仅累及前牙和第一恒磨牙；如果6岁以后再迁入高氟区，则不会出现氟牙症。

5. A【解析】牙本质敏感症是指牙齿上暴露的牙本质部分在受到外界刺激，如温度（冷、热）、化学物质（酸、甜）、机械作用（摩擦或咬硬物）等所出现的酸、软、痛症状，其特点为发作迅速、疼痛尖锐、时间短暂。导致牙本质敏感症的外界刺激可以是生理范围的刺激。牙本质敏感症不是一种独立的疾病，而是多种牙体疾病共有的症状。

7. D【解析】A、B 两项，浅龋、特纳牙一般只见于个别牙。C 项，四环素牙引起牙着色与在牙发育期摄入四环素类药物有关。D 项，氟牙症引起的牙着色和釉质发育不全多见于全口恒牙列，很少见于乳牙列，而且有高氟区生活史。E 项，遗传性乳光牙本质是一种常染色体显性遗传病，牙冠通常微黄半透明，光照下呈现乳光，常可见釉质缺损。

8. C【解析】利用灯光和口镜多角度照射、深色液体（如碘酊、龙胆紫）的浸染等，有助于发现裂线；棉卷咬诊、探针加力探诊时如出现明确的疼痛，即可确诊。

9. C【解析】畸形中央尖临床表现：①中央尖折断或被磨损后，临床上表现为圆形或椭圆形黑环，中央有浅黄色或褐色的牙本质轴，在轴中央有时可见到黑色小点。②圆锥形中央尖，萌出后不久与对颌牙接触，即遭折断，使牙髓感染坏死，影响根尖的继续发育，这种终止发育的根尖呈喇叭形，但也有一些中央尖逐渐被磨损，修复性牙本质逐渐形成，或属无髓角伸入型。

10. C【解析】A、B、E 项，氢氧化钙用于根管消毒，次氯酸钠、EDTA 用于根管冲洗。D 项，30%磷酸有酸蚀作用，可表面脱矿粗糙化，从而增加粘接面积。C 项，牙漂白治疗中脱色剂一般为氧化剂，包括浓度为 30% ~35% 的过氧化氢、过硼酸钠、尿素－过氧化物。

11. E【解析】消除𬌗创伤：高陡的牙尖、锐利的边缘嵴是长期的不均匀磨损所致。这种牙齿即使在正常的咀嚼过程中也会受到较大的水平向分力，极易造成牙齿的折裂，也容易造成软组织的咬伤。检查发现后，应调磨加以消除。这既是对已发生隐裂牙的治疗，也是预防其他牙齿发生隐裂的措施。

18. ABCDEF【解析】氟斑牙诊断：①多发生在恒牙，乳牙较少。②患氟牙症牙数的多少取决于牙发育矿化时期在高氟区生活时间的长短，出生至出生后在高氟区居住多年，可使全口牙受侵害。③受损牙釉质可出现白色斑纹，甚至整个牙为白垩样釉质；有的牙出现黄褐色色染；严重者出现牙实质性缺损以至牙失去整体外形。④牙釉质和牙本质变脆，耐磨性差，但对酸蚀的抵抗力较强。

19. ACE【解析】对于无实质性缺损的氟牙症，前牙可采用脱色法，也可以牙齿美白，后牙可不予处理。牙石（+），牙龈乳头轻度水肿，说明牙龈有炎症，应该龈上洁治。牙本质过敏症应做脱敏处理，磨损形成凹坑在牙尖交错位时有足够的空间可行充填修复。

第四节　牙外伤

一、单选题

1. 对于根折的处理，不正确的是

A. 根中 1/3 折断可用夹板固定

B. 首先应促进其自然愈合

C. 根尖 1/3 折断多需要先做根管治疗

D. 根折越靠近根尖其预后越好

E. 调𬌗

2. 完全脱位牙不宜泡在以下哪种液体中

A. 生理盐水　　B. 血液　　C. 牛奶

D. 葡萄糖溶液　　E. 唾液

3. 牙外伤时一定存在下列哪种伴发损伤

A. 牙釉质裂纹　　B. 牙齿震荡　　C. 牙齿移位

D. 牙髓出血　　E. 牙髓感觉丧失

4. 外伤脱位牙的最佳再植时间是

A. 24 小时内　　B. 30 分钟内　　C. 6 小时内

D. 1 小时内　　E. 1 周内

5. 关于外伤致牙齿震荡后的治疗方案，下列叙述不正确的是

A. 消除𬌗创伤　　B. 减少不良刺激　　C. 即刻根管治疗

D. 预防感染　　E. 定期追踪复查

6. 下列关于脱位牙齿的清洁处理，叙述错误的是

A. 手握冠部行生理盐水冲洗

B. 污染严重时可用纱布蘸生理盐水轻拭

C. 污染严重时可用抗生素液体清洁

D. 清洁后的牙齿应在生理盐水中保持湿润以备用

E. 不可用锐器刮拭根面

7. 男，12 岁。2 天前碰伤坐上中切牙，牙轻度松动，自觉有伸长感，牙髓活力同正常牙，轻度叩痛。最可能的诊断为

A. 牙震荡　　B. 牙周炎　　C. 牙髓坏死

D. 牙轻度脱位　　E. 根折

8. 男，20 岁。1 小时前受外伤，自觉上前牙变短，要求治疗。检查：$\underline{|1}$ 牙冠比邻牙短 3mm，牙冠完整，叩诊（+），牙龈轻度红肿；X 线片示根尖周膜消失。该牙处理为

A. 待其自然萌出，定期观察　　B. 复位后固定，牙髓治疗

C. 复位固定 4 周后，牙髓治疗　　D. 牙髓治疗后复位固定

E. 拔除

9. 患者上前牙外伤就诊。检查：$\underline{1|}$ 牙冠Ⅲ度松动，牙龈出血，叩诊（++）；X 线片示根折位于颈 1/3 处，剩余根长约 15mm。该牙处理为

A. 拔除牙冠部分，直接修复　　B. 固定

C. 拔除患牙　　D. 拔除牙冠部分，根部行根管治疗

E. 直接光敏粘着修复

二、共用题干单选题

（10 ~ 13 题共用题干）

男，45 岁。因汽车急刹车时前倾碰伤上前牙，咬牙时上前牙疼痛而立即就诊。

10. 询问病史时应注意

A. 有无冷、热刺激痛　　B. 有无跳痛　　C. 有无自发痛

D. 有无夜间痛　E. 受力时疼痛

11. 一般检查的重点是

A. 活力电测试　B. 热牙胶测试　C. 咬合关系

D. 牙尖交错位　E. 松动度及叩痛

12. 为明确诊断最简单有效的辅助检查是

A. 下颌全景片　B. 根尖片　C. 咬合片

D. 华特位片　E. 头颅正位片

13. 如果确诊为牙脱位，治疗时调磨下前牙切缘的目的是

A. 使下前牙得到休息　B. 使上前牙得到休息　C. 使健侧关节得到休息

D. 使患侧关节得到休息　E. 使邻牙得到休息

(14 ~ 15 题共用题干)

女，39 岁。外伤 1 天，牙冠折裂 > 1/2，腭侧折裂至龈下约 2mm，X 线片显示牙根较长，未经根管治疗。

14. 该患者的最佳治疗方案为

A. 根管治疗术 + 根牵引术，桩核冠修复　B. 根管治疗术后金属烤瓷全冠修复

C. 根管治疗术 + 龈切术，桩核冠修复　D. 根管治疗术后桩核冠修复

E. 根管治疗术 + 牙槽骨切除术，桩核冠修复

15. 如患牙原为健康活髓，经根管治疗后何时可进行修复

A. 2 周　B. 3 天　C. 4 周

D. 5 天　E. 6 周

答案与解析

1. C　2. D　3. B　4. B　5. C　6. C　7. A　8. B　9. D　10. C　11. E　12. B　13. B　14. C　15. B

1. C【**解析**】对根尖 1/3 折断，在许多情况下只须行夹板固定，无须行牙髓治疗，因为有可能出现修复并维持牙髓活力，所以认为根折牙应进行预防性牙髓治疗的观点是不正确的。根折后立即进行根管治疗常有可能把根管糊剂压入断端之间，反而影响其修复。但当牙髓有坏死时，则应迅速进行根管治疗术。

2. D【**解析**】牙脱位后，宜保存在和牙髓牙周组织相对渗透平衡的液体（葡萄糖溶液除外）。一般应立即将脱位牙放入原位，如牙已落地污染，应就地用生理盐水或无菌水冲洗，然后放入原位。如果不能即刻复位，可放在盛有牛奶、生理盐水或自来水的杯子内。如无条件，可将患牙置于患者的舌下或口腔前庭处。切忌干藏患牙，并应尽快到医院就诊。

4. B【**解析**】脱位 30 分钟内再植，多可避免牙根吸收。如果脱位在 2 小时以后再就诊者，牙髓和牙周膜内细胞已坏死，不可能期望牙周膜重建，因而只能在体外完成根管治疗术，并经根面和牙槽窝刮治后，将患牙植入固定。

5. C【**解析**】牙震荡治疗：1 ~ 2 周内应使患牙休息，必要时降低咬合以减轻患牙的胎力负

担。松动的患牙应固定。受伤后 1、3、6、12 个月应定期复查。观察 1 年后，若牙冠不变色，牙髓活力测验正常，可不进行处理；若有牙髓坏死迹象，应进一步行根管治疗术。

7. A【解析】根据牙震荡临床表现诊断：后患牙有伸长不适感，轻微松动和叩痛，龈缘还可有少量出血，说明牙周膜有损伤。若做牙髓活力测验，其反应不一。通常受伤后无反应，而在数周或数月后反应开始恢复。3 个月后仍有反应的牙髓，则大多数能继续保持活力。伤后一开始牙髓活力测验有反应的患牙，若后来转变成无反应，则表示牙髓已发生坏死，同时牙可变色。

11. E【解析】牙外伤时叩诊疼痛、触诊松动或移位，是判断牙外伤后牙周组织损伤的重要指征。检查时，动作要轻柔，避免产生不必要的疼痛。

12. B【解析】所有的外伤牙都需要进行影像学检查，以明确牙根和牙周支持组织的损伤及牙根的发育情况。根尖片是常用的牙外伤检查手段，还可采用全口牙位曲面体层片、CBCT 等检查方式。

14. C【解析】患牙牙冠折裂 >1/2，已露髓，首先应进行根管治疗。患牙缺损至龈下 1～4mm，断根不短于同名牙的冠长，牙周情况良好者可选用以下治疗方案。①切龈术：使埋藏于软组织内的牙根相对延长。②正畸牵引术。③牙槽内牙根移位术：常规根管预备和充填，根管口用磷酸锌水门汀暂封。术后 3 个月，行桩冠修复。

15. B【解析】活髓牙或急慢性牙髓炎未累及根尖者，观察 3 天无症状即可修复。

第五节　牙髓炎

一、单选题

1. 急性牙髓炎应注意与下列疾病进行鉴别，除外

A. 三叉神经痛　　B. 龈乳头炎　　C. 急性上颌窦炎
D. 蝶窦炎　　E. 急性根尖周炎

2. 可复性牙髓炎临床表现的特点是

A. 患牙有深龋洞　　B. 冷水入洞后痛　　C. 有阵发性自发痛
D. 热测验引起迟缓痛　　E. 冷测验一过性敏感

3. 鉴别急性牙髓炎和三叉神经痛的要点是

A. 阵发性痛　　B. 放射性痛　　C. “扳机点”的有无
D. 做过牙髓治疗　　E. 服镇痛片无效

4. 女，35 岁。因左下后牙对冷、热刺激敏感 1 周前来就诊。检查：左下第一磨牙骀面深龋洞，探诊洞底感酸痛，冷测验一过性敏感，叩痛（－）。牙龈无异常。该患牙的诊断是

A. 深龋　　B. 可复性牙髓炎　　C. 急性牙髓炎
D. 慢性牙髓炎　　E. 牙髓钙化

5. 女，30 岁。右下后牙自发性疼痛 2 天，冷、热刺激疼痛加剧。检查：近中斜位阻生，冠周稍红肿，$\overline{6|}$远中颈部探及龋洞，探诊（＋＋），叩诊（＋）。引起疼痛的原因为

A. 急性冠周炎　　B. 慢性牙髓炎急性发作　　C. 急性根尖周炎
D. 可复性牙髓炎　　E. 慢性牙髓炎

6. 男，60 岁。左侧后牙自发痛 2 天。1 年多来该侧后牙遇冷或热痛。2 天前开始，夜间疼痛不能入睡。检查：⌈6 龋深，探敏感，叩痛（+），不松动。冷测引起剧痛。该患牙的治疗是

A. 根管治疗　　B. 盖髓治疗　　C. 干髓治疗

D. 充填治疗　　E. 射频治疗

7. 女，40 岁。右上后牙痛昨夜未眠，要求诊治。检查：6⌋龋深，有嵌塞食物在内，龋乳头红肿，探出血，叩诊（+），无明显松动。主诉牙最有可能的诊断是

A. 深龋　　B. 急性牙髓炎　　C. 龈乳头炎

D. 慢性龈炎　　E. 急性根尖炎

8. 男，60 岁。1 年来右侧上后牙痛，痛多在傍晚发生，并涉及右眶下部和颞部。患者数年前曾有头痛及流涕史。检查：$5^{DO}6^{O}$⌋龋深，触痛（-），叩痛（+）。该患者主诉疾病最可能是

A. 深龋　　B. 慢性鼻窦炎　　C. 急性牙髓炎

D. 慢性牙髓炎　　E. 可复性牙髓炎

9. 男，27 岁。具有剧烈自发性搏动性牙痛，遇冷刺激可暂时缓解。临床检查时最有可能伴有哪项表现

A. 叩痛

B. 温度刺激痛

C. X 线检查见根尖周有圆形或椭圆形边界清晰的透射区

D. 牙齿松动

E. 牙齿变色

二、共用题干单选题

（10～13 题共用题干）

女，35 岁。因“左下后牙自发痛、夜间痛 3 天”来诊。口腔检查：⌈5 殆面银汞充填体，颊侧牙颈部深楔状缺损，远中探及深牙周袋，冷、热测验引起剧烈疼痛，并放射至左侧面颊部。X 线片示⌈5 冠部高密度充填物影近髓，远中牙槽骨垂直吸收至根尖 1/3 区，根尖周未见明显异常。

10. 对患牙的诊断为

A. 继发龋　　B. 急性牙髓炎　　C. 慢性牙髓炎

D. 急性根尖周炎　　E. 慢性根尖周炎

11. 细菌感染该患牙牙髓的途径最不可能为

A. 银汞充填前未去净的细菌通过牙本质小管感染

B. 口腔细菌通过楔状缺损处侵入牙髓

C. 通过引菌作用引起牙髓感染

D. 细菌经牙周袋通过根尖孔感染牙髓

E. 细菌经侧支根管侵入牙髓

12. 针对患牙的治疗，正确的是

A. 从楔状缺损处开髓行根管治疗　　B. 磨除原充填物行安抚治疗

C. 磨除原充填物，从𬌗面开髓行根管治疗　　D. 干髓术

E. 塑化治疗

13. 根管治疗后 1 年，患牙持续咬合不适，拟行根管再治疗，可引起根尖周炎的物理因素是

A. 根管预备时器械超出根尖孔　　B. 过氧化氢溶液加压冲洗引起皮下气肿

C. 根管内放置过多酚类制剂　　D. 使用大锥度器械预备根管

E. 根管预备时没有及时冷却

（14 ~ 16 题共用题干）

男，60 岁。左侧后牙自发痛 2 天。1 年多来该侧后牙遇冷或热痛。2 天前开始，夜间疼痛不能入睡。检查：$\overline{6|}$龋深，探诊敏感，叩痛（ + ），不松动。冷测验出现剧痛。

14. 该患牙的诊断最可能是

A. 深龋　　B. 三叉神经痛　　C. 急性牙髓炎

D. 可复性牙髓炎　　E. 慢性牙髓炎急性发作

15. “夜间痛”的性质是

A. 激发痛　　B. 自发性痛　　C. 牵涉性痛

D. 放射性痛　　E. 迟缓性疼痛

16. 该患牙的治疗是

A. 根管治疗　　B. 盖髓治疗　　C. 干髓治疗

D. 充填治疗　　E. 射频治疗

三、案例分析题

（17 ~ 20 题共用题干）

女，56 岁。因“左下后牙自发疼痛 1 周，夜间因疼痛无法入睡 3 天”来诊。患者因牙痛自服消炎药，症状无明显好转。口腔检查：$\overline{|5}$𬌗面银汞充填物，边缘未探及龋损，叩痛（ + ），松动（ - ），龈缘稍有红肿。

17. 对患牙初步诊断有价值的检查是

A. 牙髓活力冷、热测试　　B. 牙髓活力电测试　　C. 根管内探诊

D. X 线片　　E. 咬诊　　F. 试验性备洞

18. 对患牙的诊断，正确的是（提示 X 线片：$\overline{|5}$已行根管治疗，但充填物未填，根尖区未发现明显异常。以强热刺激进行冷、热测试，患牙有迟缓性痛。）

A. 急性牙髓炎　　B. 急性根尖周炎

C. 慢性牙髓炎急性发作　　D. 残髓炎

E. 慢性根尖周炎　　F. 慢性牙髓炎

19. 引起患牙症状的原因可能有

A. 残留炎症根髓　　B. 遗漏根管　　C. 牙根纵折

D. 充填物未填　　E. 根尖周炎　　F. 牙周炎

20. 关于根管再治疗，叙述正确的有

A. 必须进行术前评估

B. 治疗前，应与患者进行沟通，包括患牙病情、治疗方法、可能遇到的并发症、疗效及费用
C. 清理根管时需要大量冲洗，并配合超声清除
D. 不能 1 次完成，需要诊间封药
E. 建议选用生物相容性好的根管封闭剂，大锥度非标准牙胶尖进行热牙胶垂直加压充填法
F. 准确确定工作长度，避免充填材料超出根尖孔

答案与解析

1. E　2. E　3. C　4. B　5. B　6. A　7. B　8. D　9. B　10. B　11. C　12. C　13. A　14. E　15. B　16. A　17. ABD　18. DF　19. AB　20. ABCDEF

2. E【**解析**】可复性牙髓炎的临床表现：①自觉症状，受到温度刺激尤其是冷刺激时，产生短暂、尖锐的疼痛，当刺激除去后，疼痛很快消失或仅延续数秒钟。②牙髓活力温度测验，尤其是牙髓活力冷测验，患牙有一过性敏感，刺激去除后疼痛随即消失。

3. C【**解析**】三叉神经痛：表现为突然发作的电击样或针刺样剧痛，与牙髓炎的疼痛非常类似。三叉神经痛的发作一般有疼痛“扳机点”，患者每触及该点即诱发疼痛，但每次发作时间短，最多数秒。患者在诉说病史时，往往忽略此点，应特别加以详细询问。此外，三叉神经痛较少在夜间发作，多数不影响患者的睡眠，冷、热温度刺激也不引发疼痛。牙髓治疗不是急性牙髓炎和三叉神经痛的鉴别要点。

4. B【**解析**】A 项，深龋无冷测验一过性敏感，所以错误。B 项，患者冷、热刺激敏感，有深龋，冷测验一过性敏感，诊断为可复性牙髓炎，所以 B 正确。C 项，急性牙髓炎有自发痛，且冷测验敏感，所以错误。D 项，慢性牙髓炎无冷测验一过性敏感，所以错误。E 项，牙髓钙化一般无症状，所以错误。

6. A【**解析**】根据患者的临床表现拟诊断为急性牙髓炎，其治疗原则如下。①摘除牙髓，镇痛，缓解急性症状。②有条件者可行一阶段根管治疗。

8. D【**解析**】慢性牙髓炎一般不发生剧烈的自发性疼痛，但有时可出现不甚明显的阵发性隐痛，或者每日出现定时钝痛。慢性牙髓炎的病程较长，患者可诉有很长时间的冷、热刺激痛病史。炎症多已波及全部牙髓及根尖部的牙周膜，致使患牙常表现有咬合不适或轻度的叩痛。患者一般可定位患牙。

10. B【**解析**】根据急性牙髓炎临床典型特征诊断：①阵发性的自发性痛。②温度刺激引起或加重疼痛。③疼痛不能定位，有放射性痛（沿三叉神经分布区放射）。④疼痛常在夜间发作或加重。

11. C【**解析**】牙髓感染途径：①牙本质内含有大量的牙本质小管，当牙釉质或牙骨质的完整性被破坏后，细菌可通过暴露的牙本质小管侵入牙髓，引发牙髓感染。②龋病、牙折、楔状缺损、磨损、牙隐裂、治疗不当等均可导致牙髓直接暴露于口腔环境，使细菌直接入牙髓。③牙周病时，深牙周袋内的细菌可以通过根尖孔或侧支根管侵入牙髓，引起牙髓感染。④受过损伤的组织或病变组织能将血流中的细菌吸收到自身所在的部位，这种现象被称为引菌作用。当机体发生菌血症或败血症时，细菌、毒素可随血行进入牙髓，引起牙髓炎症，但在临床极为少见。

15. B【解析】慢性牙髓炎急性发作的特点是剧烈疼痛，其特点如下。①自发性阵发性痛。②夜间痛。③温度刺激加剧疼痛。④疼痛不能自行定位。

18. DF【解析】残髓炎也属于慢性牙髓炎。发生在经牙髓治疗后的患牙，由于在牙髓治疗中残留了少量炎症根髓或多根牙遗漏未做处理的根管，进而在治疗后又出现慢性牙髓炎的症状，称为残髓炎。其临床表现和诊断要点：①有牙髓治疗史，患牙牙冠见有做过牙髓治疗的充填体或暂封材料。②患牙治疗后近期又出现慢性牙髓炎的症状，如自发性钝痛、放射性隐痛、温度刺激痛，常有咬合不适或轻咬合痛。③温度刺激可引起患牙迟缓性痛，叩痛（+）或（±）。④再治疗时探查根管内有疼痛感觉，并在完善处理后症状消失方可确诊。

19. AB【解析】根管系统的解剖环境复杂，病变、髓石及增龄性因素都会影响到医师在开髓后对根管入路的探查，从而导致根管的遗漏。当根管内残存的牙髓组织受到细菌的生物性刺激、器械的机械性刺激及药物的化学性刺激时，均可引发残髓炎。

第六节　根尖周炎

一、单选题

1. 下列哪项不是急性根尖周炎最主要的症状
A. 自发性持续性痛　B. 咬合痛　C. 牙髓无活力
D. 疼痛能定位　E. 放射性疼痛

2. 根尖周炎的主要病因是
A. 免疫因素　B. 物理因素　C. 化学因素
D. 感染因素　E. 特发因素

3. 慢性根尖周炎的最重要的临床表现是
A. 深龋洞已穿髓　B. X 线片示根尖周透射区　C. 叩痛（+）、Ⅰ度松动
D. 热测验出现迟缓反应　E. 患牙咬物不适

4. 临床上急性化脓性根尖周炎的诊断可分为
A. 根尖周脓肿、骨髓炎、骨膜下脓肿　B. 根尖周肉芽肿、根尖周脓肿、根尖周囊肿
C. 急性根尖炎、牙槽脓肿、骨膜下脓肿　D. 根尖周脓肿、骨膜下脓肿、黏膜下脓肿
E. 急性根尖炎、慢性根尖炎、慢性牙槽脓肿

5. X 线片上三类慢性根尖周炎的区别主要是
A. X 线透射区的大小　B. X 线阻射区的大小　C. X 线透射区的形状
D. X 线透射区的致密度　E. X 线透射区的边界情况

6. 急性根尖周炎应急处理正确除外
A. 在局部麻醉下进行　B. 开通髓腔，引流根管　C. 穿通根尖孔
D. 有脓肿时切开引流　E. 输液治疗，消除炎症

7. 男，36 岁。上前牙外伤，唇侧牙龈反复出现脓包 1 年。检查：⌊1 近中切角缺损，未见穿髓孔，探诊（－），牙齿无松动，唇侧牙龈见瘘道口，挤压时未见明显脓液流出；X 线片示⌊1 根尖暗影。该患者可能诊断为

A. 慢性根尖周炎　　B. 慢性牙髓炎　　C. 龈炎
D. 根尖囊肿　　E. 急性牙槽脓肿

8. 女，19 岁。左下后牙治疗后自觉牙浮出，咬合剧烈疼痛 2 天。检查：⌈7 见白色暂封物，叩诊（+++），牙齿无松动，根尖区无压痛及脓肿形成，牙龈充血，病历记载 2 天前该牙行根管预备。主诉牙的初步诊断最有可能为

A. 急性根尖周炎　　B. 急性牙髓炎　　C. 残髓炎
D. 冠周炎　　E. 龈乳头炎

9. 女，40 岁。诉左上后牙咬物不适 1 个月，无冷热刺激不适。检查：⌊6 近中龋洞，探诊（-），叩诊（+），牙齿无松动，牙髓活力电测验无反应，X 线片示根尖区骨质破坏影。正确的诊断是

A. 急性牙髓炎　　B. 慢性牙髓炎　　C. 急性根尖周炎
D. 慢性根尖周炎　　E. 牙髓坏死

10. 男，28 岁。下颌第一磨牙咬合不适 1 周，感患牙伸长，初时紧咬牙可缓解不适，昨天开始不敢咬牙并出现自发痛，无放射痛。口腔检查：下颌第一磨牙远中𬌗面深龋及髓，探诊（-），可疑叩痛，牙齿不松动，根尖区压痛（+）。根据上述材料，最可能的诊断为

A. 急性牙髓炎　　B. 急性根尖周炎　　C. 急性牙周炎
D. 急性龈炎　　E. 材料不足，无法作出任何诊断

11. 男，14 岁。上颌牙龈溢脓 1 月余。检查：1^{ML}⌋龋坏，无探痛，叩痛（±），温度测验无反应，唇侧牙龈根尖处见一瘘管，挤压少量溢脓，牙齿无松动。临床诊断应为

A. 根尖周炎　　B. 牙髓坏死　　C. 牙周炎
D. 残髓炎　　E. 龋齿

12. 男，35 岁。自诉左下后牙剧烈持续性跳痛 1 天，伴伸长感。检查：⌈6 远中邻面深龋洞，探诊（-），叩诊（++），Ⅰ度松动，根尖部黏膜轻度肿胀，触诊不适。牙髓活力测验无反应。X 线片示根尖区牙周膜增宽。最可能的诊断是

A. 急性牙髓炎　　B. 慢性牙髓炎　　C. 急性根尖周炎
D. 慢性根尖周炎　　E. 牙髓坏死

13. 男，30 岁。下颌第一磨牙咬合不适 1 周，感患牙伸长，初时紧咬牙可缓解不适，昨天开始不敢咬牙并出现自发痛，无放射痛。口腔检查：下颌第一磨牙远中𬌗面深龋及髓，探诊（-），可疑叩痛，牙齿不松动，龈（-），根尖区压痛（+）。应急处理首选

A. 服用消炎镇痛药
B. 根尖区牙龈切开引流
C. 针刺镇痛，并用氢氧化钙直接盖髓安抚
D. 去腐、开髓，置氧化锌丁香油棉球安抚镇痛
E. 去除病髓后开放引流

14. 男，14 岁。上颌牙龈时常流脓多日。检查：⌊2 深龋，探诊无穿髓孔，Ⅱ度松动，叩诊（±），温度测验无反应，患牙唇侧根尖处有一瘘管。为明确诊断，需要做的检查是

A. 活力电测试　　B. 涂片检查　　C. 瘘管检查
D. 拍摄 X 线片　　E. 穿刺

15. 男，30 岁。半年前因左下第一磨牙咀嚼痛到某医院充填过，但一直咀嚼不适，2 周前又发生明显咀嚼痛，根尖处牙龈红肿压痛，叩诊（++），X 线片示充填体已进入髓室内，根尖周有豌豆大小之透射区。该患牙最准确的诊断是

A. 急性牙髓炎　　B. 急性根尖周炎　　C. 慢性根尖周炎

D. 慢性牙髓炎急性发作　　E. 慢性根尖周炎急性发作

16. 男，35 岁。4|深龋引起急性根尖周炎在某院开髓治疗后，仍有剧烈疼痛，而且面部开始肿胀。检查：髓腔开放，开髓孔大，根管内无腐屑和渗出物，叩诊（+++），龈轻红肿，已服消炎药。分析原因最可能是

A. 开髓孔过小　　B. 根管不通畅　　C. 有其他感染源

D. 抗感染力不强　　E. 根尖孔不通畅

二、共用题干单选题

（17～20 题共用题干）

女，30 岁。3 天前左下后牙发胀，咬紧牙较感舒适。随后出现咬合痛，患牙有浮起感。昨晚牙龈肿起，似有发热。检查：左下第一前磨牙无龋，䶩面中央见有暴露的圆形褐黄色的牙本质，探诊无反应，叩痛（++）～（+++），冷、热测验无反应。龈颊沟红肿，触痛，有深部波动感。

17. 根据病史，推测 3 天前患牙的病理状态处于

A. 急性牙髓炎　　B. 慢性牙髓炎　　C. 急性根尖周炎浆液期

D. 急性根尖周炎根尖脓肿期　　E. 急性根尖周炎骨膜下脓肿期

18. 对主诉牙还必须做的检查是

A. 松动度　　B. 光纤透照　　C. 活力电测验

D. 碘染色检查　　E. 拍摄根尖片

19. 主诉牙的致病原因可能为

A. 磨损　　B. 牙内陷　　C. 氟牙症

D. 畸形中央尖　　E. 釉质发育不全

20. 该患牙局部最合理的初诊处理应为

A. 开髓，开放，切开　　B. 开髓，封甲醛甲酚（FC）球，切开

C. 开髓，根管清创后开放，切开　　D. 开髓，一次根管治疗，切开

E. 开髓，根管清创后封药，切开

（21～23 题共用题干）

男，46 岁。主诉左上后牙咀嚼痛 1 个月，近 2 天疼痛加重，患牙伸长不敢咬合，夜不能眠，服消炎药、镇痛药无效。检查：远中邻䶩面深龋，叩痛（+++），探诊无感觉，颊侧牙龈有瘘管口，龈颊沟变浅压痛，但无波动感；X 线片示根尖周透射区，周界不清楚。

21. 该患牙准确的诊断是

A. 急性根尖周炎　　B. 慢性根尖周炎

C. 急性化脓性根尖周炎　　D. 慢性根尖脓肿急性发作

E. 慢性根尖肉芽肿

22. 该患牙最可能表现出的疼痛性质是

A. 阵发性加剧　　B. 搏动性跳痛　　C. 持续胀痛

D. 冷、热刺激疼痛加重　　E. 电击样痛

23. 如果经过几天后，患牙的疼痛有所减轻但龈颊沟更肿，这表明

A. 炎症进一步加重，脓液积聚增多　　B. 根尖周脓液穿破骨膜进入黏膜下

C. 脓液从根管引流　　D. 服用了消炎镇痛药

E. 经过炎症刺激后，患者疼痛阈值增高

三、案例分析题

（24～27 题共用题干）

男孩，11 岁。因右下后牙疼痛 2 天前来就诊，疼痛为持续性疼痛，咀嚼时加重，有自发痛史。检查：$\overline{5|}$无龋坏，但有畸形中央尖折断痕迹，无明显松动，叩痛明显；X 线检查示根尖周膜增宽。

24. 对该患牙的诊断为

A. 牙髓坏死　　B. 深龋　　C. 慢性牙髓炎

D. 急性牙髓炎　　E. 急性根尖周炎　　F. 慢性根尖周炎

25. 为缓解症状，可对采取的最有效的处理有

A. 安抚治疗　　B. 根管封药消毒　　C. 调𬌗磨改

D. 开髓引流　　E. 抗生素治疗　　F. 吃镇痛药

26. 若 X 线检查示该患牙牙根约形成 2/3，根尖呈明显喇叭口状，在急性根尖周炎症状缓解后，宜对该牙采取

A. 安抚治疗　　B. 去髓术　　C. 根尖诱导成形术

D. 根管治疗术　　E. 随访观察　　F. 塑化术

27. 为提高治疗的成功率，在进行该项治疗时操作中应注意的是

A. 避免损伤根尖部组织　　B. 彻底去除根管内感染坏死的牙髓组织

C. 注意保留根尖部的生活牙髓　　D. 避免将感染物质推出根尖孔

E. 定期随访观察　　F. 掌握根管充填时机

答案与解析

1. E　2. D　3. B　4. D　5. E　6. E　7. A　8. A　9. D　10. B　11. A　12. C　13. E　14. D　15. C　16. E　17. C　18. E　19. D　20. C　21. D　22. B　23. B　24. E　25. D　26. C　27. ABCDEF

1. E【**解析**】急性根尖周炎表现为咬合痛、持续性痛、自发性痛、牙位明确、牙髓无活力。放射性疼痛是急性牙髓炎的症状。

2. D【**解析**】引起根尖周炎的因素如下。①感染：大多数由牙髓途径造成根尖周组织的感染，这是最主要的因素。②外伤：牙齿的急性外伤和𬌗创伤损伤根尖周组织，根管预备过程中器械超出根尖孔直接刺伤根尖周组织引起根尖周炎。③化学药物刺激：在牙髓病和根尖周病的

治疗过程中，药物可以作为一种化学刺激，引起根尖周组织的炎症。

4. D【解析】急性化脓性根尖周炎又称急性根尖周炎的化脓期，多是由急性浆液期发展而来的，也可由慢性根尖周炎转化而来。此阶段通常称作急性牙槽脓肿或急性根尖周脓肿。急性化脓性根尖周炎因脓液所在部位不同而划分为根尖周脓肿、骨膜下脓肿和黏膜下脓肿三个阶段，主要症状为疼痛和肿胀，严重者伴有全身症状。

5. E【解析】慢性根尖周炎临床上以骨破坏病损为特征分为根尖周肉芽肿、慢性根尖周脓肿、根尖周囊肿三种。X线片表现：①根尖周肉芽肿的根尖部有圆形的透射影像，边界清晰。②慢性根尖周脓肿的透影区边界不清楚，周围骨质较疏松而呈云雾状。③根尖周囊肿可见较大的圆形透影区，边界清楚，并有一圈由致密骨组成的阻射白线围绕。所以这三类慢性根尖周炎的区别是透射区的边界情况。

9. D【解析】A、B两项，急性牙髓炎和慢性牙髓炎的牙髓活力电测验都有反应。C项，急性根尖周炎的临床特点是患牙咬合痛，能定位。患牙深及牙髓的牙体疾病、既往牙体或牙髓治疗史、深牙周袋等。牙髓诊断性试验无反应，不同程度的叩痛，牙龈红肿。D项，慢性根尖周炎的特点为无明显不适或有咀嚼不适感，或者牙龈出现窦道。E项，牙髓坏死无自觉症状。

10. B【解析】急性根尖周炎初期只有轻微疼痛或不适，咬紧牙反而感觉舒适；继而发生钝痛、咬合痛，患牙有浮起、伸长感，疼痛为持续性、自发性、局限性的，牙位明确。患者的临床表现符合急性根尖周炎的症状。

12. C【解析】A、B项，牙髓炎牙髓活力测验有反应。C项，急性根尖周炎的临床特点为自发性剧烈持续跳痛，叩痛及松动明显。牙髓无活力。D项，慢性根尖周炎X线片可见根尖区牙槽骨破坏的透影区。E项，牙髓坏死一般无自觉症状。

14. D【解析】根据患者的临床表现可拟诊断为根尖周炎。为确诊需要拍摄X线片，若发现根尖周低密度影则可确诊。

15. C【解析】根据根尖周有豌豆大小之透射区，诊断为慢性根尖周炎。慢性根尖周炎急性发作会有剧烈的疼痛，所以是慢性根尖周炎。

17. C【解析】急性浆液性根尖周炎又称急性根尖周炎浆液期，主要临床症状如下。①初期患牙根尖部不适、发木、胀出感，咬合时与对颌牙有早接触感，有时用力咬紧患牙反而稍感舒服。尚无自发痛或仅轻微钝痛。②随着病情发展，患牙浮出和伸长的感觉逐渐加重，出现自发性、持续性钝痛，咬合时不仅不能缓解症状，反而引起较剧烈的疼痛，影响进食。③疼痛范围局限于患牙根部，不引起放散，患者能够指明患牙。

18. E【解析】A项，松动度一般用于检查牙周炎。B、D两项，光纤透照和碘染色都是用来检查牙隐裂的裂线。C项，急性浆液性根尖周炎时牙髓活力测验都是无反应。E项，应拍X线片查看患牙根尖是否为低密度影像。

19. D【解析】畸形中央尖一般均位于殆面中央窝处，呈圆锥形突起，被磨损或折断后，常因髓腔暴露引起牙髓感染和根尖周感染。其临床上表现为圆形或椭圆形黑环，中央有浅黄色或褐色牙本质轴，在轴中央有时可见到黑色小点，为髓角。

20. C【解析】急性根尖周炎的应急处理是在局部麻醉下开通髓腔，穿通根尖孔，建立引流通道，解除疼痛，进行根管清创（规范的根管预备），开放引流1天后复诊行根管治疗。骨膜下脓肿期和黏膜下脓肿期：患牙在髓腔封药的同时须做脓肿切开引流。待急性症状缓解后，予以根管治疗。

25. D【解析】急性根尖周炎的应急处理是在局部麻醉下开髓，疏通根尖孔，建立引流通道，使根尖渗出物及脓液通过根管得到引流，以缓解根尖部的压力，解除疼痛。

26. C【解析】X线检查示牙根约形成2/3，根尖呈明显喇叭口状，说明该患牙为年轻恒牙，根尖尚未发育完成，在急性根尖周炎症状缓解后，应进行根尖诱导成形术，促使牙根继续发育和根尖形成。

27. ABCDEF【解析】A、D两项，须避免将感染物质推出根尖孔、避免损伤根尖部组织，保护牙乳头和上皮根鞘。B项，通过去除根管内感染坏死的牙髓组织、加强根管消毒，以有效控制根尖周炎症。C项，年轻恒牙发生牙髓、根尖周病变后，诱导根尖继续发育主要依赖于根尖部的生活牙髓、根尖端的牙乳头及上皮根鞘，治疗中须注意保留根尖部的生活牙髓。E、F两项，根尖诱导的最终目的是牙根继续发育、根尖成形，并通过永久根管充填封闭根管，因此，须定期随访观察，掌握适当的根管充填时机，以保留患牙。

第七节　髓腔解剖

单选题

1. 上颌前牙唇、舌切面观，其髓腔最宽处是在

A. 颈缘附近　　B. 切嵴处　　C. 牙根中部
D. 牙冠中部　　E. 牙根中1/3部

2. 下颌第一磨牙髓室顶最凹处约平齐于

A. 牙冠殆、中1/3交界处　　B. 颈缘上2mm　　C. 颈缘
D. 颈缘下2mm　　E. 颈分叉处

3. 上颌第二前磨牙双根双管型占比为

A. 35%　　B. 19%　　C. 29%
D. 4%　　E. 90%

4. 根尖孔的位置比较多见于

A. 根尖　　B. 根尖舌侧　　C. 根尖近中侧
D. 根尖远中侧　　E. 根尖唇、颊侧

5. 从牙颈部横切面观根管口大而圆的是

A. 下颌第一磨牙近中根　　B. 下颌第一磨牙远中根　　C. 上颌第一磨牙腭侧根
D. 上颌第一磨牙近中颊侧根　　E. 上颌第一磨牙远中颊侧根

6. 某患者的上颌第一前磨牙因邻面深大龋坏，导致慢性牙髓炎，须开髓进行牙髓治疗。在探查根管的过程中，下列说法正确的是

A. 上颌第一前磨牙其根管多为近远中径窄、颊舌径宽的单根管，少数为两根管
B. 上颌第一前磨牙的根管多数情况下为颊舌侧两根管，仅少数为单根管
C. 上颌第一前磨牙的舌侧根管较颊侧根管细小

D. 上颌第一前磨牙的根管为颊侧两根管，舌侧单根管，且很细小

E. 上颌第一前磨牙可分为单根单管型、单根双管和单根单双管型三种

7. 男，50 岁。左上中切牙有深楔状缺损，可探及露髓孔，探无感觉。X 线检查：根尖有大面积阴影。在进行根管治疗时，有关开髓部位的选择哪一种说法是正确的

A. 由于楔状、缺损部位已经通髓腔，可从楔状缺损处制备进入髓腔的洞形

B. 由于切牙的舌面窝髓壁薄，可以从舌面窝向牙颈部方向钻入

C. 由于切牙的髓腔形态与切牙的外形基本一致，可以从切端开始向牙根方向钻入

D. 只要能进入髓腔的任何一部位都可以

E. 由切牙舌隆突处进入

答案与解析

1. A　2. C　3. D　4. A　5. C　6. B　7. B

2. C【解析】下颌第一磨牙髓室顶凹向下，最凹处约与颈缘平齐，髓室底呈圆形，位于颈缘龈方约 2mm 处。

5. C【解析】上颌第一磨牙髓腔颈部横剖面观，近颊根管较扁，远颊根管虽较远但较小，从牙颈部横切面观根管口大而圆的是上颌第一磨牙腭侧根。

6. B【解析】双尖牙也就是前磨牙。上颌第一前磨牙根管类型分为以下四类。①双管型：独立的 2 个根管从髓室底延伸至根尖，此型约占 65%。②单双管型：1 个根管离开髓室，再分为 2 个根管；或者 2 个根管离开髓室，再合成 1 个根管，亦可再分而复合形成复杂的根管形态。此型约占 28%。③单管型：从髓室延伸至根尖孔为单一根管，髓室与根管无明显界限。此型根管窄扁，颊舌径大，近远中径较小，多至根尖 1/3 才缩小。此型约占 7%。④三管型：3 个根管从髓室延伸至根尖孔，此型比较少见。

第八节　根管治疗、根管预备、根管充填

一、单选题

1. 关于根管冲洗，下列叙述不正确的是

A. 根管冲洗可以消毒杀菌，溶解坏死组织

B. 润滑根管壁，预防器械折断

C. EDTA 与次氯酸钠交替冲洗可有效去除玷污层

D. 加压冲洗更利于坏死物质排除

E. 超声冲洗可以增强冲洗效果

2. 对于拟行桩冠修复的患牙，最佳的根管充填方法是

A. 热牙胶垂直加压充填　　B. 注射式热牙胶充填　　C. 塑化治疗

D. 侧方加压充填　　E. 碘仿糊剂充填

3. 下列哪种根管预备技术要求每一号器械在根管内都达到工作长度
A. 标准技术　　B. 逐步后退技术　　C. 根向技术
D. 逐步深入技术　　E. Profile 预备技术
4. 根管预备过程中，出现根管阻塞的原因除外
A. 器械使用手法不当，将碎屑推向根尖导致阻塞根管
B. 在器械换号的过程中，未充分冲洗根管
C. 在预备过程中，未按顺序使用扩锉器械
D. 工作长度标记不准确
E. 旋转使用的器械，旋转幅度过大
5. 根管充填的时机不包括
A. 临床检查无异常所见　　B. 无自觉症状　　C. 取出棉捻无臭味
D. 根管内无渗出　　E. 根尖病变明显缩小
6. 关于根管充填的目的和作用，下列叙述不正确的是
A. 消除根管内残余感染　　B. 阻断根管与根尖组织的交通
C. 封闭根管系统，阻止再感染　　D. 促进根尖周病变愈合
E. 去除牙髓组织
7. 下列关于根管预备的描述，正确的是
A. 采用牙胶尖和根管糊剂进行根管充填，根管应比原来直径至少扩大 3 个器械号
B. 为便于根管入路，根管口可用球钻、扩孔钻或裂钻扩大
C. 对于根管狭窄、钙化或根管内异物的病例，可用氯仿来处理
D. 手用根管锉的使用手法是连续顺时针旋转，直至遇到阻力
E. 根管冲洗时应将注射器尽量插入根管深部并加一定压力冲洗，才能达到根管清理的目的
8. 根管扩大的目的不包括
A. 消灭手术以后留下的无效腔　　B. 清除感染物质
C. 便于根管内封药　　D. 打通根尖病灶的排脓通道
E. 便于根管充填
9. 临床上常用于有脓液渗出性感染根管治疗的根管充填材料是
A. 氧化锌丁香油糊剂　　B. 根充糊剂　　C. 碘仿糊剂
D. 氢氧化钙糊剂　　E. 牙胶尖
10. 以下哪种情况最适合根管治疗一次法
A. 由于修复需要行根管治疗的健康前牙　　B. 渗出性根管
C. 慢性根尖周炎　　D. 难治性根尖周炎
E. 逆行性牙髓炎
11. 女，46 岁。⌈6 牙痛反复发作 1 年，若诊断为牙髓 - 牙周联合病变，其治疗方法为
A. 干髓治疗和牙周治疗　　B. 根管治疗　　C. 根管治疗和牙周治疗
D. 牙周治疗　　E. 直接进行牙周和根尖手术

12. 男，70 岁。3 周前左侧上颌前部肿痛，经消炎药治疗后现已缓解。检查：⌊2 残根，不松动；X 线片示⌊2 根尖周透射区约 3mm × 5mm，根尖部少量外吸收。当日应做的治疗为

A. 塑化治疗　　B. 覆盖义齿　　C. 根尖手术
D. 根管治疗　　E. 拔除

二、共用题干单选题

（13～14 题共用题干）

男，38 岁。近半年右上后牙牙龈反复肿痛。1 年前该牙曾因自发痛、夜间痛于外院开髓。检查：右上第二前磨牙𬌗面开髓孔，根管内空虚，根尖部触之不适，叩痛（+）。活力电测验无反应。颊侧中央有窄牙周袋，深达根尖，袋内溢脓。X 线示根尖周膜影像模糊。

13. 最可能的诊断是
A. 牙槽脓肿　　B. 逆行性牙髓炎　　C. 牙周牙髓联合病变
D. 创伤性根周膜炎　　E. 局限型成人牙周炎

14. 合理的治疗程序是
A. 牙髓治疗
B. 清除感染的残髓→清除牙周袋内的感染→完善的根管治疗
C. 清除牙周袋内的感染→清除感染的残髓
D. 完善的根管治疗→清除牙周袋内的感染
E. 牙周治疗

（15～17 题共用题干）

男，25 岁。因右下牙自发痛 3 天来求治，半年前右下牙开始出现冷、热刺激痛，以后经常隐隐不适。检查：$\overline{4|}$远中𬌗面深龋，探之穿髓，探痛（++），叩痛（±），远中牙龈乳头增生长入龋洞内。

15. 该牙的准确诊断和最恰当的治疗方法是
A. 急性牙髓炎伴根尖周炎，需要做根管治疗
B. 急性牙髓炎，需要做根管治疗
C. 急性牙髓炎，需要做牙髓塑化治疗
D. 慢性牙髓炎急性发作，需要做牙髓塑化治疗
E. 慢性牙髓炎急性发作，需要做根管治疗

16. 该牙经局部麻醉下拔髓，封甲醛甲酚棉捻 5 次仍不能痊愈，而且出现咀嚼痛越来越严重，从治疗过程中分析最可能的原因是
A. 牙髓未拔除干净，引起根尖周残余感染
B. 器械穿出根尖孔
C. 封药次数过多，药物刺激性引起化学性根尖周炎
D. 根管内有毒力很强的细菌存在
E. 将坏死组织推出根尖孔

17. 对该病例若不用麻醉拔髓而用失活剂失活牙髓，根据临床情况最应该注意的问题是
A. 避免药物溢出烧伤牙周组织　　B. 掌握封药时间
C. 掌握药物的剂量　　D. 封入丁香油酚棉球减轻疼痛
E. 封入失活剂后再行局部麻醉，以免封药后疼痛

三、案例分析题

（18～20 题共用题干）

女，45 岁。因“左下后牙治疗后不适数日”来诊。口腔检查：⌈7 叩诊（+++），冷、热刺激敏感。X 线片示根管内可见高密度影，髓腔内高密度影，无正常髓室底形态。初步确定髓室底穿孔。

18. 开髓过程造成髓室底穿孔的原因有

A. 开髓洞形居中

B. 髓室底产生龋损

C. 髓室严重钙化基本消失

D. 牙冠严重磨损变短，按牙冠常规长度进行开髓

E. 将髓室底当成髓室顶磨除

F. 建立进入根管的直线通路

19. 关于髓室底穿孔的预防，下列叙述错误的是

A. 开髓前拍摄 X 线片

B. 应用牙科手术显微镜寻找根管口

C. 在推测的根管口附近，采用顶端较大的钻或去牙本质的超声锉去除牙本质

D. 老年患者可完全根据继发牙与原生牙本质的颜色不同来找寻根管口

E. 揭除髓室顶时，正确判断髓室顶和髓室底

F. 仔细、少量地去除根管周围牙本质

20. 关于髓室底穿孔的处理方法，下列叙述正确的是

A. 如果不存在感染，则可立即进行穿孔的修补封闭

B. 龋病导致的感染性髓室底穿孔患牙，应彻底去除息肉和髓室内的龋损组织

C. 修补穿孔时，应进行患牙的分离隔湿，预防唾液污染创面

D. 可采取牙根分离术或牙半切除术

E. 最好是复诊时再行穿孔修补

F. 穿孔较小时，则初诊可在穿孔处用氢氧化钙糊剂或碘仿糊剂封闭

（21～23 题共用题干）

女，30 岁。因“定期口腔检查”来诊。口腔检查：⌈6 叩诊有轻度不适，冠部充填体和牙龈正常。患者诉数年前该牙已行根管治疗。X 线片示⌈6 的 3 根管内白色高密度影，均未至根尖部。去除原充填物后，用小号锉探查根管，发现近中有根管遗漏。

21. 行根管再治疗时发现根管已形成台阶，处理技术正确的是

A. 预备扩大根管口，大量冲洗液冲洗

B. 用小号锉（10#、8#、6#）

C. 采用新的直根管锉，不预弯，旋转预备

D. 尽量向尖端方向用力，以寻找通路

E. 使用乙二胺四乙酸（EDTA）溶液

F. 根管锉锉尖抵至台阶部位并用力将其锉开

22. 临床操作中未发现遗漏根管，下列方法正确的是

A. 多角度摄 X 线片

B. 用超声工作尖沿髓室底暗线寻找

C. DG-16探针或根管口锉探查根管口

D. 根管长度测量仪加以确诊

E. 根管在中下1/3分开时，利用显微镜可能观察到分开的根管口

F. 插入诊断丝摄片加以确诊

23. 关于冠部入口的建立，下列叙述正确的是

A. 有银汞合金或树脂充填的患牙，应将所有的充填体及其周围可能存在的继发龋去除干净

B. 如果存在冠桥，应根据具体情况选择保留或去除全冠

C. 修复体去除，减少开髓过程中髓室侧穿或底穿的危险

D. 患牙存在桩核，应考虑建立冠部和根管入口的难度和风险

E. 必要时可选择显微根尖外科手术治疗

F. 如果要保留冠部修复体，开髓洞形尽量小

答案与解析

1. D　2. A　3. A　4. E　5. E　6. E　7. A　8. A　9. C　10. A　11. C　12. D　13. C　14. B　15. E　16. C　17. A　18. BCDE　19. CD　20. ABCDF　21. ABE　22. ABCDEF　23. ABCDE

1. D【解析】根管内使用过氧化氢溶液冲洗时，绝对禁止加压冲洗，建议采用侧方开口的冲洗针头，保持冲洗液的回流通畅，避免过氧化氢溶液进入根尖周组织。另外，在加压冲洗时，次氯酸钠溶液也可能溅入患者眼内或其他部位的皮肤。

5. E【解析】根管治疗可以分多次完成，也可以一次性完成。当达到下列条件时可以进行根管充填：①已经过严格的根管预备和消毒。②患牙无疼痛或其他不适。③暂封材料完整。根管无异味、无明显渗出物。

7. A【解析】B项，根管细小或根管口堵塞时，可先用扩孔钻将根管口稍扩大，但忌用裂钻，以免形成台阶。C项，对于根管狭窄、钙化或根管内异物的病例，可用EDTA等螯合剂来处理，氯仿仅用于根管再处理时溶解牙胶。D项，凡旋转使用的器械，如根管锉，顺时针旋转30°~60°，使器械的切刃旋入牙本质内，向外提拉退出器械，旋转幅度不宜过大。E项，根管冲洗时针头必须是宽松地放在根管内，切忌将针头卡紧并加压注入，否则会影响冲洗药物回流，并易将根管内残留物质和冲洗液推出根尖孔。

8. A【解析】根管扩大的目的：①清除感染物质。②便于根管内封药。③打通根尖病灶的排脓通道。④便于根管充填。

12. D【解析】A项，由于根尖部已存在外吸收，根尖孔形态破坏，禁忌做塑化治疗。B项，覆盖义齿应在完善的炎症治疗基础上进行。C项，不是根尖手术的适应证。D项，根据临床表现拟诊断为慢性根尖周炎，其治疗为根管治疗，清除根管内牙髓感染源。E项，根尖周病的治疗应尽量保存患牙，经过治疗无效的情况下，或者可疑为病灶牙时，才考虑拔除患牙。

14. B【解析】当牙周牙髓并重，应该先处理急症。引起患者疼痛的残髓应先处理，解决急症之后应牙周治疗，清除牙周感染，因为牙周感染是后处理的，根管治疗疗效可能不理想，所

以应该完善根管治疗。

16. C【解析】在牙髓病或根尖周病治疗过程中，若使用药物不当，药物会成为一种化学刺激，引发根尖周炎，在根管内放置腐蚀性药物如酚类和醛类制剂过多，特别是在治疗根尖孔较大的患牙时，药物也可能溢出根尖孔而引起药物性根尖周炎。根据题干封甲醛甲酚棉捻5次，明显是封药过多引起根尖周炎。

17. A【解析】放置失活剂后，封闭窝洞时，注意严密封闭，若失活剂渗漏并接触牙龈，会引起化学性损伤牙龈，甚至牙槽骨，造成不良后果。

18. BCDE【解析】髓室底穿孔原因：①髓室严重钙化的病例，其髓室顶与髓室底间距基本消失，开髓过程中医师无法体会到钻针的落空感。②牙冠严重磨损变短，继续按牙冠常规长度进行开髓。③牙髓组织已经坏死，在开髓过程中观察不到血性渗出物的溢出，导致进一步加大开髓窝洞的深度。④髓腔暴露且长期未经治疗的患牙，髓室底龋坏也可导致自发穿孔破坏。

19. CD【解析】髓室底穿孔的预防：①开髓前拍摄X线片，了解患牙髓室、根管的解剖学特征。②老年患者，因继发性牙本质、修复性牙本质的沉积，导致髓室、根管口变狭小，尽管继发牙本质与原生牙本质的颜色存在不同。③探查髓室，可用根管口探查器探查。④在预备弯曲根管时，应根据根管的弯曲形态，对根管预备器械进行预弯，选择柔软、韧性好的镍钛锉，沿着根管弯曲走向。

20. ABCDF【解析】穿孔修补术：如果没有感染存在，则可立即进行穿孔的修补封闭。在修补穿孔前，应进行患牙的分离隔湿，预防创面的污染。对创面的清创和止血也非常重要，没有良好的止血就无法严密修补封闭穿孔，需要用具有生物活性的材料进行穿孔封闭修补。

21. ABE【解析】消除根管台阶时，首先在显微镜下用超声器械或G钻扩大根管中上段并冲洗根管。然后使用预弯的8#或10#根管锉，探寻原根管的走向。进入原根管后，小幅度提拉或旋转并逐渐加大运动幅度，直至台阶消除。可以用EDTA螯合剂，有润滑管壁和去除玷污层的作用。

23. ABCDE【解析】冠部入口的建立：①对于有银汞合金或树脂充填的患牙，在根管再治疗前应将所有的充填体及其周围可能存在的继发龋去除干净。②如果存在冠桥，应根据具体情况选择保留或去除全冠。③当修复体边缘存在缺损或缝隙、继发龋，则应去除。④去除修复体有助于术者直视牙冠形态，正确评估残存牙体组织，准确判断牙体长轴的方向，减少开髓过程中髓室侧穿或底穿的危险，发现继发龋、牙隐裂、牙纵折以及遗漏的根管等。⑤如果患牙存在桩核，应考虑建立冠部和根管入口的难度和风险。必要时可选择显微根尖手术治疗。F项，开髓时要彻底揭除髓室顶，所以错误。

第七章　牙体牙髓病学通科技能

第一节　临床常规检查

一、单选题

1. 口腔检查的目的是检查
A. 牙体组织的患病情况　　B. 牙周组织的患病情况
C. 口腔黏膜的患病情况　　D. 颌面部分的患病情况
E. 口腔和颌面部患病情况
2. 用电测验器来检测牙髓状况，有时会出现假象，发生假阴性反应的主要原因不包括
A. 探头或电极接触了牙龈，使电流流向牙周组织
B. 患者事先用过镇静剂
C. 患牙根尖未发育完全
D. 根管过度钙化的老年患牙
E. 外伤的患牙
3. 深龋的检查应特别注意下列哪项
A. 叩诊的反应　　B. 龋坏的部位
C. 龋洞的深度　　D. 探穿髓孔有无
E. 洞内温度测验
4. 做牙髓活力温度测验时，应将冷、热刺激源置于
A. 待测牙唇（颊）面颈 1/3 或中 1/3 处　　B. 待测牙唇颊面中 1/3 处
C. 待测牙腭舌侧中 1/3　　D. 待测牙唇颊面切 1/3
E. 待测牙舌腭侧切 1/3
5. 口腔医生触诊可了解病变的以下情况，除了
A. 性质、结构和预后　　B. 位置、大小和轮廓
C. 波动、搏动和压痛　　D. 表面特征、温度和硬度
E. 移动度及其与邻近组织的关系
6. 检查松动度时，Ⅱ度松动是指牙齿近远中或颊、舌向的松动幅度在
A. 0.5mm 以内　　B. 0.6 ~ 0.9mm　　C. 1 ~ 2mm
D. 2.1 ~ 2.9mm　　E. 3 ~ 4mm
7. 对牙髓疾病，临床上热诊常用的方法是
A. 热牙胶　　B. 热水　　C. 加热的金属器械
D. 橡皮轮打磨生热法　　E. 热的牙钻

8. 女，35 岁。主诉右面部弥漫性疼痛 3 天。为了鉴别是否为牙源性疼痛，最有价值的检查手段是

A. 选择性麻醉　　B. 问诊和探诊　　C. 叩诊和牙髓活力电测验
D. 牙齿松动度检查　　E. 曲面体层片检查

二、共用题干单选题

（9～11 题共用题干）

女，61 岁。因“牙床肿痛 15 天”来诊。患者 1 年前曾有过肿痛，但未治疗。口腔检查：⌊6 颊侧牙龈肿胀，有一瘘管，瘘管指向根尖方向，其颊侧中央及近中、远中、舌侧 5～6 mm 的牙周袋。

9. 为明确诊断，应做的一项重要检查是

A. 探诊是否出血　　B. 牙齿松动度检查
C. 瘘管插牙胶尖摄 X 线片　　D. 根分叉的探查
E. 探诊龈下牙石　　F. 牙周袋插牙胶尖摄 X 线片

10. 对该患牙进行探诊，正确的是

A. 探诊检查的对象包括牙齿、牙周、窦道等
B. 探诊可准确区别活髓牙和死髓牙
C. 探诊可清晰地区分牙髓炎的程度
D. 牙周探诊时探针与牙体长轴方向平行
E. 口腔检查牙周探诊时选择性挑选某些位点进行探测
F. 探诊时力度适中

11. 对患牙拟行牙髓活力测验，下列说法错误的是

A. 用于判断该患牙牙髓是否有炎症　　B. 用于判断该患牙牙髓是死髓还是活髓
C. 禁用于安装心脏起搏器的患者　　D. 根管内过度钙化的牙齿可能无反应
E. 根尖未发育完全的牙齿可能无反应　　F. 该测试可靠性强，不会出现假阴性结果

（12～14 题共用题干）

女，30 岁。因“左上牙遇冷水痛 4 天”来诊。患者平时无其他不适。口腔检查：⌊4 𬌗面龋深达牙本质中层，叩诊（－）。

12. 还应对患牙进行的检查是

A. 牙髓活力冷、热测验　　B. 局部麻醉法　　C. 试验性备洞
D. 摄 X 线片　　E. 牙髓活力电测验　　F. 触诊

13. 对患牙做冷测验时，可采用的方法有

A. 冰块　　B. 牙胶尖　　C. 无水乙醇
D. 氯乙烷　　E. 气枪　　F. 冷水

14. 以下对牙髓状况的判断，正确的是

A. 无反应，提示慢性牙髓炎
B. 出现短暂的轻度或中度的不适或疼痛，表示慢性牙髓炎
C. 产生疼痛但疼痛刺激源去除后即可消失，表示可复性牙髓炎

D. 疼痛反应在去除一段时间后仍持续一定时间，可诊断为急性牙髓炎
E. 急性牙髓炎表现为快速而剧烈的疼痛
F. 慢性牙髓炎则表现为迟缓而不严重的疼痛

答案与解析

1. E　2. A　3. D　4. B　5. A　6. C　7. A　8. C　9. C　10. ADF　11. AF　12. A　13. ACDF　14. CEF

2. A【解析】探头或电极接触了大面积的金属修复体或牙龈，使电流流向了牙周组织，会发生假阳性反应。用电测验器检测牙髓状况，引起假阴性反应的主要原因包括牙髓过度钙化、根尖未完全形成、近期受过外伤的患牙、患者在检查前使用了镇痛药或麻醉药等。

5. A【解析】触诊是用手指触摸或压患部，根据患者的反应和医生的触觉进行检查和诊断。口腔触诊可以了解位置、大小和轮廓，波动、搏动和压痛，表面特征、温度和硬度，移动度及其与邻近组织的关系。性质、结构和预后是触诊了解不了的。

6. C【解析】牙齿松动度分类如下。①Ⅰ度松动：唇（颊）舌（腭）向松动，或者松动幅度小于1mm。②Ⅱ度松动：唇（颊）舌（腭）向松动和近远中向松动，或者松动幅度在1～2mm之间。③Ⅲ度松动：唇（颊）舌（腭）向松动、近远中向的及垂直方向也均有松动，或者松动幅度大于2mm。

7. A【解析】热诊法是通过患者对牙齿遇热刺激的反应来判断牙髓状态的牙髓活力测验法。热诊法可选用的刺激物有加热的牙胶棒、热水、电子加热器等。对已做金属全冠的患牙，也可采用橡皮轮打磨生热做牙髓测验。临床上最常用的热诊法是牙胶棒加热法。

10. ADF【解析】探诊不能区别活髓牙和死髓牙，只有牙髓活力测验才能确定牙髓有无活力，所以B项错误。口腔检查牙周探诊时为了能反映牙周袋在牙面的位置及形态，牙周探针应沿着牙齿长轴在各个面进行探查，通常分别在牙的唇（颊）、舌（腭）面的远中、中央、近中测量，每个牙要记录6个位点的探诊深度，所以E项错误。其余各项都正确。

第二节　银汞合金充填术

一、单选题

1. 下列哪项是银汞合金的主要成分
A. 银　　B. 锡　　C. 铜
D. 汞　　E. 锌

2. 银汞合金中哪一类型的银汞在充填时需要采用“轻拍式”的力量
A. 切割型　　B. 球型　　C. 混合型
D. 高铜型　　E. 低铜型

3. 银汞合金充填后，与对颌牙接触时痛，如填充物检查未发现亮点，最可能的原因是
A. 对颌牙有异种金属修复体　　B. 有咬合高点　　C. 深龋未垫底

D. 垫底材料选择不当　　E. 洞底龋坏组织未去尽

4. 与银汞合金相比，后牙复合树脂牙体修复的缺点是

A. 美观性能差　　B. 不含汞且不导热

C. 聚合收缩、耐磨性能差　　D. 牙体预备保守

E. 与牙体组织有粘结作用

5. 用银汞合金充填中龋或深龋，需要垫底，是因为银汞合金具有

A. 膨胀性　　B. 流动性　　C. 传导性

D. 溶解性　　E. 变色性

6. 银汞合金修复术的适应证除外

A. Ⅰ类洞、Ⅱ类洞

B. 后牙Ⅴ类洞

C. 冠修复前的牙体充填

D. 对颌牙为金属冠修复体为提高充填体的耐磨性

E. 活动义齿的基牙修复

7. 患者2周前因牙龋坏去医院做后牙复面洞银汞合金充填。术后一直有咬物酸痛。检查见患牙充填体上有亮点，叩诊轻度不适。医师首选的治疗是

A. 去充填物做检查　　B. 去充填体再充填　　C. 调去充填体高点

D. 去充填体做安抚　　E. 麻醉下牙髓治疗

8. 患者因后牙有洞要求治疗。检查：6┐点隙龋，可卡探针，叩诊（－），冷测验同对照牙，去腐质后达牙本质浅层。该牙处理应为

A. 银汞合金充填　　B. 羧酸锌水门垫底，银汞合金充填

C. 磷酸锌水门汀充填　　D. 氢氧化钙制剂护髓，银汞合金充填

E. 玻璃离子水门汀垫底，银汞合金充填

9. 患者因┌6 𬌗面中龋银汞合金充填后，一直不能咬合。检查：┌6 𬌗面银汞合金充填物完整，无高点和悬突，叩痛（－），金属全冠修复。该牙的处理是

A. 去除银汞合金充填物，安抚牙髓，症状消失后树脂充填

B. 去除银汞合金充填物，安抚牙髓，症状消失后重新银汞合金充填

C. 观察

D. 脱敏治疗

E. 调𬌗

10. 患者因左下后牙龋坏就诊，一次银汞充填完成治疗，治疗后咬物疼痛。检查：┌6 远中邻𬌗面充填体完好，边缘密合，表面有亮点，叩诊（－），牙龈（－），温度测验无异常。该牙应如何处理

A. 磨除高点，调𬌗观察

B. 去除原充填体，重新充填

C. 去除原充填体，氧化锌丁香油糊剂安抚

D. 脱敏治疗

E. 开髓治疗

二、共用题干单选题

（11～14 题共用题干）

男，12 岁。右上后牙食物嵌塞痛 1 周，遇冷、热食物感疼痛不适，不进食时无不适。检查：6|殆面近中窝龋坏，去除龋洞内食物碎屑后可见浅棕色湿润的软化牙本质堆积，探诊酸软，冷、热测验同对照牙，入洞有刺激性疼痛，刺激去除后立即消失。

11. 该主诉牙的诊断首先考虑下列哪项

A. 慢性牙髓炎　　B. 浅龋　　C. 深龋

D. 继发龋　　E. 急性牙髓炎

12. 首选下列哪项修复术

A. 玻璃离子粘结剂修复术

B. 全冠

C. 单层垫底后复合树脂黏结修复术

D. 双层垫底后银汞合金修复术

E. 磷酸锌水门汀修复术

13. 窝洞应预备成

A. 凹下的深洞底不必作成底平，以防穿髓

B. 越过斜嵴向远中窝作预防性扩展

C. 应制备成洞缘斜面，有利于复合树脂嵌体与牙体间的密合

D. 洞缘釉质壁应制备成斜面，以利于银汞合金与洞壁间的边缘封闭

E. 应制备成Ⅱ类洞

14. 在操作过程中应采取的护髓措施之一是

A. 清洁和干燥窝洞直接用气枪喷吹

B. 即使穿髓也要彻底干净地去除所有龋坏组织，然后直接盖髓

C. 慢钻去腐不必间端切割

D. 应该用高速涡轮机持续操作，争取一次去除腐质

E. 充填之前应对窝洞进行垫底

（15～16 题共用题干）

患者因右上后牙邻面龋银汞充填后出现咀嚼痛，自行服用抗生素后无好转。检查：叩诊（+），垂直叩诊较明显，充填体表面有亮点，冷测验（-），牙齿无松动，未查见悬突，对牙未见修复体。

15. 为确诊应考虑的检查方法不包括

A. 根尖片　　B. 咬合检查　　C. 牙周探诊

D. 去除原充填物探查　　E. 牙髓电测试

16. 从患者的病史及查体分析，原因最可能为

A. 龈乳头炎　　B. 充填时未垫底　　C. 流电作用

D. 咬合高点　　E. 急性根尖周炎

三、案例分析题

(17～19 题共用题干)

男，59 岁。因“右下后牙牙洞和食物嵌塞”来诊。口腔检查：$\overline{6|}$𬌗面深龋，冷、热刺激未见明显不适，叩诊（-）。

17. 患牙去除龋损后，患者要求银汞充填窝洞，自动调拌时间是

A. ≤40 秒　　B. 60 秒　　C. >60 秒

D. 5 分钟　　E. 3 分钟　　F. ≤15 秒

18. 银汞合金充填完毕后，充填体的雕刻成形时间是

A. 24 小时内　　B. 40 秒内　　C. 20 分钟内

D. 5 分钟内　　E. 12 小时内　　F. 7 天内

19. 银汞合金充填完毕后，固化时间是

A. 24 小时内　　B. 24 小时后　　C. 12 小时内

D. 7 天后　　E. 60 分钟后　　F. 30 分钟内

答案与解析

1. A　2. B　3. A　4. C　5. C　6. D　7. C　8. A　9. A　10. A　11. C　12. D　13. A　14. E　15. D　16. D　17. A　18. C　19. B

4. C【解析】银汞合金是历史最悠久的补牙材料。它的优点是硬度大，比较耐磨；与树脂相比价格较便宜。但是银汞合金最大的缺点是颜色呈银白色，与牙齿颜色不协调，用在前牙上会影响美观。银汞合金也具有一定的毒性，水银可能微量渗透到体内，对人体健康造成影响。目前在补牙时，银汞合金仍然是主要的补牙材料。复合树脂最大的优点是美观。补牙时，可以根据每个牙齿颜色的不同选择颜色搭配的树脂。如果选择的颜色合适，在补牙完成后甚至看不出牙齿曾经出现过龋坏。复合树脂的不足之处是耐磨性差，会出现聚合收缩，另外，与银汞合金相比价格稍贵。近年来随着科技发展已经出现了非常坚硬的复合树脂，可以使用到后牙上。

6. D【解析】汞合金修复术的主要修复术有Ⅰ类洞、Ⅱ类洞、后牙Ⅴ类洞、冠修复前的牙体充填以及活动义齿的基牙修复。当对颌牙为金属冠修复体时，不能选择银汞合金修复，否则在口腔内可能会形成电流，引起疼痛。

7. C【解析】银汞合金充填术后有咬物酸痛，提示充填体存在高点，医师首选的治疗是调去充填体高点。

11. C【解析】A 项，慢性牙髓炎病程较长，可有很长时间的冷、热刺激痛，常表现为有咬合不适或轻度叩痛。B 项，浅龋不会出现食物嵌塞性疼痛。C 项，深龋可表现为食物压迫牙髓产生疼痛，入洞有刺激性疼痛。D 项，继发龋在牙上并未见到充填体。E 项，急性牙髓炎表现为自发性阵发性痛，夜间痛，冷、热刺激加剧疼痛，疼痛不能定位等。

14. E【解析】A 项，直接采用气枪吹，会对牙髓造成一种刺激，使患牙出现一过性的剧烈

疼痛。B 项，去除龋坏组织时，去净软化牙本质后，有时可能引起牙髓暴露，特别是在髓角处。此种情况，可保留少许洞底近髓处的软化牙本质，并做特别处理，以避免牙髓穿通造成对牙髓的损伤和感染。C、D 两项，在去腐的时候应该间断切割，以减少产热，减少对牙髓的刺激。E 项，在充填之前要采用垫底的方法，一方面可以保护牙髓，另外一方面可以做到底平壁直，增强窝洞的固位力。

16. D【**解析**】A 项，未查见悬突，说明无龈乳头炎的刺激因子。B 项，冷刺激无疼痛，也无自发性疼痛，说明牙髓未出现损伤。C 项，充填体表面有亮点，对颌也无充填体，那么不可能是电流的刺激。D 项，早接触点会引起根尖组织的轻度损伤，会有明显的叩痛。E 项，急性根尖周炎会出现自发性剧烈疼痛。

第三节　树脂粘接修复术

一、单选题

1. 粘结力通常包括以下几种力，不包括

A. 化学键力　　B. 分子间作用力　　C. 表面张力

D. 机械作用力　　E. 静电吸引力

2. 复合树脂充填洞形制备特点

A. 底平壁直，洞形必须达到一定的深度

B. 点线角应圆滑，洞缘角应制备短斜面

C. 应制备典型的箱状洞，并设计良好的固位形

D. 洞缘角应呈直角，不宜在洞缘角制备短斜面，需要去净无基釉

E. 无须去净无基釉，但要有良好的抗力形

3. 下列哪项是酸蚀刻法复合树脂修复的粘结机制

A. 螯合　　B. 化学键　　C. 范德华力

D. 微机械粘结　　E. 结合共聚

4. 复合树脂充填不能使用的基底料是

A. 丁香油水门汀　　B. 磷酸锌水门汀　　C. 聚羧酸锌水门汀

D. 氢氧化钙制剂　　E. 玻璃离子

5. 有关牙本质粘结剂的描述，下列错误的是

A. 临床制备牙本质产生的复合层，不利于粘结剂与牙本质基体的结合

B. 牙本质处理后的混杂化区域，形成胶原与粘结树脂的复合区

C. 可以只采用一种液体进行牙本质表面预处理和粘结

D. 牙本质粘结剂中可以加入氟化物和弹性成分，以增强防龋能力和改善边缘封闭性

E. 牙本质粘结剂可用于粘结牙釉质和牙本质，不能粘结金属和陶瓷

6. 复合树脂最大的优点是

A. 耐磨　　B. 可塑性强　　C. 溶解度低

D. 美观　　E. 体积变化小

7. 关于酸蚀对牙的影响，下列描述准确的是

A. 酸蚀后的牙面在口腔环境下能够再矿化；酸蚀牙釉质对牙髓不会造成损害，酸蚀牙本质可能激惹牙髓

B. 酸蚀后的牙面在口腔环境下不能再矿化；酸蚀牙釉质对牙髓不会造成损害，酸蚀牙本质可能激惹牙髓

C. 釉质酸蚀后的牙面在口腔环境下不能再矿化；酸蚀牙釉质对牙髓不会造成损害，酸蚀牙本质也不会激惹牙髓

D. 釉质酸蚀后的牙面在口腔环境下能够再矿化；酸蚀牙釉质会对牙髓造成损害，酸蚀牙本质也不会激惹牙髓

E. 釉质酸蚀后的牙面在口腔环境下能够再矿化；酸蚀牙釉质会对牙髓造成损害，酸蚀牙本质也可能激惹牙髓

8. 下列哪项是后牙复合树脂修复后出现食物嵌塞的最主要原因

A. 邻牙有龋坏　　B. 邻面接触点未恢复

C. 充填体悬突　　D. 外展隙过小

E. 𬌗面高度恢复不足

9. 男孩，7 岁。上颌右侧第二乳磨牙近中邻𬌗面深龋穿髓，经根管治疗后，宜采取的修复方法是

A. 金属全冠　　B. 金属嵌体　　C. 树脂嵌体

D. 塑料全冠　　E. 牙体充填术

10. 患者左上第一前磨牙 3 天来遇甜、酸痛，无其他不适。检查：$\underline{|4}$ 近中边缘嵴约小米大小透暗色区，建议充填用材料是

A. 复合体　　B. 复合树脂　　C. 银汞合金

D. 磷酸锌水门汀　　E. 玻璃离子水门汀

二、共用题干单选题

（11～13 题共用题干）

为确保可见光固化复合树脂完全固化，应选用高强度光固化器，保证有足够的深度，操作准确。

11. 合适的光照时间为

A. 20～40 秒　　B. 40～60 秒　　C. 60～80 秒

D. 80～100 秒　　E. 100～120 秒

12. 每层树脂厚度不超过

A. 1.5mm　　B. 2.0mm　　C. 3.0mm

D. 3.5mm　　E. 4.0mm

13. 光固化灯工作头尽量接近树脂表面，其距离最远不得超过

A. 2.0mm　　B. 2.5mm　　C. 3.0mm

D. 3.5mm　　E. 4.0mm

三、案例分析题

（14～15 题共用题干）

女，20 岁。因“上颌中切牙颜色变黑”来诊。口腔检查：$\underline{|1}$ 近中面及舌面出现黑色龋损，冷、热刺激不敏感，探诊（－），叩诊（－），牙龈无红肿。拟行复合树脂修复。

14. 对该患牙进行比色，操作正确的是

A. 将手术灯关闭

B. 比色前清洁患牙和邻牙表面

C. 橡皮障隔离之后，牙呈自然湿润状态下进行

D. 患者平躺于椅位，医师位于患者头部 12 点方向，视线与牙面成 45°

E. 先确定彩度和明度，再确定牙的色系

F. 强光下比色

15. 对该患牙使用橡皮障，操作正确的是

A. 至少隔离暴露 3 个以上的牙

B. 隔离左上第一前磨牙至右上第一前磨牙

C. 隔离第一磨牙至对侧侧切牙

D. 隔离范围越大越好

E. 与根管治疗时橡皮障隔离类似

F. 可与楔子配合使用

16. 拟行复合树脂充填，关于其牙体预备，叙述正确的是

A. 去除龋损、有缺陷组织或材料以及脆弱的牙体结构

B. 预备洞缘，除根面窝洞的洞缘角为 90°外，其他部位的釉质洞缘角应大于 90°

C. 提倡微创理念，尽可能保存牙体组织

D. 轴壁和髓壁应预备至一定的深度

E. 不需要预备釉质斜面

F. 外形保守，底平壁直

答案与解析

1. C　2. B　3. D　4. A　5. E　6. D　7. A　8. B　9. E　10. B　11. B　12. B　13. C　14. ABD　15. ABF　16. ABC

1. C【**解析**】表面张力是液体表面分子固有的向内收缩的力，并不是粘结力。

3. D【**解析**】酸蚀釉质表面的作用釉质内羟基磷灰石矿物质分布不均匀，酸蚀会造成釉质表面不均匀脱矿，形成凹凸不平的蜂窝状表面结构。这种结构不但增加了粘结的表面积，而且能够使粘结剂与釉质间形成大量的树脂突，形成强大的微机械锁结合力。

5. E【**解析**】牙本质粘结剂既可用于粘结牙釉质和牙本质，也可以粘结金属和陶瓷。

7. A【**解析**】釉质酸蚀后的牙面在口腔环境下能够再矿化；酸蚀牙釉质对牙髓不会造成损害，酸蚀牙本质可通过牙髓牙本质复合体激惹牙髓，重者可引起牙髓病变。

8. B【**解析**】修复后食物嵌塞的原因有邻牙龋坏、牙齿的扭转和错位、邻牙的牙周病、接触点恢复不良等，其中最主要的原因是接触点恢复不良。

9. E【解析】上颌第二乳磨牙替牙时间约为11岁。患儿7岁，距离患牙时间尚早，须行牙体充填术进行修复。上颌右侧第二乳磨牙近中邻𬌗面深龋，制备Ⅱ类洞型。A、D两项，全冠适用于牙冠大面积缺损。B、C两项，嵌体制备时去除牙体组织较多，且边缘线长，比全冠更易产生继发龋。E项，牙体充填术适用于牙体组织缺损较少情况。

10. B【解析】后牙复合树脂适用于后牙中等至较大的Ⅰ类洞、Ⅱ类洞缺损的修复，包括近中远中洞的修复，特别是涉及𬌗面尖、嵴的缺损。

11. B【解析】投照时间越长，越有助于复合树脂的固化，当光源的功率衰减时，保证足够的固化时间是极其重要的。虽然投照时间越长越好，但一般认为，40～60秒的投照时间更为经济适用，已能满足临床要求。

12. B【解析】复合树脂的填充技术有整块填充和分层填充技术。整块填充采用特殊的复合树脂，一次填充的厚度不超过4mm。分层填充包括水平逐层填充和斜分层填充技术。水平逐层填充适用于前牙唇面充填和后牙窝洞髓壁的首层充填，斜分层填充技术产生的聚合收缩最小，是后牙窝洞充填的首选技术。分层充填时复合树脂的厚度对光照固化有明显影响。第一层树脂的厚度应在1mm内，以后每层树脂的厚度不要超过2mm。

13. C【解析】不同投照距离也是影响固化深度的重要因素。投照距离越接近树脂表面，越有利于树脂固化，随着投照距离的增加，光固化灯照射到树脂表面的能量也逐渐降低，但最远不得超过3.0mm。

14. ABD【解析】比色必须在橡皮障隔离之前，牙呈自然湿润状态下进行，C错误。比色时一般先确定色系，再确定牙的彩度和明度，E错误。比色要在自然光下进行，将手术灯关闭，减小各种环境因素对比色造成的影响，F错误。

第四节　牙髓根尖疾病应急处理

一、单选题

1. 关于急性根尖周炎应急处理操作注意点，下列叙述不正确的是

A. 局部浸润麻醉要避开脓肿部位

B. 正确开髓并尽量减少钻磨震动

C. 用3%过氧化氢溶液和次氯酸钠交替冲洗根管

D. 开髓后要开放引流2～3天

E. 如时间紧急，可在服用大量抗生素的情况下，一次性根管充填

2. 急性牙髓炎应急镇痛治疗的最好方法是

A. 药物消炎、镇痛　　B. 局部麻醉下开髓引流，辅以药物镇痛

C. 直接或间接盖髓　　D. 拔除牙髓

E. 拔除牙齿

3. 放置失活剂错误的方法是

A. 暴露穿髓孔，直径为0.5～1.0mm　　B. 用氧化锌膏严密加压封堵

C. 对于邻面龋洞应防止失活剂外溢　　D. 掌握失活时间

E. 封药后疼痛较严重时，应重新开放

4. 急性根尖周炎应急处理的首要措施是

A. 安抚治疗　　B. 消炎、镇痛　　C. 开放髓腔

D. 脓肿切开　　E. 降低咬合

5. 女，23 岁。上前牙 2 年前不慎折断，未及时处理，现上唇肿胀。检查：$\underline{|1}$ 牙冠冠折 3/4，叩痛（+++），根管口暴露，探诊（−），牙体变色，前庭沟变浅，并有波动。为缓解疼痛、消除急性炎症，对该病例应及时进行以下应急处理，除了

A. 根管开放引流　　B. 消炎、镇痛　　C. 拔牙引流

D. 切开引流　　E. 根管冲洗上药

6. 女，30 岁。因左上后牙剧烈自发痛、夜间痛 3 天就诊，疼痛放射至同侧头部。诊断：$\underline{|6}$ 急性牙髓炎。开髓后封"三聚甲醛"，氧化锌暂封窝洞，但封药后疼痛未缓解反而加重。以下哪一项与治疗后疼痛无关

A. 开髓后未充分引流即封入失活剂

B. 应在开髓后封入三氧化二砷，使牙髓迅速失活

C. 未穿通髓腔即封入失活剂

D. 三聚甲醛移位，未与牙髓创面接触

E. 封药时压力过大

7. 女，30 岁。左上后牙自发痛 2 天。检查：$\underline{|5}$ 松动（+），叩痛（+），冷测验（++），无龋，近中牙周袋 7mm。应急处理应采取的措施是

A. 口服消炎药　　B. 牙周袋冲洗　　C. 拔牙

D. 松牙固定　　E. 开髓

8. 男，65 岁。因下前牙急性骨膜下脓肿就诊，第一次的处理不包括

A. 开髓拔髓　　B. 荡洗封药　　C. 根管机械预备

D. 脓肿切开引流　　E. 消炎和镇痛

9. 男，72 岁。左上后牙自发痛伴搏动性跳痛 2 天。检查：$\underline{|7}$ 远中邻面深龋洞，叩诊（+++），冷测验及电测验均无反应，松动（−）。X 线片示根尖周透射影。诊断：$\underline{|7}$ 慢性根尖周炎急性发作。给予开髓引流后开放处理。治疗后疼痛未明显缓解，出现面部肿胀，体温升高。以下哪一项不是引起上述反应的原因

A. 开髓孔过小

B. 反复使用器械扩大根尖孔

C. 根尖孔未穿通

D. 患者体质差，抗感染力弱

E. 未服用抗生素

10. 女孩，5 岁。$\underline{1^{ML}|}$ 龋深及髓，探之无反应，叩诊（+++），唇侧牙龈充血，无明显肿胀，触痛，Ⅱ度松动。当日临床处理宜采用

A. 封丁香油球安抚　　B. 全身应用抗生素　　C. 髓腔开放引流

D. 牙龈切开引流　　E. 活髓切断术

二、共用题干单选题

（11～13题共用题干）

男，35岁。2周来右侧后牙咬物不适，喝热水引起疼痛。近3日夜间痛影响睡眠，并引起半侧耳后部痛，服镇痛药无效。检查时见右侧上、下后牙多个充填体。应进行继续检查。

11. 为确定主诉牙应进行的主要检查是

A. 叩诊　　B. 探诊　　C. 触诊

D. 温度测验　　E. 摄X线片

12. 应考虑的诊断最可能是

A. 急性牙髓炎　　B. 急性根尖炎　　C. 慢性牙髓炎

D. 龈乳头炎　　E. 慢性牙髓炎急性发作

13. 对主诉牙的首诊处置应是

A. 局部封闭，观察　　B. 服消炎、镇痛药　　C. 针灸并服中草药

D. 开髓　　E. 拔除患牙

答案与解析

1. E　2. B　3. B　4. C　5. C　6. B　7. E　8. C　9. E　10. C　11. D　12. E　13. D

3. B【解析】用氧化锌丁香油封闭剂封闭窝洞。封暂封剂时，要注意避免加压推动失活剂，移位离开穿髓孔，则不能达到失活效果。

8. C【解析】急性根尖周炎的治疗原则是开髓，清除根管内容物，疏通根管，引流根尖炎症渗出物，评估患牙的可保留性，根据诊断和下一步的治疗方案做不同的处置。①浆液期：患牙可于根管预备后封抑菌、抗炎消毒药。②根尖周脓肿期：患牙可在髓腔封药的同时进行根尖部环钻术引流，无条件者可短暂开放引流。③骨膜下脓肿期和黏膜下脓肿期：患牙在髓腔封药的同时需做脓肿切开引流。待急性症状缓解后，予以根管治疗。

9. E【解析】开髓孔过小、反复使用器械扩大根尖孔、根尖孔未穿通、患者体质差、抗感染力弱等均可能导致疼痛加重。急性根尖周炎的应急处理是在局部麻醉下开通髓腔，穿通根尖孔，使根尖渗出物及脓液通过根管得到引流。要尽量通畅根管，使渗出液顺利流出，但要避免使用过多器械扩大清理根管。抗生素仅是辅助治疗，在患者伴有全身症状时可服用。

10. C【解析】患儿出现牙龈充血、肿胀、触痛，牙松动，牙髓探诊无反应，叩诊（+++），考虑化脓性根尖周炎，应对脓液进行引流。由于乳牙根尖孔粗大，根管通畅，龋洞开放，故可开放髓腔，使脓液从根尖孔，经根管由龋洞排出。

12. E【解析】2周前患牙不适，喝热水疼痛，有慢性牙髓炎的症状。近日出现夜间痛、放射性疼痛，典型的急性牙髓炎的症状，所以诊断为慢性牙髓炎急性发作。

13. D【解析】慢性牙髓炎的急性发作应急处理的目的是开髓，引流炎症渗出物，局部麻醉下开髓引流或切开引流才能有效地镇痛，口服镇痛药对疼痛缓解具有一定的辅助作用。

第五节　根管治疗术

一、单选题

1. 做根管治疗时，工作长度是指
A. 牙齿的长度
B. 根管的长度
C. 开髓孔到根尖端的长度
D. 磨牙牙尖或前牙切端到根尖狭窄部的长度
E. X 线片上的牙齿的长度
2. 根管治疗中器械落入口腔中应立即首先采取的措施是
A. 使之不能闭口头部前倾　B. 使之闭口不动　C. 使之暂停呼吸
D. 嘱不能吞咽　E. 嘱安静平卧
3. 根管治疗中最严重的并发症是
A. 疼痛　B. 侧穿根管壁　C. 器械落入消化道
D. 器械落入呼吸道　E. 器械折断根管内
4. 关于根管消毒，下列叙述不正确的是
A. 根管系统的复杂性决定了根管消毒的必要性
B. 根管内封药消毒的时间越久越好
C. 根管封药时间一般为 5 ~7 天，症状较重者可更换封药
D. 应对根尖周组织无明显刺激
E. 不应造成牙体变色
5. 根管长度测量最不准确的方法是
A. 统计学的牙平均长度　B. 根管器械探测　C. X 线片法
D. 根管长度电测法　E. 根管工作长度测量板
6. 不适合作为根管充填糊剂的是
A. 氢氧化钙糊剂　B. 碘仿糊剂　C. 氧化锌丁香油糊剂
D. 玻璃离子体　E. 氟化钠甘油糊剂
7. 临床常用的根管充填材料是
A. 氧化锌丁香油酚糊剂　B. 牙胶尖 + 氧化锌丁香油酚糊剂
C. 氯仿 + 牙胶　D. 银尖 + 氧化锌丁香油酚糊剂
E. 牙胶尖 + 氢氧化钙糊剂
8. 根管治疗中，用于根管侧压充填法的专用器械是
A. 光滑髓针　B. 侧向充填器　C. 螺旋充填器
D. K 形扩大器　E. K 形根管锉
9. 根管治疗术后失败，多发生在术后
A. 半年以内　B. 1 年以内　C. 2 年以内

D. 3~5 年　　E. 5 年以上

10. 关于镍钛机动器械的使用，下列叙述不正确的是

A. 开髓后可直接使用镍钛器械进行根管预备

B. 每支器械在每一根管内的工作时间不超过 5 秒

C. 可以采用两种预备原理或两种镍钛器械混合进行根管预备

D. 镍钛器械在根管中应保持上下移动

E. 使用镍钛器械进行根管预备也需要建立直线通路

11. 下列关于手用器械预备法的说法，不正确的是

A. 逐步后退技术需要首先确定工作长度，根尖段预备的每根锉都需要到工作长度

B. 逐步深入技术提供的直线通路可减小根管的弯曲度，获得更加准确的工作长度

C. 根向技术需要确定根管入口长度、临时工作长度和实际工作长度

D. 标准技术适合在弯曲根管使用

E. 逐步后退技术冠方阻力不去除时，根尖预备较为困难

12. 女，22 岁。左上前牙冷、热刺激痛 1 年，出现自发痛及夜间痛 1 周。检查：左上中切牙近中龋洞，探及大量腐质，热测引起剧烈疼痛，刺激去除后仍持续十几秒，叩诊（－），牙龈正常。最适当的处理为

A. 局部麻醉下开髓封“三聚甲醛”　　B. 拔除患牙

C. 去净腐质，安抚治疗　　D. 局部麻醉下行根管预备

E. 局部麻醉下行活髓切断术

13. 男，42 岁。3 天来右下后牙阵发性自发痛，冷、热刺激引起痛或加剧痛，昨夜因疼痛不能入睡，故来就诊。该患者半年来右下后牙有龋洞，咬物痛，2 个月前曾有过类似发作，服“去痛片”后缓解，未做其他治疗。最可能的治疗设计应为

A. 干髓治疗　　B. 活髓切断　　C. 牙髓失活

D. 根尖切除术　　E. 根管治疗或塑化治疗

二、共用题干单选题

（14~17 题共用题干）

男，32 岁。因“左上后牙冷、热刺激痛 6 个月”来诊。患者左上后牙有食物嵌塞史近 2 年，出现冷、热刺激痛 6 个月，偶有咬合不适感，曾出现自发性隐痛，自服消炎镇痛药后，症状消失。口腔检查：$\underline{|6}$ 远中面深龋，探诊（+），叩痛（+），松动（－），冷、热刺激反应与对照牙相比呈延迟性疼痛。

14. 该患者最可能的诊断是

A. 急性牙髓炎　　B. 慢性牙髓炎　　C. 牙髓坏死

D. 急性根尖周炎　　E. 慢性根尖周炎

15. 拟对该患者行根管治疗，根管预备应遵循的原则是

A. 主尖锉应较初尖锉大 1~2 号　　B. 遵循根管原有的解剖形态

C. 根尖处形成根充挡　　D. 每使用 3 支根管锉后应进行冲洗

E. 使用 3 和 4 号 G 钻进行冠部预敞

16. 关于根管成形的目的，下列叙述错误的是

A. 清除根管内感染物质　　B. 便于根管充填

C. 便于根管冲洗　　D. 去除根管壁玷污层

E. 建立经根管引流通路

17. 关于根管预备技术，下列叙述正确的是

A. 镍钛机动根管预备不需要建立根管通路

B. 手动预备首选逐步后退法，形成2%的适宜锥度

C. 手动预备与超声预备同时进行，获得良好成形

D. 镍钛机动预备器械均采用冠根向深入式预备

E. 避免过度使用器械，防止器械分离

三、案例分析题

（18 ~21 题共用题干）

女，30 岁。因“下前牙唇侧牙龈反复出现脓包 1 年”来诊。口腔检查：⌈1 远中切角缺损，未见穿髓孔，叩痛（＋＋），松动（－），唇侧牙龈见窦道口，挤压时未见明显分泌物。X 线片：⌈1 根尖周暗影，边界不清。

18. 该病例可能的诊断是

A. 急性牙髓炎　　B. 慢性牙髓炎　　C. 根尖囊肿

D. 慢性根尖周炎　　E. 龈炎　　F. 龋病

19. 适合该患者的治疗方案是

A. 根管治疗　　B. 根尖手术　　C. 塑化治疗

D. 充填修复　　E. 盖髓治疗　　F. 拔除患牙

20. 对患牙进行根管预备时，正确的措施有

A. 根据 X 线片了解根管的基本情况　　B. 用电测法测定根管工作长度

C. 根管锉由小到大逐号使用　　D. 每次换锉时注意回锉并冲洗根管

E. 使用 G 钻时避免用力加压　　F. 根管预备前用小号锉建立根管通路

21. 镍钛器械与传统不锈钢器械比较，其优点有（提示接诊医师使用镍钛器械进行根管预备。）

A. 柔韧性好　　B. 清理性能好　　C. 不易发生器械分离

D. 适于弯曲根管　　E. 降低根管偏移发生率　　F. 根管预备效率高

答案与解析

1. D　2. A　3. D　4. B　5. A　6. E　7. B　8. B　9. C　10. A　11. D　12. D　13. E　14. B　15. B　16. D　17. E　18. D　19. A　20. ABCDEF　21. ABDEF

1. D **【解析】** 根管的工作长度是指磨牙牙尖或前牙切端到根尖根管壁上牙本质牙骨质界（根尖狭窄部）的距离。牙本质牙骨质界位于根管最狭窄处，此处是根管预备的终止点，一般

约距解剖根尖孔0.5~1.0mm。确定工作长度的方法主要有X线片法和电测法。

2. A【解析】当器械脱离术者控制，落入口腔之中时，术者应即刻撑开患者牙列，保持大张口，避免体位改变，尽早从口腔内取出脱落的器械，避免误吞与误吸。

4. B【解析】对根管消毒药物的性能要求：持续的杀菌消毒作用，对根尖周组织无明显刺激，不使牙体变色，渗透力强，能到达牙本质小管，药效维持在24小时以上。根管封药时间越长，越刺激根尖区组织，可影响根尖区组织愈合，可能引起药物性根尖周炎。

10. A【解析】在使用镍钛器械进行根管预备之前，无论根管形态是否复杂、有无弯曲，均须先用手操作不锈钢器械来疏通根管，确定根管通畅平滑，且具有再现性。

11. D【解析】标准技术法又称常规技术，是最早使用的根管预备方法，适用于直的或较直的根管，不宜在弯曲根管使用。

12. D【解析】A、D项，急性牙髓炎应急处理的目的是引流炎症渗出物和缓解因之而形成的髓腔高压，以减轻剧痛，而封失活剂会把髓腔封闭，经过根管预备疏通根管。B项，保留患牙是治疗的目的，所以不能拔除。C项，患牙已经出现急性牙髓炎的症状，去净腐质，安抚治疗是治疗深龋的方法。D项，牙髓已经被感染了，不能行活髓切断术。

15. B【解析】A项，成根尖预备所用的最大号锉为主尖锉，它通常要比初尖锉大2~3号，至少为25号锉。B项，根管预备要遵循根管原有的解剖形态。C项，保持根尖狭窄部的原始位置，在近牙本质牙骨质界的牙本质一侧形成一个底托样结构，即根尖挡。D项，预备过程中每退出或换用一次器械需要用根管冲洗液冲洗根管，防止碎屑阻塞。E项，可用G钻预备根管的中上部，顺序使用1~3号G钻。每换用大一号G钻时，操作长度减少2mm左右。

17. E【解析】A项，确定根管通畅，在使用镍钛器械进行根管预备之前，无论根管形态是否复杂、有无弯曲，均需要先用手操作不锈钢器械来疏通根管，确定根管通畅平滑，且具有再现性。小号的镍钛器械可用于预敞根管、建立平滑通路。B项，手动预备首选标准技术法。C项，超声预备可在根管预备后进行，多选用小号超声工作尖，其在根管内的长度要短于工作长度1~2mm，并避免与根管壁接触形成台阶。D项，镍钛机动预备器械有根向预备技术和单一长度技术。E项，避免过度使用器械，防止器械分离，控制使用次数，通常镍钛机用器械预备4~5颗磨牙后即丢弃。

21. ABDEF【解析】A、B、D、E、F项均正确。镍钛器械尽管弹性非常高，但在过于弯曲钙化的根管内也会发生器械分离，在折断前往往无法被医师检查到器械的形变，应特别加以谨慎使用，所以C项错误。

第八章　牙周病学通科理论知识

第一节　菌斑性龈炎

一、单选题

1. 慢性牙龈炎症的体征不包括
A. 牙龈红肿　　B. 出血　　C. 溢脓
D. 疼痛　　E. 颜色的改变

2. 能够判断牙龈炎症程度的重要指标为
A. 牙龈色、形、质的改变　　B. 附着丧失　　C. 牙槽骨的破坏
D. 牙龈探诊出血　　E. 龈沟液质与量的变化

3. 龈缘炎的主要病因是
A. 局部因素　　B. 全身因素　　C. 遗传因素
D. 营养因素　　E. 内分泌失调

4. 下列关于慢性单纯性龈炎的叙述，正确的是
A. 病变部位主要位于附着龈
B. 病变部位仅限于游离龈和龈乳头
C. 病变部位在游离龈乳头，其深层的牙槽骨有破坏
D. 病变部位不仅限于游离龈和龈乳头，而且破坏附着龈
E. 病变部位仅限于附着龈和龈乳头

5. 关于龈上牙石，下列叙述不正确的有
A. 龈上牙石位于龈缘上方　　B. 与龈下牙石相比，牙面附着更紧密
C. 牙石常呈黄色或白色　　D. 体积较大
E. 常位于唾液腺导管开口处

6. 女，27 岁。刷牙时牙龈出血 2 年。检查：牙石（+），牙龈乳头及龈缘轻度水肿、色暗红，探诊出血，探诊深度 2～3mm，未探及釉质牙骨质界，未发现牙齿松动。该病最可能的诊断为
A. 妊娠期龈炎　　B. 增生性龈炎　　C. 白血病的牙龈病损
D. 边缘性龈炎　　E. 慢性牙周炎

7. 女，17 岁。上前牙刷牙时牙龈易出血，经检查上前牙牙面有较多菌斑堆积，唇侧牙龈肿胀，色暗红，质地松软，诊断为慢性龈炎。关于此患者，以下说法不正确的是
A. 治疗后可消除牙龈炎症，但会遗留附着丧失
B. 患者自行控制菌斑对疾病的治疗意义重大

C. 治疗后牙龈形态仍不恢复者可行手术治疗

D. 定期复查和维护才能保持疗效

E. 此疾病可以预防，也容易复发

8. 某男性患者，24 岁。主诉：近 1 年刷牙牙龈有时出血，不伴疼痛。检查：全口探诊深度 2 ~ 3mm，未及釉质牙骨质界。此患者最可能的诊断是

A. 急性龈乳头炎　B. 青春期龈炎　C. 慢性龈炎

D. 慢性牙周炎　E. 急性坏死性溃疡性龈炎

9. 女，30 岁。因牙龈出血就诊，口腔检查：口腔卫生较差，有少量龈上牙石，边缘龈红肿明显，触之易出血。对该患者正确的处理原则是口腔卫生指导和

A. 龈上洁治术

B. 口服药物控制炎症

C. 局部用药控制炎症

D. 通过局部用药和控制炎症后行龈上洁治术

E. 通过口服用药和控制炎症后行龈上洁治术

10. 男，24 岁。主诉：近半年来刷牙牙龈出血，有时睡醒觉得嘴里有血腥味，不伴疼痛。检查：全口牙龈红肿，牙结石（++），全口探诊深度 2 ~ 3mm，未及釉质牙骨质界。此患者最可能的诊断是

A. 急性坏死性溃疡性龈炎　B. 慢性龈炎　C. 青春期龈炎

D. 慢性牙周炎　E. 急性龈乳头炎

11. 男，23 岁。刷牙时牙龈出血半年。检查：全口牙牙石（+）~（++），牙面有色素，牙龈缘及龈乳头轻度水肿，色略红，探诊后牙龈出血，探诊深度 3mm，未探查到附着丧失。最可能的诊断是

A. 药物性牙龈增生　B. 慢性牙周炎　C. 坏死性龈炎

D. 慢性龈炎　E. 侵袭性牙周炎

二、共用题干单选题

（12 ~ 13 题共用题干）

女，24 岁。上前牙光敏树脂贴面半年余，近 1 个月觉刷牙牙龈出血，龈乳头呈球状增生，质地松软。

12. 最有可能的诊断

A. 青春期龈炎　B. 单纯性龈炎　C. 药物性牙龈增生

D. 青少年牙周炎　E. 妊娠性龈增生

13. 导致此患者牙龈增生肥大的最主要刺激因素是

A. 不良修复体　B. 激素水平　C. 𬌗创伤

D. 口呼吸　E. 夜磨牙

（14 ~ 15 题共用题干）

女，23 岁。咬物时龈出血。检查：牙石（++），菌斑量中等，牙龈缘红肿。已被诊断为慢性龈缘炎。

14. 治疗中清除牙石外，还应

A. 做根面平整　　B. 行牙龈切除术　　C. 口腔卫生宣教

D. 调殆　　E. 全身应用甲硝唑

15. 经正确治疗后其预后情况是

A. 仅能控制炎症　　B. 炎症减轻　　C. 牙龈恢复正常

D. 牙龈高度降低　　E. 不易复发

三、案例分析题

（16～18 题共用题干）

男，28 岁。因“牙龈出血 3 年”来诊。口腔检查：卫生状况差，牙石Ⅲ度，牙龈红肿，探诊出血。

16. 如果诊断为慢性龈炎，采用的主要治疗方式为

A. 根面平整术　　B. 洁治术　　C. 口服替硝唑

D. 翻瓣术　　E. 0.9% 氯化钠溶液冲洗　　F. 口腔卫生宣教

17. 如果患者戴有心脏起搏器，应注意的是

A. 只能含漱法控制菌斑　　B. 禁止洁治术　　C. 询问起搏器类型

D. 洁治术后服用抗生素　　E. 洁治术前服用抗生素　　F. 禁止手动去除菌斑

18. 如果该患者 5 年后复诊，检查示多数牙存在 4～6mm 牙周袋，此时应做的治疗是

A. 根面平整术　　B. 牙半切术　　C. 牙周夹板固定

D. 翻瓣术　　E. 牙龈成形术　　F. 龈上洁治术 + 龈下刮治术

19. 如果 X 线片显示右下颌第一磨牙近中有由窄而深的垂直型骨吸收，若采用手术治疗，最理想的手术方法为

A. 牙龈切除术　　B. 改良性 Widman 翻瓣术　　C. 截根术

D. 牙半切术　　E. 引导性组织再生术　　F. 龈下刮治术

答案与解析

1. D　2. E　3. A　4. B　5. B　6. D　7. A　8. C　9. D　10. B　11. D　12. B　13. A　14. C　15. C　16. B　17. C　18. F　19. E

1. D【解析】A、B、C、E 四项，慢性牙龈炎症的体征有牙龈色、形、质的改变，包括红肿、出血、溢脓、颜色的改变等方面。D 项，慢性龈炎一般表现为疼痛，一般牙体疾病多见，所以不是慢性龈炎的体征。

4. B【解析】慢性龈炎时，游离龈和龈乳头变为鲜红或暗红色，这是牙龈结缔组织内血管增生、充血所致。炎性水肿明显的患者，牙龈表面光亮，尤以龈乳头处明显。

6. D【解析】A 项，妊娠期龈炎患者处于妊娠期。B 项，增生性龈炎表现为牙龈增生。C 项，白血病的牙龈病损表现为牙龈肿胀、自发性出血。D 项，牙龈暗红，轻度水肿，探诊出血，探诊深度 2～3mm，未探及釉质牙骨质界，符合边缘性龈炎的牙龈改变，并且没有附着丧

失，所以诊断为边缘性龈炎。E 项，慢性牙周炎有附着丧失。

7. A【解析】慢性龈炎临床表现是牙龈色、形、质的变化，没有附着丧失，附着丧失是牙周炎的症状。所以经过治疗可消除牙龈炎症，不会遗留附着丧失。

8. C【解析】A 项，急性龈乳头炎，龈乳头发红肿胀，探触和吸吮时易出血，有自发性的胀痛和明显的探触痛。B 项，青春期龈炎处于青春期，且牙龈的炎症反应超过局部刺激物所能引起的程度，即牙龈组织的炎症反应较强。D 项，慢性牙周炎会出现附着丧失和牙槽骨的吸收。E 项，急性坏死性溃疡性龈炎除了具有牙龈自发性出血的临床表现，还有其特征性的损害即龈乳头和龈缘的坏死，常有腐败性口臭，且该病患者的疼痛症状也较明显，而慢性龈炎没有自发痛。

9. D【解析】慢性龈炎的治疗，通过洁治术彻底清除菌斑、牙石，消除造成菌斑滞留和局部刺激牙龈的因素。对于牙龈炎症较重的患者，可配合局部药物治疗，常用的局部药物有 1% 过氧化氢、0. 12% ~0. 20% 氯己定溶液以及碘制剂。对于不伴有全身疾病的慢性龈炎患者，不应全身使用抗菌药物。

11. D【解析】A、C 项，患者的临床表现中没有牙龈的肥大增生和坏死。B、E 项，临床表现中无牙周附着丧失。A、C 项，患者的临床表现中没有牙龈的肥大增生和坏死。

12. B【解析】A 项，患者年龄 24 岁。可排除青春期龈炎。C 项，药物性牙龈增生需要有药物史，故排除。D 项，青少年牙周炎牙石很少，牙龈炎症状较轻微，却已有深牙周袋，牙周组织破坏程度与局部刺激物的量不成比例。E 项，妊娠性龈增生，未提及月经期和妊娠期，故排除。所以最可能的是由贴面刺激龈缘引起的单纯性龈炎。

13. A【解析】B、D、E 项，患者做了修复体后，近一个月才感觉牙龈出血，激素水平、口呼吸和夜磨牙这些刺激因素不是短期，所以不可能是这三个因素。C 项，𬌗创伤引起的症状应该在修复后短时间内就出现。

14. C【解析】慢性龈炎治疗并不难，疗效也较理想，重要的是要防止疾病的复发。积极开展椅旁口腔卫生宣教工作，指导并教会患者控制菌斑的方法，持之以恒地保持良好的口腔卫生状况，并定期（每 6 ~12 个月 1 次）进行复查和维护，才能保持疗效，防止复发。

15. C【解析】慢性龈炎的病变局限于牙龈，无深部牙周组织的破坏，在去除局部刺激因素后，牙龈的炎症约在 1 周后消退，破坏了的胶原纤维可新生，牙龈的色、形、质及功能均能完全恢复正常，因此慢性龈炎是一种可复性病变，预后良好。

16. B【解析】慢性龈炎首选洁治术，彻底清除菌斑、牙石，消除造成菌斑滞留和局部刺激牙龈的因素，1 周左右牙龈的炎症即可消退。

17. C【解析】新型的心脏起搏器具有屏障功能，能够较少受到超声洁牙机的干扰，但为了确保安全，对安装心脏起搏器的患者，应询问起搏器安装的时间、起搏器的类型、使用状况等，以判定超声治疗是否会干扰起搏器。

18. F【解析】根据题意诊断为慢性牙周炎，其治疗为清除牙面的细菌生物膜和牙石是控制牙周感染的第一步，也是最基础的治疗。用机械方法清除牙石和菌斑仍是目前最有效的基础治疗手段。除了清除龈上牙石，最重要的治疗方法是通过龈下刮治术清除龈下牙石和菌斑，同时将暴露在牙周袋内的含有细菌内毒素的病变牙骨质刮除。

第二节　慢性牙周炎

一、单选题

1. 重度成人牙周炎的表现之一是
A. 探诊深度小于4mm
B. 牙槽骨吸收为根长的1/3
C. 牙齿均不松动
D. 牙龈探诊后不出血
E. 附着丧失5mm以上
2. 牙周炎进展期的病理变化不包括
A. 牙周袋内大量炎性渗出物
B. 沟内上皮糜烂、溃疡
C. 结合上皮下方胶原纤维水肿
D. 根面牙骨质暴露
E. 结缔组织大量新生
3. 引起成人慢性牙周炎最主要的优势菌为
A. 变形链球菌
B. 伴放线聚集杆菌
C. 牙龈卟啉单胞菌
D. 黏性放线菌
E. 金黄色葡萄球菌
4. 牙周炎的4大主要症状不包括
A. 牙槽骨吸收
B. 牙龈溃疡
C. 牙周袋形成
D. 牙齿移位
E. 牙齿松动
5. 成人慢性牙周炎的基础治疗是
A. 袋内使用复方碘液
B. 洁治及刮治
C. 长期服用替硝唑
D. 翻瓣术
E. 调𬌗及服用甲硝唑
6. 目前公认的重度牙周炎的危险因素之一是
A. 饮酒
B. 吸烟
C. 嚼口香糖
D. 常饮甜饮料
E. 饮茶
7. 成人牙周炎的临床特点为
A. 发病年龄小
B. 病程进展缓慢
C. 菌斑牙石少
D. 牙龈无炎症表现
E. 早期表现为牙齿松动
8. 关于慢性牙周炎，下列叙述错误的是
A. 可出现间歇性活动期
B. 主要致病菌是牙龈卟啉单胞菌
C. 牙槽骨吸收以水平为主
D. 病程进展缓慢，但多数不超过十年
E. 晚期牙齿出现松动
9. 牙周炎中最常见的类型是
A. 青春前期牙周炎
B. 青少年牙周炎
C. 快速进展性牙周炎
D. 慢性牙周炎
E. 难治性牙周炎

10. 女，24岁。前牙牙龈肿大1年余。检查：前牙牙周袋是3～4mm。如果此患者诊断为肥大性龈炎，与早期牙周炎鉴别的检查是

A. 细菌学检查　　B. 牙龈的炎症程度　　C. 牙周袋的存在
D. 现病史　　E. 有无附着丧失

11. 女，33 岁。近1～2 年自觉全口多数牙齿松动，咀嚼力量减弱。若诊断为快速进展性牙周炎，临床检查最有可能的发现是

A. 多数牙齿移位　　B. 多发的牙周脓肿
C. 磨牙根分叉病变Ⅲ度　　D. 多数牙槽骨中重度吸收
E. 多数牙牙龈退缩明显

12. 男，38 岁。体健，诊断为慢性牙周炎，有吸烟嗜好，经牙周系统及配合袋内局部药物治疗效果仍不理想，通过口腔卫生措施，自我菌斑控制良好，应最先考虑影响其疗效的因素是

A. 吸烟　　B. 营养因素　　C. 选择局部药物不当
D. 工作紧张　　E. 𬌗关系

13. 女，32 岁。1 年前开始刷牙时牙龈少量出血，近 1 周加重。检查：牙石（＋＋）。牙龈呈暗红色，边缘肿胀，乳头圆钝，质地松软，探诊深度 3mm，松动（－），探诊易出血，下前牙舌侧牙根外露。其最有可能的诊断是

A. 慢性牙周炎　　B. 侵袭性牙周炎　　C. 根尖周炎
D. 坏死性牙周炎　　E. 药物过敏性口炎

14. 男，56 岁。刷牙时牙龈出血 20 余年，下前牙松动 1 年。检查：全口牙石（＋＋），牙龈中等程度红、水肿，探诊出血，普遍牙龈退缩 2～3mm，下前牙Ⅰ度松动，探诊深度 6mm，其余牙探诊深度普遍 4～7mm。如果该患者接受牙周治疗后症状消退，但 6 个月后，又出现了牙龈出血，疾病复发，此时对该患者的治疗要特别注意的是

A. 需要全身药物治疗　　B. 给患者开碘甘油，患者自行上药
C. 重新洁治　　D. 加强口腔卫生宣教及菌斑控制
E. 进行手术治疗

15. 女，45 岁。右上第一磨牙牙周反复肿痛来诊，初诊为慢性牙周炎。X 线片示环绕右上第一磨牙牙根的白色阻射线消失。这表明哪种组织有破坏

A. 牙本质　　B. 牙骨质　　C. 牙周膜
D. 牙槽骨　　E. 牙龈组织

16. 男，54 岁。为成人牙周炎患者，牙周基础治疗后 6 周复查时，多数牙牙颈部有菌斑，但无牙石。牙龈边缘仍有轻度充血、水肿，影响其疗效的主要因素是

A. 釉突　　B. 创伤　　C. 未做手术治疗
D. 洁治不彻底　　E. 自我菌斑控制不佳

17. 女，50 岁。下前牙松动 1 年。检查：下颌中切牙Ⅰ度松动，牙石（＋＋＋），牙龈退缩 3mm，探诊深度 4mm。全口其他牙结石（＋＋），牙龈缘及乳头暗红，探诊出血，探诊深度普遍 5～6mm，有附着丧失。最可能的诊断为

A. 龈乳头炎　　B. 成人牙周炎（慢性牙周炎）
C. 慢性龈缘炎　　D. 牙周牙髓联合病变
E. 快速进展性牙周炎（广泛型侵袭性牙周炎）

二、共用题干单选题

（18～19 题共用题干）

男，46 岁。刷牙出血 10 年。近 3 年出现牙齿遇冷不适，咀嚼无力，牙龈反复肿痛，食物嵌塞。临床检查：大量的菌斑、牙石，牙龈呈暗红色，探诊深度 4～7mm。吸烟、饮酒史 10 年。否认全身疾病。

18. 该患者发病的始动因素是

A. 菌斑　　B. 食物嵌塞　　C. 𬌗创伤
D. 牙石　　E. 不良修复体

19. 该患者的全身易感因素是

A. 饮酒　　B. 吸烟　　C. 糖尿病
D. 精神压力　　E. 内分泌功能紊乱

（20～21 题共用题干）

男，45 岁。患慢性牙周炎，牙周基础治疗后，右下第一磨牙和第二前磨牙牙周袋深仍 6mm。

20. 若采用局部药物治疗，最佳的是

A. 患者自行用碘甘油袋内涂布　　B. 袋内注入 25% 甲硝唑凝胶
C. 0.12% 氯己定袋内冲洗　　D. 0.2% 氯己定含漱
E. 每 2 个月做一次盐水冲洗

21. 如果药物治疗后效果不佳，仍有深牙周袋，且探诊后出血，下一步应采用的治疗

A. 全身药物治疗　　B. 牙髓治疗　　C. 拔除患牙
D. 牙周手术　　E. 定期观察

三、案例分析题

（22～24 题共用题干）

女，59 岁。右侧后牙咀嚼无力，刷牙时牙龈出血。无系统性疾病。口腔检查显示全口多数牙牙石（++），牙龈红肿，探诊出血，牙周袋袋深 4～6mm，右下后牙有Ⅰ～Ⅱ度松动。X 线片示全口牙槽骨普遍水平型吸收根长 1/3 左右，$\overline{6|}$和$\underline{5|}$牙槽骨有角形吸收。

22. 初步诊断考虑

A. 坏死性溃疡性牙周炎　　B. 慢性牙周炎
C. 广泛型侵袭性牙周炎　　D. 局限型侵袭性牙周炎
E. 与糖尿病有关的牙周炎　　F. 急性坏死溃疡性龈炎

23. 本病的主要致病菌有

A. 福赛坦纳菌　　B. 黏放线纳菌　　C. 中间普氏菌
D. 牙龈卟啉单胞菌　　E. 直肠弯曲杆菌　　F. 变形链球菌
G. 乳酸杆菌

24. 应遵循下列哪些治疗方案

A. 严格设计并执行维护期治疗

B. 去除局部刺激因素，包括洁治、刮治、根面平整等

C. 抗菌药治疗

D. 牙周手术治疗

E. 口腔卫生宣教

F. 咬合调整

答案与解析

1. E 2. E 3. C 4. B 5. B 6. B 7. B 8. D 9. D 10. E 11. D 12. A 13. A 14. D 15. D 16. E 17. B 18. A 19. B 20. B 21. D 22. B 23. ACD 24. ABDEF

3. C【解析】慢性牙周炎的始动因子，堆积在龈牙结合部的牙面和龈沟内的菌斑微生物及其产物引发牙龈的炎症和肿胀，使局部微生态环境更有利于一些在厌氧条件下生长的革兰阴性牙周致病微生物滋生，如牙龈卟啉单胞菌、福赛坦纳菌、齿垢密螺旋体成为优势微生物。

4. B【解析】牙周炎的4大主要症状为牙龈炎症和出血、牙周袋形成、牙槽骨吸收，以及牙齿松动和移位，所以A、C、D、E项均正确。B项，牙龈溃疡属于口腔黏膜病的症状。

5. B【解析】A项，大多数患者在根面平整后，组织能顺利愈合，不用抗菌药物处理。对一些炎症严重的深牙周袋，在刮治后必要时可使用局部药物，如碘制剂、抗生素制剂。C、E项，大多数轻、中度慢性牙周炎患者一般无须使用抗菌药物。重症患者、对常规治疗反应不佳或出现急性症状，可全身给予抗菌药物。D项，基础治疗后6～12周时，应复查疗效，若仍有5mm以上的牙周袋，且探诊仍有出血，行牙周手术。所以洁治和刮治术是牙周病的基础治疗是正确的。

7. B【解析】成人牙周炎主要临床特点：①起病缓慢，一般随病程延长、年龄增长而使病情累积、加重。②牙龈的炎症表现为鲜红或暗红色，在牙石堆积处有不同程度的炎性肿胀甚至增生，探诊易出血，甚至溢脓。③探诊时能发现牙周袋形成，即探诊深度超过3mm，袋底位于釉质牙骨质界的根方，探诊时能探到釉质牙骨质界，即已有附着丧失。④X线片上可见牙槽嵴顶高度降低，有水平或垂直骨吸收。⑤附着丧失和牙槽骨吸收发展到一定程度，在多根牙可累及根分叉区，形成根分叉病变，并出现牙松动、病理性移位，甚至发生急性牙周脓肿等，患者常于此晚期才就诊。

12. A【解析】牙周炎是多因素疾病，宿主对细菌挑战的应答反应是决定牙周炎发生与否，以及病情轻重、范围大小、发展速度等的必要因素。某些全身性疾病、环境因素和行为因素如吸烟、精神压力可能是危险因素，遗传因素对牙周临床症状的严重程度有一定的影响。患者有吸烟嗜好，所以影响其疗效的因素是吸烟。

13. A【解析】慢性牙周炎根据临床表现诊断：①牙周袋（探诊深度）>3mm，并有炎症，多有牙龈出血。②邻面临床附着丧失>1mm。③牙周袋探诊后有出血。④牙槽骨有水平型或垂直型吸收。⑤晚期牙松动或移位伴发病变：根分叉病变、牙周脓肿、牙龈退缩、牙根敏感、根面龋、食物嵌塞、逆行性牙髓炎、继发性𬌗创伤、口臭。

14. D【解析】大量研究表明，菌斑在牙面上不断快速地形成着，在刚清洁过的牙面上数秒

钟内即可有新的细菌黏附，若停止刷牙 8 小时后细菌数即可达到 $10^3 \sim 10^4/mm^2$，24 小时后可增加 100～1000 倍。因此不能单靠医师的治疗，必须向患者仔细讲明菌斑的危害，如何发现菌斑并有效地清除之；使患者充分理解坚持不懈地清除菌斑的重要性，并掌握正确的方法。只有患者积极配合，才能使治疗效果长久保持。

16. E【解析】A、B 项，题目没有提示釉突，创伤。C 项，手术治疗需要在患者有效控制菌斑的前提下进行。D 项，无牙石说明洁治彻底。E 项，多数牙牙颈部有菌斑，但无牙石，说明患者平时刷牙不到位，菌斑控制不佳。

17. B【解析】A、C 项，该患者有附着丧失，所以是牙周炎，不是龈炎。D 项，未提及牙髓状况，故不能诊断为牙周牙髓联合病变。E 项，患者年龄已为 50 岁，且松动牙仅为下前牙，病程进展较慢，与侵袭性牙周炎的临床表现不符。

20. B【解析】25% 的甲硝唑凝胶和甲硝唑药棒是常用的甲硝唑的缓释剂型。甲硝唑药棒是国内自行研制生产的一种牙周局部缓释制剂，其载体是淀粉和羧甲基纤维素钠，已在牙周临床应用多年，对牙周脓肿和深牙周袋的治疗效果良好，但牙周袋内有效药物浓度维持时间较短，为 2～3 天。

21. D【解析】牙周手术基础治疗后 6～12 周时，应复查疗效，若仍有 5m 以上的牙周袋，且探诊仍有出血，或者有些部位的牙石难以彻底清除，则可视情况决定再次龈下刮治，或者需要进行牙周翻瓣手术。

22. B【解析】A 项，坏死性牙周炎以牙周软组织的坏死和缺损为特点，疼痛明显，牙槽骨破坏，牙齿松动。C、D 项时，侵袭性牙周炎时，附着丧失局限于一些牙位，而不是全口牙齿。E 项，与糖尿病有关的牙周炎要有糖尿病史。F 项，急性坏死性溃疡性龈炎表现为口腔恶臭、牙龈红肿，龈缘及龈乳头有灰黄色坏死组织，极易出血。

23. ACD【解析】微生物是引发慢性牙周炎的始动因子，堆积在龈牙结合部的牙面和龈沟内的菌斑微生物及其产物引发牙龈的炎症和肿胀，使局部微生态环境更有利于一些在厌氧条件下生长的革兰阴性牙周致病微生物滋生，如牙龈卟啉单胞菌、福赛坦纳菌、齿垢密螺旋体等成为优势微生物，还有具核梭杆菌、中间普氏菌等形成致病性很强的生物膜，由龈上向龈下扩延。

24. ABDEF【解析】大多数患者在规范的龈下清创术后，牙周组织能顺利恢复健康状态，不需要使用抗菌药物。少数患者对基础治疗反应不佳，或者仍有个别深牙周袋以及器械不易到达的解剖部位，刮治难以彻底，残留的炎症得不到控制或有急性发作等，则可适当地局部或全身应用抗菌药物。但药物治疗只能作为机械清除菌斑牙石的辅助治疗，一般只在龈下刮治后视需要才用药，抗菌药物绝不能取代除石治疗。

第三节　侵袭性牙周炎

一、单选题

1. 局限型侵袭性牙周炎，错误的是

A. 发病速度是慢性牙周炎的 3～4 倍　　B. 牙周破坏速度快，发病于青少年

C. 常有家族史　　D. 与全身因素有关

E. 属于非特异性细菌感染

2. 以局限于第一磨牙牙槽骨垂直吸收和切牙水平吸收为特征的牙周炎是

A. 局限型侵袭性牙周炎　B. 晚期慢性牙周炎　C. 早期慢性牙周炎

D. 广泛型侵袭性牙周炎　E. 牙周脓肿

3. 关于侵袭性牙周炎的发病特点，哪一项不正确

A. 发病年龄为青春期至35岁　B. 病损累及大多数牙

C. 菌斑的沉积量较少　D. 部分有青少年牙周病史

E. 严重及快速的骨破坏

4. 关于牙周病的致病菌，哪项是不正确的

A. 慢性牙周炎非附着菌斑的量增加

B. 慢性牙周炎非附着菌斑以革兰阴性厌氧杆菌为主

C. 快速进展性牙周炎的非附着菌斑量增加

D. 快速进展性牙周炎非附着菌斑以革兰阴性厌氧杆菌为主

E. 局限型侵袭性牙周炎的菌斑量显著增加

5. 女，20岁。主诉咀嚼无力。口腔检查：上颌双侧第一磨牙颊侧牙周袋约6mm深，牙齿松动，口腔卫生尚佳，下前牙牙石（+）。该患者拟诊

A. 侵袭性牙周炎　B. 慢性龈炎　C. 单纯性牙周炎

D. 复合性牙周炎　E. 牙周脓肿

6. 女，20岁。诊断为局限型侵袭性牙周炎。如果应用抗生素治疗，最佳选择是

A. 四环素　B. 青霉素　C. 螺旋霉素

D. 非甾体抗炎药　E. 链霉素

7. 男，17岁。主诉牙龈出血、咀嚼无力1月余。口腔检查：切牙和第一磨牙Ⅰ度松动，切牙唇侧移位、牙周袋5~6mm，第一磨牙牙周袋6mm，菌斑指数和牙石指数为1，探诊牙龈出血。该患者的初步诊断为

A. 慢性牙周炎　B. 局限型侵袭性牙周炎　C. 广泛型侵袭性牙周炎

D. 青春期龈炎　E. 慢性龈炎

8. 女，16岁。X线片示双侧下第一磨牙牙槽骨呈弧形吸收至根长的1/2，双侧上第一磨牙及下切牙的牙槽骨吸收根长的1/3，余牙未见明显牙槽骨吸收。请问此患者最有可能的诊断是

A. 慢性牙周炎　B. 局限型侵袭性牙周炎　C. 广泛型侵袭性牙周炎

D. 青春期龈炎　E. 慢性牙周炎

9. 女，33岁。因牙齿松动就诊。检查：多数牙齿松动、移位，牙周袋探诊深度5~8mm。怀疑为侵袭性牙周炎，诊断前最为重要的辅助检查是

A. 拍摄X线片　B. 咬合检查　C. 家族史

D. 细菌学检查　E. 白细胞趋化功能检查

10. 男，20岁。临床诊断为局限型侵袭性牙周炎，在牙周基础治疗的同时准备给予全身抗生素治疗，最佳选择是

A. 甲硝唑　B. 米诺环素　C. 青霉素

D. 非甾体抗炎药　E. 链霉素

二、共用题干单选题

（11～13题共用题干）

女孩，13岁。检查：其上下前牙呈扇形移位，Ⅰ～Ⅱ度松动，X线片示第一磨牙牙槽骨弧形吸收至根中1/2，上、下前牙牙槽骨水平吸收至根1/3～1/2。

11. 此病最可能是下列哪项诊断

A. 与糖尿病有关的牙周炎　B. 慢性牙周炎　C. 广泛型侵袭性牙周炎

D. 局限型侵袭性牙周炎　E. 青春期龈炎

12. 此病的主要致病微生物为

A. 螺旋体　B. 具核梭杆菌　C. 伴放线聚集杆菌

D. 链球菌　E. 乳杆菌

13. 此病的治疗方案中，哪项并不需要

A. 同时使用阿莫西林和四环素作为辅助治疗

B. 早期治疗

C. 同时进行正畸治疗

D. 调整机体防御功能

E. 定期复查和必要的后续治疗

三、案例分析题

（14～17题共用题干）

女，20岁。因双侧后牙咀嚼无力就诊。检查：双侧上颌第一磨牙Ⅱ度松动，下切牙Ⅰ度松动，口腔卫生尚好。自诉父亲40岁前已有多个牙松动脱落。

14. 若进一步确诊，必须行哪项辅助检查

A. 血液学检查　B. 对松动牙行牙髓活力电测验

C. 龈下菌斑涂片　D. 口腔卫生习惯

E. 拍摄X线片　F. 探查牙周袋深度

15. 初步诊断为侵袭性牙周炎。最可能发现的体征是

A. 牙周袋探诊深度>5mm　B. X线片示上颌第一磨牙牙周膜增宽

C. X线片示上颌第一磨牙牙槽骨垂直吸收　D. 牙龈退缩

E. 切牙间隙增大　F. X线片示上颌第一磨牙根尖周阴影

16. 进一步检查明确诊断为广泛型侵袭性牙周炎。应选择的治疗方案包括

A. 牙周基础治疗

B. 定期复查

C. 全身抗生素疗法

D. X线片结果决定第一磨牙的治疗方案

E. 可定期做龈下菌斑细菌学检查

F. 拔除双侧上颌第一磨牙后择期修复

17. 患者完成基础治疗1个月后复诊，自诉右侧后牙仍有咀嚼不适。检查见右上第一磨牙

颊侧根分叉病变Ⅲ度，近中根牙槽骨吸收近根尖，腭根和远中根牙槽骨吸收至根中1/2，牙Ⅰ度松动。牙周手术首选

A. 翻瓣术　　B. 引导性组织再生术　　C. 截近中根术
D. 截双颊根术　　E. 隧道成形术　　F. 根向复位瓣术

（18～21题共用题干）

女，22岁。因“多数牙松动伴前牙区散开2年”来诊。患者2年前发现牙齿出现松动，且上颌前牙缓慢向唇侧移位。自少年始刷牙时出现牙龈出血，口腔异味。患者平素体健，未发现全身其他系统疾病。口腔检查：口腔卫生状况良好，菌斑、牙石较少，$\overline{321|123}$舌侧少许龈上牙石，牙石指数（CI）1～2。牙龈退缩，伴红肿。$\underline{21|1}$唇侧牙龈见少许溢脓。探诊：全口牙周袋深度（PD）为5～8mm，其中$\frac{7621|126}{61|16}$探诊PD为6～8mm，探诊出血，出血指数（BI）2～4。全口牙Ⅰ～Ⅱ度松动。血常规和血生化未见明显异常。曲面全景X线片：全口多数牙牙槽骨吸收至根中1/2～根尖1/3，其中$\frac{7621|126}{61|16}$牙槽骨吸收至根尖1/3。患者要求控制牙齿松动度，并改善前牙“暴牙”的外貌。

18. 根据临床表现，患者可能的诊断是

A. 慢性牙周炎　　B. 伴有全身疾病的牙周炎
C. 局限型侵袭性牙周炎　　D. 广泛型侵袭性牙周炎
E. 急性坏死溃疡性牙周炎　　F. 掌跖牙周综合征

19. 为进一步确诊，可进行的其他检查包括

A. 进一步询问，家族内其他成员是否伴有相同疾病
B. 检测白细胞的趋化功能（是否下降）
C. 血清学检测抗伴放线聚集杆菌抗体（效价是否升高）
D. 血清学检测抗牙龈卟啉单胞菌抗体（效价是否升高）
E. 龈沟液内DNA PCR检测伴放线聚集杆菌（是否显著升高）
F. 血清学检测抗福赛坦纳菌抗体（效价是否升高）

20. 确诊为广泛型侵袭性牙周炎，且主要致病菌为伴放线聚集杆菌。这种细菌引起的牙周疾病“复合体”是

A. 红色复合体　　B. 橙色复合体　　C. 绿色复合体
D. 黄色复合体　　E. 紫色复合体　　F. 蓝色复合体

21. 该患者主要的治疗计划包括

A. 牙周基础治疗
B. 基础治疗结束后，感染仍不能控制的患牙实施翻瓣术
C. 通过手术的方式改善患者的牙龈外形，以利于菌斑控制
D. 在有条件的患牙周围，实施植骨术，以获得更好的支持
E. 待炎症控制、稳定后，联合正畸治疗，改善患牙的咬合关系和患者的面容
F. 中药支持治疗，改善全身状况

答案与解析

1. E　2. A　3. B　4. E　5. A　6. A　7. B　8. B　9. A　10. B　11. D　12. C　13. C　14. EF　15. ACE　16. ABCE　17. C　18. D　19. ABCE　20. C　21. ABCDEF

1. E【解析】局限型侵袭性牙周炎患者多有伴放线聚集杆菌检出，该菌被公认为是该病的主要致病菌，属于特异性细菌感染。

2. A【解析】A 项，局限型侵袭性牙周炎的特点之一为 X 线片示第一磨牙牙槽骨近远中垂直骨吸收和切牙水平骨吸收。B、C 项，慢性牙周炎一般以水平型牙槽骨吸收为主，当然在伴有𬌗创伤或一些局部因素时也会发生垂直吸收，但不以局限于第一磨牙牙槽骨垂直吸收和切牙水平吸收为特征。D 项，广泛型侵袭性牙周炎的牙槽骨常快速吸收，可形成垂直吸收，也可水平吸收，但病变不局限于切牙和第一磨牙。E 项，牙周脓肿 X 线片示牙槽骨嵴有破坏，可有骨下袋。

3. B【解析】局限型侵袭性牙周炎的特征：局限于第一磨牙或切牙的邻面有附着丧失，至少波及两个牙，其中一个为第一磨牙。其他患牙（非第一磨牙和切牙）不超过两个。

6. A【解析】侵袭性牙周炎治疗中抗菌药物的应用：单纯刮治术不能消除入侵牙龈中的伴放线聚集杆菌，因此应全身服用抗生素，以作为洁治、刮治和根面平整的辅助疗法。常用的药物如下。①四环素族药物：四环素、米诺环素、多西环素等。②甲硝唑和阿莫西林配伍使用：可有效抑制伴放线聚集杆菌和厌氧致病菌。药物的使用应在菌斑生物膜被破坏之后，即在机械治疗或手术治疗后。

7. B【解析】局限型侵袭性牙周炎临床特点：①发病可始于青春期前后，女性多于男性。②牙周组织破坏程度与局部刺激物的量不成比例。③典型的患牙局限于第一磨牙和上、下切牙，多为左右对称。④X 线片所见第一磨牙的邻面有垂直型骨吸收，若近远中均有垂直型骨吸收则形成典型的“弧形吸收”，在切牙区多为水平型骨吸收。⑤病程进展快，牙周破坏速度比慢性牙周炎快 3 ~4 倍。⑥早期切牙和第一磨牙可出现松动，自觉咀嚼无力。切牙可向唇侧远中移位，出现牙间隙，多见于上切牙，由于力的影响导致呈扇形散开排列。⑦家族聚集性。

9. A【解析】A 项，袭性牙周炎的诊断主要依靠临床表现和 X 线片上牙槽骨吸收情况，X 线片示第一磨牙的邻面有垂直型骨吸收，若近远中均有垂直型骨吸收则形成典型的“弧形吸收”，在切牙区多为水平型骨吸收。B、C 项，家族史和咬合情况对诊断有帮助，但不如 X 线片表现重要。D、E 项，细菌学检查和白细胞趋化功能检查对诊断有一定的参考意义。

11. D【解析】局限型侵袭性牙周炎根据主要临床表现诊断：①通常发生于青少年（青春期前后）。②快速进展。③菌斑量与破坏程度不一致。④局限于切牙、第一磨牙，其他牙不超过 2 个。⑤明显的家族聚集性。⑥一般无或少龈下牙石。

12. C【解析】侵袭性牙周炎患者龈下菌斑中分离出伴放线聚集杆菌的阳性率高达 90% ~100%，明显高于慢性牙周炎患者或健康人中伴放线聚集杆菌的检出率。有效牙周治疗后，伴放线聚集杆菌消失或极度减少；当病变复发时，该菌又出现。

14. EF【解析】侵袭性牙周炎的诊断特点：①年龄一般在 35 岁以下，但也可超过。②无明显的全身疾病。③快速的骨吸收和附着丧失。④家族聚集性。⑤牙周组织破坏程度与菌斑及局部刺激量不一致。根据年龄、好发牙位及家族史，怀疑为侵袭性牙周炎，为了明确诊断需要进一步进行牙周探诊并进行影像学检查。

16. ABCE【解析】侵袭性牙周炎的治疗原则：①早期、彻底的治疗，主要是彻底消除感染。牙周基础治疗为口腔卫生指导、洁治、刮治和根面平整等。有时还须行翻瓣术，以清除入侵组织内的微生物。②单纯刮治术不能消除入侵牙龈中的伴放线聚集杆菌，因此应全身服用抗生素。③侵袭性牙周炎的发生、发展中，宿主对细菌感染的防御反应起重要作用，因此应注意调整机体防御功能。④定期复查，维护疗效，防止复发应加强定期复查和必要的后续治疗，可以做龈下菌斑细菌学检查。

以17. C【解析】若多根牙仅有一个根病变较重，有深牙周袋和骨吸收，另外1或2个根病情较轻，且患牙尚不太松动，则可在翻瓣术中将该患根截除，使分叉区充分暴露，余留的牙根得以彻底清洁，该处的深牙周袋也可消除。截根术对于上颌磨牙颊根的病变效果较佳。

20. C【解析】40种微生物被分为6个主要微生物复合体，分别以红、橙、黄、绿、紫、蓝表示。第一复合体（红）包括牙龈卟啉单胞菌、福赛坦纳菌、齿垢密螺旋体，第二复合体（橙）包括中间普氏菌、变黑普氏菌、微小微单孢菌、具核梭杆菌和直肠弯曲菌、缠结优杆菌和昭和弯曲菌，第三复合体（黄）由血链球菌、口腔链球菌、轻链球菌、格登链球菌及中间链球菌等组成，第四复合体（绿）包括3种二氧化碳嗜纤维菌、简明弯曲菌、侵蚀艾肯菌、伴放线聚集杆菌，第五复合体（紫）由小韦荣菌和溶齿放线菌构成，第六复合体（蓝）由放线菌构成。

第四节 牙周脓肿

一、单选题

1. 牙龈脓肿与牙周脓肿最不同的是
A. 患者的年龄　B. 牙齿松动度　C. 是否有牙髓症状
D. 炎症程度　E. 脓肿的位置

2. 引起牙周脓肿最常见的病原菌是
A. 甲型溶血性链球菌　B. 类白喉杆菌
C. 无芽孢厌氧菌　D. 铜绿假单胞菌
E. 白念珠菌

3. 下列关于牙周脓肿的临床特征，叙述不正确的是
A. 脓肿区有波动感　B. 牙髓常无活力　C. 牙龈局限性肿胀
D. 有深牙周袋　E. 牙周袋有溢脓

4. 牙周脓肿与根尖脓肿鉴别诊断时最重要的检查是
A. 脓肿程度　B. 脓肿位置　C. 牙髓活力
D. 有无叩痛　E. 有无瘘管

5. 男，40岁。患牙周炎多年，近日突发牙龈肿痛，颊侧牙龈有半球形肿胀突起，有搏动

性疼痛，牙齿浮出感，该患者的诊断是

A. 慢性牙周炎　　B. 根分叉区病变　　C. 牙周脓肿

D. 牙周 - 牙髓联合病变　　E. 侵袭性牙周炎

6. 男，25 岁。左上后牙肿痛 1 周，口服消炎药治疗无效。检查：$\underline{|7}$ 颊侧牙周脓肿形成，叩诊（+），冷测验（+），牙周袋 6mm，应急处理应是

A. 局部麻醉下开髓本　　B. 龈上洁治　　C. 龈下刮治

D. 脓肿切开引流　　E. 药物治疗

7. 女，46 岁。左上后牙突然肿起 2 天。2 周前刚结束龈下刮治治疗，急诊诊断为急性牙周脓肿，检查未见明显的局部刺激因素，脓肿形成最可能的原因是

A. 牙髓炎症　　B. 食物嵌塞　　C. 口腔卫生保持不良

D. 牙周袋深处牙石未刮净　　E. 殆创伤

8. 女，50 岁。牙周治疗后右上后牙咬合疼痛 1 天，自感该牙有松动、伸长。检查：见 $\overline{7|}$ 颊侧牙龈充血水肿，呈椭圆形肿胀突起，叩痛（++），Ⅰ度松动，牙周探诊 6mm；X 线片示根分叉区暗影。根据上述表现可诊断为

A. 牙龈脓肿　　B. 急性牙槽脓肿　　C. 急性牙周脓肿

D. 慢性牙周脓肿　　E. 慢性牙槽脓肿

二、共用题干单选题

（9～11 题共用题干）

女，35 岁。右上后牙龈肿痛 3 天，检查见第一、第二磨牙间牙龈肿胀明显。

9. 如果是急性牙周脓肿，最重要的发现是

A. 脓肿位于龈乳头内　　B. 叩痛剧烈　　C. 脓肿位于牙周袋壁

D. 冷、热测验无反应　　E. 脓肿位于龈颊沟处

10. 如果是急性牙周脓肿，首先应采取的治疗是

A. 注射青霉素　　B. 深部刮治　　C. 拔牙以彻底引流

D. 立即行翻瓣术　　E. 切开引流

11. 若患牙周脓肿的两牙间有间隙，导致急性发病的局部因素最可能为

A. 殆创伤　　B. 龈上牙石　　C. 龈上菌斑

D. 食物嵌塞　　E. 不良刷牙习惯

三、案例分析题

（12～16 题共用题干）

男，45 岁。右上后牙突发搏动性疼痛，牙龈出血，发热。口腔有异味。有长期吸烟史。口腔检查：$\underline{76|}$ 颊侧牙龈红肿、光亮，且有波动感，有深牙周袋，牙体有叩痛和Ⅰ度松动，无明显龋蚀。

12. 为明确诊断，应做哪些辅助检查

A. 干扰检查　　B. 拍摄 X 线片　　C. 牙髓活力测验

D. 牙体透照法　　E. 血象检查　　F. 尿常规

13. 假如X线片示牙槽骨嵴吸收，牙髓活力测验正常，引起疼痛的主要因素可能有

A. 急性龈乳头炎　　B. 急性牙龈脓肿

C. 急性根尖周脓肿　　D. 急性牙周脓肿

E. 急性坏死溃疡性龈炎　　F. 右上颌窦炎

14. 假如X线片示牙槽骨嵴吸收，牙髓活力测验正常，应采取哪些治疗

A. 调𬌗

B. 无望保留的牙，控制急性炎症后拔牙

C. 抗生素治疗

D. 自牙周切开引流

E. 根管治疗

F. 控制急性炎症后进行去除局部刺激因素，包括洁治、刮治、根面平整

15. 若采用正确的应急处理后3天复诊，根分叉可用探针水平穿过，但仍被牙龈覆盖，根分叉病变属

A. Ⅲ度根分叉病变　　B. 无病变　　C. Ⅱ度根分叉病变

D. Ⅰ度根分叉病变　　E. Ⅳ度根分叉病变　　F. Ⅴ度根分叉病变

16. 若根分叉病变为Ⅲ度，可采用的治疗方法除外。

A. 根向复位瓣术　　B. 截根术　　C. 半牙切除术

D. 翻瓣术　　E. 分根术　　F. 龈上洁治

G. 龈下刮治、根面平整

答案与解析

1. E　2. C　3. B　4. C　5. C　6. D　7. D　8. D　9. C　10. E　11. D　12. BC　13. D　14. ABCDF　15. A　16. CE

1. E【解析】牙龈脓肿多仅限于龈乳头。牙周脓肿的受累范围局限于牙周袋壁，较近龈缘。

2. C【解析】牙周脓肿常见病原菌为无芽孢厌氧菌，包括牙龈卟啉菌、中间普氏菌、具核梭杆菌等，所以C正确。

4. C【解析】根尖脓肿与牙周脓肿鉴别要点为感染来源、牙周袋、牙体情况、脓肿部位、疼痛程度、牙松动度、叩痛程度和X线片表现。牙周脓肿有牙髓活力，根尖脓肿一般无牙髓活力，为鉴别诊断时最重要的检查。

6. D【解析】急性牙周脓肿的治疗原则是镇痛、防止感染扩散以及使脓液引流。

7. D【解析】深牙周袋洁治或刮治时，动作粗暴，将牙石碎片推入牙周袋深部组织，或者损伤牙龈组织。刮治术不彻底，或未经刮治就全身使用抗生素，虽然使袋口收紧，但袋底处的炎症仍然存在，且得不到引流，均能引起急性牙周脓肿。

9. C【解析】A项，脓肿位于龈乳头内是急性龈乳头炎的表现。B项，急性牙周脓肿叩痛较轻微。C项，牙周脓肿部位局限于牙周袋壁，较近龈缘。D项，急性龈乳头炎冷测也无反应。E项，牙槽脓肿部位范围较弥散，中心位于龈颊沟附近。

10. E【解析】急性牙周脓肿的治疗原则是镇痛、防止感染扩散以及使脓液引流。当脓液尚未形成时，过早地切开引流会造成创口流血过多和疼痛。当脓液形成且局限、出现波动时，可根据脓肿的部位及表面黏膜的厚薄，选择从牙周袋内或牙龈表面引流。

12. BC【解析】拍摄X线片可得知患牙根尖周组织、牙槽骨嵴情况，牙周脓肿牙槽骨嵴有破坏，可有骨下袋。牙髓活力测验可判断牙髓状态。

13. D【解析】A项，急性龈乳头炎一般表现为牙龈乳头充血、水肿、触痛明显，患处两邻牙间可见食物嵌塞。B项，急性牙龈脓肿的临床表现为牙龈脓肿仅局限于龈乳头和龈缘，呈局限性脓肿，X线片无牙槽骨嵴吸收。C项，急性根尖周，牙髓一般无活力，X线片无牙槽骨嵴吸收，但根尖周组织有低密度影。D项，牙龈红肿、光亮，且有波动感，有深牙周袋，牙髓活力测验正常，X线片示牙槽骨嵴吸收，是牙周脓肿的临床表现。E项，急性坏死性溃疡性龈炎一般表现为牙龈乳头、龈缘坏死，易出血，有典型的腐败性口臭。F项，右上颌窦炎表现为多颗牙同时受累有叩痛，伴有头痛、鼻塞等上呼吸道感染的症状。

15. A【解析】Glickman将根分叉分为四度，具体如下。①Ⅰ度：用探针能水平探入根分叉区，探入深度未超过牙齿宽度的1/3。②Ⅱ度：根分叉区骨质的水平性破坏已超过牙宽度的1/3，但尚未与对侧贯通。③Ⅲ度：根分叉区的牙槽骨全部吸收，形成"贯通性"病变，探针能水平通过分叉区，但它仍被牙周袋软组织覆盖而未直接暴露于口腔。④Ⅳ度：根间骨隔完全破坏，且牙龈退缩而使病变的根分叉区完全暴露于口腔。

16. CE【解析】半牙切除术、分根术只适用于下颌磨牙，根向复位瓣术、截根术、翻瓣术、用于上颌磨牙Ⅲ度根分叉病变。龈上洁治用于治疗龈炎。龈下刮治、根面平整用于治疗牙周炎。

第五节 反映全身疾病的牙周炎

一、单选题

1. 下列哪种病变与牙周病无关
A. 胆囊炎
B. 糖尿病
C. 帕皮永－勒费尔（Papillon－Lefèvre）综合征
D. 唐氏综合征
E. 冠心病

2. 有关全身疾病与牙周炎，哪项是错误的
A. 白血病患者可先于本病被诊断前到口腔科就诊
B. 艾滋病患者可患坏死性龈炎和牙周炎
C. 青春前期牙周炎常伴有全身疾患
D. 糖尿病型牙周炎与菌斑有关
E. 全身疾病可引起牙周病

3. 白血病的龈病损主要根据下列哪项与慢性龈炎鉴别

A. 血常规和血涂片　　B. X 线检查　　C. 活组织检查

D. 仔细询问病史　　E. 口腔探诊

4. 白血病所致牙龈增生肿大是因为

A. 牙龈结缔组织本身增生　　B. 牙龈成纤维细胞数目剧增、肥大

C. 大量幼稚白细胞浸润　　D. 牙龈炎症性肿大

E. 服药

5. 掌跖角化牙周病综合征患者不会出现的临床表现是

A. 手掌、足底、膝部及肘部局限性的过度角化及鳞屑、皲裂

B. 多汗和臭汗

C. 牙周组织严重破坏，乳牙萌出后不久即可发生

D. 易发生身体其他处的感染

E. 智力低下

6. 下列临床表现中哪一项不是唐氏综合征的表现

A. 智力正常　　B. 面部扁平，眶距增宽，鼻梁低宽

C. 上颌发育不足　　D. 牙齿萌出迟缓

E. 牙周破坏严重

7. 患儿，男，3 岁。全口乳牙牙龈红肿，牙周 4～5mm，溢脓，有口臭，手掌、足底皲裂明显，其最有可能的诊断是

A. 艾迪生病　　B. 唐氏综合征

C. Papillon－Lefèvre 综合征　　D. 史－约（Steven－Johnson）综合征

E. 巴泽多病

8. 男，50 岁。临床检查：牙龈边缘及牙龈乳头充血水肿，牙龈增生覆盖牙冠的 1/3～1/2，牙周袋深 4～6mm，下前牙 I 度松动，最应询问的病史为

A. 糖尿病　　B. 肝炎活动期　　C. 高血压

D. 肺病　　E. 甲亢

二、共用题干单选题

（9～11 题共用题干）

男，40 岁。因“全口牙龈反复肿胀，再次加重 6 天”来诊。口腔检查：全口牙龈肿，充血，触之出血，下颌磨牙牙周袋深 5mm 以上，压之溢脓。X 线片：全口多数牙槽骨有不同程度吸收，无龋。全身乏力，饮食量比一般人大，尿量多。

9. 病史采集时，需要了解的是

A. 出血史　　B. 家族史　　C. 药物过敏史

D. 是否有糖尿病　　E. 是否有其他全身疾病

10. 需要进一步进行的检查是

A. 血常规　　B. 胸部 X 线透视　　C. 血糖

D. B 超　　E. 肝功能

11. 需要采取的治疗是
A. 牙周治疗
B. 牙周局部治疗，同时控制血糖
C. 牙周局部治疗，全身应用抗生素
D. 全身应用抗生素
E. 全身应用抗生素并控制血糖

答案与解析

1. A　2. E　3. A　4. C　5. E　6. A　7. C　8. A　9. D　10. C　11. B

1. A【解析】A 项，胆囊炎是消化系统疾病，与牙周炎无关。B 项，糖尿病患者，牙周组织的抵抗力下降，牙周破坏明显加重、加速。C 项，掌跖角化牙周病综合征又称 Papillon – Lefèvre 综合征，其特点是手掌和足跖部的皮肤过度角化，乳牙和恒牙牙周组织快速严重破坏，有的病例还伴有硬脑膜的钙化。D 项，60% 的唐氏综合征患儿在宫内就会早期流产，存活的有明显的智力发育落后的表现，有特殊面容、发育障碍，甚至颌面畸形的表现。E 项，关于冠心病患者，有统计表明牙周炎患者较无牙周炎者，其冠心病的死亡或入院发生率均要高 25%。

3. A【解析】白血病的龈病损时作血常规及血涂片检查，可以发现血细胞数目及形态的异常。

5. E【解析】掌跖角化牙周病综合征的临床表现有皮损及牙周病变常在 4 岁前共同出现、乳牙萌出后即有深牙周袋、恒牙萌出后按序发生牙周破坏、手掌、足底、膝部及肘部局限性的过度角化。患儿智力及身体发育正常。

6. A【解析】唐氏综合征的临床表现：患者有发育迟缓和智力低下。约一半患者有先天性心脏病，约 15% 的患儿于 1 岁前夭折。面貌特征为面部扁平，眶距增宽，鼻梁低宽，颈部短粗。常有上颌发育不足、萌牙较迟、错殆畸形、牙间隙较大、系带附着位置过高等。

8. A【解析】糖尿病本身并不引起牙周炎，但该病的基本病理变化，小血管和大血管病变、免疫反应低下、中性粒细胞功能低下、胶原分解增加而合成减少等在引起肾、视网膜和神经系统病变之外，也可使牙周组织对局部致病因子的抵抗力下降，因而使破坏加重、加速。

第六节　种植体周疾病

一、单选题

1. 关于种植体周围炎的治疗，下列叙述不正确的是
A. 2% 氯己定局部冲洗或含漱
B. 联合应用抗生素
C. 翻瓣手术
D. 用传统金属洁治器彻底清洁
E. 引导性骨再生术

2. 以下哪一项是种植体周围炎发病的重要促进因素
A. 菌斑微生物
B. 生物力学负载过重
C. 吸烟
D. 酗酒
E. 患者的全身健康状况

3. 患者种植前行牙周治疗，牙周感染控制标准一般包括

A. 菌斑指数 < 20%

B. 全口探诊出血（BOP）< 65%

C. 全口 BOP（ - ）

D. 余留牙牙周探诊深度（PD）≤3 ~ 5mm

E. 余留牙部分位点牙周 PD > 5mm

二、共用题干单选题

（4 ~ 6 题共用题干）

男，25 岁。因“右下后牙松动”来诊。口腔检查：$\overline{6|}$Ⅲ度松动，牙周 PD 为 8 ~ 10mm，根分叉病变（FI）颊侧、舌侧Ⅲ度，牙龈红肿明显，全口口腔卫生情况较差，牙龈红肿，探诊出血（ + ），牙周 PD 为 5 ~ 7mm。X 线片：$\overline{6|}$牙槽骨吸收过根尖。

4. 若考虑$\overline{6|}$拔除后种植，种植时机的选择必须满足的条件不包括

A. 拔牙 3 个月后，待牙槽骨修复完成

B. 牙周治疗，炎症完全消除后

C. 口腔卫生维护好

D. 去除不良生活习惯，如抽烟

E. 拔牙 6 个月以后

5. 关于$\overline{6|}$种植的特点，叙述错误的是

A. 因患牙周炎，不管骨量如何，都不应该行种植修复

B. 骨量不足时考虑引导性骨再生或下牙槽神经解剖术进行骨增量

C. 牙周炎应彻底控制

D. 软组织量不足时考虑游离龈移植术

E. 邻牙松动时，应全面考虑，视疗效及感染控制情况决定是否保留

6. 种植治疗后，复查主要评估内容不包括

A. 种植体及天然牙周围的软硬组织健康状况

B. 种植体稳定性

C. 修复体完整性和稳定性

D. 菌斑控制及牙周控制情况

E. 全身健康状况

三、案例分析题

（7 ~ 9 题共用题干）

女，45 岁。因“刷牙出血、下前牙松动 1 年，加重 2 个月”来诊。牙周袋探诊及 X 线检查确诊为慢性牙周炎。

7. 关于牙周基础治疗后的维护期治疗，叙述正确的有

A. 6 ~ 12 个月进行 1 次复查

B. 防治牙周炎，1 ~ 2 年做 1 次洁治

C. 局部龈无炎症不必拍摄 X 线片

D. 每次维护治疗需要 45 ~ 60 分钟

E. 牙周积极治疗后第 1 年为重点时期

F. 每隔 6 ~ 12 个月对全口牙或个别重点牙拍摄 X 线片，以监测牙槽骨的变化

G. 在积极治疗后的 6 个月内，牙周组织始终处在修复和改建期，因此复查宜频繁些

8. 关于种植术后的支持治疗，叙述正确的有（提示患者下前牙牙槽骨已吸收至根尖，拔除后行种植修复。）

A. 种植体比天然牙更容易发生菌斑导致的炎症和牙槽骨吸收

B. 牙周炎是发展种植体周围炎的危险因素

C. 种植牙的菌斑与天然牙的菌斑相似

D. 一旦发生种植体周围炎则很难治疗

E. 种植体的维持期牙周检查评价参数包括改良菌斑指数和改良龈沟出血指数

9. 种植体支持治疗的注意事项有

A. 复诊时对种植体的清洁必须使用特殊的器械

B. 抛光时应采用蘸上浮石粉、二氧化锡或种植体专用的抛光膏的橡皮杯

C. 可使用普通的金属刮治器

D. 日常使用的抗菌漱口水不得含有酸性的氟化物

E. 在种植体暴露于口腔后，患者必须采用电动牙刷、漱口水、冲牙器、纱线样牙线、抗牙石的牙膏等清洁种植体和天然牙

答案与解析

1. D　2. B　3. A　4. E　5. A　6. E　7. DEFG　8. ABDE　9. ABDE

1. D【解析】种植体周围炎治疗必须使用专门的器械，如用与种植体同样硬度的钛刮治器、塑料器械，如使用超声洁牙器械，需要用碳纤维工作尖等专门的工作尖，使牙石碎裂，用橡皮杯和抛光膏抛光种植体表面以清除菌斑。由于钛种植体表面易磨损，传统的金属刮治器不能用于种植体，它们会损伤钛表面，形成粗糙面，促使菌斑沉积。用甘氨酸喷砂也可清除菌斑。

2. B【解析】咬合负载过重是种植体周围炎发病的重要促进因素。

3. A【解析】一般认为，牙周炎患者在接受种植前需达到菌斑指数 < 20% 且全口 BOP ≤ 25%，余留牙的探诊深度 ≤ 3 ~ 5mm。

8. ABDE【解析】种植体周疾病菌斑生物膜的特点：当软/硬组织存在炎症病损时，种植体周的菌斑主要由革兰阴性厌氧菌、产黑色素厌氧菌、螺旋体等组成。牙周疾病菌斑生物膜的特点：主要为革兰阳性球菌及杆菌、丝状菌，还可见少量革兰阴性短杆菌、螺旋体等。

9. ABDE【解析】由于钛种植体表面易磨损，传统的金属刮治器不能用于种植体，它们会损伤钛表面，形成粗糙面，促使菌斑沉积，故 C 项错误。

第九章　牙周病学通科技能

第一节　牙周疾病的检查及治疗设计

一、单选题

1. 慢性牙周炎经过龈下刮治后几周，方可行牙周探诊检查

A. 1 周　　B. 3 ~ 4 周　　C. 5 周

D. 2 周　　E. 6 ~ 12 周

2. 下列对尖端探针用处的描述，错误的是

A. 一般有两端弯曲度不同的工作端　　B. 用于检查龋洞和牙齿的感觉

C. 工作端的角度可以任意改变　　D. 探针两端的尖端应保持锐利

E. 用探针检查时必须有支点

3. 牙周炎消除病因的治疗不包括

A. 教会患者自我控制菌斑

B. 施行洁、刮治术以消除龈上、下菌斑及牙石

C. 修整充填物的悬突，改正不良修复体

D. 暂时性的松牙固定

E. 翻瓣骨修正术

4. 关于牙周探诊，下列说法错误的是

A. 测量牙周袋时，牙周探针尖要始终紧贴牙面

B. 测量牙周袋时，牙周探针尖要始终与牙体长轴平行

C. 探诊时，支点要稳，用力不可过大

D. 全口牙探诊时，应遵循一定顺序

E. 牙周探诊还可探测到龈下牙石、根分叉是否受累等

5. 女，48 岁。主诉：全口牙龈肿胀出血一年余，糖尿病病史 3 年，未经治疗。检查：全口牙龈充血红肿，牙周探诊深度 3 ~ 5mm，7⌉Ⅲ度松动，探诊出血明显。首先应采取下列哪项治疗措施

A. 拔除7⌉

B. 洁治、根面平整

C. 须与内科医师合作，待糖尿病控制后再进行复杂的牙周治疗

D. 牙周手术治疗

E. 牙周药物治疗

6. 女，20 岁。因双侧后牙咀嚼无力而就诊。检查：双侧上颌第一磨牙Ⅱ度松动，下切牙

Ⅰ度松动，口腔卫生尚好。初步印象为局限型侵袭性牙周炎。可采取的治疗方案不包括

A. 牙周的基础治疗　　B. 定期复治

C. 全身抗生素疗法，甲硝唑为首选药　　D. 拍 X 线片，决定第一磨牙的治疗方案

E. 可定期做龈下菌斑细菌学检查

7. 女，23 岁。1 天前因外伤出现下前牙松动，触痛，无自发痛及夜间痛。检查：$\overline{|1}$ Ⅱ度松动，叩诊（+），$\overline{1|2}$ Ⅰ度松动，龈上结石Ⅰ度。首先应采取的治疗措施是

A. 拔除松动患牙$\overline{|1}$　　B. 牙髓治疗$\overline{|1}$

C. 牙周基础治疗$\overline{1|12}$　　D. 松牙固定下前牙

E. 全身和局部使用抗生素

8. 女，28 岁。检查：全口牙龈呈鲜红色，牙龈肥大，覆盖至牙面的 1/3，有自动出血倾向。为鉴别诊断，应重点询问的病史不包括

A. 全身情况　　B. 妊娠史　　C. 月经情况

D. 家族史　　E. 是否长期服用避孕药

9. 男，39 岁。主诉：刷牙出血 2 年，伴冷、热刺激酸痛，无自发痛，后牙咬合无力。检查：牙石指数为 3，牙龈充血肿胀，上、下磨牙牙周袋 4 ~ 5mm，牙Ⅰ度松动。长期保持其治疗疗效的关键步骤是

A. 全身药物抗感染治疗　　B. 牙周手术治疗　　C. 正畸治疗

D. 修复治疗　　E. 定期复查治疗

二、共用题干单选题

（10 ~ 13 题共用题干）

男，45 岁。因“刷牙时牙龈出血 20 年”来诊。口腔检查：牙石（+++），菌斑（+++），牙龈红肿，探诊出血（+），探诊深度普遍 5 ~ 6mm。X 线片：牙槽骨广泛吸收至根中上 1/3。

10. 该患者最可能的诊断是

A. 慢性牙周炎　　B. 侵袭性牙周炎　　C. 慢性龈炎

D. 坏死性龈炎　　E. 增生性龈炎

11. 该患者牙周基础治疗后的维护治疗不包括

A. 病情评估　　B. 修复治疗

C. 强化菌斑控制　　D. 确定复诊的间隔期

E. 根据检查所见，进行相应的治疗

12. 医师在牙周维护期对患者进行牙周风险评估，评估不包括

A. 探诊出血（BOP）百分比

B. 牙周探诊深度≥5mm 的牙周袋数量

C. 松动牙的数目

D. 除第三磨牙外的牙丧失数

E. 病变最重的牙的牙槽骨丧失量与患者年龄之比（BL/Age）

13. 牙周风险评估的结果 BOP 百分比 15%，牙周探诊深度≥5mm 的牙周袋数量 6 个，病变最重的牙的 BL/Age 为 0.6，无系统性疾病和家族史，已戒烟 1 年。该个体的复发危险属于

A. 低复发危险度
B. 中复发危险度
C. 高复发危险度
D. 低复发危险度和中复发危险度之间
E. 无法评估

（14～16题共用题干）

男，40岁。多年来全口牙龈反复肿胀，曾做过多次治疗，近5～6天再次加重。检查：全口牙龈肿，充血，触之出血，下颌磨牙牙周袋超过5mm，压溢脓，X线检查，全口多数牙槽骨有不同程度吸收，无龋。全身乏力，饮食量比一般人大，尿量也多。

14. 病史采集，需要了解的是
A. 是否有糖尿病
B. 出血史
C. 药物过敏史
D. 家族史
E. 是否有其他全身病

15. 下列需要检查的是
A. B超检查
B. 血象
C. 血糖
D. 胸透
E. 转氨酶等项肝功能检查

16. 需采取的治疗是
A. 全身使用抗生素
B. 牙周治疗
C. 牙周局部治疗加全身抗生素
D. 牙周局部治疗，同时控制血糖
E. 全身抗生素使用及控制血糖

（17～19题共用题干）

女，20岁。因“双侧后牙咀嚼无力”来诊。口腔检查：双侧上第1磨牙Ⅱ度松动，下切牙Ⅰ度松动，口腔卫生尚好。初步印象为侵袭性牙周炎。

17. 为进一步确诊，最关键的检查是
A. 血常规
B. 询问家族史
C. 龈下菌斑涂片
D. 口腔卫生习惯
E. 拍摄X线片

18. 最可能发现的体征是
A. 探诊牙周PD＞5mm
B. X线片：上颌第一磨牙牙周膜增宽
C. X线片：上颌第一磨牙牙槽骨垂直吸收
D. 牙龈退缩
E. 切牙间隙增大

19. 应选择的处理方案是
A. 牙周的基础治疗
B. 定期复查
C. 应用全身抗生素
D. 根据X线片，决定第一磨牙的治疗方案
E. 可定期做龈下菌斑细菌学检查

三、案例分析题

（20～24题共用题干）

女，24岁。因“牙龈出血”来诊。

20. 询问病史时，需要了解的情况有
A. 患者是否有血液系统疾病，如白血病、血小板减少性紫癜
B. 患者是否服用抗凝药物

C. 患者是否有严重的肝病，可能使肝功能恶化；是否存在维生素 K 缺乏而有出血倾向

D. 是否有糖尿病或其他内分泌疾病、传染性疾病、神经系统疾病、免疫功能缺陷以及某些遗传性疾病，或者有遗传易感因素等可能影响牙周治疗计划的正常实施

E. 牙龈出血的诱因、程度、治疗经过及疗效

F. 女性患者的月经及生育史

21. 对该患者进行牙周检查包括

A. 探诊深度　B. 探诊出血　C. 龈下牙石

D. 根分叉病变　E. 附着丧失　F. 釉质牙骨质界的位置

22. 关于牙周探诊，下列叙述错误的是

A. 可用尖头探针探查牙周袋深度

B. 牙周探诊可了解有无牙周袋或附着丧失

C. 牙周探诊常记录每牙 4 个位点的探诊深度

D. 牙周探针应与牙体长轴平行，紧贴牙面

E. 探诊邻面时可略为倾斜

F. 用力适当，不能引起疼痛和损伤

23. 关于探诊出血（BOP），叙述正确的有

A. 根据探诊后有无出血记为 BOP 阳性或阴性

B. 是表示牙龈有无炎症的客观指标

C. BOP 阴性表示牙周组织基本没有炎症

D. BOP 阳性表示牙周炎症仍未控制

E. BOP 阳性表示附着丧失

F. 操作时可将钝头牙周探针的尖端置于龈缘下 1mm 或更少，轻轻沿龈缘滑动后观察片刻看有无出血

24. 若患者无系统性疾病，无正在服用药物，无药物过敏史。口腔检查：轻度的龈缘红线，牙龈缘及龈乳头肿胀。探诊深度 1 ~ 3mm。探诊出血（+），位点 70%。则患牙的诊断为

A. 慢性龈炎　B. 慢性牙周炎

C. 侵袭性牙周炎　D. 坏死性溃疡性龈炎

E. 青春期龈炎　F. 妊娠期龈炎

（25 ~ 27 题共用题干）

女，48 岁。主诉刷牙出血 1 月余，并有口臭。口腔检查：尖牙唇侧和侧切牙舌侧牙石多，牙龈充血，水肿，轻探诊出血，下前牙排列拥挤。

25. 为明确诊断需要做哪些进一步检查

A. 探查龈沟底的附着位置　B. 测量牙周袋的深度

C. 摄 X 线片了解有无牙槽骨吸收　D. 对患牙逐一进行冷、热测验

E. 检查患牙有无松动　F. 检查有无𬌗创伤

G. 血常规和凝血功能检查

26. 检查结果：①龈沟底附着在釉质牙骨质界根方。②牙周探诊深度 3. 5mm。③X 线片示牙槽骨吸收。④患牙对冷、热测验反应一样。⑤患牙无松动。⑥未发现早接触及𬌗干扰。⑦血

液学检查未见异常。考虑诊断是

A. 慢性牙周炎　　B. 急性坏死性溃疡性牙周炎

C. 慢性龈炎　　D. 增生性龈炎

E. 快速进展性牙周炎　　F. 急性坏死性溃疡性龈炎

27. 经全口超声洁治，1 周后复诊，诉刷牙时已无出血。检查：牙龈红肿较前减轻，仅下前牙区及上后牙区数个位点探诊出血。进一步治疗方案包括

A. 口腔卫生宣教　　B. 龈下刮治及根面平整

C. 局部以 3% 过氧化氢溶液冲洗牙周袋　　D. 给予含漱液以改善口腔局部环境

E. 牙髓治疗　　F. 对探诊出血牙位行翻瓣术

28. 该患者有冠心病史 4 ~ 5 年，平素血压为（90 ~ 100）/（130 ~ 140）mmHg。如患者确诊为牙周炎，在治疗中要注意的是

A. 不做常规牙周治疗，仅给予应急处理

B. 详细询问有无在过去 6 个月内发生心肌梗死、脑血管意外

C. 尽量将治疗时间安排在下午

D. 避免患者紧张

E. 使用不含或少含肾上腺素的麻醉药

F. 治疗前后及过程中应测量血压

答案与解析

1. E　2. C　3. E　4. B　5. C　6. C　7. D　8. D　9. E　10. A　11. B　12. C　13. B　14. A　15. C　16. D　17. E　18. C　19. D　20. ABCDEF　21. ABCDEF　22. AC　23. ABCDF　24. A　25. ABCEF　26. A　27. ABCD　28. BCDEF

2. C【解析】探针的用途：①辅助发现牙体缺损。②用于检查邻面龋，殆面浅龋。③探查龋洞、探测患区的感觉，发现敏感部位。④探测牙周袋用钝头探针。使用要求：保持其特定的弯曲度及尖端的锐利，切忌加热烧灼以免探针尖变钝；探诊时，避免用力过度而损坏锐尖；禁止任意改变各工作端的角度；用探针检查时必须有支点。

3. E【解析】翻瓣骨修整术为牙周炎治疗的第二阶段即牙周手术治疗，不属于基础治疗，在一般基础治疗后 6 ~ 8 周进行。

6. C【解析】局限型侵袭性牙周炎药物治疗时，甲硝唑和阿莫西林配伍使用可有效抑制伴放线聚集杆菌。药物的使用应在菌斑生物膜被破坏之后，即在机械治疗或手术治疗后。

8. D【解析】全身情况排除患者是否有能引起牙龈炎症的全身疾病，妊娠史、月经情况排除患者是否为妊娠期，是否长期使用避孕药排除患者是否患有化脓性肉芽肿。

10. A【解析】慢性牙周炎的诊断：对于牙周炎的临床诊断标准定义为两个或两个以上不相邻牙齿的邻面有附着丧失（CAL）或有≥2 个牙的颊（舌）面出现≥3mm 的附着丧失，并有探诊深度 > 3mm 的牙周袋。除了附着丧失，牙周袋和炎症也是诊断牙周炎的必要条件。

13. B【解析】①BOP 百分比：< 10% 和 > 25% 分别为低、高复发危险度。②牙周探诊深度

≥5mm 的牙周袋数量：检出 4 个和 8 个则分别代表低、高复发危险度。③除第三磨牙外的牙丧失数：丧失 4 个和 8 个牙分别为低、高复发危险度。④病变最重后牙的牙槽骨丧失量与患者年龄之比（BL/Age）：如某 40 岁的患者，病损最严重后牙的牙槽骨丧失量为根长的 20%，则 BL/Age = 20/40 = 0.5，BL/Age 0.5 和 1.0 分别为低、高复发危险度。⑤全身系统疾病或易感基因：如糖尿病。如有则为高复发危险度。⑥环境因素：如吸烟。戒烟 5 年以上或不吸烟则为低复发危险度；每天吸烟 20 支以上，则为高危险度。

14. A【解析】患者饭量大、尿量多、全身乏力与糖尿病多饮、多食、多尿、体重下降的典型表现相似。且糖尿病与牙周病之间有密切联系，因此需要采集是否有糖尿病病史。

16. D【解析】牙周病与糖尿病二者互为促进因素，治疗牙周病的同时要控制血糖。

25. ABCEF【解析】根据临床表现初步判断为牙周炎或龈炎，二者的区别是否有附着丧失、有无牙槽骨吸收、牙周袋深度、牙齿松动、殆创伤等。

27. ABCD【解析】牙周炎早期治疗，消除感染要特别强调早期、彻底的治疗，主要是彻底消除感染。牙周基础治疗必不可少，包括口腔卫生指导、洁治、刮治和根面平整等。有时还须行翻瓣术，以清除入侵组织内的微生物。在刮治时需要使用 3% 过氧化氢溶液冲洗牙周袋，最后牙周炎需要后期维护，进行口腔卫生宣教，配合含漱液以改善口腔局部环境。

第二节　牙周疾病的治疗

一、单选题

1. 牙周基础治疗后进行前牙冠修复，为保证牙龈健康和美观，要求冠修复体

A. 颊面突起大一些　B. 冠缘在龈上
C. 冠缘位于龈下，可近龈沟底以加强固位　D. 冠缘位于龈下，不超过龈沟深度的 1/2
E. 冠缘位于釉质牙骨质界处

2. 不属于牙周手术的有

A. 根面平整术　B. 根尖切除术　C. 翻瓣术
D. 袋壁刮治术　E. 牙龈切除术

3. 翻瓣术手术纵行切口应位于

A. 龈乳头中央　B. 颊面中央　C. 舌腭侧中央
D. 颊面轴角处　E. 舌腭侧转角处

4. 对深达膜龈联合的牙周袋应采用的最佳手术治疗方法为

A. 牙龈切除术　B. 翻瓣术　C. 袋壁刮治术
D. 游离龈瓣移植　E. 侧向转位瓣术

5. 对牙周兼性厌氧菌及微需氧菌感染无效的是

A. 四环素　B. 米诺环素　C. 螺旋霉素
D. 氯己定　E. 甲硝唑

6. 关于松牙固定术的适应证，叙述不正确的是

A. 外伤引起的有保留价值的松动牙　B. 牙周病导致的牙齿Ⅲ度松动

C. 牙周手术前固定患牙　　　　D. 口腔卫生保持良好
E. 牙周炎症已基本控制者

7. 关于抗生素治疗牙周病的原则，叙述错误的是
A. 牙周基础治疗效果不好的　　　　B. 急性感染的牙周疾病
C. 用药前应清除菌斑、牙石　　　　D. 尽量使用广谱抗生素
E. 尽量采用局部给药的途径

8. 慢性牙周炎的局部治疗不包括
A. 根管治疗　　　　B. 彻底清除牙石，平整根面
C. 牙周手术　　　　D. 牙周袋及根面需要做药物处理
E. 建立平衡殆

9. 超声洁治术禁用于
A. 高血压患者　　　　B. 置有心脏起搏器患者
C. 风湿性心脏病（风心病）患者　　　　D. 胃炎患者
E. 颌面部肿瘤患者

10. 以下不属于牙周手术适应证的是
A. 经龈下刮治后牙周袋≤5mm，探诊后有出血或溢脓
B. 牙槽骨外形不规则
C. 后牙根分叉病变达Ⅱ度或Ⅲ度
D. 个别牙牙龈退缩
E. 基础治疗不能彻底清除根面刺激物

11. 男，44 岁。已诊断为成人牙周炎并经基础治疗 6 周后，$\underline{6|}$牙周袋仍深达 6mm，且探诊出血，牙龈退缩 1mm，附着龈宽度为 4mm。X 线片可见根分叉处骨嵴顶骨密度明显降低，呈完全透射区。最适宜的治疗方法是
A. 袋内壁刮治术　　　　B. 牙龈成形术　　　　C. 袋壁切除术
D. 截根术　　　　E. 引导性组织再生术

12. 男，35 岁。牙松动移位 2 年余。经检查诊断为快速进展性牙周炎，其最主要的治疗措施是
A. 局部治疗　　　　B. 药物治疗　　　　C. 支持疗法
D. 手术治疗　　　　E. 正畸治疗

13. 女，50 岁。牙周治疗后右上后牙咬合疼痛 1 天，自感该牙有松动、伸长。检查：见$\overline{7|}$颊侧牙龈充血水肿，呈椭圆形肿胀突起，叩痛（++），Ⅰ度松动，牙周探诊深度 6mm。X 线片示根分叉区暗影。此时不宜采取的治疗手段是
A. 牙髓牙周联合治疗　　　　B. 牙周冲洗上药　　　　C. 彻底的龈下刮治
D. 口服抗生素　　　　E. 调磨早接触点

14. 男，48 岁。经诊断为右下颌第一磨牙Ⅱ度根分叉病变，则一般不采取
A. 引导性组织再生术　　　　B. 截根术　　　　C. 牙龈成形术
D. 袋壁切除术　　　　E. 根向复位瓣术

二、共用题干单选题

（15～18 题共用题干）

男，52 岁。全口牙齿咀嚼无力、刷牙时牙龈出血。无系统性疾病，有吸烟史。口腔检查：牙龈红肿，探诊出血，全口多数牙的牙周探诊深度≥4mm，Ⅰ～Ⅱ度松动，牙石（+++）。X 线片显示全口牙槽骨普遍水平吸收达根长的 1/3～1/2。

15. 患者最可能是下列哪项诊断

A. 与糖尿病有关的牙周炎　B. 轻度牙周炎　C. 重度牙周炎

D. 中度牙周炎　E. 侵袭性牙周炎

16. 完成全口的龈下刮治后，再次复查时间应在

A. 治疗后 2～4 周　B. 治疗后 1 周　C. 治疗后 8 周

D. 治疗后 4～6 周　E. 治疗后 9 周

17. 治疗后 6 周复查时，若无特殊主诉，应复查的内容不包括

A. 殆关系　B. 拍 X 线片　C. 口腔卫生情况

D. 探牙周袋深度　E. 炎症消退情况

18. 关于牙周病维护治疗阶段，叙述错误的是

A. 维护治疗只针对口腔卫生差的患者　B. 维护治疗与预后密切相关

C. 复查间隔根据患者具体情况而定　D. 一般 3～6 个月复查 1 次

E. 复查时应拍 X 线片

三、案例分析题

（19～22 题共用题干）

男，39 岁。因“牙周炎基础治疗后 2 个月复查”来诊。患者吸烟 20 支/天×20 年，口腔检查：$\overline{6|}$探诊深度 5～6mm，叩痛（-），松动（-），出血指数 1～2，软垢指数 1，颊侧、舌侧根分叉病变Ⅱ度，根分叉区较多软垢堆积，牙龈红肿。

19. 此时应首先考虑进行的治疗有

A. 牙周手术治疗

B. 重新进行牙周基础治疗

C. 口腔卫生宣教，指导患者正确使用牙间隙刷

D. 建议患者戒烟

E. 拔除患牙

F. 检查是否存在殆创伤

20. 若患者第 2 次复诊时，已减少吸烟，口腔卫生良好，$\overline{6|}$颊侧根分叉处探诊深度仍为 5mm，出血指数 1～2，可考虑进行牙周手术。则可选择的术式有

A. 引导性组织再生术（GTR）　B. 植骨术

C. 根向复位瓣术　D. 截根术

E. 分根术　F. 半牙切除术

21. 若评估患者情况不适合作牙周再生性手术，考虑进行翻瓣术以暴露根分叉区。则选择

翻瓣术术式时主要考虑的事项包括

A. 牙周袋底与膜龈联合的关系
B. 角化龈宽度是否足够
C. 牙髓活力状况
D. 是否需要进行骨修整
E. 进行手术的牙位和部位
F. 龈瓣复位的位置

22. 若患者$\overline{6|}$颊侧角化龈宽度<2mm。则翻瓣术应选择

A. 改良 Widman 翻瓣术
B. 嵴顶原位复位瓣术
C. 根向复位瓣术
D. 冠向复位瓣术
E. Widman 翻瓣术
F. 改良 Widman 翻瓣术或根向复位瓣术

答案与解析

1. D 2. B 3. D 4. B 5. E 6. B 7. D 8. A 9. B 10. A 11. C 12. A 13. A 14. B 15. D 16. D 17. B 18. A 19. BCDF 20. ABC 21. ABDEF 22. C

2. B【**解析**】根尖切除术适用于根管治疗失败且不适合根管再治疗，如患牙有良好的桩冠的修复体、无法取出的折断器械或根管超填物、非手术治疗无法修补的根管壁侧穿、无法重建根管通道到达根尖止点的台阶。

3. D【**解析**】纵行切口又称垂直切口，是在水平切口的近中端或近、远中两端做的纵行切口，目的是减小组织张力，更好地暴露术区。切口从眼缘开始，经过附着龈，直至牙槽黏膜或颊侧移行沟。纵行切口的位置应在术区近、远中侧比较健康的牙龈组织上，位于牙的颊面轴角处，一般将龈乳头包括在龈瓣内，以利于术后缝合。

4. B【**解析**】对深达膜龈联合的牙周袋进行手术治疗的最佳方案是翻瓣术，既可切除袋内壁病变组织，又可保留牙龈外形。

5. E【**解析**】甲硝唑对缺氧情况下生长的细胞和厌氧微生物起杀灭作用，它在人体中还原时生成的代谢物也具有抗厌氧菌作用，但对需氧菌和兼性厌氧菌无作用。

6. B【**解析**】牙周病导致的Ⅲ度松动的患牙无保留价值，应该拔除患牙。

8. A【**解析**】根管治疗属于牙髓病根尖周病的治疗方法，不是牙周炎的治疗方法。

9. B【**解析**】特殊人群不宜使用超声洁治术：①禁用于置有心脏起搏器的患者，以免因电磁辐射的干扰造成眩晕及心律失常等。具有双极的新型起搏器不会受超声洁治术的干扰，戴用这类起搏器的患者不在禁用之列。②有肝炎、肺结核、艾滋病等传染性疾病者也不宜使用超声洁牙，以免血液和病原体随喷雾而污染诊室。

10. A【**解析**】A 项，基础治疗后 6 ~ 12 周时，应复查疗效，若仍有 5mm 以上的牙周袋，且探诊仍有出血，或者有些部位的牙石难以彻底清除，则可视情况决定再次刮治或进行牙周手术。B、C、D、E 四项都是牙周手术的适应证。

14. B【**解析**】①对骨质破坏较轻，根柱较长，牙龈能充分覆盖根分叉开口处的下颌磨牙Ⅱ度病变和上颌磨牙颊侧的Ⅱ度病变，可行翻瓣术 + 植骨术，或者引导性组织再生术，以期获得根分叉处的牙周组织再生，形成新的附着。②对于骨质破坏较多，牙龈有退缩，术后难以完全覆盖分叉区者，可行根向复位瓣手术和骨成形术，术后使根分叉区充分暴露，有利于患者控制

菌斑。截根术适用于多根牙仅有一个根病变较重，有深牙周袋和骨吸收，另一或两个根病情较轻，且患牙尚不太松动。对于上颌磨牙颊根的病变效果甚佳。

18. A【**解析**】牙周炎的治疗成功与否，一方面在于有周密正确的治疗计划和医师精湛、细致的治疗技术，另一方面在于患者的认真配合和持之以恒的自我控制菌斑。

19. BCDF【**解析**】A 项，牙周手术治疗一般是在牙周基础治疗后。E 项，该牙不符合拔牙的适应证。

22. C【**解析**】根向复位瓣术是不切除或少切除牙龋组织，在龈缘处做内斜切口，尽可能保留角化龈。该手术适用于牙周袋底超过膜龈联合界者，以及因根分叉病变须暴露根分叉而角化龈过窄者。

第十章　口腔颌面外科学通科基础理论知识

第一节　口腔颌面部解剖

一、单选题

1. 出入切牙孔的血管和神经是

A. 腭降动脉及腭神经　　B. 鼻腭神经、血管

C. 腭前神经、血管　　D. 腭中神经及血管

E. 腭后神经及血管

2. 不属于下颌神经后股分支的是

A. 颊神经　　B. 耳颞神经

C. 下颌舌骨肌神经　　D. 下牙槽神经

E. 舌神经

3. 支配面部表情运动的主要脑神经是

A. 舌神经　　B. 舌咽神经　　C. 面神经

D. 三叉神经　　E. 迷走神经

4. 面神经出茎乳孔后分成5支，分别是

A. 眼神经、上颌神经、下颌神经、颊神经、颈神经

B. 眼神经、耳颞神经、下颌神经、颊神经、颈神经

C. 眼神经、上颌支、下颌支、下颌缘支、颈支

D. 颞支、颧支、颊支、下颌缘支、颈支

E. 颞支、颧支、下颌缘支、颊支、舌下支

5. 下列属于混合性神经的是

A. 眼神经　　B. 上颌神经　　C. 颊神经

D. 下颌神经　　E. 舌神经

6. 某颅底骨折患者出现同侧面肌麻痹，同侧舌前2/3味觉丧失，唾液分泌障碍，听觉过敏、情感性和反射性泪腺分泌障碍。造成其损伤的神经是

A. 面神经在鼓索分出处的远端

B. 面神经在分出鼓索与分出镫骨肌神经之间

C. 面神经在分出镫骨肌神经与膝神经节之间

D. 面神经在膝神经节与内耳门之间

E. 前庭蜗神经

二、共用题干单选题

（7～8 题共用题干）

患者 1 个月前接受腮腺摘除术，术后左眼不能完全闭合。

7. 手术损伤了面神经的哪个分支

A. 颞支　　B. 颧支　　C. 上颊支

D. 下颊支　　E. 下颌缘支

8. 显露面神经该分支的标志是

A. 颞浅动脉前约 1cm 处　　B. 耳垂下缘与眼外眦连线上

C. 腮腺导管上 1cm 处　　D. 腮腺导管下 1cm 处

E. 耳屏基部前 1cm 处

答案与解析

1. B　2. A　3. C　4. D　5. D　6. D　7. B　8. B

3. C【**解析**】支配颌面部运动的主要脑神经是面神经。

4. D【**解析**】面神经出茎乳孔后分成 5 支，分别是颞支、颧支、颊支、下颌缘支、颈支。

5. D【**解析**】三叉神经为混合性神经，其中眼神经和上颌神经为感觉神经，下颌神经为含有感觉及运动纤维的混合性神经。

6. D【**解析**】在膝神经节与内耳门之间的面神经主干、鼓索、镫骨肌神经及岩大神经受损，表现为同侧面肌麻痹，同侧舌前 2/3 味觉丧失，唾液分泌障碍，角膜干燥（泪腺分泌障碍），听觉过敏。

8. B【**解析**】面神经颧支损伤后眼睑不能闭合，显露面神经该分支的标志是耳垂下缘与眼外眦连线上。

第二节　牙颌系统解剖生理学特点

单选题

1. 关于翼外肌起点的描述，正确的是

A. 上头起自蝶骨大翼的颌下面和颞下嵴　　B. 下头起自翼外板的内侧面和腭骨锥突

C. 上头起自翼外板的内侧和腭骨锥突　　D. 上头起自蝶骨大翼的颞下面和颞下嵴

E. 上头起自腭骨锥突和上颌结节

2. 腮腺咬肌区的前界是

A. 胸锁乳突肌的前缘　　B. 胸锁乳突肌的后缘　　C. 下颌支的后缘

D. 咬肌的前缘　　E. 咬肌的后缘

3. 以下有关咬合高度与颞下颌关节关系的说法中，正确的是

A. 咬合高度正常，咬合力主要由颞下颌关节承担
B. 咬合高度正常，咬合力由牙周和颞下颌关节共同承担
C. 咬合高度降低，颞下颌关节受力加大
D. 咬合高度降低，咬合力由牙周和颞下颌关节各承担一半
E. 咬合高度不影响颞下颌关节的受力

答案与解析

1. D　2. D　3. C

1. D【**解析**】翼外肌有上下两头。起点：上头起自蝶骨大翼的颞下面和颞下嵴，下头起自翼外板的外面。肌束向后外侧走形，两头的肌束于近止点处会聚。止点：上头小部分肌纤维止于颞下颌关节的关节囊前内面和关节盘前缘，上头的大部分肌纤维及下头的全部肌纤维止于髁突颈上部前方的关节翼肌窝。

2. D【**解析**】腮腺咬肌区是口腔解剖生理学的一个重要解剖结构。腮腺咬肌区的前界是咬肌前缘，后界是胸锁乳突肌前缘，上为颧弓和外耳道，下为下颌骨下缘，内侧界为咽旁间隙，外侧以皮肤为界。腮腺咬肌区由浅入深是皮肤、皮下组织、腮腺咬肌筋膜、腮腺及一些重要的神经血管。

3. C【**解析**】颞下颌关节的主要功能之一是承受负荷，颞下颌关节也是承受负荷关节，主要承担咬合时来自咀嚼肌收缩产生的负荷和来自颌骨、牙以及食物的支抗。正常情况下，自然闭口位是最适于承受最大咬合负荷的位置，此时咬合关系及颞下颌关节内各结构关系稳定，不易产生创伤，此时颞下颌关节最大受力部位在髁突前斜面、关节盘中带和关节结节后斜面区域，这些区域骨关节面表面的软骨最厚，关节盘最薄。通常咀嚼食物时颞下颌关节所承受的负荷远小于最大紧咬牙时所承受的负荷。咬合高度降低，颞下颌关节受力加大。

第十一章　口腔颌面外科学通科理论

第一节　口腔颌面部局部麻醉

一、单选题

1. 舌神经阻滞麻醉时，麻醉范围不包括

A. 同侧下颌舌侧牙龈　B. 同侧口底黏膜　C. 同侧舌前2/3

D. 同侧舌根　E. 同侧下颌舌侧黏骨膜

2. 口内法进行下牙槽神经阻滞麻醉时，进针点在

A. 磨牙后三角区

B. 腮腺导管口下、后1cm处

C. 翼下颌韧带中点外3～4mm，与颊脂垫尖端交汇处

D. 翼下颌韧带中点内侧0.5cm处

E. 下颌第一前磨牙牙根下0.5cm处

3. 眶下神经阻滞麻醉时，进针方向是

A. 向后内　B. 向后外　C. 向后上内

D. 向后上外　E. 垂直向后

4. 关于上牙槽后神经阻滞麻醉的描述，错误的是

A. 适用于拔除上颌磨牙、上颌结节部的手术

B. 进针点一般为上颌第二磨牙远中颊侧根部口腔前庭沟

C. 麻醉区域包括同侧上颌磨牙颊侧牙龈、牙周膜、牙槽骨等

D. 若进针过深则有刺破翼静脉丛引起血肿的可能

E. 若拔除上颌第一磨牙，尚需要在第一磨牙近中根相应前庭沟行局部浸润麻醉

5. 局麻时最易形成血肿的麻醉方法为

A. 鼻腭神经阻滞麻醉　B. 下牙槽神经阻滞麻醉

C. 腭大孔阻滞麻醉　D. 上牙槽前神经局部浸润麻醉

E. 上颌结节阻滞麻醉

6. 拔除一侧下颌第二前磨牙时，应麻醉的神经为

A. 下牙槽神经＋颏神经　B. 下牙槽神经＋颊长神经

C. 下牙槽神经＋颊长神经＋舌神经　D. 下牙槽神经＋舌神经

E. 下牙槽神经＋舌神经＋颏神经

7. 下牙槽神经阻滞麻醉是将麻醉药注入

A. 咬肌间隙　B. 翼下颌间隙　C. 颊间隙

D. 翼腭间隙　　E. 咽旁间隙

8. 女，30岁。患者拔牙时，用2%利多卡因行下牙槽神经阻滞麻醉口内注射，注入5ml后，出现头晕、胸闷，面色苍白，四肢发冷，BP 110/70mmHg，P 90次/分，此时首先应考虑的是

A. 变态反应　　B. 中毒　　C. 晕厥

D. 感染性休克　　E. 心脑血管意外

9. 女，20岁。⌈8 水平阻生，拟在局部麻醉下拔除。常规行下牙槽神经、舌神经阻滞麻醉，颊侧局部浸润麻醉后10分钟下唇仍未麻木。麻醉失败的可能原因不包括

A. 下颌角角度过大　　B. 下颌弓角度过大

C. 进针深度不够　　D. 进针时针管一直在下中切牙位置

E. 局部麻醉药中未加肾上腺素

10. 女，56岁。⌈56 残根要求拔除。在行左下牙槽神经及舌神经阻滞麻醉5分钟后，患者觉左下唇及同侧舌尖前部有麻木感，但在分离颊侧牙龈时患者仍觉疼痛，其原因可能是

A. 患牙根尖有炎症　　B. 未麻醉颊长神经

C. 未麻醉颏神经　　D. 局部麻醉药中未加入肾上腺素

E. 患者过度紧张

11. 女，36岁。⌈8 近中阻生，拟在局部麻醉下拔除⌈8 。口内法进行下牙槽神经阻滞麻醉后患者很快出现暂时性牙关紧闭，这可能是因为

A. 肾上腺素反应　　B. 麻醉了颊长神经

C. 麻醉了下颌舌骨肌神经　　D. 麻醉药直接注入翼内肌

E. 翼下颌间隙感染

12. 男，60岁。进行上颌结节注射麻醉后，突然感到心悸、头晕、头痛、脉搏快而有力，血压升至150/100mmHg，口唇苍白，应考虑

A. 中毒　　B. 晕厥　　C. 癔症

D. 过敏　　E. 肾上腺素反应

13. 男孩，8岁。⌈1 Ⅲ度松动，⌈1 舌侧部分萌出，拔除⌈1 时最适合应用的麻醉方法是

A. 局部浸润麻醉　　B. 下牙槽神经阻滞麻醉＋舌神经阻滞麻醉

C. 表面麻醉　　D. 针刺麻醉

E. 氯胺酮分离局部浸润麻醉

二、共用题干单选题

（14～16题共用题干）

男，65岁。右下 7⌉残根不松，右下 12⌉Ⅱ度松动，根露1/2。测血压130/80mmHg，既往心电图检查有室性心律不齐病史。

14. 该患者拔除上述病变牙时，局部麻醉药最好选用

A. 1%含肾上腺素普鲁卡因　　B. 2%含肾上腺素普鲁卡因

C. 2%利多卡因　　D. 2%丁卡因

E. 0.5%丁卡因

15. 拔除右下 7⌉时应麻醉的神经是

A. 下牙槽神经＋腭后神经　　B. 下牙槽神经＋舌神经＋颊长神经
C. 下牙槽神经＋舌神经　　D. 下牙槽神经＋颏神经
E. 颏神经＋舌神经

16. 该患者局部麻醉时可能发生的并发症不包括
A. 晕厥　　B. 注射针折断　　C. 暂时性面瘫
D. 翼静脉丛血肿　　E. 神经损伤

(17～20 题共用题干)

女，63 岁。双侧下颌中切牙Ⅱ度松动，左上尖牙残根，左上第一磨牙残冠，拟分次拔除患牙。患者无全身性重大疾病，血压 160/90mmHg，心电图正常。

17. 拔除双侧下颌中切牙时，最适合选用的麻醉为
A. 2% 丁卡因表面麻醉　　B. 1% 含肾上腺素普鲁卡因局部浸润麻醉
C. 2% 含肾上腺素普鲁卡因阻滞麻醉　　D. 2% 利多卡因局部浸润麻醉
E. 0.5% 丁卡因表面麻醉

18. 拔除左上尖牙时，最适采用的麻醉方法是
A. 左侧眶下孔和切牙孔阻滞麻醉　　B. 唇侧局部浸润麻醉和切牙孔阻滞麻醉
C. 唇、腭侧局部浸润麻醉　　D. 左侧上颌结节和腭大孔阻滞麻醉
E. 左侧眶下孔和腭大孔阻滞麻醉

19. 拔除左上第一磨牙残冠时，应麻醉的神经是
A. 眶下神经＋腭前神经　　B. 上牙槽后神经＋鼻腭神经
C. 上牙槽后神经＋腭前神经　　D. 上牙槽中神经＋上牙槽后神经＋腭前神经
E. 上牙槽后神经＋上牙槽中神经＋鼻腭神经

20. 不考虑其他因素，如果同时拔除上述牙齿，则设计的最佳顺序为
A. 左上尖牙、左上第一磨牙、下颌切牙　　B. 左上第一磨牙、左上尖牙、下颌切牙
C. 下颌切牙、左上尖牙、左上第一磨牙　　D. 下颌切牙、左上第一磨牙、左上尖牙
E. 左上尖牙、下颌切牙、左上第一磨牙

三、案例分析题

(21～24 题共用题干)

女，60 岁。平素体健。因修复需要，要求拔除口内多个残根。

21. 拔除下前牙残根时，常选用的麻醉方法是
A. 下牙槽神经阻滞麻醉　　B. 舌神经阻滞麻醉　　C. 颊神经阻滞麻醉
D. 唇侧局部浸润麻醉　　E. 舌侧局部浸润麻醉　　F. 颏神经阻滞麻醉

22. 拔除下颌前磨牙残根时，常选用的麻醉方法是
A. 下牙槽神经阻滞麻醉　　B. 舌神经阻滞麻醉　　C. 颊神经阻滞麻醉
D. 唇侧局部浸润麻醉　　E. 舌侧局部浸润麻醉　　F. 颏神经阻滞麻醉

23. 上颌尖牙残根拔除时，常选用的麻醉方法是
A. 唇侧局部浸润麻醉　　B. 腭侧局部浸润麻醉　　C. 腭前神经阻滞麻醉
D. 鼻腭神经阻滞麻醉　　E. 眶下神经阻滞麻醉　　F. 上牙槽后神经阻滞麻醉

24. 拔除上颌第一磨牙残根时，常选用的麻醉方法是
A. 上牙槽后神经阻滞麻醉　B. 上牙槽前神经阻滞麻醉　C. 腭前神经阻滞麻醉
D. 颊侧局部浸润麻醉　E. 舌侧局部浸润麻醉　F. 鼻腭神经阻滞麻醉

答案与解析

1. D　2. C　3. D　4. C　5. E　6. C　7. B　8. C　9. E　10. B　11. D　12. E　13. C　14. C　15. B　16. D　17. D　18. C　19. D　20. B　21. DE　22. ABC　23. AB　24. ACD

1. D【解析】舌神经阻滞麻醉的麻醉区域及效果：可麻醉同侧下颌舌侧牙龈、黏骨膜，口底黏膜及舌前2/3部分。当局部麻醉药显效后，舌尖会有明显的烧灼、肿胀、麻木感。

3. D【解析】右手持注射器，注射针自同侧鼻翼旁约1cm处刺入皮肤，使注射针与皮肤成45°，向上、后、外进针约1.5cm，可直接刺入眶下孔，有时针尖抵触骨面不能进入眶下孔，可注入少量麻醉药。

4. C【解析】上牙槽后神经阻滞麻醉的麻醉区域及效果：可麻醉同侧磨牙（第一磨牙颊侧近中根除外）、牙槽突及其相应的颊侧软组织。

6. C【解析】下牙槽神经阻滞麻醉的麻醉区域为同侧下颌骨、下颌牙、牙周膜、前磨牙至中切牙唇（颊）侧牙龈、黏骨膜及下唇；颊长神经麻醉麻醉区域为下颌第二前磨牙及磨牙颊侧牙龈、骨膜和黏膜组织；舌神经麻醉麻醉区域为同侧下颌舌侧牙龈、黏骨膜，口底黏膜及舌前2/3部分。

7. B【解析】下牙槽神经阻滞麻醉是将麻醉药注射到翼下颌间隙内，故亦称翼下颌注射法。针尖一般应达到下颌小舌平面以上的下颌神经沟附近，麻醉药扩散后可麻醉下牙槽神经。

8. C【解析】晕厥的临床表现：前驱症状有头晕、胸闷、面色苍白、全身冷汗、四肢厥冷无力、脉快而弱、恶心和呼吸困难。未经处理则可出现心率减慢、血压急剧下降、短暂性意识丧失。

10. B【解析】颊长神经阻滞麻醉的麻醉区域为下颌第二前磨牙及磨牙颊侧牙龈、骨膜和黏膜组织。患者分离颊侧牙龈疼痛，说明未麻醉颊侧牙龈。

12. E【解析】此患者注射麻醉药后感到心悸、头晕、头痛、脉搏快而有力、血压升高，是肾上腺素造成的反应。A项，中毒时，兴奋型会发生头晕、头痛，抑制型不会血压升高。B项，晕厥常会造成脉搏无力。C项，癔症不会出现明显体征。D项，过敏会发生全身变态反应。

14. C【解析】利多卡因常作为心律失常患者首选局部麻醉药。

16. D【解析】翼静脉丛血肿是上牙槽后神经阻滞麻醉时，针尖刺入过深，刺破上颌结节后方的翼静脉丛引起的血肿。

17. D【解析】在牙及牙槽外科手术中，一般多在上颌牙槽突或下颌前牙区的牙槽突应用浸润麻醉，因为这些部位的牙槽骨质比较薄，并且疏松多孔，局部麻醉药液容易渗透入众多小孔，进入颌骨，麻醉其中的神经。利多卡因局部麻醉作用较强、维持时间较长，并有较强的组织穿透性和扩散性，多用于浸润麻醉，常用浓度为2%。

19. D【解析】第一磨牙的近中颊根为上牙槽中神经支配，远中颊根和腭根为上牙槽后神经支配，腭侧由腭前神经支配，故拔除左上第一磨牙残冠时应麻醉左侧的上牙槽中神经+上牙槽

后神经＋腭前神经。

20. B【解析】根据题干，应先拔除操作时间较长的左上第一磨牙，其次为左上尖牙，最后为下颌切牙。如先拔除下颌切牙，则拔除左上第一磨牙残冠时，下颌切牙将长时间无法止血。

第二节　牙拔除术

一、单选题

1. 关于肝、肾疾病患者的拔牙，不正确的观点是
A. 各类急性肾病，均应暂缓拔牙
B. 慢性肾病内生肌酐清除率大于50%，血肌酐小于133μmol/L，无临床症状者可以拔牙
C. 慢性肾病患者拔牙时应注意预防感染，避免使肾功能恶化
D. 急性肝炎期间暂缓拔牙
E. 处于肝功能代偿期的肝硬化患者，即使肝功能指标基本正常，也不宜拔牙
2. 关于翻瓣去骨拔除断根，错误的方法是
A. 瓣应足够大，使视野清楚
B. 瓣的基底部位应宽，以提供充足的血运
C. 翻瓣时应将骨膜保留在骨面以防术后骨感染
D. 保证足够去骨间隙，防止去骨损伤软组织
E. 缝合后应保证切口下方有骨支持
3. 使用牙挺时，错误的操作是
A. 不以邻牙为支点，除非邻牙也需要拔除
B. 拔除阻生牙或颊侧需要去骨时，龈缘水平的颊侧骨板可以作为支点
C. 拔除上颌第一磨牙时，龈缘水平的颊侧骨板可以作为支点
D. 龈缘水平的舌侧骨板不能作为支点
E. 挺刃的用力必须有控制，用力方向必须正确
4. 下列情况中，应考虑拔除第三磨牙的是
A. 有足够的萌出空间，X 线检查位置正常者
B. 正位未萌出，有对颌牙，但第三磨牙表面仍覆盖有牙龈者
C. 邻牙不能保留，第三磨牙前倾角度约30°者
D. 完全骨埋伏，与邻牙牙周不相通，X 线检查见冠周低密度影者
E. 第三磨牙龋坏，牙冠破坏不严重，有对颌牙
5. 对于炎症期患者的拔牙，不正确的方案是
A. 牙源性感染引起急性蜂窝织炎时，为控制病情，禁止尽早拔除患牙
B. 急性冠周炎时阻生牙拔除创伤大，可导致炎症扩散，应在炎症控制后拔牙
C. 急性牙龈感染患者应推迟拔牙
D. 急性传染性口炎患者应推迟拔牙
E. 对于放疗后的患者，拔除照射区的患牙时应慎重，必须拔牙时也应给予足量抗生素

6. 男，42岁。因下颌第一磨牙断根常规难以拔除，故行翻瓣去骨法将断根取出，术后组织瓣近中缝合处出现塌陷、伤口裂开，愈合延迟。可能的原因是

A. 手术创伤较大，伤口恢复较慢
B. 瓣底窄、游离端宽
C. 瓣下无骨组织支撑
D. 瓣设计得过大
E. 复位不正确

7. 男，60岁。右上第一磨牙残根，糖尿病史10年，规律服药，控制饮食，血糖8mmol/L，尿糖（-）。下列说法错误的是

A. 此患者拔牙后易发生感染
B. 患者目前状况可以拔牙
C. 术前应预防使用抗生素
D. 拔牙后应以碘仿纱条填塞牙槽窝
E. 术后应预防使用抗生素

8. 男，25岁。下颌全景片示右下颌第三磨牙低位阻生，检查见牙冠大部分被骨及软组织覆盖，做口内切口时，此磨牙所受到的阻力不包括

A. 邻牙阻力
B. 牙槽骨阻力
C. 对颌牙阻力
D. 牙周阻力
E. 颊侧骨板和牙周膜阻力

二、共用题干单选题

（9～11题共用题干）

男，50岁。左下颌第二磨牙残冠，局部无炎症，拟进行拔除。

9. 下牙槽神经阻滞麻醉口内法的进针点应在

A. 颊黏膜下颌牙𬌗面上方1.0cm
B. 磨牙后垫上方1.0cm处
C. 下颌韧带中央稍内侧
D. 磨牙后窝最深处
E. 颊脂垫尖

10. 如拔牙时发生断根，位置较低，根挺应置于

A. 从根断面较低的一侧插入牙槽骨与牙根之间
B. 从根断面较高的一侧插入牙槽骨与牙根之间
C. 从牙槽骨较厚的一侧插入牙槽骨与牙根之间
D. 从牙槽骨较薄的一侧插入牙槽骨与牙根之间
E. 从牙槽窝近颊侧插入牙槽骨与牙根之间

11. 拔牙后向患者交代注意事项时，错误的是

A. 咬住创口上的棉卷，30分钟后取出
B. 术后1天内唾液中可混有少量血丝
C. 拔牙后2小时漱口，保持口腔清洁
D. 宜吃偏冷、偏软的食物
E. 拔牙7天后拆线

（12～16题共用题干）

男，26岁。左下第三磨牙低位前倾阻生，曾反复智齿冠周发炎，且因不易清洁而造成相邻前牙邻面龋坏，现要求拔除。

12. 拔除下颌低位阻生第三磨牙时，最易损伤的神经为

A. 下颌神经
B. 下牙槽神经
C. 颊神经

D. 舌神经　　E. 颏神经

13. 拔除下颌阻生第三磨牙时的阻力不包括

A. 邻牙阻力　　B. 软组织压力　　C. 冠部骨阻力

D. 根部骨阻力　　E. 上颌牙阻力

14. 下颌近中阻生第三磨牙造成第二磨牙远中龋坏，此时了解龋坏程度的最佳检查方法是

A. 探针检查测定　　B. 冷、热刺激法测定　　C. 活力电测验

D. 患者主诉　　E. 拍 X 线片

15. 患者于拔牙过程晕厥时，不必要的处理是

A. 立即停止手术保持呼吸道畅通　　B. 吸氧

C. 嗅闻氨水等刺激性气体　　D. 输液纠正酸碱平衡紊乱

E. 必要时静脉推注高渗葡萄糖液

16. 拔除过程中远中舌根折断约 2mm，牙片示根尖无病变，此时应采取的最佳治疗方案是

A. 不予拔除暂观察　　B. 延期拔除　　C. 翻瓣去骨拔除

D. 根尖挺拔除　　E. 根钳拔除

答案与解析

1. E　2. C　3. C　4. D　5. A　6. C　7. D　8. C　9. E　10. B　11. C　12. B　13. E　14. E　15. D　16. A

1. E【解析】肝硬化患者如处于肝功能代偿期，若肝功能检查在正常范围内或仅有轻度异常，拔牙为非禁忌证，但应注意出血的可能性。

2. C【解析】运用外科手法切开、分离掀起部分黏骨膜而形成带蒂、保持自身血液供应的软组织瓣，显露下方骨壁，为后面的手术创造通路，从而显露牙根及病变组织，达到去骨、取根、去除病灶的目的。

6. C【解析】行翻瓣去骨法拔除断根，要求瓣的下方必须有骨的支持，这样才能有良好的血运、减小组织瓣的张力及组织瓣与骨组织的贴敷。

8. C【解析】阻生牙拔除的阻力：①牙冠部骨阻力，包括软组织和骨组织阻力。②牙根部阻力，来自牙根周围的骨组织，是主要的拔牙阻力。③邻牙阻力，是指第二磨牙产生的妨碍阻生牙拔除脱位的阻力。

9. E【解析】下牙槽神经阻滞麻醉注射标志：患者大张口时，可见磨牙后方，腭舌弓（咽前柱）之前，有一索条样黏膜皱襞，即翼下颌皱襞。另在颊部有一由脂肪组织突起形成的三角形颊脂垫，其尖端正居翼下颌韧带中点而稍偏外处。若遇颊脂垫尖不明显或磨牙缺失的患者，可在大张口时，以上下颌牙槽嵴相距的中点线上与翼下颌韧带外侧 3～4mm 的交点，作为注射标志。

10. B【解析】牙挺取根法：根的折断部位比较低，根钳无法夹住时，应使用牙挺将其挺出。应选用能进入牙槽窝并能达一定深度的牙挺，挺刃的大小、宽窄应与牙根相适应。其支点应为牙槽间隔或腭侧骨板。如牙根断面是斜面，根挺应从斜面较高的一侧插入。

11. C【解析】拔牙后 24 小时内不可刷牙或漱口；拔牙当日应进软食，食物不宜过热；避

免患侧咀嚼；勿用舌舔创口，更不可反复吸吮。上述注意事项的目的是保护对拔牙创愈合至关重要的血凝块，以保证伤口愈合、防止术后出血。

第三节　口腔颌面部感染

一、单选题

1. 关于颌骨放射性骨坏死的临床特点，叙述不正确的是
A. 发炎期剧痛
B. 死骨分离缓慢，但死骨与正常骨界限清楚
C. 可形成口腔和面颊部洞穿缺损
D. 病程缓慢，可在放疗十余年后才出现症状
E. 骨面暴露部位长期溢脓、久治难愈

2. 口腔颌面部感染病原菌最常见的是
A. 溶血性链球菌　B. 需氧菌与厌氧菌的混合感染
C. 唾液链球菌　D. 放线菌
E. 铜绿假单胞菌

3. 边缘性颌骨骨髓炎的好发部位是
A. 上颌前牙区　B. 下颌骨体部　C. 下颌角及下颌支部
D. 下颌骨颏部　E. 上颌结节区

4. 口底多间隙感染一般指的是
A. 半侧下颌下、舌下间隙感染　B. 双侧下颌下、舌下间隙感染
C. 半侧下颌下、双侧舌下及颏下间隙感染　D. 半侧下颌下、舌下间隙感染
E. 双侧下颌下、舌下及颏下间隙感染

5. 不是中央性颌骨骨髓炎临床表现的是
A. 常常先有间隙感染的表现　B. 患处多数牙疼痛、松动
C. 下唇麻木和感觉异常　D. 牙周溢脓
E. 颌下淋巴结肿痛

6. 下颌智齿冠周炎沿下颌支外侧面向后可形成
A. 翼下颌间隙感染　B. 咽旁间隙感染　C. 颌下间隙感染
D. 口底蜂窝织炎　E. 咬肌间隙感染

7. 咬肌间隙感染，若未及时引流或引流不彻底，最常引起的并发症为
A. 败血症　B. 脓毒血症　C. 海绵窦血栓性静脉炎
D. 下颌升支边缘性骨髓炎　E. 下颌升支中央性骨髓炎

8. 与颌骨放射性骨坏死的发生关系密切的因素主要是
A. 照射方式　B. 放射线种类　C. 照射剂量
D. 个体耐受性　E. 患者年龄

9. 关于智齿冠周炎的临床表现，叙述错误的是

A. 常以慢性炎症形式出现　　B. 早期为局部胀痛不适
C. 病情发展后可出现自发跳痛　　D. 冠周炎症期常无明显反应
E. 可引起不同程度开口受限

10. 影响口腔颌面部感染的过程与转归的主要因素是
A. 早期发现、早期诊断及早期治疗　　B. 患者的抵抗力、细菌毒力及治疗措施
C. 营养支持、局部理疗、保持口腔卫生　　D. 加强漱口、保持口腔卫生、预防用药
E. 加强锻炼、营养支持、预防用药

11. 面部疖、痈的主要致病菌是
A. 结核分枝杆菌　　B. 放线菌　　C. 厌氧菌
D. 衣原体　　E. 金黄色葡萄球菌

12. 下列间隙感染首先表现为开口困难的为
A. 翼下颌间隙　　B. 眶下间隙　　C. 下颌下间隙
D. 口底蜂窝织炎　　E. 舌下间隙

13. 女，40 岁。右下颌剧烈牙痛并放射至耳颞部，同侧面颊部明显红肿、疼痛、下唇麻木、开口受限 5 日。体温 39.6℃，右下颌体、颊部弥漫性红肿，触痛明显，开口 2cm，$\overline{6|}$残根，叩痛明显，$\overline{8-2|}$Ⅱ度松动，龈袋溢脓，白细胞总数 $18\times10^9/L$，中性粒细胞 0.9。最可能的诊断是
A. 急性化脓性根尖周炎　　B. 颊间隙感染　　C. 咬肌间隙感染
D. 边缘性骨髓炎　　E. 中央性骨髓炎

14. 女，7 岁。化脓性中耳炎 2 周，耳上方皮肤红肿、压痛并有凹陷性水肿，疑有间隙感染，首先考虑的感染间隙是
A. 翼腭间隙　　B. 颞间隙　　C. 颊间隙
D. 咬肌间隙　　E. 翼下颌间隙

15. 男，25 岁。右下颌后牙肿痛 1 周，开口受限，咀嚼及吞咽疼痛。临床检查：右下颌第三磨牙阻生，咽侧壁红肿，腭扁桃体突出。最恰当的诊断是
A. 颊淋巴结炎　　B. 咬肌间隙脓肿　　C. 咽旁间隙感染
D. 翼静脉丛水肿　　E. 翼下颌间隙感染

16. 女，27 岁。右下阻生第三磨牙反复肿痛 1 年余。1 周来右面下部出现肿胀伴开口受限。X 线片示$\overline{8|}$近中阻生，下颌升支弥漫性密度增高，其中可见局限性骨质破坏灶；升支外侧皮质无明显破坏，但骨密质外侧有骨质增生。可能的诊断为
A. 牙源性边缘性颌骨骨髓炎　　B. 牙源性中央性颌骨骨髓炎
C. 颌骨结核　　D. 骨纤维异常增殖症
E. 成骨肉瘤

17. 男，28 岁。因唇痈未及时治疗而并发海绵窦化脓性血栓静脉炎，其特殊的临床症状是
A. 全身中毒症状明显　　B. 上睑下垂及眼球运动受限
C. 头部剧烈疼痛　　D. 肢体瘫痪
E. 神志模糊

18. 女，35 岁。左下颌第三磨牙反复肿痛伴开口受限 2 月。抗炎治疗有效，但不能根治。

检查见左咬肌区弥漫性肿胀，无波动感。应诊断为

A. 翼下颌间隙感染
B. 颞下间隙感染
C. 下颌支边缘性骨髓炎
D. 下颌骨硬化性骨髓炎
E. 下颌骨中央性颌骨骨髓炎

19. 女，30岁。因牙痛拔除右下6后5天出现渐进性开口受限、吞咽疼痛。检查：翼下颌皱襞红肿，除下颌支后缘稍丰满压痛外，其余未见明显阳性体征，首先考虑的诊断是

A. 干槽症
B. 咬肌间隙感染
C. 翼下颌间隙感染
D. 颞下间隙感染
E. 颌下间隙感染

20. 患儿，3个月，体温39.1℃，哭闹不止，左眶下、眼睑红肿，左上牙龈、硬腭黏膜红肿，最有可能的诊断是

A. 面部痈
B. 新生儿颌骨骨髓炎
C. 上颌骨囊肿继发感染
D. 眶下间隙感染
E. 边缘性颌骨骨髓炎

21. 女，31岁。拔下颌第三磨牙后出现渐进性开口受限，颌下淋巴结肿大，下颌支后缘及翼下颌皱襞处轻度肿胀，有压痛。诊断为间隙感染。最可能感染的间隙是

A. 颊间隙
B. 翼腭间隙
C. 咬肌间隙
D. 翼下颌间隙
E. 颌下间隙

二、共用题干单选题

（22～23题共用题干）

男，18岁。右下颌区肿痛7天，加剧3天就诊。检查：T 39℃，一般情况差，右下颌皮肤红，皮温高，压痛明显，触之有波动感，肿胀无明显界限。口内：舌下肉阜无红肿，导管口无溢脓，右下第一磨牙残根，叩痛（++）。X线片见根尖周X线透射区。

22. 穿刺颌下区最可能抽出的液体是

A. 黄色黏稠脓液
B. 暗灰色稀薄脓液
C. 陈旧性血性液体
D. 黄色蛋清样液体
E. 淡黄色清亮液体

23. 最可能的诊断为

A. 化脓性颌骨骨髓炎
B. 结核性淋巴结炎
C. 化脓性颌下腺炎
D. 恶性淋巴瘤
E. 右侧下颌下间隙感染

（24～27题共用题干）

男，52岁。右侧后下牙反复疼痛半年，口服消炎药后可缓解但反复发作，近1周疼痛加重，同侧耳颞区放射痛，自觉牙伸长不能咀嚼，右侧下唇发麻，并出现高热、畏寒、饮食不振。检查：T 39.2℃，P 108次/分，R 24次/分，急性病容。右面部轻微肿胀，右下颌第一磨牙残冠，探死髓，$\overline{7654|}$Ⅱ至Ⅲ度松动、叩痛，冠周溢脓。白细胞总数为10.3×10^9/L，中性粒细胞0.89。

24. 该患者最可能的诊断为

A. 右下颌牙根尖周炎伴咬肌间隙感染
B. 根尖周炎伴骨膜下脓肿
C. 右下颌骨急性中央性骨髓炎
D. 右下颌牙槽脓肿
E. 下颌骨肿瘤伴感染

25. 此时该病例颌骨X线片最可能显示

A. 骨质游散性破坏
B. 颌骨形态改变，有新骨形成
C. 颌骨有明显死骨形成
D. 骨质未见明显破坏，但病灶牙根尖周病变
E. 有明显的骨质破坏

26. 该疾病的治疗应为
A. 牙周治疗 + 开髓引流
B. 脓肿切开引流术 + 拔除患牙
C. 全身支持疗法 + 小量输血
D. 全身应用抗生素 + 拔除患牙
E. 全身应用抗生素

27. 若延误治疗可能发展为
A. 慢性牙周炎
B. 慢性中央性颌骨骨髓炎
C. 慢性边缘性颌骨骨髓炎
D. 下颌慢性根尖周炎
E. 牙槽骨慢性炎症

（28 ~ 32 题共用题干）

女，22 岁。4 天前因劳累出现左侧下后牙龈胀痛，进食吞咽时加重，昨日起出现局部自发性跳痛，面部肿胀，开口受限，伴发热。检查：左侧颊部肿胀，局部皮温增高，压痛明显，局限于咬肌前缘处，并有凹陷性水肿；开口度约 2 指；左下颌第三磨牙近中低位阻生，牙龈瓣覆盖其上，充血肿胀，并见糜烂，挤压局部少量脓液溢出；同侧第一磨牙前庭沟丰满充血，压痛存在；第一磨牙叩诊（ - ），无松动，无龋坏，未及牙周袋。

28. 该患者最有可能的诊断是
A. 左侧第三磨牙冠周炎
B. 左侧第一磨牙牙槽脓肿
C. 左侧第一磨牙牙周脓肿
D. 左侧第三磨牙龈炎
E. 左下颌磨牙后区牙龈溃烂继发感染

29. 该患者第一磨牙颊侧前庭沟处肿胀原因为
A. 根尖脓肿
B. 牙周脓肿
C. 根尖囊肿继发感染
D. 第三磨牙冠周脓肿扩散
E. 颊间隙感染

30. 该患者左颊部皮肤肿胀原因最有可能是
A. 反应性水肿
B. 颊间隙感染
C. 颌上淋巴结炎
D. 局部皮肤感染
E. 咬肌间隙感染

31. 左侧第一磨牙前庭沟肿胀处理方法应为
A. 及时切开引流
B. 面部切开引流
C. 拔除左侧下颌第一磨牙
D. 咬肌间隙切开引流
E. 口服抗生素，局部可不处理

32. 对于诊断为“第Ⅱ类近中位颊侧移位阻生”的智齿，错误的描述是
A. 阻生智齿偏向正常牙列中线的颊侧
B. 阻生智齿大部分位于下颌升支内
C. 阻生智齿的长轴向近中倾斜
D. 阻生智齿的最高点低于船平面
E. 阻生智齿的最高点高于第二磨牙颈部

三、案例分析题

（33～36 题共用题干）

男，35 岁。因近 4 天来右下第三磨牙疼痛伴开口困难而就诊。检查：$\overline{8|}$近中低位阻生，周围牙龈肿胀，充血，龈袋溢脓，$\overline{76|}$区前庭沟变浅，有波动感，$\overline{7|}$牙体完整。血常规检查见白细胞总数 $12.0\times10^9/L$，中性粒细胞 0.82。

33. 此时对该患者正确的治疗有

A. 切除$\overline{8|}$远中牙龈，以利$\overline{8|}$萌出
B. 使用广谱抗生素 + 抗厌氧菌药物
C. $\overline{8|}$远中龈袋冲洗，上台氏液
D. 局部麻醉下拔除$\overline{8|}$
E. $\overline{76|}$区前庭沟切开引流
F. $\overline{76|}$开髓引流

34. 如处理不当，感染易扩散至

A. 下颌下间隙
B. 颊间隙
C. 翼下颌间隙
D. 咬肌间隙
E. 眶下间隙
F. 颞间隙

35. 如该患者经治疗后病情明显好转，已无开口受限，须拔除阻生第三磨牙，术前需要做的检查有

A. 检查患者颞下颌关节情况及开口度
B. 全口牙位曲面体层 X 线片明确牙根与下牙槽神经管的关系
C. 血常规及出、凝血时间检查有无拔牙禁忌
D. B 超检查周围软组织炎症有无消失
E. 检查邻牙牙髓活力
F. X 线片检查行阻力分析

36. 如果在拔$\overline{8|}$时需要翻瓣和去骨，须遵循的原则有

A. 应做黏骨膜全层切开，紧贴骨面将瓣翻起
B. 远中切口勿偏舌侧
C. 颊侧切口应超过前庭沟
D. 颊侧切口与远中切口的末端成 90°向下
E. 去骨时可采用锤凿法或涡轮钻法
F. 用锤凿法去除颊侧骨板时，应先在第二磨牙颊远中角之后，垂直于牙槽嵴，凿透骨密质使其成一沟

答案与解析

1. B　2. B　3. C　4. E　5. A　6. E　7. D　8. C　9. A　10. B　11. E　12. A　13. E　14. B　15. E　16. A　17. B　18. C　19. C　20. B　21. D　22. A　23. E　24. C　25. D　26. D　27. B　28. A　29. D　30. B　31. A　32. B　33. BCE　34. ABCD　35. ABCF　36. ABEF

2. B【**解析**】口腔颌面部感染常由金黄色葡萄球菌、溶血性链球菌、大肠埃希菌等引起。在口腔颌面部感染中，类杆菌属、梭杆菌属、消化链球菌等厌氧菌检出率也极高，说明目前口

腔颌面部感染最多见的是需氧菌与厌氧菌的混合感染。

3. C【解析】边缘性颌骨骨髓炎常在颌周间隙感染基础上发生，多来源于下颌智齿冠周炎，故其好发部位也在下颌角及下颌支部居多。

6. E【解析】下颌智齿冠周炎的炎症沿下颌支外侧扩散，引起咬肌间隙感染；沿内侧向后扩散，可引起翼下颌间隙感染。

7. D【解析】由于咬肌肥厚坚实，脓肿难以自行溃破，也不易触及波动感。若炎症在 1 周以上，压痛点局限或有凹陷性水肿，经穿刺有脓液时，应行切开引流，否则由于长期脓液蓄积，易形成下颌支部的边缘性骨髓炎。

9. A【解析】智齿冠周炎常以急性炎症形式出现。急性智齿冠周炎的初期，一般全身无明显反应，患者自觉患侧磨牙后区胀痛不适，当进食咀嚼、吞咽、开口活动时疼痛加重。如病情继续发展，局部可呈自发性跳痛或沿耳颞神经分布区产生放射性痛。若炎症侵及咀嚼肌，可引起肌的反射性痉挛，从而出现不同程度的开口受限，甚至出现“牙关紧闭”。

12. A【解析】翼下颌间隙位于下颌支内侧骨壁与翼内肌外侧面之间，前界为颞肌及颊肌，后为腮腺鞘，上为翼外肌的下缘，下为翼内肌附着于下颌支处，呈底在上、尖向下的三角形。翼外肌可牵拉髁突向前，有开口作用，翼下颌间隙感染会使翼外肌受累，表现为开口困难。

13. E【解析】中央性骨髓炎急性期全身症状较重，局部症状初期病变区牙疼，向三叉神经分支区域放射，受累牙松动，伸长感，牙龈充血，骨板破坏，脓液从口腔或皮肤黏膜破溃。大多发生下颌骨，出现下唇麻木，开口受限。

14. B【解析】由咬肌间隙翼下颌间隙、颞下间隙和颊间隙感染扩散引起。耳源性感染（化脓性中耳炎、颞乳突炎），颞部疖、痈，以及颞部损伤继发感染均可波及颞间隙。

15. E【解析】翼下颌间隙感染临床表现：常是先有牙痛史，继之出现开口受限，咀嚼、吞咽疼痛。口腔检查见翼下颌皱襞处黏膜水肿，下颌支后缘稍内侧可有轻度肿胀、深压痛。由于翼下颌间隙的位置深在，即使脓肿已形成，亦难由临床直接触及波动，常须穿刺方可确定。

17. B【解析】海绵窦化脓性血栓静脉炎的临床表现：患侧眼睑水肿、眼球突出、眼压增高、运动受限、视力减退、畏光流泪，以及结膜下水肿或淤血。全身高热、头痛，直至神志不清。其特殊的临床症状是上睑下垂及眼球运动受限。

18. C【解析】边缘性骨髓炎临床表现：多见于青年人，好发于下颌骨，多由于下颌智齿冠周炎波及咬肌间隙而继发，急性期不易发现，常被颌周间隙感染症状所掩盖，因此慢性期常见，临床表现主要是腮腺咬肌区呈弥漫性肿胀，局部组织坚硬，轻微压痛，无波动感。病程延续较长而不缓解，或者缓解后再反复发作。

20. B【解析】新生儿颌骨骨髓炎临床表现：主要发生于上颌骨。患儿早期主要出现面部、眶下及内眦部皮肤红，以后病变迅速向眼睑周围扩散，甚至出现眼睑肿胀、结膜外翻或眼球外突。

24. C【解析】急性中央性颌骨骨髓炎的主要诊断依据是全身及局部症状明显，与间隙感染急性期表现相似。病原牙及相邻的多数牙出现叩痛、松动，甚至牙槽溢脓。患侧下唇麻木是诊断的有力证据。

25. D【解析】在中央性骨髓炎的急性期，X 线片中常看不到有骨质破坏。一般在发病 2 ~ 4 周，进入慢性期，颌骨已有明显破坏后，摄 X 线片才具有诊断价值。

26. D【解析】颌骨骨髓炎的急性期，尤其是中央性颌骨骨髓炎，应根据临床反应细菌培养及药物敏感试验的结果，给予足量、有效的抗菌药物，以控制炎症的发展，同时注意全身必要的支持疗法。一旦判定骨髓腔内有化脓性病灶，即应及早拔除病灶牙及相邻的松动牙，使脓液从拔牙窝内排出，这样既可防因脓液向骨髓腔内扩散而加重病情，又能减轻剧烈的疼痛。

32. B【解析】第Ⅱ类阻生齿为下颌支前缘与第二磨牙的远中面之间的间隙不大，不能容纳第三磨牙的近远中径。B项，阻生智齿大部分位于下颌升支内属于第Ⅲ类的阻生齿。

33. BCE【解析】急性冠周炎患者的治疗：包括全身治疗和局部处理，还包括使用广谱抗生素和抗厌氧菌药物、龈袋冲洗上药等。在有脓肿形成时，及时切开引流。

34. ABCD【解析】智齿冠周炎炎症向前、向后和向下扩散，可导致颊间隙、咬肌间隙、翼下颌间隙和下颌下间隙感染，但一般不会直接向眶下间隙和颞间隙扩散。

36. ABEF【解析】翻瓣和去骨法遵循的原则：勿偏舌侧，减少出血；颊侧切口与远中切口的末端成45°向下；颊侧切口避免超过前庭沟，以减少术后肿胀；翻瓣时应做黏骨膜全层切开，紧贴骨面将瓣翻起；去骨可使用骨凿、牙钻、涡轮机和其他外科动力系统，颊侧去骨时可先在第二磨牙颊远中角作一垂直沟，以免暴露第二磨牙牙根。

第四节　颞下颌关节疾病

一、单选题

1. 临床上对颞下颌关节情况的检查不包括

A. 开口型　B. 开口度　C. 关节区触诊　D. 咀嚼肌触诊　E. CT检查

2. 单侧颞下颌关节强直患者可出现

A. 颏点偏向健侧　B. 颏点偏向患侧　C. 患侧面部狭长　D. 健侧面部丰满　E. 下前牙反殆

3. 双侧颞下颌关节急性前脱位症状中，特有的症状为

A. 流涎　B. 语言不清　C. 咀嚼及吞咽困难　D. 双侧耳屏前区疼痛　E. 双侧耳屏前触诊有凹陷

4. 关于颞下颌关节脱位临床表现，叙述错误的是

A. 呈开口状，不能闭口　B. 咬合关系紊乱　C. 关节区压痛　D. 患侧耳屏前方触诊有凹陷　E. 中线偏向患侧

5. 治疗颞下颌关节急性前脱位时，最常选用的方法为

A. 口外法手法复位　B. 口内法手法复位　C. 切开复位　D. 全麻下复位　E. 颌间弹性牵引复位

6. 颞下颌关节脱位病历中，最常见的类型是

A. 陈旧性脱位　B. 急性后脱位　C. 急性前脱位　D. 急性上脱位　E. 复发性后脱位

7. 颞下颌关节紊乱病的主要症状不包括

A. 开闭运动出现关节绞锁　　B. 开口型及开口度异常
C. 关节区及周围肌群随关节运动疼痛　　D. 出现关节区和周围肌群的严重自发痛
E. 下颌运动中常出现弹响音、摩擦音和破碎音

8. 关于颞下颌关节紊乱病，描述错误的是
A. 并非指单一个疾病，而是指一组关节疾病的总称
B. 好发于中老年人
C. 属于肌肉骨骼类紊乱病
D. 一般都有自限性
E. 是口腔医学最常见的四种疾病之一

9. 患者发生了单侧颞下颌关节的真性强直，其面部不对称表现的一般规律应该是
A. 健侧下颌骨较长，面部外观丰满　　B. 健侧下颌骨较长，但患侧面部外观丰满
C. 颏点偏向健侧，健侧外观丰满　　D. 颏点偏向患侧，健侧外观丰满
E. 患侧面部丰满，下颌体较长

10. 下颌运动异常、疼痛、弹响和杂音是以下哪类疾病的主要症状
A. 颞下窝肿瘤　　B. 颞下颌关节紊乱病　　C. 颞下颌关节炎
D. 颞下颌关节强直　　E. 髁突肿瘤

11. 男，7 岁。渐进性开口受限 2 年。检查：右面部丰满，开口度 10mm，开口型偏右，右髁突无滑动。最可能的诊断是
A. 右喙突肥大　　B. 左关节外强直　　C. 右关节内强直
D. 左髁突良性肥大　　E. 右关节盘不可复性前移位

12. 男，26 岁。1 年前因车祸致右髁突骨折，行保守治疗，3 个月后即出现进行性的开口受限，半年前开口仅有 5mm，现因开口困难前来就诊。针对其可选用的最恰当的治疗为
A. 局部封闭　　B. 开口练习　　C. 理疗
D. 关节镜手术　　E. 开放手术

13. 男，35 岁。曾有颏部受力外伤史，后出现进行性开口困难，逐渐发展到完全不能开口，下颌发育不足，左侧髁突无动度，可能出现的其他表现应该是
A. 左侧下颌体、下颌支长，外观丰满　　B. 左侧下颌体、下颌支短小，外观丰满
C. 颏部偏向右侧，右侧面部扁平、狭长　　D. 颏部偏向左侧，左侧面部扁平、狭长
E. 颏部偏向右侧，右侧面部外观丰满

14. 男，30 岁。右颞下颌关节无痛性弹响 3 个月。检查：开口度 50mm，两侧关节开口末弹响，关节区无压痛。首选的治疗方法是
A. 泼尼松龙翼内肌封闭　　B. 1% 利多卡因咬肌封闭
C. 2% 普鲁卡因关节腔封闭　　D. 1% 利多卡因翼外肌封闭
E. 2% 鱼肝油酸钠关节囊封闭

15. 男，9 岁。开口受限 5 年，检查：开口度约 2mm，前牙呈扇形，右侧面颊丰满，左侧面颊瘦长，颌间无瘢痕，其诊断最大可能是
A. 右侧颞颌关节真性强直　　B. 右侧颞颌关节假性强直
C. 左侧颞颌关节真性强直　　D. 左侧颞颌关节假性强直

E. 右侧颞颌关节盘穿孔

16. 某患者右侧颞下颌关节开口处发出单音清脆弹响，开口型先偏向右侧，弹响发生后又回到中线。关节检查：关节区压痛，开口度为3.5cm。X线检查见关节后间隙变窄，前间隙变宽。最可能的诊断应该是

A. 右侧可复性关节盘前移位　　B. 右侧滑膜炎

C. 右侧翼外肌痉挛　　D. 左侧翼外肌功能亢进

E. 右侧关节盘穿孔

17. 男，27岁。颞下颌关节紊乱病患者。临床检查：中度开口受限，下颌前伸及偏向右侧时，左侧颞下颌关节区疼痛，下颌偏向左侧时无疼痛，左侧外耳道触诊髁突后方无压痛，开口时颏点偏向左侧。最可能的诊断为

A. 右侧翼外肌功能亢进　　B. 右侧翼外肌痉挛

C. 左侧翼外肌功能亢进　　D. 左侧翼外肌痉挛

E. 左侧关节盘后区损伤

18. 女，36岁。开口困难伴疼痛1个月，检查：自然开口度30mm，被动开口度30mm，开口偏向患侧。最可能的诊断是

A. 关节盘附着松弛　　B. 关节盘后区损伤　　C. 不可复性关节盘移位

D. 翼外肌功能亢进　　E. 可复性关节盘移位

19. 某患者开口、咀嚼食物时，右侧关节区深部疼痛，口内上颌结节后上方有压痛；开口中度受限，被动开口度可大于自然开口度；开口型偏向右侧。最可能的诊断是

A. 右侧翼外肌功能亢进　　B. 右侧颞下颌关节紊乱病的炎性疾病类

C. 右侧不可复性关节盘前移位　　D. 右侧翼外肌痉挛

E. 左侧翼外肌功能亢进

20. 某患者曾有坏死性口炎病史，现开口受限，在上颌结节与下颌升支之间可触及条索状区域，X线片显示颞下颌关节结构正常。最可能的诊断是

A. 癔症性牙关紧闭　　B. 咀嚼肌痉挛　　C. 颌间瘢痕挛缩

D. 颞下颌关节强直　　E. 破伤风牙关紧闭

二、共用题干单选题

（21～22题共用题干）

男，10岁。开口严重受限3年，幼时曾有面部外伤史。

21. 应拍照哪些片位进行检查

A. 许勒位及经咽侧位　　B. 许勒位及曲面体层

C. 许勒位及颅底位　　D. 曲面体层及下颌骨后前位

E. 曲面体层及颅底位

22. 如果X线表现为关节结构消失，呈T形致密团块，角前切迹加深，其开口受限的原因可能是

A. 颞下颌关节强直　　B. 颌间瘢痕挛缩　　C. 关节脱位

D. 髁突骨折　　E. 颞下颌关节紊乱病

（23～24 题共用题干）

患者左颞下颌关节在开口、咀嚼时疼痛，无自发痛。检查：开口中度受限，开口型偏向左侧，左髁突后方明显压痛，未见红肿。

23. 其诊断应该是

A. 左翼外肌痉挛　B. 左关节盘后区损伤　C. 左关节囊附着松弛

D. 左髁突破坏　E. 左关节盘穿孔

24. 其治疗应选用

A. 0.5% 或 1% 普鲁卡因封闭　B. 2% 普鲁卡因 2～3ml 封闭

C. 泼尼松 0.5～0.8ml 局部封闭　D. 复位垫治疗

E. 髁突高位切除加关节盘摘除术

（25～28 题共用题干）

患者，30 岁。开口受限 1 年。既往有关节弹响史。临床检查见开口度一指半，开口型左偏。

25. 首先应进行下列哪项检查

A. 许勒位及下颌开口后前位　B. 许勒位及经咽侧位

C. 许勒位及升支侧位　D. 曲面体层及下颌开口后前位

E. 曲面体层及经咽侧位

26. 下列表现中，哪一项不是颞下颌关节紊乱病的表现

A. 关节间隙改变　B. 髁突运动度改变

C. 两侧关节形态不对称　D. 髁突骨质硬化

E. 关节结构为 T 形致密团块代替

27. 平片及体层摄影检查颞下颌关节前间隙增宽，髁突骨质未见异常，应进一步进行下列哪项检查

A. 许勒位开口位片　B. 颞下颌关节侧位体层　C. 颞下颌关节正位体层

D. 颞下颌关节 CT 检查　E. 颞下颌关节造影

28. 左侧颞下颌关节造影侧位体层闭口位，关节盘后带位于髁突横嵴前方，开口位见髁突前方的关节盘变形，似一肿块压迫造影剂的影像，应诊断为

A. 不可复性关节盘前移位　B. 关节肿瘤　C. 关节盘附着松弛

D. 关节盘内移位　E. 关节盘可复性前移位

三、案例分析题

（29～32 题共用题干）

女，32 岁。因关节区疼痛，开口受限 2 个月就诊，既往有左侧关节弹响病史 1 年。临床检查：开口度 1.8cm，开口型左偏，关节区疼痛，关节区无弹响，无摩擦音。

29. 对该患者需要进一步进行下列哪项检查

A. 关节许勒位片　B. 左下颌侧位片　C. 髁突经咽侧位片

D. 左下颌升支切线位　E. 左髁突体层片　F. 下颌开口后前位

30. 颞下颌关节造影侧位体层闭口位片的正常影像是

A. 关节盘后带恰位于髁突横嵴前方　B. 关节盘后带恰位于髁突横嵴之上

C. 关节盘后带恰位于髁突横嵴后方　　D. 关节盘后带的后缘位于髁突横嵴之上

E. 关节盘中带恰对髁突横嵴

31. 左侧颞下颌关节造影侧位体层闭口位显示关节盘后带位于髁突横嵴前方，开口位见髁突前方的关节盘压迫变形，临床检查被动开口时开口度不能增大，正确的诊断为

A. 翼外肌痉挛　　B. 咀嚼肌群痉挛　　C. 可复性关节盘前移位

D. 不可复性盘前移位　　E. 关节盘附着松弛

32. 不可复性盘前移位治疗方法是

A. 手法复位　　B. 关节镜外科复位　　C. 戴用枢轴胎板

D. 戴用复位板　　E. 戴用软弹性殆垫　　F. 关节腔内注射透明质酸钠

答案与解析

1. E　2. B　3. E　4. E　5. B　6. C　7. D　8. B　9. B　10. B　11. C　12. E　13. B　14. D　15. A　16. A　17. D　18. C　19. D　20. C　21. B　22. A　23. B　24. C　25. B　26. E　27. E　28. A　29. ACE　30. B　31. D　32. ABCF

2. B【解析】单侧颞下颌关节强直表现：①面下部发育畸形，表现为面部两侧不对称，颏部偏向患侧。②患侧下颌体、下颌支短小，患侧面部丰满。③健侧下颌由于生长发育正常，相应面部反而扁平、狭长。

3. E【解析】双侧脱位的表现：①下颌运动异常，患者呈开口状，说话、咀嚼和吞咽均有困难，检查时可见前牙开殆、反殆。②下颌前伸，两颊变平。③触诊耳屏前方有凹陷，在颧弓下可触到脱位的髁突。

5. B【解析】颞下颌关节急性脱位后，应及时复位，否则在脱位髁突周围和关节窝内逐渐有纤维组织增生后，则难以复位，首选口内法手法复位。首选若脱位时间较长，咀嚼肌发生痉挛，关节局部水肿、疼痛或患者不能配合，则给手法复位造成困难。此时，宜先行局部热敷或行关节周围和咀嚼肌封闭后，再行复位。

7. D【解析】颞下颌关节紊乱病的主要症状如下。①下颌运动异常：开口度异常、开口型异常、开闭口运动出现关节绞锁等。②疼痛：开口和咀嚼运动时关节区或关节周围肌群的疼痛，一般无自发痛。③弹响和杂音：弹响音常见于关节盘前移位时；破碎音关节盘穿孔、破裂或移位时可出现；摩擦音为在开口运动中有连续的揉玻璃纸样的音，多见于骨关节病。

8. B【解析】颞下颌关节紊乱病好发于青壮年，以20～30岁患病率、就诊率最高。

10. B【解析】颞下颌关节紊乱病并非指单一疾病，是一类病因尚未完全清楚而又有相同或相似临床症状的一类疾病的总称。一般有颞下颌关节区或咀嚼肌疼痛，下颌运动异常伴有功能障碍，以及关节弹响、破碎音及杂音三类表现。

11. C【解析】A项，右喙突肥大会发生开口受限，但不会出右髁突无滑动。B项，关节外强直一般很少发生于儿童。D项，左髁突肥大，开口型左偏。E项，右关节盘不可复性前移位开口度不会到10mm。所以A、B、D、E均排除。C项，关节内强直多数发生在15岁以前的儿童，临床表现有开口困难，面下部发育障碍畸形，殆关系错乱，髁突活动减弱或消失，所以右

关节内强直正确。

14. D【解析】根据临床表现拟诊断为翼外肌功能亢进。其治疗为封闭治疗调整翼外肌功能，使用0.5%或1%利多卡因5ml做翼外肌封闭，每天1次，5~7次为一疗程。每次封闭的量和间隔时间可根据开口度、弹响情况来调整。

16. A【解析】可复性关节盘前移位的临床特征为开闭口弹响，是由于关节盘向前移位，在做开口运动时，髁突横嵴撞击关节盘后带的后缘并迅速向前下继而向前上运动。开口型在弹响发生前偏向患侧，弹响发生后又回到中线。X线片（许勒位）可见关节后间隙变窄、前间隙变宽。

18. C【解析】不可复性关节盘移位临床有典型的关节弹响病史，继之有间断性关节绞锁史，进而弹响消失，开口受限。开口时下颌偏向患侧，关节区疼痛；测量被动开口度时，开口度不能增大。

19. D【解析】翼外肌痉挛主要表现为疼痛和开口受限。在开口、咀嚼食物时，患者自觉关节区或关节周围区疼痛，患者可以指出疼痛处在关节区深部，但不能触及。一般无自发痛，不影响睡眠；疼痛性质为钝痛。检查时开口中度受限，被动开口度可大于自然开口度。在翼外肌相应面部，相当于下关穴处和上颌结节后上方有压痛，但不红肿：一般关节本身无压痛。由于开口受限、髁突的滑动减小或消失，故不出现弹响。

21. B【解析】许勒位片即颞下颌关节经颅侧斜位片，可显示颞下颌关节外侧1/3侧斜位影像，可以同时显示关节窝、关节结节、髁突及关节间隙。曲面体层可用于观察上下颌骨的肿瘤、外伤、畸形、炎症等病变及其与周围组织的关系。

23. B【解析】关节盘后区损伤临床表现：关节区开口及咀嚼痛，一般无自发痛。检查时可见开口中度受限，开口型偏向患侧。关节外侧和/或髁突后方有明显压痛，但无红肿。如炎症引起关节腔内渗出而有积液，患侧后牙失去正常接触。

24. C【解析】治疗原则：以缓解疼痛为主。理疗、口服抗炎镇痛药。如无效，可用泼尼松龙0.5~0.8ml行局部封闭治疗。一般封闭一次即可，不宜过多重复使用。

26. E【解析】颞下颌关节紊乱病是一类疾病的总称，一般有颞下颌关节区及相应软组织的疼痛，下颌运动异常伴关节弹响或杂音，多数为功能紊乱性疾病，也可有器质性破坏。故关节间隙改变、髁突运动度改变、两侧关节形态不对称和髁突骨质硬化都可归为颞下颌关节紊乱。而关节结构为T形致密团块代替的情况属于关节强直。

28. A【解析】不可复性关节盘前移影像学表现：闭口位关节盘后带的后缘位于髁突横嵴的前方；开口位时盘-髁突关系不能恢复正常，仍处于前移位。

第五节　口腔颌面部肿瘤

一、单选题

1. 由成釉器星网状层变性发展而来的颌骨囊肿是

A. 始基囊肿　　B. 含牙囊肿　　C. 根尖周囊肿

D. 球上颌囊肿　　E. 牙源性角化囊肿

2. 位于上颌侧切牙与尖牙之间的非牙源性囊肿（影像学检查如图）是

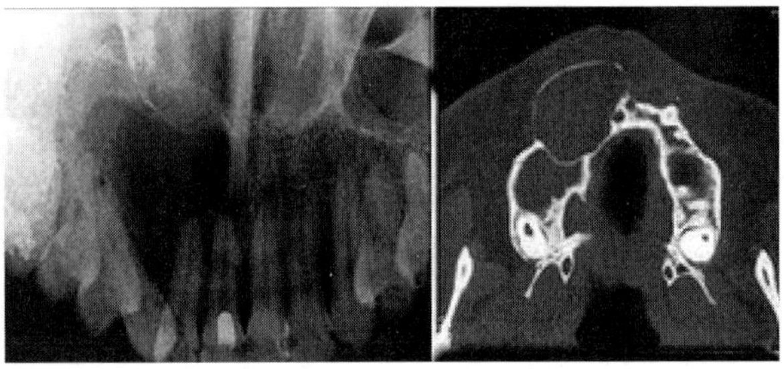

A. 球上颌囊肿
B. 正中囊肿
C. 鼻唇囊肿
D. 鼻腭囊肿
E. 角化囊肿

3. 关于口腔颌面部恶性黑色素瘤的临床特点，叙述错误的是
A. 诊断主要靠色素特点及临床症状，不宜活检
B. 肿瘤生长迅速，常向四周扩散
C. 口腔内恶性黑色素瘤多发生于牙龈、腭部及颊部黏膜
D. 常发生广泛转移
E. 对放疗敏感，故治疗以放疗为主

4. 属于临界瘤的是
A. 牙龈瘤　B. 血管瘤　C. 脂肪瘤
D. 毛细淋巴管瘤　E. 成釉细胞瘤

5. 具有局部浸润性生长的肿瘤为
A. 海绵状血管瘤　B. 囊性水瘤　C. 牙龈瘤
D. 成釉细胞瘤　E. 蔓状血管瘤

6. 甲状舌管囊肿好发于颈中线的
A. 舌骨上部　B. 舌骨下部　C. 舌根部
D. 舌骨上、下部　E. 胸骨切迹上

7. 以下关于舌癌（如图）的叙述，哪项是错误的

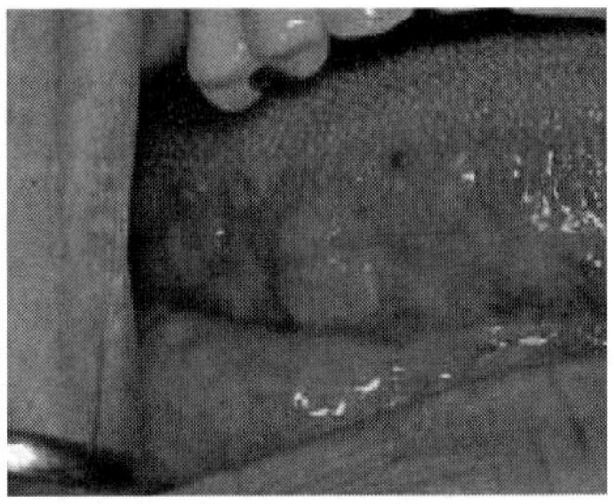

A. 舌根部癌可向茎突后及咽后部的淋巴转移
B. 以鳞状细胞癌（鳞癌）多见
C. 转移途径多为直接浸润和种植转移
D. 常发生早期颈部淋巴结转移
E. 多发生于舌缘，恶性程度高

8. 葡萄酒斑状血管瘤属于
A. 微静脉畸形　B. 静脉畸形　C. 混合型血管瘤
D. 蔓状血管瘤　E. 杨梅状血管瘤

9. 口腔颌面部恶性肿瘤中，最常见的类型为
A. 腺癌　B. 鳞癌　C. 未分化癌
D. 恶性淋巴瘤　E. 横纹肌肉瘤

10. 关于唇癌的描述，错误的是
A. 唇癌主要是鳞癌　B. 唇癌多发于下唇
C. 唇癌一般以手术治疗为主　D. 下唇癌常向颏下及下颌下淋巴结转移
E. 唇癌较其他口腔癌易发生淋巴结转移

11. 下列囊肿中属于牙源性囊肿的是

A. 黏液囊肿　B. 始基囊肿　C. 鼻唇囊肿

D. 甲状舌管囊肿　E. 鳃裂囊肿

12. 男，21 岁。右下颌骨膨隆近半年，无自觉症状，临床初诊为成釉细胞瘤。拍摄曲面体层片，其 X 线表现为

A. 分房大小一致，牙根水平吸收

B. 房隔不清，边缘无切迹，牙根移位

C. 分房不清，房隔粗大，有骨化现象

D. 分房不清，有骨质破坏和骨膜反应

E. 分房大小不均，边缘有切迹，牙根吸收，房隔清楚

13. 男，37 岁。右舌缘 1/3 溃疡 2 周余，扩展较快，伴有疼痛，近 1 周出现右下颌下淋巴结肿大，最可能考虑的临床诊断是

A. 创伤性溃疡　B. 结核性溃疡　C. 重型口腔溃疡

D. 鳞状细胞癌　E. 恶性淋巴瘤

14. 男，26 岁。发现右面部膨隆 1 个月。曲面体层片示右下颌骨体后部及下颌支多房型透影区。部分呈蜂窝状改变，下颌支骨质膨胀明显，下颌第三磨牙移位。最可能的诊断是

A. 根尖周囊肿　B. 含牙囊肿　C. 成釉细胞瘤

D. 牙源性角化囊肿　E. 骨纤维异常增殖症

15. 女，32 岁。牙龈肿物 3 个月。镜下见病变由大量新生毛细血管及成纤维细胞组成，有多数炎症细胞浸润，表皮上皮变薄。病理上最符合

A. 纤维性牙龈瘤　B. 骨化纤维性牙龈瘤　C. 妊娠性牙龈瘤

D. 肉芽肿性牙龈瘤　E. 巨细胞性牙龈瘤

16. 女，49 岁。因左下牙疼痛 2 个月，下唇麻木 3 周就诊。检查：左下唇较对侧感觉迟钝，下颌第三磨牙Ⅱ度松动，无龋坏。全景片示左下颌体区见一 2cm × 3cm 的边界不清的密度减低区，牙根有吸收。根据以上临床表现，最可能的诊断是

A. 下颌骨骨髓炎　B. 成釉细胞瘤　C. 角化囊肿

D. 含牙囊肿　E. 中央性颌骨癌

17. 女，17 岁。左上颈部肿物 1 年，有反复消长史，特别是感冒时增大。检查：触诊质软，囊性感明显，穿刺液为透明、淡黄色水样清亮液体。最有可能的诊断为

A. 淋巴管畸形　B. 下颌下腺囊肿　C. 舌下腺囊肿口外型

D. 第二鳃裂囊肿　E. 甲状舌管囊肿

18. 男，8 岁。发现颈部包块 3 年余，缓慢增长。检查示包块质软，边界清楚，与周围组织无粘连，无压痛，随吞咽及伸舌动作而移动。最可能的诊断是

A. 甲状舌管囊肿　B. 鳃裂囊肿　C. 颌下腺囊肿

D. 甲状腺囊肿　E. 皮脂腺囊肿

19. 男，18 岁。右颌下区反复肿胀半年，2 天前再次发作，病程进展快，出现开口受限。X 线片示右下颌角区沿颌骨长轴有单囊阴影、右下颌第三磨牙位于下颌下缘，该患者最可能的诊断为

A. 右下颌骨含牙囊肿　　B. 右下颌角化囊肿继发感染
C. 右下颌成釉细胞瘤　　D. 右下颌骨中枢性癌
E. 右下颌骨骨髓炎

20. 女，15 岁。因左侧面下部肿胀 1 周入院，检查：见左侧下颌第一前磨牙缺失，余未见异常。X 线检查：左侧下颌骨内有类圆形的透射区，约 2cm×2cm 大小，边缘光滑锐利，有白色骨质反应线环绕，边缘无切迹，透射区内有一牙冠。最可能的诊断是

A. 含牙囊肿　　B. 残余囊肿
C. 牙源性角化囊肿　　D. 创伤性颌骨囊肿
E. 成釉细胞瘤

21. 女，25 岁。发现右颌下区无痛性肿块 10 余年。肿块生长缓慢，压缩感（+），体位移动试验（+），触诊质软。该患者最可能的诊断是

A. 淋巴管瘤　　B. 舌下腺囊肿口外型　　C. 下颌下腺囊肿
D. 海绵状血管瘤　　E. 皮样囊肿

22. 女，40 岁。右上颈部肿物 5 年，增长不明显，近 3 天发生上呼吸道感染，肿物突然增大，伴疼痛。检查见肿物位于胸锁乳突肌上 1/3 前缘，质软，有波动感，无搏动，体位试验阴性。最可能的诊断是

A. 海绵状血管瘤　　B. 神经鞘瘤　　C. 囊性水瘤
D. 鳃裂囊肿　　E. 甲状舌管囊肿

23. 女，16 岁。左上颈部肿物 2 年，有消长史，感冒时易增大。触诊囊性感明显，穿刺液为浑浊的淡黄色稍黏稠液体。该患者最可能的诊断为

A. 舌下腺囊肿口外型　　B. 甲状舌管囊肿　　C. 下颌下腺囊肿
D. 第二鳃裂囊肿　　E. 囊性水瘤

24. 女，16 岁。右侧下颌骨逐渐膨大 8 年。近来增大速度减慢。检查：下颌骨体部弥漫性膨大，但以颊侧更明显，质硬。X 线片示右下颌骨体部呈磨砂玻璃样，与骨皮质相移行。术后标本病理检查发现纤维组织代替正常骨组织，其中有较多的纤细骨小梁。可能的诊断为

A. 化牙骨质纤维瘤　　B. 骨化性纤维瘤　　C. 骨纤维异常增殖症
D. 巨颌症　　E. 牙源性纤维瘤

25. 女，30 岁。X 线片显示 6| 残根根尖下方有 1.5cm×1.0cm 圆形低密度影像，周围包绕致密骨白线。该病最可能的诊断是

A. 牙源性角化囊肿　　B. 根尖周囊肿　　C. 成釉细胞瘤
D. 颌骨血管瘤　　E. 含牙囊肿

26. 男，60 岁。右下颌第一磨牙松动。检查：第一磨牙颊侧牙龈呈菜花样增生。X 线片显示第一磨牙根周有“弹坑样”骨吸收。最可能的诊断是

A. 龈炎　　B. 牙周炎　　C. 急性牙槽脓肿
D. 牙龈癌　　E. 牙龈瘤

27. 男，60 岁。右侧鼻翼有 1 个深棕色结节 7 年，近 2 周出现疼痛并长大。检查：结节 1cm×3cm 大小，表面有破溃，深棕色，周围皮肤出现多个黑色点状小结节。最可能的临床诊断为

A. 皮内痣恶变　B. 复合痣恶变　C. 交界痣恶变
D. 毛痣恶变　E. 雀斑样色素痣恶变

28. 女，49 岁。因左下牙疼痛 2 个月，下唇麻木 3 周就诊。检查：左下唇较对侧感觉迟钝，下颌第三磨牙Ⅱ度松动，无龋坏。全景片示左下颌体区见一 2cm×3cm 的边界不清的密度减低区，牙根有吸收。根据以上临床表现，最可能的诊断是

A. 下颌骨骨髓炎　B. 成釉细胞瘤　C. 角化囊肿
D. 含牙囊肿　E. 中央性颌骨癌

二、共用题干单选题

（29～31 题共用题干）

男，30 岁。左下颌肿胀半年，有消长史。触及 2cm×2cm 大小囊性肿物，有波动感，用力时肿物突入口底，口底黏膜呈淡蓝色。

29. 该患者要明确诊断，首先应做哪项检查

A. 细针吸细胞学检查　B. CT 检查　C. 颌下腺造影
D. 拍颌下腺侧位片　E. 穿刺液检查

30. 该患者最有可能的诊断为

A. 慢性颌下腺炎　B. 囊性水瘤　C. 皮样囊肿
D. 舌下腺囊肿口外型　E. 鳃裂囊肿

31. 该肿物应采用的治疗是

A. 摘除舌下腺及囊肿，抽吸净口外囊液　B. 口内摘除囊肿
C. 摘除颌下腺　D. 抽吸囊液后加压包扎
E. 颌下切开引流

（32～34 题共用题干）

男，26 岁。因左下颌角区渐进性膨隆 5 月余就诊。专科检查：面部不对称，触诊有乒乓球样感觉。临床初步诊断为左下颌骨牙源性角化囊肿。

32. 不出现的临床症状是

A. 舌侧膨隆明显　B. 囊肿内牙松动、移位
C. 穿刺检查为黄白色油脂样物　D. 左下颌第一磨牙缺失
E. 同侧下唇麻木

33. X 线片特征为

A. 边缘整齐的透光影像　B. 含牙的透光影像
C. 不含牙的透光影像　D. 沿下颌骨长轴发展的透光影像
E. 囊肿边缘呈分叶状或切迹状

34. 其治疗方案一般是

A. 行下颌骨部分切除，钛板修复　B. 行下颌骨部分切除，髂骨修复
C. 行下颌骨部分切除，腓骨修复　D. 仅行下颌骨部分切除
E. 手术刮除，骨创烧灼或冷冻处理

（35～37 题共用题干）

女，25 岁。左耳垂下有时大时小的肿块 6 年。无自觉症状。检查：耳垂下可见 1 个约 4cm×3cm 的肿块，表面皮肤正常，但稍偏蓝色，边界不清，质软，可被压缩，头低位时肿块膨大，头恢复正常位时，肿块亦恢复原状。

35. 初步临床诊断为

A. 毛细管型血管瘤　　B. 静脉畸形　　C. 蔓状血管瘤

D. 囊肿型淋巴管瘤　　E. 海绵状淋巴管瘤

36. 若为确定诊断以利治疗，还应做的检查是

A. 肿块穿刺术　　B. B 超检查　　C. 摄 X 线片

D. 活体组织病理学检查　　E. 磁共振成像检查

37. 若辅助检查穿刺抽出血性液体，结合临床诊断，治疗应采用

A. 激光治疗　　B. 放射治疗　　C. 低温治疗

D. 激素治疗　　E. 注射硬化剂治疗

（38～39 题共用题干）

男，54 岁。发现左下牙龈菜花样溃疡 2 个月，无下唇麻木症状，活检诊为“鳞癌 I 级”。查见溃疡约 3cm×2cm 大小，颌面顶部未触及明显肿大淋巴结。

38. 对该患者应首先补充的局部检查是

A. CT　　B. B 超　　C. 颌骨 X 线片

D. 核素骨扫描　　E. PET

39. 该患者的 T 分类是

A. T_1　　B. T_2　　C. T_3

D. T_4　　E. Tis

三、案例分析题

（40～43 题共用题干）

男，75 岁。左下颌后牙区牙龈肿块 20 年，伴疼痛出血 2 年，并呈渐进性增大。有抽烟史 40 余年。检查：$\lceil 4$ 的颊舌侧至左侧磨牙后垫有乳头增生样肿块，有蒂，表面色泽呈淡粉红色，但$\lceil 67$ 区颊舌侧牙龈呈暗紫色溃疡，触之易出血，有触痛，$\lfloor 67$ Ⅲ度松动，无叩痛，与$\lceil 67$ 呈锁𬌗，并可咬着$\lceil 67$ 牙龈，开口度 3.0cm；左侧下颌下和颈深上可触及肿大的淋巴结，3cm×2cm 和 2.0cm×1.5cm，质地中等，活动，无压痛；右侧下颌下区可扪及数枚 0.5cm×1.0cm 淋巴结，质地软，活动，无压痛；右侧颈部未触及肿大的淋巴结。全口牙位曲面体层 X 线片示$\lceil 67$ 牙槽骨吸收破坏，未累及下牙槽神经管。

40. 该患者尚须做下列哪项辅助检查

A. 局部活检　　B. 颅颌面 CT

C. B 超　　D. 颅颌面 MRI

E. 细菌培养＋药物敏感试验　　F. PET－CT

41. 该患者的正确诊断是

A. 左侧后牙牙龈恶性淋巴瘤　　B. 左下后牙牙龈创伤性溃疡

C. 左侧后牙牙龈鳞癌
D. 左侧后牙牙龈瘤
E. 牙周炎
F. 左侧颊黏膜癌

42. 该疾病有可能从以下哪种疾病演变恶化而来

A. 口腔扁平苔藓
B. 牙周炎
C. 口腔白斑
D. 乳头状瘤
E. 左磨牙后区小唾液腺慢性炎症
F. 口腔黏膜过角化

43. 对该患者应该采取下列哪项治疗方案

A. 左颌颈联合根治术
B. 牙周病治疗
C. 拔除
D. 左侧后牙牙龈瘤切除术
E. 左颌颈联合根治术 + 局部放疗
F. 牙龈癌的综合序列治疗

答案与解析

1. A　2. A　3. E　4. E　5. D　6. D　7. C　8. A　9. B　10. E　11. B　12. E　13. D　14. C　15. D　16. E　17. A　18. A　19. B　20. A　21. D　22. D　23. D　24. C　25. B　26. D　27. C　28. E　29. E　30. D　31. A　32. E　33. D　34. E　35. B　36. A　37. E　38. C　39. B　40. A　41. C　42. D　43. F

1. A【**解析**】A 项，始基囊肿发生于成釉器发育的早期阶段，牙釉质和牙本质形成之前，在炎症和损伤刺激后，成釉器的星形网状层发生变性，并有液体渗出，蓄积其中而形成囊肿。B 项，含牙囊肿是在牙冠形成后，由于牙冠面和缩余釉上皮之间有液体渗出而形成。C 项，根尖周囊肿主要是由根尖周肉芽肿发展而来。D 项，球上颌囊肿属于非牙源性囊肿。E 项，牙源性角化囊肿来源于原始的牙胚或残余牙板。

3. E【**解析**】恶性黑色素瘤治疗以手术切除为主，对放射治疗不敏感。手术原则：必须做广泛彻底切除，切除范围要比其他恶性肿瘤更广、更深。由于恶性黑色素瘤早期就有区域淋巴结转移，且转移率较高，因此应施行选择性颈淋巴清扫术。

5. D【**解析**】肿瘤生物学行为介于良性和恶性之间，具有恶性倾向可转变为恶性肿瘤，称为“临界瘤”，如成釉细胞瘤、多形性腺瘤。成釉细胞瘤具有局部浸润性生长的特点。

6. D【**解析**】甲状舌管囊肿可发生在舌盲孔与甲状腺之间导管经过的任何部位，以甲状舌骨区发生者最多见。可发生于任何年龄，但青少年较多见。囊肿常位于颈部中线或近中线处，直径一般为 2 ~ 3cm，表面光滑，边界清楚，触之有波动感，能随吞咽上下活动。

9. B【**解析**】鳞状细胞癌简称鳞癌，在我国是口腔颌面部最常见的恶性肿瘤，多发生于 40 ~ 60 岁的成人，男性多于女性。发生部位以口腔癌和上颌窦癌最为常见，常向区域淋巴结转移，晚期可发生远处转移。

12. E【**解析**】典型成釉细胞瘤的 X 线表现：早期呈蜂房状，以后形成多房性囊肿样阴影，单房比较少。成釉细胞瘤因为多房性及有一定程度的局部浸润性，故周围囊壁边缘常不整齐，呈半月形切迹。在囊内的牙根尖可有不同程度的吸收现象。

16. E【**解析**】中央性颌骨癌的临床表现：好发于下颌骨，尤其是下颌磨牙区。早期无自觉症状，随病变发展，可出现牙痛、局部疼痛、下唇麻木等症状。下唇麻木常是中央性颌骨癌的首要症状，X 线早期表现为根尖区阴影，呈不规则虫蚀状破坏，晚期才破坏并侵蚀骨密质。

17. A【解析】淋巴管畸形大囊型：即传统分类中的囊肿型或囊性水瘤。主要发生于颈部、锁骨上区，亦可发生于下颌下区及上颈部。一般为多房性囊腔，彼此间隔，内有透明、淡黄色水样液体。病损大小不一，表面皮肤色泽正常，呈充盈状态，触诊柔软，有波动感。与深部血管瘤不同的是体位移动试验阴性，但透光试验阳性。

21. D【解析】海绵状血管瘤不是肿瘤，而是一种静脉畸形，具有体位移动试验阳性的特点，而淋巴管瘤、舌下腺囊肿口外型、下颌下腺囊肿、皮样囊肿体位移动试验阴性，所以最可能是海绵状血管瘤。

23. D【解析】第二鳃裂囊肿临床表现：常位于颈上部，大多在舌骨水平，胸锁乳突肌上 1/3 前缘附近。肿块大小不定，生长缓慢，患者无自觉症状，如发生上呼吸道感染可骤然增大，感觉不适。触诊时肿块质地软，有波动感，但无搏动，穿刺液为混浊的淡黄色稍黏稠液体。鳃裂囊肿穿破后，可以长期不愈，形成鳃裂瘘。

25. B【解析】根尖周囊肿可在口腔内发现深龋、残根或死髓牙，始基、含牙囊肿可伴先天缺牙或有多余牙。如因拔牙、损伤使囊肿破裂时，可见囊内有草黄色或草绿色液体流出。

29. E【解析】患者下颌区囊性肿物，有波动感，对于囊性肿物可以通过穿刺抽吸肿块内容物，了解内容物的颜色、透明度、黏稠度等性质，可以进一步协助诊断。

32. E【解析】牙源性角化囊肿是一种良性、单囊或多囊、发生于骨内的牙源性肿瘤。其重要的临床特征是潜在的侵袭性、复发率高及具有多发性的倾向，易继发感染。病变多累及下颌骨，尤其是磨牙区及下颌支部。生长缓慢，初期无自觉症状。若继续生长，骨质逐渐向周围膨胀，则形成面部畸形。如果囊肿发展到更大时，表面骨质变为极薄的骨板，触诊时可有乒乓球样的感觉，并发出所谓羊皮纸样脆裂声，最后，此层极薄的骨板也被吸收时，则可出现波动感。

33. D【解析】牙源性角化囊肿的 X 线表现：①有单囊和多囊之分，单囊多见；多囊者囊腔大小相差不明显。②常沿颌骨长轴生长，膨胀不明显；如有膨胀，常向舌侧。③牙根吸收少见，多呈斜面状。④病变内可含牙或不含牙。

34. E【解析】牙源性角化囊肿容易复发，也可发生恶变，因此手术刮除要求更彻底；在刮除囊壁后用苯酚或硝酸银等腐蚀剂涂抹骨创，或者加用冷冻疗法，以消灭子囊，防止复发。

35. B【解析】静脉畸形好发于颊、颈、眼睑、唇、舌或口底部，病变位置深浅不一，如果位置较深，则皮肤或黏膜颜色正常；表浅病损则呈现蓝色或紫色。病变边界不太清楚，触之柔软，可以被压缩，有时可触及静脉石。当头低位时，病损区则充血膨大；恢复正常位置后，肿胀亦随之缩小，恢复原状，此现象称为体位移动试验阳性。

36. A【解析】A 项，怀疑静脉畸形时，为了确诊应采取穿刺的方法，穿刺可抽出可凝固的血液。B、E 项，B 超和磁共振可用来确定静脉畸形的部位、大小、范围等情况，但不能确诊。C 项，X 线片不能检查出静脉畸形。D 项，静脉畸形不能进行活体组织病理学检查。

37. E【解析】静脉畸形主要采用硬化剂注射、激光、手术治疗，以硬化剂注射治疗为主，如果疗效不好再采取外科切除及低温治疗。

39. B【解析】T 为原发癌分期如下。①T_1：肿瘤最大直径 2cm 或以下。②T_2：肿瘤最大直径大于2cm，但不超过4cm。③T_3：肿瘤最大直径大于4cm。④T_4：肿瘤侵犯邻近结构，如侵入骨皮质、舌的深部（舌外）肌肉、上颌窦、皮肤。⑤Tis：原位癌。所以患者应为T_2期。

40. A【解析】A项，活检可以确定病变性质，肿瘤的类型及分化程度，是目前比较可靠的诊断方法。B项，颅颌面CT可以判断病变累及范围、大小、性质，对临床诊断和治疗有重要作用。C项，B超常用于诊断颌面部囊性肿瘤和软组织肿瘤。D项，颅颌面MRI可较好显示软组织或血管的病变全貌及立体定位。E项，细菌培养+药物敏感试验可帮助确诊细菌类型以及指导临床用药，常用于颌面部感染。F项，PET-CT可以宏观的显示全身各脏器功能，能早期、快速、准确、全面发现病灶。

41. C【解析】牙龈鳞癌临床表现：男性多于女性。多为分化度较高的鳞状细胞癌，生长较慢，以溃疡型为最多见。早期向牙槽突及颌骨浸润，使骨质破坏，引起牙松动和疼痛。上颌牙龈鳞癌可侵入上颌窦及腭部；下颌牙龈鳞癌可侵及口底及颊部，如向后发展到磨牙后区及咽部时，可引起开口困难。下颌牙龈鳞癌比上颌牙龈癌淋巴结转移早，同时也较多见。下颌牙龈鳞癌多转移到患侧下颌下及颏下淋巴结，以后到颈深淋巴结；上颌牙龈癌则转移到患侧下颌下及颈深上淋巴结。远处转移比较少见。

43. F【解析】牙龈鳞癌在口腔鳞癌构成比中居第二或第三，对于早期口腔癌病例，一般主张手术扩大切除原发灶，颈部行同期或分期颈清术。中、晚期口腔癌的病例则应采取综合治疗方案，一般主张先行诱导化疗，再手术联合根治，术后放疗。口腔鳞癌累及邻近组织器官，应一并扩大切除，若对侧有转移，应做双侧颈淋巴清扫术。

第六节　口腔颌面部创伤

一、单选题

1. 关于面部软组织擦伤的特点，叙述错误的是

A. 皮肤全层破损，累及皮下层　　B. 少量出血

C. 创面常附着泥沙等异物　　D. 剧烈疼痛

E. 以结痂的方式愈合

2. 颏部软组织损伤时，最容易出现间接性骨折的部位是

A. 下颌骨喙突　　B. 下颌骨体部　　C. 下颌骨升支部

D. 下颌骨髁突　　E. 上颌骨牙槽突

3. 颌面外伤清创时，下述哪项是错误的

A. 尽量保留软组织

B. 除确已坏死的组织外，一般仅将创缘略加修整即可

C. 唇、鼻、眼睑等重要部位的撕裂伤，组织大部分游离，即使没有感染也应去除

D. 应注意探查有无面神经损伤

E. 应注意探查有无骨折发生

4. 牙槽突骨折最好发于

A. 上颌前牙区　　B. 上颌后牙区　　C. 下颌前牙区

D. 下颌后牙区　　E. 上下颌前牙区

5. 关于头皮裂伤，下列哪项是不正确的

A. 创口有脑组织外溢，须立即缝合头皮，变开放为闭合损伤

B. 尽早清创缝合

C. 处置时着重检查有无颅骨和脑损伤

D. 清创时限放宽至24小时

E. 即使创口不大，出血也较多

6. 颧弓骨折的主要临床体征是

A. 局部塌陷　　B. 局部肿痛　　C. 咬合错乱

D. 开口受限　　E. 眶周瘀斑

7. 颌面部创伤后组织水肿反应快而重的原因是颌面部

A. 血运丰富　　B. 较早发生感染　　C. 皮下脂肪丰富

D. 神经丰富且敏感　　E. 处于暴露部位

8. 牙槽突骨折，其主要临床特征是

A. 牙龈撕裂　　B. 牙龈出血肿胀

C. 牙齿脱落　　D. 牙冠折断

E. 摇动一个牙时，邻近数个牙随之移动

9. 关于颌面外伤伴休克，哪种说法不准确

A. 休克发生很常见

B. 主要为创伤性和失血性休克

C. 抗休克的目的是恢复组织灌流量

D. 对创伤性休克主要采用安静、镇痛、止血、补液等方法

E. 对失血性休克以补充血容量为根本措施

10. 下颌骨骨折的临床表现为

A. 咬合错乱　　B. 面部塌陷　　C. 骨折段异常动度

D. 下唇麻木　　E. 开口受限

11. 某患者被一钝器打伤面部，局部出现肿胀、疼痛和皮下淤血，但未见开放创口，X线检查亦未见颌骨骨折。临床可诊断为

A. 擦伤　　B. 挫裂伤　　C. 挫伤

D. 钝器伤　　E. 撕脱伤

12. 女，33岁。右下颌角骨折。检查：$\overline{8|}$位于骨折线上，根尖暴露，无移位，不松动，有对颌牙，无龋。在骨折固定过程中，该牙的处理是

A. 必须拔除

B. 咬除暴露的根尖即可

C. 根管治疗后再处理骨折

D. 保留，无须特殊处理

E. 保留，并将固位螺钉置于基上，以加强固位力

13. 男，47岁。从2米高处跌下2天，颏部着地、神志清、无头痛、呕吐史，两侧耳前区

明显肿胀，开口轻度受限，前牙开殆，应考虑为

A. 颅底骨折　B. 上颌骨骨折　C. 双侧下颌骨髁突颈部骨折

D. 下颌体部骨折　E. 下颌骨颏部骨折

14. 男，24 岁。被钝器击打颈部，伤处有明显的皮下淤血和血肿，但未见开放创口。其确切的诊断是

A. 钝器伤　B. 挫伤　C. 挫裂伤

D. 擦伤　E. 撕脱伤

15. 女，18 岁。因车祸颌面外伤 6 小时急诊，患者右面部肿胀，压痛，右眶周淤血，眶下区皮肤麻木，开口度 1 指，咬合关系正常，应考虑诊断为

A. 右侧下颌骨髁突颈部骨折　B. 右侧上、下颌骨联合骨折

C. 右侧颧骨颧弓骨折　D. 右侧上颌骨骨折

E. 右侧下颌骨体部骨折

16. 女，15 岁。不慎跌倒致左髁突骨折。CT 示骨折线位于关节翼肌窝上方。髁突断端可能的移位方向是

A. 向前移位　B. 向后移位　C. 向内移位

D. 向外移位　E. 不移位

17. 男，18 岁。因外伤致双侧髁突颈部骨折，其临床特点中，哪项是错误的

A. 前牙开殆、后牙早接触　B. 下颌不能前伸运动　C. 双侧耳屏前区出现肿胀

D. 颊部皮肤可能有裂伤　E. 下颌侧方运动正常

18. 男，23 岁。面中部外伤 3 小时前来急诊，应首先除外有无颅脑损伤。判断该患者是否伴发颅脑损伤的主要临床特征是

A. 有无头颅创口　B. 生命体征有无明显改变　C. 伤后昏迷史

D. 瞳孔的变化　E. 脑脊液漏

19. 某患者外伤后出现头痛、恶心、呕吐、脉搏和呼吸缓慢、血压升高、运动障碍，引出病理反射，有脑膜刺激征，腰椎穿刺（腰穿）物为血性液，其诊断是

A. 脑震荡　B. 脑挫裂伤　C. 硬脑膜外血肿

D. 颅底骨折　E. 脑膜炎

20. 女，25 岁。经 X 线证实为颏部正中单发骨折，关于其骨折移位的可能性，哪一项是正确的

A. 无明显移位

B. 发生明显移位，并可能引起舌后坠及窒息

C. 一侧骨段向上移位，另一侧骨段向下移位

D. 双侧骨段都向上移位

E. 双侧骨段都向下移位

21. 男，26 岁。因车祸造成面部外伤。X 线片示上颌骨骨折，折线从梨状孔水平、牙槽突上方向两侧水平延伸至上颌翼突缝。正确的诊断是

A. 勒福（Le Fort）Ⅰ型骨折　B. Le Fort Ⅱ型骨折

C. 鼻骨骨折　D. Le Fort Ⅲ型骨折

E. 颧弓骨折

22. 男，18 岁。右面部外伤致局部肿胀、压痛。X 线检查示右侧下颌骨角前切迹处骨折线从前上斜向后下。该患者骨折移位可能性最大的为

A. 前骨折段向后移位

B. 不发生移位

C. 前骨折段向下内移位，后骨折段向前上移位

D. 前骨折段向前上移位，后骨折段向后下移位

E. 两骨折段均向上移位

23. 某患者因工伤致使左面下部肿胀，皮下淤血。口内检查：左侧后牙有早接触。X 线片显示左侧颏孔区骨折，前骨折段向下后方移动，并稍偏向患侧，这是由于

A. 患侧降颌肌群的作用　B. 健侧降颌肌群的作用　C. 双侧降颌肌群的作用

D. 双侧升颌肌群作用　E. 健侧升颌肌群作用

二、共用题干单选题

（24～28 题共用题干）

男，26 岁。因车祸造成面部外伤，耳、鼻出血。检查：面部两侧不对称，右侧下睑肿胀、淤血，右侧后牙早接触，并有脑脊液耳漏。

24. 以下哪项 X 线检查对诊断帮助最大

A. 华特位片　B. 上颌体腔片　C. 上颌前部片

D. 上颌正位体层片　E. 许勒位片

25. X 线片显示右侧上颌骨骨折，骨折线横过鼻背、眶部，经颧骨上方达翼板。正确的诊断是

A. Le Fort Ⅰ型骨折　B. Le Fort Ⅱ型骨折　C. Le Fort Ⅲ型骨折

D. 鼻骨骨折　E. 颧弓骨折

26. 脑脊液耳漏对以下哪类损伤具有诊断意义

A. 脑震荡　B. 脑挫裂伤　C. 硬膜外血肿

D. 颅前窝骨折　E. 颅中窝骨折

27. 以下各项处理措施中，哪项是错误的

A. 姿势引流　B. 用消毒棉球填塞外耳道

C. 耳、鼻应经常消毒，保持干净　D. 防止咳嗽和打喷嚏

E. 用抗生素预防感染

28. 对于该患者应采取的初步救治措施是

A. 气管切开，输血输液

B. 立即行切开复位内固定术

C. 立即行颌间结扎，颅颌绷带固定；消毒棉填塞外耳道

D. 消毒棉填塞外耳道，上颌骨暂时悬挂固定

E. 暂时做颅上颌固定，补血、补液并观察

（29～30 题共用题干）

男，30 岁。因车祸颌面部外伤 8 小时后急诊。检查：患者左面部肿胀明显，眶周眼睑及结膜下瘀斑，压痛，开口受限，开口度半指，咬合关系正常。

29. 常规行 X 线检查时，最好拍摄

A. 头颅正位片　　B. 头颅侧位片　　C. 鼻颏位和颧弓位片

D. 下颌曲面体层片　　E. 颅底片

30. 可能的诊断是

A. 面部软组织挫伤　　B. 下颌髁突骨折　　C. 颧骨及颧弓骨折

D. 上颌骨骨折　　E. 下颌骨体部骨折

三、案例分析题

（31～34 题共用题干）

男，34 岁。右面部外伤 1 天。1 天前工作中被钝器直接击中面部，无昏迷、呕吐史。检查：生命体征平稳。右颧面部塌陷，眼睑充血，开口中度受限，右眶上缘无异常，眶下缘有台阶感，上、下颌牙列无明显异常，咬合关系正常。

31. 可能是下列哪项诊断

A. 右上颌骨骨折　　B. 右下颌骨骨折　　C. 右上、下颌骨骨折

D. 右颧骨、颧弓骨折　　E. 右颧骨及上、下颌骨骨折　　F. 眶周骨折

32. 应拍摄的 X 线片有

A. 颌骨曲面断层片　　B. 头颅后前位片　　C. 许勒位片

D. 下颌骨侧位片　　E. 华特位片　　F. 双侧髁突经咽侧位片

G. 颧弓切线位片

33. 应采用下列哪项治疗方法

A. 观察，二期处理　　B. 手法复位　　C. 颌间结扎牵引

D. 切开复位内固定　　E. 组织移植修复局部塌陷　　F. 术后配合开口训练

34. 下列哪项是该患者发生开口受限的可能原因

A. 下颌骨骨折

B. 髁突骨折

C. 颧骨、颧弓骨折段内陷压迫颞肌和咬肌，阻碍冠突运动

D. 上颌骨骨折

E. 软组织损伤、疼痛

F. 颞下颌关节脱位

答案与解析

1. A　2. D　3. C　4. A　5. A　6. A　7. A　8. E　9. A　10. B　11. C　12. A　13. C　14. B　15. C　16. E　17. E　18. D　19. B　20. A　21. A　22. C　23. C　24. A　25. C　26. E　27. B　28. E　29. C　30. C　31. D　32. EG　33. DF　34. C

1. A【**解析**】擦伤的特点是皮肤表层破损，创面常附着泥沙或其他异物，有点片状创面或少量点状出血。由于皮肤感觉神经末梢暴露，痛感明显

2. D【解析】当颏部受到打击，造成颏部软组织损伤时，由于髁突颈部比较细小，比较细小，其上、下均较为粗大，再加上应力集中，易形成间接骨折。

3. C【解析】唇、舌、鼻、耳、眼睑等重要部位的撕裂伤，即使大部分游离或完全离体，只要没有感染和坏死的情况下，也应尽量保留，争取缝回原位，仍有可能成活。

5. A【解析】开放性脑损伤处理在彻底清创，缝合头皮变开放为闭合损伤时，应争取缝合或修补硬脑膜，以降低颅内感染和癫痫的发生率。

8. E【解析】临床上牙槽突骨折常伴有唇和牙龈的肿胀、撕裂、牙松动、牙折或牙脱落。摇动损伤区某一牙时，可见邻近数牙及骨折片随之移动。骨折片可移位，引起咬合错乱。

10. B【解析】下颌骨骨折的临床表现：骨折端移位，咬合错乱，骨折段异常动度，下唇麻木，开口受限，牙龈撕裂。面部塌陷为颧骨及颧弓骨折的临床表现。

11. C【解析】挫伤是皮下及深部组织遭受力的挤压损伤而无开放创口。伤处的小血管和淋巴管破裂，常有组织内渗血而形成瘀斑，甚至发生血肿。主要特点是局部皮肤变色、肿胀和疼痛。

12. A【解析】骨折线上牙的处理：在颌骨骨折治疗中常利用牙行骨折段的固定，应尽量保存，即使在骨折线上的牙也可考虑保留，但如骨折线上的牙已松动、折断、龋坏、牙根裸露过多或有炎症者，则应予拔除，以防骨创感染或并发颌骨骨髓炎。

13. C【解析】双侧髁突颈部骨折者，下颌不能做前伸运动；下颌支向后上移位，后牙早接触，前牙开䪼更为明显，侧向运动受限。局部肿、痛及功能障碍程度较单侧髁突颈骨折为重，还可能合并不同程度的脑震荡。

14. B【解析】挫伤是由钝性物体直接作用于人体软组织而发生的非开放性损伤。常有组织内渗血而形成痕斑，甚至发生血肿。

16. E【解析】髁突骨折后断端移位方向主要受翼外肌牵拉的影响。发生在翼外肌上方的骨折，不受翼外肌牵拉的影响，髁突断端不移位。

18. D【解析】瞳孔的变化是颅脑损伤的一个重要体征。颌面部伤员，要注意有无脑脊液鼻漏，脑脊液鼻漏是前颅底骨折的体征之一。

22. C【解析】骨折线从前上斜向后下，前骨折段有下颌舌骨肌等向下内牵拉而向下内移位，后骨折段有嚼肌、翼内肌向上牵拉而向前上移位。

24. A【解析】摄 X 线片可了解骨折线的部位、数目、方向、类型、骨折段移位情况以及牙与骨折线的关系等。

25. C【解析】Le FortⅢ型骨折又称上颌骨高位骨折或颅面分离骨折。骨折线自鼻额缝向两侧横过鼻梁、眶部，经颧额缝向后达翼突，形成颅面分离，常导致面中部拉长和凹陷。此型骨折多伴有颅底骨折或颅脑损伤，出现耳、鼻出血或脑脊液漏。

26. E【解析】外耳道口位于颅中窝，颌面部外伤如有外耳道流血或渗液，应注意有无颅中窝骨折。脑脊液耳漏对颅中窝骨折的诊断有意义。

27. B【解析】脑脊液耳漏的处理原则：自引流，禁止做耳道填塞与冲洗，以减少引起颅内感染的可能。

28. E【解析】A 项，没有窒息的症状，所以不用做气管切开。B 项，初步急救措施不用手术复位。C、D 项，有脑脊液耳漏，不能用消毒棉填塞外耳道。E 项，骨折，可暂时做颅上颌固定，以防骨折断端移位。耳、鼻出血，应注意补血、补液，以免出现电解质紊乱或失血性休克。

33. DF【解析】颧骨、颧弓骨折的治疗：如仅有轻度移位、畸形不明显，无开口受限、复视及神经受压等功能障碍者，可做保守治疗。有塌陷畸形、开口受限、复视者均为手术适应证。虽无功能障碍但有明显畸形者，也可考虑手术复位内固定，术后要做开口训练。

34. C【解析】骨折块发生内陷移位，压迫了颞肌和咬肌，阻碍冠突运动，导致开口疼痛和开口受限。

第七节　口腔颌面部先天和后天畸形

一、单选题

1. 口腔颌面外伤后天畸形及缺损的原因不包括
A. 各种原因造成孕妇妊娠期间维生素的缺乏
B. 非先天性肿瘤，如颌骨囊肿、牙源性肿瘤
C. 因恶性肿瘤行手术治疗
D. 放射治疗
E. 交通事故、生活外伤

2. 单侧唇裂形成的胚胎基础为
A. 一侧上颌突和内侧鼻突未融合　　B. 两侧内侧鼻突未融合
C. 上颌突和下颌突未融合　　D. 上颌突与外侧鼻突未融合
E. 左右两侧下颌突未融合

3. 唇腭裂的流行病学特点不包括
A. 唇腭裂是口腔颌面部最常见的先天畸形　　B. 目前我国唇腭裂发病率呈上升趋势
C. 唇裂常与腭裂伴发　　D. 右侧多于左侧
E. 男性多于女性

4. 少见的腭裂类型不包括
A. 腭隐裂　　B. 腭垂裂　　C. 硬腭裂孔
D. 腭垂缺失　　E. 混合型双侧腭裂

5. 关于腭裂引起的畸形和功能障碍，叙述错误的是
A. 可单独发生，也可与唇裂伴发
B. 主要是软组织畸形，其次是骨组织畸形
C. 对患者吸吮、进食及语言等功能的影响严重
D. 常因颌骨发育不良导致面中份凹陷和咬合错乱
E. 不仅影响患者生活、学习和工作，还易造成心理障碍

6. 单侧完全性唇裂的畸形特点中，错误的是
A. 患者唇高不足，人中嵴、唇峰消失　　B. 患侧上唇鼻底至唇红缘完全裂开
C. 患侧可有不同程度的牙槽突裂　　D. 患侧鼻翼扁平、鼻孔宽大

E. 鼻尖及鼻小柱偏向患侧

7. 女，10 岁。左侧先天性完全性唇腭裂致上颌发育不全。除唇腭裂外，患儿可能的表现不包括

A. 碟形脸　　B. 上颌后缩　　C. 面中 1/3 凹陷

D. 远中咬合关系　　E. 颏部突度基本正常

8. 患儿，6 个月。生后即有左侧上唇自红唇到鼻底处全层裂开。如需要行整复手术，最佳麻醉方法是

A. 局部麻醉　　B. 氯胺酮基础麻醉加眶下孔麻醉

C. 针刺麻醉　　D. 气管插管加全身麻醉

E. 乙醚吸入麻醉

9. 女，34 岁。右侧眉因外伤缺失，拟采用皮肤移植方法进行右侧眉再造手术。应选用的是

A. 刃厚皮片　　B. 薄中厚皮片　　C. 厚中厚皮片

D. 全厚皮片　　E. 轴型皮瓣

10. 女，56 岁。因肿瘤切除术后遗留颊部洞穿性缺损，行左前臂皮瓣游离移植，移植后出现血管危象，皮瓣颜色变暗、发绀，其原因是

A. 动脉淤血　　B. 静脉淤血　　C. 动脉缺血

D. 静脉缺血　　E. 动静脉同时缺血

11. 男，8 岁。因左面部烧伤后瘢痕行瘢痕切除植皮术。术后植皮区拆线及更换敷料的时间是

A. 术后 3～5 天　　B. 术后 5～7 天　　C. 术后 8～10 天

D. 术后 2 周　　E. 术后 1 个月

12. 女，4 岁。先天性左侧完全性腭裂，行腭裂修复术后为了达到满意的语音效果，术后应

A. 长期佩戴腭护板　　B. 局部理疗　　C. 调整饮食习惯

D. 进行语音训练　　E. 大剂量应用抗生素

13. 男，18 岁。上唇挫裂伤后形成缺损，其范围约为上唇的 1/2。以下处理方法中不正确的是

A. 彻底清创　　B. 直接拉拢缝合

C. 采用下唇组织瓣转移修复上唇缺损　　D. 采用鼻唇沟组织瓣修复上唇缺损

E. 注射破伤风抗毒素（TAT）

14. 女，6 个月。出生后即发现双侧上唇裂开。诊断为“先天性双侧唇裂，混合型”，其临床表现应该是

A. 双侧唇裂合并双侧腭裂　　B. 双侧唇裂合并单侧腭裂

C. 双侧唇裂合并其他面裂　　D. 双侧唇裂合并双侧牙槽突裂

E. 一侧完全唇裂，一侧不完全唇裂

二、共用题干单选题

（15～17 题共用题干）

女，2 岁。出生后即被发现腭部裂开。检查：腭垂、软腭裂开，硬腭及牙槽嵴完整。

15. 该患儿的诊断是
A. 先天性单侧腭裂　　B. 先天性软腭裂
C. 先天性双侧不完全性腭裂　　D. 先天性单侧不完全性腭裂
E. 先天性完全性腭裂

16. 腭裂修复术时，造成腭部张力最大的肌肉是
A. 腭帆张肌　　B. 腭帆提肌　　C. 咽上缩肌
D. 腭咽肌　　E. 腭垂肌

17. 腭裂修复术后，可能发生的并发症不包括
A. 暂时性面瘫　　B. 暂时性打鼾　　C. 创口继发出血
D. 发热　　E. 呼吸道水肿

（18～20 题共用题干）

男，3 个月，体重 6kg。生命体征平稳，心、肺未见异常，血、尿常规检查未见异常。其左侧上唇连同鼻底裂开，右侧上唇部分裂开，鼻底尚完整。

18. 应诊断为下列哪种情况
A. 单侧不完全唇裂及Ⅲ度唇裂　　B. 左侧Ⅲ度唇裂、右侧Ⅱ度唇裂
C. 双侧不完全性唇裂　　D. 双侧Ⅲ度唇裂
E. 左侧Ⅱ度唇裂、右侧Ⅲ度唇裂

19. 在术前检查中，影响手术的内容不包括
A. 上呼吸道感染　　B. 听力障碍　　C. 先天性心脏病
D. 面部湿疹　　E. 不明原因的发热

20. 术前准备项目中不正确的是
A. 术前 4 小时进食牛奶以补充体液　　B. 术前 3 天进行汤匙喂养训练
C. 术前 1 天清洁局部皮肤　　D. 术前 30 分钟按体重给予阿托品
E. 手术时间较晚的，可以补液支持

三、案例分析题

（21～24 题共用题干）

女，66 岁。下唇部肿物 3 年，诊断为“下唇鳞状细胞癌”，行“肿物扩大切除术”，术后缝合下唇创口。

21. 下唇缺损不超过 1/3 时，常采取
A. 直接拉拢缝合　　B. 鼻唇沟组织瓣转移术　　C. Abbe-Estlander 法
D. 三合一整复术　　E. Bernard 手术　　F. 扇形颊瓣转移法

22. 如下唇缺损在二分之一左右时，常采取
A. 直接拉拢缝合　　B. 鼻唇沟组织瓣转移术　　C. Abbe-Estlander 法
D. 三合一整复术　　E. Bernard 手术　　F. 扇形颊瓣转移法

23. 下唇缺损达到超过 2/3 或全下唇缺损时，常采取
A. 直接拉拢缝合　　B. 鼻唇沟组织瓣转移术　　C. Abbe-Estlander 法
D. 三合一整复术　　E. Bernard 手术　　F. 扇形颊瓣转移法

24. 唇颊组织瓣旋转推进术后2～3周，常常还需要行
A. 断蒂术　B. 唇红黏膜修整术　C. 大口畸形矫正
D. 小口畸形矫正　E. Z字成形术　F. 黏膜移植术

答案与解析

1. A　2. A　3. D　4. B　5. B　6. E　7. D　8. D　9. D　10. B　11. C　12. D　13. B　14. E　15. B　16. A　17. A　18. B　19. B　20. A　21. A　22. C　23. F　24. D

2. A【**解析**】A项，一侧上颌突和内侧鼻突未融合形成单侧唇裂。B项，两侧内侧鼻突未融合形成上唇正中裂。C项，上颌突和下颌突未融合形成面横裂。D项，上颌突与外侧鼻突未融合形成面斜裂。E项，左右两侧下颌突未能在中线相互融合形成下唇正中裂或下颌裂。

5. B【**解析**】唇裂有损患儿的容貌；腭裂会影响患儿的发音；唇腭裂患者可能出现上颌骨的发育不良，出现上颌后缩、面中部凹陷、反𬌗畸形；牙槽嵴裂的患者由于牙弓的连续性受到破坏，可能存在牙列不齐、咬合异常、牙齿萌出障碍等。

7. D【**解析**】先天性完全性唇腭裂常伴随上颌发育不全，下颌骨发育不受影响。临床表现为上颌发育不足，出现上颌后缩，面中1/3凹陷或碟形脸，下颌骨正常，磨牙表现为近中咬合关系，不是远中咬合关系。

8. D【**解析**】根据临床表现拟诊断为Ⅲ度唇裂。Ⅲ度唇裂或伴有腭裂患儿用气管插管加全身麻醉，Ⅰ度、Ⅱ度唇裂可用基础麻醉加局部麻醉。

9. D【**解析**】临床常用的皮片分为刃厚皮片、中厚皮片和全厚皮片三类。全厚皮片因为富有真皮层内的弹力纤维、腺体和毛细血管等组织结构，其优点为成活后收缩少，色泽好，坚固柔韧，能耐磨压和负重，所以选用全厚皮片。

11. C【**解析**】植皮术一般在手术后1周左右拆除敷料，面颈部植皮可再继续加压包扎1～2天。

13. B【**解析**】唇、舌、耳、鼻及眼睑断裂伤：如离体组织尚完整，伤后时间不超过6小时，应尽量设法缝回原处，不能直接拉拢缝合。缝合前，离体组织应充分清洗，并浸泡于抗生素溶液中。

15. B【**解析**】软腭裂：为软腭裂开，但有时只限于腭垂；不分左右，一般不伴唇裂，临床上女性比较多见。不完全性腭裂：亦称部分腭裂；软腭完全裂开伴有部分硬腭裂；有时伴发单侧不完全唇裂，但牙槽突常完整。

16. A【**解析**】腭帆提肌是软腭的主要肌肉，起自颞骨岩部下方颈动脉管的前方，附着于腭筋膜。腭帆张肌位于腭帆提肌的前侧和外侧，是腭裂修复术时，造成腭部张力最大的肌肉。

19. B【**解析**】术前必须进行全面体检，包括体重、营养状况、心肺情况，有无上呼吸道感染及消化不良，面部有无湿疹、疖疮、皮肤病等。此外，还应常规行胸部X线片，特别注意有无先天性心脏病、胸腺肥大。对全身或局部出现的不正常情况，均应查明原因，并给予适当治疗，待恢复正常后才可安排手术。听力障碍对手术是没有影响的。

21. A【**解析**】较小范围的唇缺损可利用唇的延展性直接缝合，如缺损较多，则须选择邻近组织甚至对侧组织修复。

第八节　牙颌面畸形

一、单选题

1. 正颌外科手术骨切开线设计时，为避免牙髓坏死，切骨线应距根尖
A. 1mm　　B. 2mm　　C. 3mm
D. 4mm　　E. 5mm

2. 下列关于牙颌面畸形的叙述，错误的是
A. 牙颌面畸形患者必然存在错殆
B. 正颌外科是以研究和诊治牙颌面畸形为主要内容的学科
C. 常见的颌骨发育畸形包括发育过度与发育不足两大类
D. 畸形可以是对称的或不对称的
E. 错殆完全可以反映和代表牙颌面畸形基本的病变特征

3. 牙颌面畸形的临床分类不包括
A. 颌骨发育过度　　B. 颌骨发育不足　　C. 长面畸形
D. 不对称畸形　　E. 后天性畸形

4. 较为常见的牙源性错殆畸形不包括
A. 上颌前牙伴牙槽突前突　　B. 下颌前牙伴牙槽突前突　　C. 上、下前牙伴牙槽突前突
D. 上、下前牙伴牙槽突后退　　E. 牙排列拥挤、错位

5. 骨性牙颌面畸形是一种复杂的畸形，但不包括
A. 颅与颌　　B. 殆与颌　　C. 上颌与下颌
D. 发育过度与不足　　E. 颌骨上某一解剖部位

6. 男，27 岁。主因下颌发育不足伴开殆畸形前来就诊，拟诊为“长面综合征”。其临床表现最可能是
A. 安氏(Angle)Ⅰ类错殆　　B. AngleⅡ类错殆　　C. AngleⅢ类错殆
D. 面下 1/3 高度正常　　E. 面下 1/3 高度变短

二、共用题干单选题

(7～8 题共用题干)
患者牙颌面畸形，行正颌手术，术后出现牙及骨坏死。

7. 以下对牙颌面畸形的描述，不正确的是
A. 是颌骨生长发育异常　　B. 是上、下颌骨关系异常
C. 是口颌系统功能异常　　D. 是牙殆关系异常
E. 是颌骨与颅面其他骨骼的关系异常

8. 正颌手术引起牙及骨坏死的原因不包括
A. 软组织张力过大或覆盖不全引起的小区域骨质暴露
B. 切开牙槽骨时损伤两侧牙周或牙根，引起单纯牙髓坏死

C. 牙 - 骨复合体软组织蒂部撕伤，造成严重的供血障碍
D. 牙 - 骨复合体软组织蒂部断裂，造成严重的供血障碍
E. 术中包扎力度不够

答案与解析

1. E　2. E　3. E　4. D　5. E　6. B　7. C　8. E

2. E【**解析**】常见的颌骨发育畸形包括发育过度与发育不足两大类，畸形可以是对称的或不对称的，牙颌面畸形患者必然存在错𬌗，错𬌗不能完全反映和代表牙颌面畸形基本的病变特征。

3. E【**解析**】牙颌面畸形的临床分类：①颌骨发育过度畸形，包括上颌发育过度（前突）、下颌发育过度（前突）、下颌颏部发育过度、上下（垂直）向发育过度畸形、横（左右）向发育过度畸形（宽面综合征）。②颌骨发育不足畸形。③长面畸形（Angle Ⅱ 类错𬌗）。④牙源性错𬌗畸形（Angle Ⅰ 类错𬌗）。⑤复合性牙颌面畸形。⑥不对称性牙颌面畸形。

4. D【**解析**】牙源性错𬌗畸形（Angle Ⅰ 类错𬌗）可表现为多种类型，具有代表性的常见类型为上前牙前突（伴深覆𬌗或开𬌗）、下前牙前突（反𬌗或伴开𬌗），以及牙排列拥挤、错位等。

7. C【**解析**】颌面畸形是一种因颌骨生长发育异常引起的颌骨体积、形态结构，以及上、下颌骨之间及其与颅面其他骨骼之间的位置关系失调，表现为颜面形态异常、咬合关系错乱与口颌系统功能障碍，又称骨性错𬌗畸形。

8. E【**解析**】牙及骨坏死主要发生在牙间骨切开及骨切开线两侧的牙及牙周组织，特别是上颌多骨段切开术后。主要原因是软组织张力过大或覆盖不合引起小区域骨质暴露，或是在切开牙槽骨时损伤两侧牙周或牙根引起的单纯性坏死。另外，牙 - 骨复合体软骨组织蒂部撕伤或断裂，造成严重的供血障碍，也会引起牙及牙槽骨坏死，出现牙松动、脱落，牙周组织缺损，骨创不愈合等。

第十二章　口腔颌面外科学临床常见病种的诊疗规范

第一节　各类牙拔除术

一、单选题

1. 下颌第三磨牙阻生适宜做龈瓣切除术的情况是
A. 水平阻生，冠周炎反复发作
B. 垂直阻生，升支前方有足够空隙，对颌牙位置正常
C. 前倾阻生，前方邻牙远中龋坏
D. 前倾阻生，龈瓣上有咬痕
E. 颊向阻生，对颌牙位置正常

2. 拔牙过程中不可以采用旋转力拔除的牙为
A. 上颌尖牙　B. 上颌前磨牙　C. 下颌前磨牙
D. 下颌尖牙　E. 上颌切牙

3. 下列关于下颌切牙拔除的描述，正确的是
A. 可使用旋转力　B. 不可使用旋转力
C. 可稍加旋转力　D. 摇动力和旋转力可同时使用
E. 不可使用摇动力

4. 不属于拔除下颌阻生第三磨牙的适应证
A. 预防下颌第二磨牙的牙周破坏
B. 避免下颌第二磨牙远中面发生龋坏
C. 反复发生冠周炎的第三磨牙
D. 压迫下颌第二磨牙远中根，造成牙根吸收的第三磨牙
E. 骨内埋伏，与邻牙牙周不相通，尚未压迫神经的第三磨牙

5. 以下关于肝炎患者拔牙的注意事项中，不正确的一项是
A. 肝功损害严重者会导致术后出血　B. 在肝炎急性期和慢性期均可拔牙
C. 术中应加用止血药物　D. 拔牙前应做凝血酶原时间检查
E. 术中应注意防止医源性交叉感染

6. 拔牙钳喙与牙长轴平行的目的是
A. 夹住患牙　B. 省力　C. 防止邻牙损伤
D. 避免牙龈损伤　E. 利于使用扭转力

7. 关于造血系统疾病患者拔牙，下列描述错误的是
A. 贫血患者，只要血红蛋白维持在80g/L以上，血细胞比容在30%以上，一般可以拔牙

B. 慢性贫血患者，因已具有良好的适应性和代偿功能，即使血红蛋白较低，一般也能耐受拔牙手术

C. 老年患者和动脉粥样硬化患者，伴有贫血症状，只要血红蛋白在80g/L以上，可以拔牙

D. 再生障碍性贫血患者，经治疗缓解，血红蛋白维持在80g/L以上，可以拔牙

E. 急性白血病患者一般不宜拔牙，慢性白血病患者需要拔牙时，也必须有专科医生的配合

8. 拔牙可能损伤相关区域的神经分支，下述正确的是

A. 拔除下颌阻生第三磨牙，可能损伤的神经包括舌神经、下牙槽神经

B. 拔除上颌切牙腭侧埋伏多生牙，可能损伤的神经主要是腭大神经

C. 拔除下颌前磨牙区埋伏阻生牙，可能损伤舌神经

D. 拔除埋伏的下颌尖牙，可能损伤下牙槽神经

E. 拔除下颌第一磨牙，若牙根较长，则可能损伤颏神经

9. 拔牙过程中可以使用旋转力拔除的牙是

A. 下颌前磨牙　　B. 下颌中切牙　　C. 上颌前磨牙

D. 上颌第三磨牙　　E. 下颌第三磨牙

10. 糖尿病患者如须拔牙，应无酸中毒且血糖应低于

A. 15mmol/L　　B. 7.6mmol/L　　C. 8.8mmol/L

D. 12mmol/L　　E. 6mmol/L

11. 关于心脏病患者的拔牙，下列陈述错误的是

A. 局部麻醉以2%利多卡因为宜，但有二度以上传导阻滞者不宜应用

B. 对于风湿性心脏病患者，为预防拔牙引起的一过性菌血症导致心内膜炎，术前应给予足够的抗生素

C. 近期有心肌梗死病史者应暂缓拔牙

D. 近期有心绞痛频繁发作病史的患者应暂缓拔牙

E. 三度或二度Ⅱ型房室传导阻滞患者可以拔牙

12. 女，70岁。自诉患牙不适半年余，要求拔除。检查：血压160/95mmHg，患牙松动，叩诊（-），牙龈无炎症。何时拔牙最妥

A. 即刻拔牙　　B. 服降压药后即刻拔牙

C. 服药1天后拔牙　　D. 服药控制血压后拔牙

E. 服药控制血压后也不能拔牙

13. 男，30岁。左下颌阻生第三磨牙为三根，拔除过程中远中舌根折断约2mm，根尖无病变。此外，应采取的最佳治疗方案是

A. 翻瓣去骨拔除　　B. 根钳拔除　　C. 延期拔除

D. 不予拔除暂观察　　E. 根尖挺拔除

14. 女，25岁。⌈8 近中高位阻生，牙龈无红肿，无盲袋形成。X线片示⌈8 为双根，⌈8 近中冠紧顶⌈7 远中颈部，该牙的拔除方案是

A. 正中劈开后分别拔出近远中部分　　B. 直接挺松后拔除

C. 翻瓣去骨后拔除　　D. 翻瓣去骨劈开后拔除

E. 牙钳直接拔除

15. 一患者被诊断为Ⅱ类、低位、近中倾斜颊向位阻生下颌第三磨牙。术中予以切开、翻瓣、颊侧去骨、劈开、挺出等方法将其成功拔除。术后患者出现患侧舌体麻木感，最有可能的原因是

A. 局部麻醉时损伤了下牙槽神经　　B. 切开翻瓣时损伤了舌神经

C. 劈开时损伤了舌神经　　D. 劈开时损伤了下牙槽神经

E. 挺出时损伤了舌下神经

16. 男，26岁。行左下颌第三磨牙正位中位阻生牙拔除，术中增隙、挺松患牙后拔除，为预防术后干槽症的发生，可考虑使用的是

A. 地塞米松　　B. 抗菌药物　　C. 阿司匹林

D. 碘仿海绵　　E. 酚磺乙胺

17. 女，27岁。妊娠5个月，妊娠后，右下颌第三磨牙反复发生冠周炎，1周前再次发作，经治疗后治愈，目前最佳处理方法是

A. 理疗　　B. 拔除右下颌第三磨牙

C. 生理盐水及过氧化氢溶液冠周冲洗　　D. 口服抗生素

E. 切除右下颌第三磨牙龈瓣

18. 男，35岁。3天前拔除左下颌第一磨牙，现感局部剧烈疼痛。复诊检查：拔牙窝内空虚，有异味，牙槽窝骨壁暴露，探痛明显，牙龈稍肿胀。此时医生首先应对患者进行的治疗为

A. 医嘱氯己定液漱口

B. 局部牙龈切开引流

C. 局部麻醉下彻底搔刮拔牙创至牙槽骨壁有新鲜血渗出

D. 医嘱口服抗生素

E. 局部理疗

19. 女，45岁。因拔牙行局部麻醉后出现心悸、胸闷、情绪激动，时而紧咬牙，下颌摆动，面色、体温、脉搏、血压均在正常范围。该患者的表现属于

A. 变态反应　　B. 中毒反应　　C. 肾上腺素反应

D. 癔症　　E. 晕厥

二、共用题干单选题

（20～24题共用题干）

男，35岁。$\overline{8|}$近中中位阻生，$\overline{7|}$探诊远中颈部可疑龋坏。现拟拔除$\overline{8|}$。

20. 以下各项检查中，对$\overline{8|}$拔除最重要的是

A. $\overline{7|}$龋坏程度　　B. $\overline{8|}$冠周牙龈有无炎症

C. $\overline{8|}$对颌牙情况　　D. $\overline{8|}$拍X线片并做阻力分析

E. 检查患者颞下颌关节情况及开口度

21. 如果用牙挺已将$\overline{8|}$挺松，但因近中阻力大，此时应

A. 采用劈开法去除部分牙冠　　B. 切开去骨

C. 继续用牙挺将其挺出　　D. 用涡轮钻截去近中冠

E. 磨除$\overline{8|}$远中部分牙冠，去除阻力

22. 如果在拔除$\overline{8|}$时需要翻瓣和去骨，以下一般原则中哪项是错误的

A. 远中切口勿偏舌侧
B. 颊侧切口与远中切口的末端成90°向下
C. 颊侧切口勿超过前庭沟
D. 应作黏骨膜全层切开，紧贴骨面将瓣翻起
E. 去骨时可采用锤凿法或涡轮钻法

23. 在翻瓣去骨拔除阻生的$\overline{8|}$后3天。患者出现拔牙窝持续性疼痛，并向耳颞部放射。检查见拔牙窝内无血凝块，牙槽骨壁表面有灰白色假膜覆盖，有明显臭味。诊断应为

A. 拔牙术后反应
B. 干槽症
C. 牙槽骨创伤
D. 牙槽脓肿
E. $\overline{8|}$急性根尖周炎

24. 出现上述症状后，最应采取的相应治疗为

A. 应用抗生素，防止感染扩散
B. 拔牙窝清创后填塞碘仿纱条，以隔离外界刺激
C. 局部理疗，促进炎症消退
D. 拍X线片，看拔牙窝内有无残留牙根及牙或骨的碎片
E. 探查舌侧骨板有无骨折，必要时取出

（25～27题共用题干）

女，35岁。右上第一磨牙牙髓治疗后劈裂，拔牙过程中牙冠碎裂至龈下，牙根与周围骨质粘连。

25. 此时拔除此根应先

A. 牙挺取根
B. 牙钳拔除
C. 分根后拔除
D. 翻瓣去骨拔除
E. 涡轮钻拔除

26. 拔牙过程中发现其腭侧根消失，牙槽窝空虚，此时应当

A. 立即停止操作，拍X线片
B. 立即扩大牙槽窝取根
C. 立即进行上颌窦开窗取根
D. 翻瓣去骨取根
E. 延期拔除患牙

27. 如果确定腭根已进入上颌窦，经去除牙槽间隔后扩大牙槽窝将其冲出。此时上颌窦底黏膜破裂口约7mm，此时应

A. 立即进行上颌窦瘘修补术
B. 牙槽窝填塞碘仿纱条
C. 可不予处理
D. 给予抗生素，延期进行上颌窦瘘修补术
E. 术后牙槽窝内放置碘仿海绵

三、案例分析题

（28～31题共用题干）

女，28岁。因右下第二磨牙残根，要求拔除。

28. 拔牙后用手指按压创口的目的是

A. 缩小创口
B. 降低出血的概率
C. 防止创口感染
D. 压低牙槽窝中过高的骨嵴
E. 使扩大的牙槽窝复位

29. 拔牙后处理拔牙创，其措施是

A. 常规放入碘仿纱条

B. 常规刮除牙槽窝内牙碎片、骨碎片、肉芽组织

C. 常规修去牙槽嵴边缘，并严密缝合

D. 常规按压牙槽窝骨壁使之复位

E. 常规压迫止血

30. 拔牙后原发性出血的局部因素有

A. 牙龈撕裂未处理

B. 牙槽窝内残留炎性肉芽组织

C. 牙槽小血管破裂

D. 牙槽突骨折

E. 创口感染

31. 拔牙后出血的局部处理措施有

A. 棉卷加压止血

B. 用止血粉、明胶海绵等填塞伤口

C. 缝合牙龈以止血

D. 碘仿纱条填塞止血

E. 刮除炎性肉芽组织

答案与解析

1. B　2. B　3. B　4. E　5. B　6. C　7. C　8. A　9. A　10. C　11. E　12. D　13. D　14. A　15. B　16. D　17. B　18. C　19. D　20. D　21. D　22. B　23. B　24. B　25. C　26. A　27. A　28. ABCE　29. BDE　30. ABCD　31. ABCDE

4. E【解析】完全埋伏于骨内无症状的阻生牙，与邻牙牙周无相通，尚未压迫神经的第三磨牙可保留观察。

5. B【解析】急性肝炎期间应暂缓拔牙。慢性肝炎肝功能有明显损害者，患者可因凝血酶原及其他凝血因子的合成障碍，拔牙后易出血。故术前应做凝血功能检查。异常者应于术前2～3天开始，给予足量维生素K及维生素C，并给其他保肝药物；术后继续给予。术中还应加用局部止血药物。

7. C【解析】血红蛋白在80g/L并且血细胞比容在30%以上，一般可以拔牙。慢性贫血者因机体已有良好适应性和代偿功能，即使血红蛋白较低，也能耐受一般手术。但老年或动脉粥样硬化患者，血红蛋白应先保持在100g/L左右，以防止术中、术后出血。

10. C【解析】一般拔牙或小手术用局部麻醉者，特别是术后能进食者，对糖尿病的影响较小，对糖尿病原有的治疗方案不必改变。拔牙时，空腹血糖应低于在8.88mmol/L。未控制而严重的糖尿病，应暂缓拔牙。

12. D【解析】手术的激惹必然造成血压的骤然升高，如术前血压较高，可能导致高血压脑病或脑血管意外等危象。如果血压高，则应先控制后再拔牙。

15. B【解析】下牙槽神经受损不会出现舌麻木，而是会出现下唇麻木。舌下神经为运动神经，受损后会出现舌体运动障碍，而不是感觉异常。

18. C【解析】根据临床表现诊断为干槽症。干槽症的治疗原则是通过彻底的清创及隔离外界对牙槽窝的刺激，以达到迅速镇痛、促进愈合的目的。治疗方案是在完全无痛的情况下彻底清创。使用3%过氧化氢溶液棉球反复擦拭，以去除腐败坏死物质，直至牙槽窝清洁，棉球干

净无臭味，用生理盐水冲洗牙槽窝。将碘仿纱条填入拔牙创，避免松脱，也可缝合两侧牙龈。

22. B【解析】翻瓣去骨法拔除患牙，设计黏骨瓣切口时，应注意颊侧切口与远中切口的末端成45°角向下，颊侧切口勿超过前庭沟，否则将引起颊部肿胀。

23. B【解析】干槽症的诊断标准为拔牙2天后有剧烈疼痛，并可向耳颞部、下颌区或头顶部放射，一般镇痛药物不能镇痛；拔牙窝内空虚，或者有腐败变性的血凝块，腐臭味强烈。

25. C【解析】上颌第一磨牙有三个根，牙冠碎裂至龈下后牙根完好，拔除时仍需要先分根，再把每个根分别拔除以减少根方的阻力。

26. A【解析】上颌第一磨牙根尖距上颌窦下壁最近，拔牙过程中发现其腭侧根消失，可怀疑牙根落入上颌窦，此时应该拍X线片确定牙根位置后取根，在X线片确定位置前不能进行任何操作，以免把牙根推向更深处组织。

27. A【解析】上颌窦瘘穿孔的治疗：①直径2mm左右小的穿孔，可按拔牙后常规处理，待其自然愈合。②直径2~6mm中等大小的穿孔也可按上述方法处理，如将两侧牙龈拉拢缝合，进一步固定保护血凝块，更有利于自然愈合。③直径大于7mm的穿孔，行上颌窦瘘修补术，需要用邻位组织瓣关闭创口。可将颊侧牙槽突适当降低后，利用颊侧梯形组织瓣关闭；也可使用腭侧黏骨膜舌形瓣转移封闭创口。

29. BDE【解析】拔牙后拔牙窝内一般放置的是明胶海绵，所以A项错误。拔牙后牙槽骨吸收不全，骨尖、嵴有压痛者，应于拔牙后2~3个月开始进行修整，缝合不宜过于严密，既要达到缝合目的，又要使伤口内的出血和反应性产物得以引流，从而减轻术后肿胀和血肿的形成，所以C项错误。其余各项均为拔牙后的处理措施。

第二节　口腔颌面部感染

一、单选题

1. 对口腔颌面部感染的治疗，不正确的是

A. 挤压排脓　　B. 面部清洁　　C. 外敷中草药

D. 口服抗生素　　E. 加强营养

2. 急性智齿冠周炎的治疗方法不包括

A. 局部冲洗上药　　B. 切开引流　　C. 配合口服抗生素

D. 拔除患牙　　E. 使用漱口液

3. 下列哪项不是中央性颌骨骨髓炎病灶清除术的指征

A. 经药物治疗、拔牙或切开引流后仍遗留经久不愈的瘘管

B. X线片可见死骨形成

C. 可从瘘管探得骨面粗糙

D. 感染发生后1~2周

E. 患者全身情况可耐受手术

4. 关于口腔颌面部感染的局部治疗，叙述错误的是

A. 保持局部清洁　　B. 避免不良刺激

C. 面部痈应早期切开减张
D. 表浅脓肿出现波动感应及时切开引流
E. 局部超短波理疗

5. 口腔颌面部脓肿形成后，主要的治疗措施是
A. 大剂量抗生素
B. 对症治疗
C. 大剂量激素
D. 脓肿切开引流和应用抗生素
E. 局部外敷中药

6. 冠周炎发展形成冠周脓肿后的处理，叙述正确的是
A. 局部理疗
B. 拔除阻生牙
C. 局部冲洗上药
D. 局部麻醉下切开引流
E. 大剂量抗生素治疗

7. 面部疖、痈的治疗严禁下列哪项举措
A. 挑刺挤压
B. 局部清洁
C. 全身应用抗生素
D. 药物试验
E. 高渗盐水湿敷

8. 关于脓肿切开引流的注意事项，叙述错误的是
A. 颜面部切口应尽量顺皮纹切开
B. 尽可能选择口外切口
C. 切口位置应尽可能在脓腔的重力低位
D. 手术操作应轻柔准确
E. 勿损伤重要解剖结构

9. 急性冠周炎局部治疗应首先采用的是
A. 拔除患牙
B. 龈袋烧灼
C. 龈袋冲洗上药
D. 切开引流
E. 开髓引流

10. 颊间隙脓肿口内切开引流时，切口设计为
A. 在颊部下颌前庭沟之上作牙槽骨平行切口
B. 腮腺导管口之下作垂直切口
C. 在颊部上颌前庭沟之下作水平切口
D. 在下颌前庭沟之上作垂直切口
E. 在上颌前庭沟之下作垂直切口

11. 男，30 岁。右侧咬肌间隙脓肿切开引流术后，创口内脓液虽逐渐减少，但仍有脓性分泌物。进一步处理的原则是
A. 对创面内炎症组织作较广泛的清创处理
B. 注意排除下颌骨边缘性骨髓炎
C. 创面宜较长时间暴露
D. 创口用碘酊或乙醇消毒
E. 严格遵守无菌原则

12. 男，41 岁。右侧面部有瘘管，并排出浅黄色的黏稠脓液，患区皮肤呈紫红色，有不同程度的疼痛，确诊为放线菌病。此时何种治疗最佳
A. 高压氧加口服碘化钾
B. 抗生素治疗，首选青霉素
C. 抗生素治疗加免疫治疗
D. 脓肿形成后切开引流
E. 病灶切除术

13. 男，38 岁。因左下颌骨慢性中央性骨髓炎，造成左下颌多个瘘管，现病源牙已拔除，但瘘口未愈，仍有少量脓液溢出，偶有小块死骨排出。关于此患者的治疗，下列叙述错误的是
A. 应行病灶清除及死骨摘除术
B. 术前应配合抗菌药物治疗

C. 术前应行X线检查确定骨质破坏程度　　D. 若病员体弱，应延期手术
E. 手术时机应选在死骨分离前以减少去骨量

14. 女，34岁。因智齿冠周炎引起的右侧升支外侧慢性边缘性颌骨骨髓炎，经消炎治疗后局部仍有肿胀，此时可行
A. 局部热敷　　B. 拔除病灶牙，切开引流排脓
C. 根据药物敏感试验使用抗生素　　D. 骨髓炎刮治术
E. 全身支持疗法如静脉补液

15. 男，65岁。舌癌术后放疗造成左下颌骨放射性骨坏死并继发感染，伴剧烈疼痛，局部反复肿胀。对此患者的治疗，下列方法错误的是
A. 局部冲洗，保持引流通畅　　B. 全身抗生素治疗
C. 高压氧治疗　　D. 红外线理疗
E. 可在死骨外正常骨内切除死骨

16. 女，17岁。上唇部肿胀3天，伴全身发热。检查：体温38.2℃，上唇肿胀明显，可见多个脓头。其局部治疗方法正确的是
A. 切开引流　　B. 挤出脓头　　C. 挑破脓头
D. 高渗盐水等持续湿敷　　E. 红外线理疗

17. 女，26岁。右颈部淋巴结结核脓肿形成与周围无粘连。此时，局部治疗方法错误的是
A. 局部药物封闭　　B. 切开引流　　C. 手术切除
D. 穿刺抽脓　　E. 脓腔药物注射

18. 男，36岁。因左侧颞下间隙脓肿导致多间隙感染，已行颞部及颌下区切口的上、下贯通式切开引流术，流出大量脓性分泌物。此时，应选择的引流是
A. 片状引流　　B. 细纱条引流　　C. 管状引流
D. 负压引流　　E. 碘仿纱条引流

19. 女，18岁。5天前出现右下颌智齿冠周炎，已行抗感染治疗3天。检查：开口度正常，第三磨牙正位，远中龈瓣覆盖部分牙面，上颌第三磨牙正位萌出。该患者的最佳处理方法是
A. 远中龈瓣切除　　B. 拔除下颌第三磨牙
C. 同时拔除上、下颌第三磨牙　　D. 理疗
E. 不处理

20. 男，65岁。下颌第一前磨牙牙周脓肿造成口底多间隙感染；双侧下颌下、舌下及颏部均有弥漫性肿胀，并波及面颊及颈部；皮下可触及捻发音；患者出现呼吸困难。此时，最佳处理措施是
A. 气管切开　　B. 穿刺抽脓　　C. 应用大剂量抗生素
D. 局部理疗　　E. 广泛切开引流

21. 女，29岁。妊娠8个月，3天前出现左下颌智齿冠周炎，此时局部的最佳处理方法是
A. 拔除左下颌第三磨牙　　B. 生理盐水及过氧化氢溶液冠周冲洗
C. 切除左下颌第三磨牙龈瓣　　D. 理疗
E. 不处理

22. 男，35岁。┌6 急性根尖脓肿，造成左下颌骨急性中央性骨髓炎，┌4－7 松动牙周溢

脓。下列治疗方法错误的是

A. 全身使用足量有效的抗生素

B. 拔除⌈6，尽量保留其余松动牙

C. 形成骨膜下脓肿后应尽早切开

D. 引流不畅时可去除部分骨外板

E. 局部可行超短波理疗

二、共用题干单选题

(23～25题共用题干)

男，22岁。因右侧后牙隐痛不适4天，右侧面部肿胀2天求诊。检查：右侧下颌角处肿胀明显，局部压痛，皮温升高，波动感不显，牙关紧闭，口内右下颌第三磨牙初萌牙尖，牙冠大部分被牙龈覆盖，龈瓣充血水肿，龈瓣下有脓液溢出。

23. 该患者最有可能的诊断为

A. 右下颌智齿冠周炎

B. 右下颌肿瘤继发感染

C. 右下颌边缘性骨髓炎

D. 右下颌智齿冠周炎继发咬肌间隙感染

E. 右侧腮腺炎

24. 此时不宜进行下列哪项操作

A. 血常规检查

B. 拔除右下颌第三磨牙

C. X线检查

D. 口腔冲洗，含漱

E. 局部穿刺检查

25. 该患者一旦有脓肿形成，切开引流的切口以何者为佳

A. 下颌下缘下1～2cm，绕下颌角弧形皮肤切口

B. 肿胀最高处沿皮纹皮肤切口

C. 肿胀最低处沿皮纹皮肤切口

D. 口内下颌升支外侧长约3cm的纵行黏膜切口

E. 口外下颌升支后缘后1～2cm皮肤切口

(26～28题共用题干)

男，30岁。右下颌肿痛伴开口受限1周，吞咽疼痛。检查：开口度10mm，翼下颌皱襞处黏膜水肿，第三磨牙部分萌出，周围软组织红肿，右下颌后区压痛。

26. 最可能的诊断是

A. 颞间隙感染

B. 下颌第三磨牙根尖周脓肿

C. 下颌智齿冠周炎合并咽旁隙感染

D. 下颌智齿冠周炎合并咬肌间隙感染

E. 下颌智齿冠周炎合并翼下颌间隙感染

27. 对患牙应选择的局部治疗方法是

A. 3%过氧化氢反复冲洗龈袋

B. 硝酸银烧灼

C. 局部封闭

D. 湿热敷

E. 冷敷

28. 如因病变进展需要进行切开引流，切开部位是

A. 下颌下缘2cm处切开，在其外侧切开部分咬肌附着

B. 暴露下颌角下缘，在其内侧切开部分翼内肌附着

C. 上颌结节外侧

D. 下颌龈颊沟

E. 扁桃体窝处

(29 ~31 题共用题干)

女，25 岁。右下颌后牙及右面部肿痛 3 周。检查：右面部肿胀以下颌支及下颌角为中心，局部软组织变硬，有凹陷性水肿，开口度 1cm。

29. 应诊断为智齿冠周炎合并

A. 翼下颌间隙感染　B. 眶下间隙感染　C. 咬肌间隙感染

D. 咽旁间隙感染　E. 颊间隙感染

30. 如须切开引流，应注意保护

A. 面神经下颌缘支　B. 翼内肌　C. 翼外肌

D. 翼静脉丛　E. 颌内动脉

31. 如治疗不及时，最易发生

A. 腮腺炎　B. 脓性颌下炎（路德维希咽峡炎）

C. 下颌骨边缘性骨髓炎　D. 口底多间隙感染

E. 脑膜炎

答案与解析

1. A　2. D　3. D　4. C　5. D　6. D　7. A　8. B　9. C　10. A　11. B　12. E　13. E　14. D　15. D　16. D　17. B　18. C　19. A　20. E　21. B　22. B　23. D　24. B　25. A　26. E　27. A　28. B　29. C　30. A　31. C

1. A【解析】口腔颌面部感染的治疗：注意保持局部清洁，减少局部活动度，避免不良刺激，特别对于面部疖、痈，应严禁挤压，以防感染扩散。

3. D【解析】慢性中央性颌骨骨髓炎病变局限者，死骨与周围组织分离的时间在发病后 3 ~4 周，如病变呈广泛弥散者，则需要 5 ~6 周或更长时间，一般应在死骨与周围骨质分离后，施行手术最好。

5. D【解析】化脓性炎症已经形成脓肿或脓肿已经破溃但引流不畅者，必须切开引流，并同时应用抗生素，可辅助进行局部外敷药物热敷及全身的对症治疗和支持治疗。

7. A【解析】疖、痈若处理不当，如随意搔抓或挤压排脓、热敷、药物烧灼腐蚀以及不恰当的切开，可促使炎症扩散。

12. E【解析】该患者应行手术治疗，脓肿形成后应及时切开引流，有死骨形成时应刮除死骨或视病情行病灶切除术。

14. D【解析】慢性边缘性颌骨骨髓炎，受累区骨密质变软，仅有散在的浅表性死骨形成，故常用刮除方式清除。

16. D【解析】根据临床表现诊断为痈。其局部治疗宜用高渗盐水纱布等局部持续湿敷，可促进早期痈的局限、软化和穿破。在急性炎症得到控制，局部肿胀局限，并已形成明显的皮下脓肿而又久不溃破时，可考虑在脓肿表面中心、皮肤变薄的区域做保守性切开，引流脓液，切忌挤压脓腔。

18. C【解析】管状引流：由普通细橡皮管或导尿管剪成引流物，因系管状，故具有引流作用强、便于冲洗及可注药的特点，多用于颌面颈部较大创口和脓腔的引流。临床上亦常应用半管引流，引流物系剖开的橡皮管，既保持引流作用强的特点，又减少对创口的刺激。

23. D【解析】咬肌间隙感染主要来自下颌智齿冠周炎。典型症状是以下颌支及下颌角为中心的咬肌区肿胀、变硬、压痛伴明显开口受限。由于咬肌肥厚坚实，脓肿难以自行破溃，也不易触及波动感。若炎症在1周以上，压痛点局限或有凹陷性水肿，经穿刺有脓液时，应积极行切开引流，否则由于长期脓液蓄积，易形成下颌支的边缘性骨髓炎。

24. B【解析】智齿冠周炎在急性炎症阶段，不宜拔除患牙，以免引起菌血症，应先切开引流，控制炎症。

25. A【解析】临床常用口外途径切开引流。口外切口从下颌支后缘绕过下颌角，距下颌下缘2cm处切开，切口长3~5cm，逐层切开皮下组织、颈阔肌以及咬肌在下颌角度的部分附着，用骨膜剥离器，由骨面推起咬肌进入脓腔，引出脓液，冲洗脓腔后填入盐水纱条引流。

27. A【解析】智齿冠周炎急性期的治疗以局部处理为主，清除龈袋内食物残渣、坏死组织、脓液，常用3%过氧化氢反复冲洗龈袋至溢出液清亮，再在龈袋内放入少量碘酒或碘甘油。

28. B【解析】翼下颌间隙脓肿的切开引流可从口内或口外进行。口内切开因受开口度的限制，较少采用；口外途径具有易暴露间隙及姿势引流的优点。口外切口与咬肌间隙切口类似，分离暴露下颌角下缘，在其内侧切开部分翼内肌附着及骨膜，用骨膜分离器剥开翼内肌后，进入间隙放出脓液，用生理盐水或1%~3%过氧化氢冲洗脓腔以盐水纱条填塞，次日交换敷料，以橡皮管或橡皮条引流。

第三节　口腔颌面部创伤

一、单选题

1. 颌面部损伤急诊处理后，不属于常规康复措施的是
A. 鼓励患者下床活动，防止下肢静脉血栓形成
B. 加强营养，保持口腔卫生
C. 抗感染治疗
D. 注意观察有无唾液腺、面神经、三叉神经损伤征象
E. 心理护理，减轻患者的心理压力

2. 下颌骨骨折后颌间固定的时间为
A. 2~4周　　B. 4~6周　　C. 6~8周
D. 8~10周　　E. 10~12周

3. 面颊部软组织出血时，应该压迫
A. 上唇动脉　　B. 颌外动脉　　C. 颞浅动脉
D. 颈内动脉　　E. 耳后动脉

4. 上颌骨骨折发生骨移位的最佳复位时间为

A. 1 周之内　B. 1 月之内　C. 2 周之内
D. 2 月之内　E. 骨折当时

5. 舌损伤缝合时，下列哪项不符合要求
A. 尽量保持舌的长度　B. 采用小针细线缝合　C. 距创缘稍远进针
D. 最好加用褥式缝合　E. 进针要深些

6. 下列哪项是颌骨骨折的重要治愈标准
A. 恢复骨折前的咬合关系　B. 骨性愈合
C. 骨折线上的牙齿不松动　D. 纤维性愈合
E. 无感染发生

7. 下颌骨正中联合骨折中，内固定时应放置两块接骨板，两块板的间隔至少
A. 3mm　B. 4mm　C. 5mm
D. 6mm　E. 7mm

8. 关于颌间牵引，说法错误的是
A. 有助于恢复与维持咬合关系　B. 不能用于颅脑损伤患者
C. 有利于保持口腔卫生　D. 不能用于癫痫、精神病患者
E. 固定期间影响患者进食和语言交流

9. 口腔颌面部挫伤形成较大血肿时，应进行以下哪一项处理
A. 尽早进行热敷，促进血肿吸收或消散
B. 尽早进行理疗，促进血肿吸收或消散
C. 早期切开，建立引流，应用抗菌药物控制感染
D. 无菌条件下，用粗针头将血液抽出，然后加压包扎，应用抗菌药物
E. 直接加压包扎，然后应用抗菌药物控制感染

10. 关于定向拉拢缝合，哪种说法不正确
A. 为纠正眼角、口角、鼻翼移位进行的成形外科缝合
B. 组织缺损移位感染等无法清创缝合时，先采取的措施
C. 其目的是尽可能使组织恢复或接近正常位置
D. 常使用的方法是使用纽扣、金属丝等减张缝合
E. 待感染控制和消肿后可进一步做缝合处理

11. 双侧髁突颈部骨折后出现移位伴开𬌗，首选合理的治疗方法是
A. 单颌固定 + 颅颌弹性绷带
B. 颌间固定 + 颅颌弹性绷带
C. 单纯颌间固定
D. 在双侧磨牙后区垫以 2～3mm 厚橡皮垫，再用颅颌弹性绷带进行牵引
E. 手术切开复位固定

12. 颌面部创伤患者伴发休克时，处理原则中错误的是
A. 保持伤员安静，保暖　B. 禁止随意搬动
C. 使用吗啡类药物　D. 迅速采取有效的止血措施
E. 补液和维持血压在正常水平

13. 男，40岁。24小时前颊部外伤，全层洞穿型缺损约3.5cm×4.0cm。清创后适合的缝合方式是

A. 严密缝合口腔黏膜　　B. 严密缝合颊部皮肤

C. 黏膜、肌、皮肤逐层缝合　　D. 定向拉拢缝合

E. 将皮肤与黏膜缝合

14. 男，27岁。从台阶上摔倒，颏部先着地。检查：颌面部未见创口；左侧颞下颌关节区明显压痛，轻度肿胀；未触及台阶感；咬合关系未见异常；开口度2指，下颌向右侧运动困难。左侧颞下颌关节区穿刺抽出血液。X线检查报告高位髁突骨折，移位不明显。应进行以下何种治疗

A. 手法复位后行颌间固定

B. 在左侧颞下颌关节区进行加压包扎，3～5天后进行开口训练

C. 用空针抽吸出未凝血液，加压后采用颏顶枕绷带固定，限制开口至肿痛消失，然后进行开口训练

D. 软食或半软食4周，然后进行开口训练

E. 在左侧磨牙区垫上橡皮垫，进行颌间弹性牵引复位固定4周

15. 男，15岁。因左上前牙外伤脱位做了复位固定结扎，固定结扎的时间应是

A. 1～2周　　B. 3～5天　　C. 3～4周

D. 2～3个月　　E. 4～6个月

16. 男，30岁。颌面部受击打3小时。口腔检查：下颌颏部软组织红肿，口腔内外未见创口，咬合关系无异。下颌正位片示下颌颏部正中有骨折线影像。正确的固定方法是

A. 手术切开骨间固定　　B. 牙弓夹板固定　　C. 骨钉加金属支架固定

D. 克氏针内固定　　E. 皮质骨螺钉固定

17. 男，25岁。5小时前被刀砍，伤及鼻和口唇，致上唇部分软组织完全离断。患者携带的离体组织完好，应尽量设法缝合回原处，离体组织最长时间不应超过伤后

A. 1小时　　B. 3小时　　C. 4小时

D. 6小时　　E. 8小时

18. 男，35岁。因高速公路车祸导致口腔颌面部严重创伤，急诊入院。若上颌骨确认骨折，急救首选是

A. 止血　　B. 复位　　C. 镇痛

D. 防止感染　　E. 保持呼吸道通畅及止血

19. 女，25岁。上颌前部跌伤，经X线检查证实上颌前部牙槽突骨折伴牙龈撕裂伤。下列处理方法哪项是错误的

A. 局部麻醉下将牙槽突及牙齿复位　　B. 缝合牙龈创口

C. 单颌结扎固定　　D. 减少𬌗创伤

E. 仅观察，不用处理

20. 男，50岁。上颌骨Le FortⅡ型骨折2天，无牙颌，全口义齿修复。该患者应首选的固定方法是

A. 切开复位内固定　　B. 石膏绷带

C. 颌间结扎+颅下颌绷带　　D. 用上颌义齿行颅上颌固定

E. 用全口义齿行颅下颌固定

21. 男，39 岁。面部软组织挫裂伤。不宜行定向拉拢缝合的是

A. 组织缺损　　B. 组织轻度移位

C. 组织水肿　　D. 组织继发感染

E. 清创后不能做严密缝合

22. 男，31 岁。因口腔颌面部创伤致舌体裂伤，出血明显，口底肿胀，来院急诊。最有效合理的止血方法是

A. 注射止血针　　B. 指压患侧的颈总动脉

C. 用纱布块填塞止血　　D. 创口缝合止血

E. 做颈外动脉结扎术

23. 男，30 岁。被他人拳击眼部 1 天入院。检查：眶周淤血、肿胀，眼球内陷，复视和眶下区麻木，下直肌牵拉试验阳性，经 X 线检查和 CT 检查，确诊为眶底骨折、眶内容物移位进入上颌窦，应进行何种治疗

A. 采用抗菌药物预防感染，密切观察 2 周，如症状不恢复再进行手术治疗

B. 采用抗菌药物预防感染，伤后 2 周再进行手术治疗

C. 采用抗菌药物预防感染，密切观察即可，一般均可自行恢复

D. 立即手术治疗，术后采用抗菌药物预防感染

E. 采用抗菌药物预防感染，伤后 1 周再进行手术治疗

24. 某外伤患者经 X 线证实为上颌前部牙槽突骨折，伴牙龈撕裂。以下处理措施中，哪项是不必要的

A. 缝合撕裂牙龈　　B. 复位上颌牙槽突

C. 单颌结扎固定　　D. 颌间结扎固定

E. 调𬌗，避免上下前牙早接触

25. 女，34 岁。面部软组织撕裂伤，受伤时间距就诊时间 52 小时，创面已有组织液及纤维素渗出，应采取的措施是

A. 简单清创后严密缝合

B. 充分清创，去除渗出物及坏死组织，严密缝合

C. 充分清创，严密缝合，放置引流物

D. 充分清创，暂不缝合，暴露观察

E. 不清创，局部湿敷，二期处理

二、共用题干单选题

（26～28 题共用题干）

男，23 岁。骑自行车转弯时不慎与对面行驶过来的小汽车发生碰撞，颏部着地。检查：神清，颏部皮肤裂开，渗血，耳前区肿胀、有压痛，开口度 1.5cm，后牙早接触，前牙开𬌗，咬合关系紊乱。

26. 该患者可能是下列哪项诊断

A. 颏部骨折　B. 颏部挫裂伤　C. 髁突骨折
D. 颞下颌关节疾病　E. 上颌骨骨折

27. 为确诊还需要检查下列哪项
A. 颞下颌关节 CT　B. 颞下颌关节张闭口位
C. 颞下颌关节 MRI　D. 全口牙位曲面体层 X 线片
E. 下颌骨正位片

28. 下列哪项治疗方法最佳
A. 不处理，观察随访　B. 颏部清创
C. 殆垫 + 颅颌弹力绷带 + 颌间结扎　D. 手术切开复位固定
E. 下颌单颌结扎

（29 ~ 31 题共用题干）

男，50 岁。交通事故致面中份创伤，有短暂昏迷史。临床检查：面中 1/3 凹陷，咬合错乱。影像学检查符合上颌骨 Le FortⅢ型骨折。

29. 现场抢救时，若发生窒息，最实用的抢救方法是
A. 环甲膜切开后，气管切开
B. 迅速经口或鼻腔气管插管
C. 舌体牵出口外，纠正舌后坠
D. 清除口鼻腔及咽喉部血块、呕吐物等
E. 用压舌板横放于上前磨牙，并固定于头部绷带

30. 关于患者的临床表现，错误的是
A. 颅面分离　B. 面中部缩短
C. 多伴颅底骨折　D. 咬合关系表现为前牙早接触
E. 骨折线经颧额缝向后达翼突

31. 若患者发生脑脊液鼻漏，治疗方法中正确的是
A. 头低卧位　B. 早期手术探查　C. 反复冲洗鼻腔
D. 禁做鼻腔填塞　E. 鼻腔内置负压装置

（32 ~ 35 题共用题干）

男，28 岁。交通事故致颌面创伤，不能正常咬合，下颌肿胀明显，可疑下颌骨骨折。

32. 该患者如发生下颌骨骨折，最不易出现骨折的部位是
A. 髁突颈　B. 下颌孔　C. 下颌角
D. 颏孔　E. 正中联合

33. 颌骨骨折最可靠的固定方法是
A. 单颌固定　B. 切开复位，钢丝结扎固定
C. 颌间固定　D. 颅颌固定
E. 切开复位，坚固内固定

34. 髁突颈部发生骨折占下颌骨骨折的
A. 55%　B. 45%　C. 35%
D. 25%　E. 15%

35. 若发生下颌体部骨折，骨折线上的牙齿应保留的是

A. 松动牙　　B. 冠折牙　　C. 根折牙

D. 牙根暴露过多　　E. 牙根尖炎症

三、案例分析题

（36～38 题共用题干）

男，28 岁。车祸致头面部损伤半小时。检查：意识模糊，烦躁不安，面部轻度发绀，吸气时锁骨上窝、剑突下、肋间隙内陷。上颌骨活动，下牙弓变窄，下前牙骨段活动、后移，口腔内无明显异物，口内及颈部无血肿。

36. 患者可能发生了下列哪种情况

A. 窒息　　B. 气胸　　C. 上颌骨骨折

D. 颧骨骨折　　E. 眶周骨折　　F. 下颌骨骨折

37. 对该患者应采用的急救方法包括

A. 清除口腔异物　　B. 从口鼻腔插通气管

C. 将阻塞气道的软组织剪除　　D. 牵拉舌头解除舌后坠

E. 气管切开　　F. 将上颌骨托起固定于头部绷带

38. 患者病情平稳后应采取的治疗方案为

A. 观察，二期处理骨折　　B. 应用抗生素防治感染

C. 上颌骨骨折切开复位内固定　　D. 下颌骨骨折切开复位内固定

E. 短期颌间弹性牵引　　F. 颅颌固定

答案与解析

1. D　2. B　3. B　4. E　5. B　6. A　7. C　8. C　9. D　10. A　11. D　12. C　13. E　14. C　15. C　16. B　17. D　18. E　19. E　20. D　21. B　22. D　23. E　24. D　25. C　26. C　27. A　28. D　29. E　30. B　31. D　32. B　33. E　34. D　35. B　36. ACF　37. BDF　38. BCDEF

2. B【解析】单纯采用单颌固定、颌间固定时，下颌骨骨折一般固定 4～6 周，上颌骨骨折则固定 3～4 周。

3. B【解析】颌外动脉（面动脉）经下颌下腺深面和上面的沟中走行，在咬肌附着处的前缘，绕下颌骨下缘至面部，其供应面颊部软组织的血供，当颜面中下区域损伤出血较多时，可以压迫咬肌附着处前缘下颌骨体外面的面动脉。

5. B【解析】舌组织较脆，活动性大，缝合处易撕裂，故应采用较粗的丝线（4 号以上缝线）进行缝合。舌损伤缝合时，进针距创缘要稍远，深度要深，尽可能多带一些组织，以防创口裂开或缝线松脱，最好加用褥式缝合。

7. C【解析】下颌骨正中联合部骨折内固定时，应放置两块接骨板，两块板至少间隔 5mm，下缘接骨板用双皮质螺钉固定，上方用单皮质螺钉固定。

8. C【解析】颌间牵引的缺点：由于上、下颌被固定在一起，常影响患者的进食和语言功

能，难以保持口腔卫生。

11. D【解析】双侧髁突颈部骨折伴开殆者，可在患侧磨牙区垫上2~3mm厚的橡皮垫，用颌间弹性牵引复位固定，使下颌支下降，髁突复位，恢复咬合关系；然后撤除皮垫，继续颌间固定3~4周。

13. E【解析】较大的面颊部全层洞穿型缺损，可直接将创缘的口腔黏膜与皮肤相对缝合，消灭创面。遗留的洞穿型缺损待后期进行修复。

15. C【解析】外伤脱位牙复位应固定结扎3~4周，定期观察，若发现有牙髓坏死的现象，应该及时做根管治疗。

16. B【解析】牙弓夹板固定：即将成品或弯制的牙弓夹板横跨骨折线安置到两侧健康牙，用金属丝将夹板与牙齿逐个结扎起来，利用健康牙固定骨折的方法。临床上常用于牙槽突骨折和移位不大的颏部线形骨折，也可以作为坚固内固定的张力带使用，以对抗牙槽突的不良张力。

17. D【解析】对唇、舌、耳、鼻及眼睑断裂伤，如离体组织尚完整，伤后时间不超过6小时（离体组织再植时限在6小时以内的成活率超过90%），应尽快设法缝回原处，以减轻因组织丢弃给日后修复带来的困难。

18. E【解析】对于口腔颌面部严重创伤的患者，应保持呼吸道通畅及止血，以防止阻塞性窒息、吸入性窒息及失血性休克。

19. E【解析】治疗应在局部麻醉下将牙槽突及牙复位到正常解剖位置，然后利用骨折邻近的正常牙列，采用牙弓夹板、金属丝结扎和正畸托槽方丝弓等方法固定骨折，牙龈撕裂应缝合。

22. D【解析】舌体是血液循环十分丰富的器官，裂伤后出血明显而且容易致口底肿胀或血肿，造成上呼吸道梗阻，故舌体裂伤的最佳处理是创口缝合止血。

24. D【解析】颌间固定是指利用牙弓夹板将上、下颌固定在一起的方法，而该患者只是上颌牙槽突骨折，下颌没有骨折，所以不用颌间结扎固定。

29. E【解析】上颌骨Le FortⅢ型骨折的，可能出现骨折端塌陷造成呼吸道梗阻，需要用压舌板横放于上前磨牙，并固定于头部绷带，以避免造成梗阻。

30. B【解析】Le FortⅢ型骨折的骨折线自鼻额缝向两侧横过鼻梁、眶部，经颧额缝向后达翼突，形成颅面分离，常导致面中部拉长和凹陷。此型骨折多伴有颅底骨折或颅脑损伤，出现耳、鼻出血或脑脊液漏。

31. D【解析】脑脊液鼻漏处理首先考虑保守治疗，患者处于半卧位，避免用力擤鼻涕，更不能冲洗鼻腔；除了自发性脑脊液漏，不提倡早期进行手术；鼻腔内置负压装置会造成脑损伤。正确的处理方法：不能堵塞漏口，可不断用无菌纱布擦干；采用降颅压的措施给予脱水药物、利尿药物、肾上腺皮质激素及减少脑脊液分泌的药物，并给予低盐饮食。

36. ACF【解析】窒息的临床表现：窒息的前驱症状为患者烦躁不安、出汗、口唇发绀、鼻翼翕动和呼吸困难、严重者在呼吸时出现“三凹”（锁骨上窝、胸骨上窝及肋间隙明显凹陷）体征。上颌骨活动，下牙弓变窄，说明上颌骨骨折。正常情况下，下颌骨运动时是整体活动，只有在发生骨折时，才会出现骨段异常活动、移位。

第四节　口腔颌面部良恶性肿瘤

一、单选题

1. 属于潴留性囊肿的是
A. 皮脂腺囊肿　B. 皮样囊肿　C. 鳃裂囊肿
D. 表皮样囊肿　E. 甲状舌管囊肿
2. 肿瘤治疗不包括
A. 手术　B. 放疗　C. 化疗
D. 理疗　E. 生物治疗
3. 下面哪种肿瘤经常术前放疗
A. 牙龈癌　B. 上颌窦癌　C. 腭癌
D. 舌癌　E. 颊癌
4. 决定恶性肿瘤治疗原则的因素一般不包括
A. 患者经济状况　B. 生长部位　C. 分化程度
D. 临床分期　E. 组织来源
5. 关于口腔颌面部肿瘤的治疗，哪项不正确
A. 良性肿瘤一般以外科治疗为主
B. 细胞分化程度较好的恶性肿瘤常采用手术治疗
C. 位于颌面深部或近颅底的肿瘤，首先考虑放疗或化疗
D. 唇癌或面部皮肤癌首选放疗或化疗
E. 颌骨肿瘤一般以手术治疗为主
6. 头颈部肿瘤放疗前应做的常规准备不包括
A. 放疗前2周拔除无法治愈的牙　B. 去除口内金属义齿
C. 牙周洁治　D. 治疗可以保留的龋齿、牙周炎及患牙
E. 修复口内缺失牙
7. 诊断口腔颌面部肿瘤可靠的方法是
A. 穿刺检查　B. X线检查　C. 活体组织检查
D. 超声检查　E. 局部检查
8. 海绵状血管瘤的临床特点不包括
A. 体位试验阳性　B. 表浅肿瘤呈蓝色或紫色
C. 有时可触及静脉石　D. 触之柔软，有压缩性
E. 触诊有震颤感，听诊有吹风样杂音
9. 恶性黑色素瘤首选的治疗方法是
A. 中医中药治疗　B. 放射治疗　C. 化疗
D. 免疫治疗　E. 以手术为主的综合治疗
10. 消除颌骨囊肿摘除后所遗留的无效腔，方法错误的是

A. 碟形手术　　B. 血块充填法
C. 囊腔植骨　　D. 保守治疗
E. 成形性囊肿切开加囊肿摘除术

11. 某患者一侧下颌骨磨牙区、下颌角及升支部渐进性膨大，按之有乒乓球感。X线片示多房性密度减低影，分房大小相差悬殊，分隔清晰锐利，阴影边缘呈切迹状，阴影内牙根尖有不规则吸收。该病最可能的诊断是

A. 成釉细胞瘤　　B. 牙源性角化囊肿　　C. 牙源性纤维瘤
D. 成骨肉瘤　　E. 颌骨血管瘤

12. 女，28岁。右下颌骨体部迅速肿大2个月，经病理确诊为骨肉瘤，为提高疗效，术前考虑化疗。首选的化疗药物为

A. 环磷酰胺　　B. 顺铂　　C. 氟尿嘧啶
D. 甲氨蝶呤　　E. 平阳霉素

13. 女，12岁。上颌右前磨牙区肿胀1年，X线见界限清楚的放射透光区，内合大小不等的钙化物质。病理学检查见肿物呈囊性，内衬上皮部分类似缩余釉上皮，部分类似成釉细胞瘤，灶性影细胞团块见于衬里上皮内或纤维囊壁内，部分影细胞可发生钙化。最可能的病理诊断是

A. 单囊型成釉细胞瘤　　B. 牙源性钙化囊肿　　C. 牙源性钙化上皮瘤
D. 牙源性角化囊肿　　E. 牙源性腺样瘤

14. 男，16岁。口底左侧囊性肿物逐渐增大1月余，检查如图。穿刺抽出约5ml黏稠、拉丝样无色透明液体，该患者治疗的最佳方案是

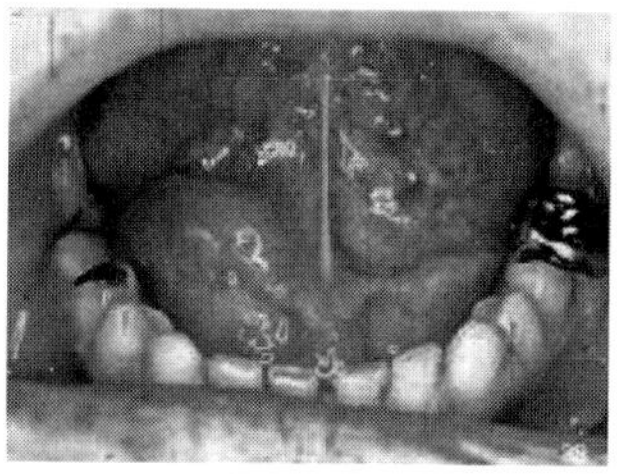

A. 摘除囊肿组织　　B. 抽出囊液注射2%碘酊
C. 摘除舌下腺　　D. 做袋形缝合
E. 摘除囊肿与舌下腺组织

15. 男，48岁。左舌缘溃烂3个月，活检证实为鳞癌Ⅱ级，左下颌下淋巴结肿大，质硬，活动差。患者一般情况可，正确的治疗方法是

A. 舌－颌－颈联合根治术＋术后放疗　　B. 放射治疗＋舌－颌－颈联合根治术
C. 放射治疗＋化学治疗　　D. 同期化、放疗
E. 放射治疗＋免疫治疗

16. 男，34岁。下颌前份唇侧牙龈出现黑色斑块状肿物半年余。其黑色斑块渐扩大，遂出现双侧下颌下淋巴结肿大。最不宜采用的检查是

A. 切取活检　　B. 冷冻活检　　C. CT检查
D. MRI检查　　E. PET检查

17. 男，25岁。舌骨上囊性肿块2年余，临床确诊为甲状舌管囊肿，正确的治疗方法是

A. 完整摘除囊肿　　B. 在舌骨表面剥离囊肿　　C. 切除囊肿及舌骨中份
D. 囊腔内注射硬化剂　　E. 切开引流、减压

18. 女，16岁。颏下舌骨前见3cm×3cm肿块，界限清，呈圆球形，与周围组织无粘连，可活动，质地柔韧似面团样感觉，无触痛，自颏下触压肿物不缩小而向舌下突起，吞咽时肿物

不上下移动。最可能的诊断是

A. 甲状舌管囊肿　　B. 静脉畸形　　C. 舌异位甲状腺

D. 皮样囊肿　　E. 鳃裂囊肿

19. 女，50 岁。左耳垂前肿物 10 年，无不适。检查：左腮腺区见 5cm×3cm 肿物，质中等，活动度好，无压痛；左腮腺造影腮腺有充盈缺损，分支导管呈“抱球状”改变。该患者最可能的诊断是

A. 左腮腺多形性腺瘤　　B. 左腮腺腺样囊性癌　　C. 左腮腺多形性腺瘤恶变

D. 左腮腺良性肥大　　E. 左腮腺急性化脓性腮腺炎

20. 男，56 岁。左颊黏膜下肿物半年来逐渐增大，轻度疼痛，近来在进食时常咬颊，造成局部黏膜糜烂。检查：左颊肿块约 2cm×2cm 大小，界限不清，表面黏膜糜烂，质地硬。该患者最可能的诊断是

A. 鳞状细胞癌　　B. 淋巴瘤　　C. 特异性感染

D. 腺上皮恶性肿瘤　　E. 良性肿瘤伴感染

21. 男，40 岁。右侧下颌骨体部无痛性肿块 5 年，有逐渐增大趋势，抗炎治疗无效。检查：右下颌骨体部稍膨隆，表面皮肤正常，触之质硬，无活动度及触压痛，右下牙无松动。X 线片示右下颌骨体部多房状囊性阴影，边缘清楚，沿下颌骨纵轴方向分布，囊腔内可见密度较高的牙齿，局部穿刺见豆渣样物质。本病例需要进行鉴别诊断的疾病是

A. 成釉细胞瘤　　B. 骨纤维异常增殖症　　C. 牙骨质化纤维瘤

D. 颌骨中心性血管瘤　　E. 牙骨质瘤

22. 男，60 岁。右颊黏膜溃疡 2 个月，溃疡大小约 5cm，活检为鳞癌Ⅱ级。右侧下颌下可触及 2 个肿大淋巴结，粘连。该患者的颈部淋巴结处理应是

A. 右侧根治性颈清扫术 + 左侧功能性颈清扫术

B. 右侧肩胛舌骨上颈清扫术

C. 右侧根治性颈清扫术

D. 双侧根治性颈清扫术

E. 双侧功能性颈清扫术

二、共用题干单选题

（23～25 题共用题干）

男，18 岁。右颌下无痛性质软肿物发现 3 个月，表面皮肤正常，口内检查：未见异常。行颌下手术中见肿物呈囊性，术中囊壁破裂，流出黏稠而略带黄色蛋清样液体，遂将囊壁及颌下腺一并摘除。但术后不久囊肿复发。

23. 该病最可能的诊断是

A. 颌下腺囊肿　　B. 潜突型舌下腺囊肿　　C. 颌下区软组织囊肿

D. 囊性水瘤　　E. 鳃裂囊肿

24. 术前对诊断最有帮助的检查是

A. 颌下腺侧位片　　B. 颌下腺造影　　C. 舌下腺造影

D. 囊肿穿刺检查　　E. B 超检查

25. 该病最恰当的治疗方法是

A. 切除颌下腺，吸尽囊液，加压包扎
B. 完整摘除囊壁，加压包扎
C. 切除颌下腺及摘除囊壁
D. 切除舌下腺及摘除囊壁
E. 切除舌下腺，吸尽囊液，加压包扎

（26～29 题共用题干）

男，25 岁。左下颌区渐进性膨隆，下唇无麻木。检查：面部不对称，下颌骨相当于左下第一前磨牙至左下第一磨牙颊侧明显膨隆，前庭沟局部丰满，有乒乓感，左下第二前磨牙和左下第一磨牙Ⅰ至Ⅱ度松动，穿刺液为褐色液体，镜下未见胆固醇晶体

26. 对该患者，首先应检查项目是

A. 取活检
B. 牙髓活力测验
C. 摄 X 线片
D. CT 检查
E. B 超检查

27. 如果诊断为成釉细胞瘤，X 线片表现不包括

A. 多房性囊肿样阴影
B. 囊壁边缘不整齐呈半月形切迹
C. 牙根尖不规则吸收
D. 骨质膨隆，以颊舌侧膨隆为显著
E. 肿瘤内可见钙化影

28. 关于成釉细胞瘤和牙源性角化囊肿的鉴别诊断要点，叙述错误的是

A. 成釉细胞瘤多为实性，少数为囊性；牙源性角化囊肿为囊性

B. 成釉细胞瘤穿刺液为褐色液体，牙源性角化囊肿穿刺物为乳白色或黄色皮脂样物质

C. 成釉细胞瘤好发部位为下颌体和下颌角，牙源性角化囊肿则好发于下颌第三磨牙区和下颌升支部

D. X 线片表现：成釉细胞瘤多房性最多见，房室相差较悬殊，囊壁边缘不整齐呈半月形切迹，牙根呈锯齿样吸收；牙源性角化囊肿可为单房，可为多房，可使牙周骨质吸收，使牙移位、松动与倾斜

E. 成釉细胞瘤常沿下颌骨中轴呈轴向生长

29. 该患者目前最佳治疗方案是

A. 肿瘤刮治
B. 下颌骨区段切除，钛板植入，二期植骨
C. 半侧下颌骨切除
D. 下颌骨区段切除，同期植骨
E. 下颌骨方块切除

（30～32 题共用题干）

女，35 岁。主因左下颌区无痛性肿胀 1 年就诊，不伴左下颌疼痛及麻木。检查：左下颌角明显膨隆，皮肤色、温均正常，无波动感。口内左磨牙区龈颊沟丰满，舌侧膨隆明显，触之有“乒乓球感”，黏膜无破溃。

30. 最有可能的诊断是

A. 角化囊肿
B. 成釉细胞瘤
C. 颌骨中心性癌
D. 颌骨骨髓炎
E. 骨肉瘤

31. 角化囊肿最好发的部位是

A. 上颌结节
B. 上颌骨体
C. 下颌正中部
D. 下颌第三磨牙区及升支
E. 下颌颏孔区

32. 对于该患者下一步要做的最有意义的检查是

A. 针吸细胞学检查　B. 摄普通 X 线片　C. 取活检

D. B 超检查　E. 穿刺检查

三、案例分析题

（33～36 题共用题干）

女，57 岁。左颊部黑痣，近期出现疼痛，并迅速扩大，颜色加深，表面出现溃疡。

33. 该患者可能的诊断为

A. 交界痣　B. 基底细胞癌　C. 鳞癌

D. 恶性黑色素瘤　E. 皮肤转移癌　F. 色素痣

34. 为明确诊断，应进行以下哪项措施

A. 切取活检　B. 细针活检　C. 冷冻活检

D. 涂片活检　E. X 线检查　F. MRI 检查

35. 该疾病原发灶首选的治疗手段是

A. 化疗　B. 放疗　C. 手术治疗

D. 生物治疗　E. 冷冻治疗　F. 高温治疗

36. 该疾病最常用的化疗药物是

A. 顺铂　B. 达卡巴嗪（DTIC）　C. 阿霉素

D. 平阳霉素　E. 激素　F. 多西环素

答案与解析

1. A　2. D　3. B　4. A　5. D　6. E　7. C　8. E　9. E　10. D　11. A　12. D　13. B　14. C　15. A　16. A　17. C　18. D　19. A　20. A　21. A　22. C　23. B　24. D　25. E　26. C　27. E　28. E　29. E　30. A　31. D　32. B　33. D　34. C　35. E　36. B

1. A【**解析**】A 项，皮脂腺囊肿主要由于皮脂腺排泄管阻塞，使分泌物滞留于管内，其上皮被逐渐增多的内容物膨胀而形成。B、D 项，皮样囊肿或表皮样囊肿为胚胎发育时期遗留于组织中的上皮细胞发展而形成的囊肿，后者也可以由于损伤、手术使上皮细胞植入而形成。C、E 项，鳃裂囊肿和甲状舌管囊肿来源于胚胎发育时期遗留的上皮细胞。

2. D【**解析**】肿瘤的治疗不能用理疗的方法，理疗会对瘤体产生刺激，促进瘤细胞的生长，还可因挤压造成瘤细胞扩散。

5. D【**解析**】良性肿瘤一般以外科治疗为主。颌骨肿瘤一般则以手术治疗为主。而唇癌或面部皮肤癌则手术切除较容易，整复效果也好。

7. C【**解析**】活体组织检查即组织病理学检查，可最直接地观察到肿瘤的细胞学等特点，是诊断口腔颌面部肿瘤最可靠的方法。

8. E【**解析**】触诊有震颤感，听诊有吹风样杂音，属于动静脉畸形的临床特点。其余各项都是海绵状血管瘤的临床特点。

9. E【解析】恶性黑色素瘤以手术切除为主。由于恶性黑色素瘤早期就有区域淋巴结转移，且转移率较高，因此应施行选择性颈淋巴清扫术。部分化学药物对恶性黑色素瘤有一定疗效，可做局部动脉插管注射，也可用静脉注射，作为手术前后的综合治疗。

15. A【解析】舌癌以综合疗法为主，一般主张手术治疗，颈部行颈淋巴清扫术；晚期病例则应采取综合治疗方案。手术治疗时，对波及口底及下颌骨的舌癌，应施行一侧舌、下颌骨及颈淋巴联合清扫术，若对侧有转移，应做双侧颈淋巴清扫术。由于舌癌的颈淋巴结转移率较高，并早期转移，一般主张做选择性肩胛舌骨上或功能性颈淋巴清扫术。化学药物可作为晚期病例手术前后的辅助治疗。

17. C【解析】甲状舌管囊肿应手术切除囊肿或瘘管，而且应彻底，否则容易复发。手术的关键是，除囊肿或瘘管外，一般应将舌骨中份一并切除。若仅切除囊肿或瘘管，由于舌骨中可能存在微细的副管，可导致复发。

18. D【解析】A 项，甲状舌管囊肿可随吞咽肿物会上下移动。B 项，静脉畸形可以被压缩。C 项，舌异位甲状腺有典型的含橄榄语音，表面呈蓝紫色。D 项，皮样囊肿常位于黏膜或皮下较深的部位或口底诸肌之间。囊膜表面的黏膜或皮肤光滑，囊肿与周围组织、皮肤或黏膜均无粘连，触诊时囊肿坚韧而有弹性，似面团样。E 项，脂肪瘤基部受压时，可见分叶形态，皮肤可出现橘皮状。

22. C【解析】小的颊黏鳞癌可采用放射治疗。如肿瘤对放射治疗不敏感及肿瘤较大，应行外科手术，术前可先用化学药物治疗。肿瘤切除后如创面过大，不能直接将组织拉拢缝合，可用颊脂垫、带蒂皮瓣或游离皮瓣转移整复。晚期颊癌已侵及颌骨，并有颈淋巴结转移时，可行颊、颈、颈联合根治术。右侧下颌下可触及 2 个肿大淋巴结，所以只需要右侧进行颈淋巴结清扫术。

27. E【解析】牙源性腺样瘤临床上好发于上颌尖牙区，多见于青少年。X 线片表现常为单房性阴影伴有钙化影。所以肿瘤内可见钙化影不是成釉细胞瘤的 X 线片表现。

28. E【解析】成釉细胞瘤多发生于青壮年，以下颌体及下颌角部为常见。生长缓慢，初期无自觉症状；逐渐发展可使颌骨膨大，造成畸形，左、右面部不对称。肿瘤侵犯牙槽突时，可使牙松动、移位或脱落；肿瘤继续增大时，使颌骨外板变薄，甚至吸收，这时肿瘤可以侵入软组织内。牙源性角化囊肿常沿下颌骨中轴呈轴向生长。

29. E【解析】成釉细胞瘤有局部浸润周围骨质的特点，所以不应实行刮除术；对较小的肿瘤，可行下颌骨方块切除，以保存下颌骨的连续性；对较大的肿瘤，应将病变的颌骨整块切除，以保证手术后不再复发。

30. A【解析】颌骨牙源性角化囊肿多发生于青壮年，可发生于颌骨任何部位，好发于下颌第三磨牙区及下颌支部。肿瘤生长缓慢，初期无自觉症状。若继续生长，骨质逐渐向周围膨胀，则形成面部畸形。如果肿瘤发展到更大，表面骨质变为极薄之骨板，触诊时可有“乒乓球感”，并发出所谓羊皮纸样脆裂声；最后，此层极薄的骨板也被吸收，则可有波动感。

32. B【解析】拍摄 X 线片对诊断有很大帮助。囊肿在 X 线片上显示为一清晰圆形或卵圆形的透明阴影，边缘整齐，周围常呈现一明显的白色骨质反应线，有时边缘可不整齐。

33. D【解析】恶性黑色素瘤临床表现、早期绝大多数表现为皮肤病及黏膜黑斑；发生恶变时，则迅速长大，色素增多，为黑色或深褐色，呈放射状扩展；肿瘤周围及基底有色素沉着加剧的增生浸润现象病变内或周围出现结节（卫星结节），表面发生溃疡，易出血和疼痛，并有所属区域的淋巴结突然增大。

36. B【**解析**】化学药物DTIC、卡莫司汀（卡氮芥）、羟基脲、放线菌素D、长春新碱等对恶性黑色素瘤有一定疗效，可局部动脉插管注射，也可静脉注射，作为手术前后的综合治疗。

第五节　常见唾液腺炎症

一、单选题

1. 唾液腺炎症最常见于

A. 腮腺　B. 颌下腺　C. 舌下腺
D. 腭腺　E. 唇腺

2. 慢性复发性腮腺炎腮腺造影（如图）显示

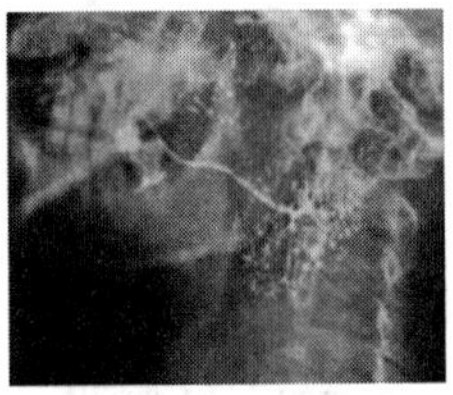

A. 末梢导管呈“腊肠状”改变
B. 末梢导管阻塞
C. 末梢导管边缘毛糙呈葱皮样或花边样改变
D. 末梢导管无明显改变
E. 末梢导管呈点状、球状扩张

3. 急性化脓性腮腺炎的主要致病菌是

A. 链球菌　B. 大肠埃希菌　C. 肺炎球菌
D. 金黄色葡萄球菌　E. 白念珠菌

4. 关于急性化脓性腮腺炎病因，说法不正确的是

A. 主要致病菌是链球菌　B. 常见于腹部大手术后
C. 常见于高热或禁食患者　D. 常见于体质虚弱、长期卧床患者
E. 常见于急性传染病或脓毒血症患者

5. 关于急性化脓性腮腺炎的叙述，哪项是错误的

A. 病原菌主要是金黄色葡萄球菌　B. 肿胀以耳垂为中心
C. 腮腺导管口红肿，可挤压出脓液　D. 患者全身中毒症状明显
E. 局部皮肤红、热及触痛不明显

6. 青春期后有自愈趋势的腮腺疾病是

A. 急性化脓性腮腺炎　B. 慢性阻塞性腮腺炎　C. 慢性复发性腮腺炎
D. 流行性腮腺炎　E. 腮腺良性肥大

7. 急性化脓性腮腺炎的主要感染途径是

A. 腮腺导管逆行感染　B. 经口内破损黏膜感染　C. 牙源性途径
D. 血源性途径　E. 淋巴途径

8. 慢性阻塞性腮腺炎最常见的病因是

A. 导管较长导致的唾液滞留　B. 导管口黏膜损伤致导管口狭窄
C. 导管异物　D. 导管结石

E. 增龄性改变，导致唾液淤滞

9. 有关流行性腮腺炎的描述，不正确的是

A. 为非化脓性感染

B. 为副黏液病毒感染

C. 腺体被膜充血、间质水肿，中性粒细胞、淋巴细胞浸润

D. 导管上皮水肿，管腔内充满坏死细胞和渗出物

E. 唾液淀粉酶经淋巴入血，由尿排出

10. 慢性腮腺炎行导管扩张术的主要适应证包括

A. 有结石者　　B. 导管或管口狭窄者　　C. 腮腺不肿大者

D. 无明显炎症者　　E. 有阻塞症状者

11. 关于急性化脓性腮腺炎的临床特点，哪项是错误的

A. 肿胀以耳垂为中心，局部皮肤红、热及触痛均不明显

B. 病原菌主要为金黄色葡萄球菌

C. 患者全身中毒症状明显

D. 腮腺导管口红肿，可挤出脓液

E. 脓液可穿破腮腺筋膜进入邻近组织或间隙

12. 男，23 岁。右腮腺区无痛性肿胀 3 个月，抗炎治疗有效。检查：导管口无红肿，分泌物清亮。该患者应考虑以下何种诊断

A. 流行性腮腺炎　　B. 急性化脓性腮腺炎　　C. 腮腺淋巴结炎

D. 舍格伦综合征　　E. 良性腮腺肥大

13. 女，40 岁。左侧腮腺区反复发作肿胀 14 年，平时有胀感，口内有咸味，腮腺导管口有胶冻状液体溢出。腮腺造影：末梢导管呈球状扩张，排空迟缓，主导管无异常。该患者诊断最大可能为

A. 急性化脓性腮腺炎　　B. 急性腮腺淋巴结炎　　C. 慢性复发性腮腺炎

D. 流行性腮腺炎　　E. 腮腺混合瘤继发感染

14. 男，43 岁。近几年左侧腮腺数次肿痛，每年发作 1 ~2 次，抗感染治疗可控制。平常口内有时有咸味液体流出。检查腮腺导管口有少量分泌，尚清。该患者不宜施行的治疗是

A. 导管冲洗　　B. 急性发作时全身抗感染治疗

C. 维生素 C 含服　　D. 按摩腮腺腺体帮助排唾液

E. 腮腺切除术

15. 男，10 岁。近 5 年左侧腮腺反复肿胀，间隔 1 ~2 个月发作 1 次。有助于明确诊断的检查是

A. CT 检查　　B. B 超检查　　C. 唾液腺造影

D. 放射性核素扫描　　E. 唇腺活检

16. 男，6 岁。双腮腺反复肿胀 2 年。检查：双侧腮腺不大，腺体分泌清亮。右腮腺造影片示主导管形态正常，分支导管较少，大量末梢导管点状扩张。此种 X 线表现最可能的诊断是

A. 流行性腮腺炎　　B. 儿童复发性腮腺炎　　C. 腮腺淋巴结炎

D. 慢性阻塞性腮腺炎　　E. 舍格伦综合征

17. 男，10岁。双腮腺反复肿胀3年，每年肿胀4~5次，每次持续1周，无口干、眼干症状，腮腺造影有点球状扩张。合适的处理为

A. 理疗

B. 多饮水、按摩腺体，保持口腔卫生，必要时抗感染治疗

C. 应进行双腮腺手术切除

D. 腮腺内注入甲紫致腺体萎缩

E. 主导管结扎治疗

18. 男，7岁。近2天右耳下疼痛，伴发热，夜间体温可达40℃，继而右腮腺肿胀，两天后左腮腺也开始肿胀。血常规：白细胞计数5.7×10^9/L，淋巴细胞0.6。该患儿最有可能的诊断是

A. 急性化脓性腮腺炎

B. 慢性复发性腮腺炎急性发作

C. 急性腮腺淋巴结炎

D. 流行性腮腺炎

E. 咬肌间隙感染

二、共用题干单选题

(19~21题共用题干)

男，26岁。左颌下区肿块2年，肿块时大时小，进食时局部明显胀痛感。

19. 临床诊治过程中，应着重于

A. 询问下颌下肿块发病时间

B. 询问肿块与进食关系

C. 检查肿块大小与活动度

D. 检查体位试验时肿块的变化

E. 进行切取活检

20. 重要的检查是

A. 双合诊

B. 体位移动试验

C. 叩诊

D. 听诊

E. 透光试验

21. 可能的诊断是

A. 下颌下腺囊肿

B. 急性化脓性下颌下腺炎

C. 涎石病致慢性下颌下腺炎

D. 淋巴管瘤

E. 静脉畸形

(22~24题共用题干)

女，50岁。左腮腺区反复肿胀3年，平时有胀感，口内有咸味。

22. 检查患者腮腺导管口时，较符合慢性阻塞性腮腺炎的体征是

A. 清亮唾液

B. 无唾液分泌

C. 导管口无红肿

D. 棕色唾液

E. “雪花样”唾液

23. 较符合慢性阻塞性腮腺炎的病史是

A. 无自觉症状

B. 肿胀消长与进食有关

C. 腮腺区有枣样大小肿物

D. 耳前放射痛

E. 患者面颊麻木

24. 较符合慢性阻塞性腮腺炎的X线造影表现为

A. 主导管移位，分支导管呈“抱球状”

B. 末梢导管扩张

C. 腺内分支导管变细

D. 腺内有占位性病变

E. 主导管中断，造影剂外溢

答案与解析

1. A　2. E　3. D　4. A　5. E　6. C　7. A　8. B　9. C　10. B　11. A　12. C　13. C　14. E　15. C　16. B　17. B　18. D　19. B　20. A　21. C　22. E　23. B　24. B

4. A【解析】急性化脓性腮腺炎的病因：急性化脓性腮腺炎的病原菌主要是金黄色葡萄球菌，链球菌及肺炎球菌较少见。发生急性化脓性腮腺炎的基本因素是机体严重脱水致唾液分泌减少或停止。腮腺区的创伤和邻近组织急性炎症的扩展，也可继发腮腺的急性炎症。

5. E【解析】急性化脓性腮腺炎临床表现：常为单侧受累，双侧同时发生者少见。发病急，肿胀以耳垂为中心，局部皮肤红、热现象显著，呈硬性浸润，触痛明显。有轻度开口困难，腮腺导管口红肿，轻轻按摩腺体可见脓液自导管口溢出，有时甚至可见脓栓堵塞于导管口。患者全身中毒症状明显，有高热、脉率和呼吸加快、白细胞总数增加、中性粒细胞比例显著上升、核左移，并可出现中毒颗粒。

8. B【解析】慢性阻塞性腮腺炎病因：大多数患者由局部原因引起，少数由导管结石或异物引起。由于导管狭窄或异物阻塞，阻塞部位远端导管扩张，唾液淤滞。腮腺导管系统较长、较窄，易于唾液淤滞，也是造成阻塞性腮腺炎的原因之一。

11. A【解析】肿胀以耳垂为中心，局部皮肤红、热现象显著，呈硬性浸润，触痛明显。其余各项均为急性化脓性腮腺炎的临床特点。

14. E【解析】根据临床表现可诊断为化脓性腮腺炎，治疗原则如下。①维持正确出入量及体液平衡，纠正机体脱水和电解质紊乱。②选用有效抗生素，及早用广谱、抗革兰阳性球菌抗生素。③加强口腔卫生护理，可以进行导管冲洗。④切开引流指征。⑤其他保守治疗包括热敷等理疗、按摩腮腺腺体、服用维生素C促进唾液分泌等。腮腺炎时不能切除腮腺。

16. B【解析】儿童复发性腮腺炎临床表现：患儿双侧或单侧腮腺反复肿胀，导管口有脓液或胶冻样分泌物。随年龄增长，发作次数减少，症状减轻，大多在青春期后痊愈。腮腺造影显示末梢导管呈点状、球状扩张，排空迟缓，主导管及腺内导管无明显异常。

20. A【解析】唾液腺的触诊检查主要通过双合诊来确定唾液腺是否有肿物，肿物的大小、部位、活动度、边界是否清楚等，对于肿物的性质判断具有十分重要的意义。

22. E【解析】临床检查腮腺稍增大，能触及肿大的腮腺轮廓，中等硬度，轻微压痛。导管口轻微红肿，挤压腮腺可从导管口流出混浊的“雪花样”或黏稠的蛋清样唾液，有时可见黏液栓子。

23. B【解析】慢性阻塞性腮腺炎临床表现为男性略多，大多发生于中年，单侧多见，也可为双侧。患者常不明确起病时间，多因腮腺反复肿胀就诊，约半数患者腮腺肿胀与进食有关。发作次数变异较大，多者每次进食后都有肿胀，少者1年内很少发作，大多平均每月发作1次以上，发作时伴有轻微疼痛。

24. B【解析】慢性阻塞性腮腺炎的腮腺造影显示主导管、叶间、小叶间导管部分狭窄、部分扩张，呈腊肠样改变。部分伴有“点状扩张”，但均为先有主导管扩张，延及间、小叶间导管后，才出现“点状扩张”。

第六节　唇腭裂

一、单选题

1. 关于单侧唇裂红唇修复的说法，以下哪一项是不正确的
A. 直线缝合法易在术后红唇游离缘遗留下凹陷样切迹
B. 在采用直线缝合法时，将红唇末端肌组织游离后对位缝合有助于减少红唇凹陷样切迹
C. 采用健侧红唇含肌肉三角瓣插入患侧的方法可能导致术后唇峰上移
D. 采用患侧红唇含肌肉三角瓣插入健侧的方法可能导致术后唇峰上移
E. 采用患侧红唇含肌肉三角瓣插入健侧的方法可以修复唇珠形态
2. 为缩小腭咽腔、增进腭咽闭合而施行的咽成形术中最常用的术式为
A. 兰氏法　B. 单瓣后推术　C. 岛状瓣手术
D. 腭帆提肌重建术　E. 咽后壁组织瓣转移
3. 进行唇裂整复术最适合的年龄为
A. 出生后即刻　B. 1～2 个月　C. 3～6 个月
D. 6～12 个月　E. 1～2 岁
4. 以下哪种情况暂不宜施行腭裂修复术
A. 腭咽闭合不全　B. 语言障碍　C. 胸腺肥大
D. 听力障碍　E. 视力障碍
5. 对于唇腭裂患儿伴发鼻畸形者，二期鼻畸形最佳的矫正时间为
A. 学龄前　B. 5～7 岁　C. 9～10 岁
D. 11 岁　E. 唇腭裂裂隙关闭后尽早
6. 完全性腭裂术后出现穿孔，但一般不属于腭瘘的部位是
A. 硬软腭交界　B. 腭垂　C. 硬腭
D. 软腭　E. 牙槽突
7. 腭裂语音治疗的适应证不包括
A. 手术后获得良好的腭咽闭合功能者　B. 年龄在 4 岁以上
C. 无听力障碍　D. 智商 <70
E. 手术后至少 1 个月
8. 男，8 个月。出生后即发现其右上红唇、白唇裂开，鼻底正常。该患者诊断分类为
A. 右侧Ⅰ度唇裂　B. 右侧Ⅱ度唇裂　C. 右侧Ⅲ度唇裂
D. 混合唇裂　E. 右侧唇隐裂
9. 男，9 个月。因先天性双侧完全性唇裂行前唇加长法修复术。术后拆线的时间是
A. 术后 3 天　B. 术后 5～7 天　C. 术后 12 天
D. 术后 10 天　E. 术后 7～9 天
10. 患儿，1 岁。先天性双侧完全性唇裂、双侧完全性腭裂，现拟行唇裂修复术。目前常用的方法是

A. 前唇加长法修复术　B. 前唇原长法修复术　C. 下唇阿贝瓣修复术
D. 双侧鼻唇沟瓣修复术　E. 上唇直线缝合法

11. 男，6个月，左上唇红唇、白唇至鼻底完全裂开，其诊断是
A. 左侧Ⅰ度唇裂　B. 左侧Ⅱ度唇裂　C. 左侧Ⅲ度唇裂
D. 左侧不完全性唇裂　E. 单纯性唇裂

12. 男，4岁半，因先天性不完全腭裂行兰氏修复术。为了保证伤口正常愈合，对其饮食要求为
A. 术后半流质饮食1周后改普食　B. 术后流质饮食1周后改软食
C. 术后流质饮食1周后改半流质饮食　D. 术后软食2周后改普食
E. 术后半流质饮食2周后改普食

二、共用题干单选题

（13～15题共用题干）

男，4岁。生后即被发现腭部裂开。检查见腭垂、软腭及部分硬腭裂开，牙槽嵴完整。

13. 该患儿的诊断是
A. 先天性单侧完全性腭裂　B. 先天性软腭裂　C. 先天性不完全性腭裂
D. 先天性单侧不完全性腭裂　E. 先天性完全性腭裂

14. 腭裂修复术时，须行缩小咽腔的手术，下列哪项属于缩小咽腔的手术
A. 兰氏法　B. 改良兰氏法　C. 三瓣法
D. 腭咽肌瓣成形术　E. 四瓣法

15. 腭裂修复术后，语音功能恢复正常的必要条件是
A. 软腭有动度　B. 患者咽后壁上帕萨万特（Passavant）嵴明显
C. 患者牙列完整，咬合关系正常　D. 腭垂的外形恢复正常
E. 发音时能形成良好的腭咽闭合功能

（16～18题共用题干）

患儿，16个月。生命体征平稳，心、肺未见异常，血、尿常规检查未见异常。其软腭部裂开，硬腭后缘可触及“V”形缺隙，牙槽突完整。

16. 该患者应诊断为
A. 软腭裂　B. 深Ⅱ度腭裂　C. 浅Ⅱ度腭裂
D. 单侧完全性腭裂　E. Ⅲ度腭裂

17. 除腭部解剖形态异常以外，该患者可能的腭裂相关表现中错误的是
A. 吸吮障碍　B. 腭裂语音　C. 鼾症
D. 牙列错乱　E. 颌骨发育障碍

18. 如果患者现在行腭裂修复手术，和推迟至学龄前手术相比，可能的好处不包括
A. 对颌骨发育影响较小　B. 术后腭咽闭合功能较好
C. 术后语音功能较好　D. 腭瓣容易剥离，术中出血少
E. 有自然学习说话的过程

三、案例分析题

（19～22 题共用题干）

患儿，4 岁。出生后即被发现腭部裂开。检查：腭垂、软腭及部分硬腭裂开，牙槽嵴完整。

19. 该患儿的诊断应为

A. 先天性单侧完全性腭裂　B. 先天性不完全性腭裂　C. 先天性软腭裂

D. 先天性单侧不完全性腭裂　E. 先天性完全性腭裂　F. 先天性硬腭裂

20. 术中应采用何种麻醉

A. 局部麻醉　B. 针刺麻醉　C. 腭大孔阻滞麻醉

D. 静脉麻醉　E. 气管内插管全身麻醉　F. 浸润麻醉

21. 腭裂修复术中凿断翼突钩的目的是

A. 松弛腭帆张肌的张力　B. 松弛腭帆提肌的张力　C. 松弛咽上缩肌的张力

D. 松弛腭舌肌的张力　E. 松弛腭咽肌的张力　F. 松弛咽上缩肌的张力

22. 若术后出现瘘口，则最常见的部位在

A. 腭垂根部　B. 硬腭前部　C. 软硬腭交界处

D. 牙槽嵴处　E. 软腭中分　F. 软腭前部

答案与解析

1. D　2. E　3. C　4. C　5. D　6. E　7. D　8. B　9. B　10. B　11. C　12. C　13. C　14. D　15. E　16. B　17. C　18. A　19. B　20. E　21. A　22. C

2. E【解析】咽后壁组织瓣转移是利用咽后壁黏膜肌瓣翻转移置在软腭部，达到延长软腭长度、缩小咽腭腔，从而有效地增进腭咽闭合功能，改善发音条件的目的。该术式适用于软腭过短或软腭肌层发育不良者，软腭与咽后壁距长、软腭活动度差、咽侧壁移动度好的腭咽闭合不全者。该术式现已成为最常用的咽成形术。

3. C【解析】一般建议，唇裂整复术的年龄以 3～6 个月为宜，体重达 5kg 以上。早期进行手术，可以尽早地恢复上唇的正常功能和外形，并可使瘢痕组织减少到最小程度。

5. D【解析】唇腭裂的二期修复：①唇腭裂术后唇畸形及腭瘘可在学龄前进行修复。②鼻畸形在 11 岁时修复。③腭咽闭合不全的矫治可在腭裂术后 1 年或学龄前进行。

8. B【解析】Ⅱ度唇裂：上唇部分裂开，但鼻底尚完整。该患者右上红唇裂开，所以诊断为右侧Ⅱ度唇裂。

9. B【解析】正常愈合的创口，可在术后 5～7 天拆线，口内的缝线可稍晚拆除或任其自行脱落，特别是不合作的幼儿，无需强行拆除。如在拆线前出现缝线周围炎时，可用抗生素溶液湿敷；必要时提前拆除有感染的缝线，并行清洁换药和加强减张固定。

11. C【解析】单侧唇裂如下。①Ⅰ度唇裂：仅限于红唇部分的裂开。②Ⅱ度唇裂：上唇部分裂开，但鼻底尚完整。③Ⅲ度唇裂：整个上唇至鼻底完全裂开。

12. C【解析】患儿完全清醒后 2～4 小时，可开始喂少量糖水；观察 0.5 小时，没有呕吐

时可进流质，但量不宜过多。流质饮食维持至术后1周，半流质饮食5天，2周后可进普食。

15. E【解析】腭裂术后语音功能恢复正常的必要条件是有良好的腭咽闭合功能。腭咽闭合不良会在发元音时带有过度鼻音，发辅音时影响清晰度。

20. E【解析】腭裂整复手术均采用气管内插管麻醉，以保证血液和口内的分泌物不流入气管，保持呼吸道通畅和氧气吸入。腭裂手术的气管内插管可以经口腔插管，也可经鼻插管，但临床上以前者为多。

22. C【解析】腭裂术后创口可能发生裂开或穿孔，常位于硬软腭交界或腭垂处，也可能发生在硬腭部位。有些较小的术后穿孔，常可随创口愈合而自行缩小闭合。

第七节　三叉神经痛及面神经麻痹

一、单选题

1. 特发性面神经麻痹（贝尔麻痹）患者发病仅1天，目前其最佳治疗应为

A. 大剂量糖皮质激素＋阿昔洛韦

B. 大剂量糖皮质激素＋阿昔洛韦＋营养神经药物（维生素B_1、维生素B_{12}）

C. 大剂量糖皮质激素＋阿昔洛韦＋营养神经药物（维生素B_1、维生素B_{12}）＋保护眼睛

D. 大剂量糖皮质激素＋阿昔洛韦＋营养神经药物（维生素B_{12}、维生素B_6）＋保护眼睛＋强针刺治疗

E. 大剂量糖皮质激素＋阿昔洛韦＋营养神经药物（维生素B_1、维生素B_{12}）＋保护眼睛＋立即面神经管减压术

2. 三叉神经痛患者在疼痛发作时上颌的痛性抽搐不包括

A. 痛区潮红　B. 眼结膜充血　C. 出汗、流涎

D. 流泪　E. 患侧鼻腔黏液减少

3. 在三叉神经痛的治疗方法中，复发率最低且可重复应用的是

A. 药物治疗　B. 封闭疗法　C. 无水乙醇注射疗法

D. 三叉神经撕脱术　E. 半月神经节射频控温热凝术

4. 以下哪种治疗对于贝尔麻痹急性期的患者是不适当的

A. 给予阿司匹林　B. 给予地塞米松

C. 给予维生素B_1、维生素B_{12}　D. 强针刺或电针

E. 局部热敷、按摩

5. 三叉神经痛的典型表现包括

A. 张口痛　B. 冷、热刺激痛　C. 夜间痛

D. 阵发性电击样疼痛　E. 咬合痛

6. 原发性三叉神经痛的临床特点中，哪项是错误的

A. 多为单侧发病　B. 疼痛为阵发性剧痛　C. 间歇期无症状

D. 有“扳机点”存在　E. 神经系统检查有阳性体征

7. 以下关于三叉神经痛的叙述，哪项是错误的

A. 三叉神经痛分为原发性、继发性两种

B. 疼痛可自发，也可由刺激“扳机点”引起

C. 原发性三叉神经痛患者无论病程长短，神经系统检查极少有阳性体征

D. 角膜反射的改变常提示为器质性三叉神经痛

E. 目前治疗三叉神经痛的首选药物是苯妥英钠

8. 关于中枢性面瘫临床特点，叙述错误的是

A. 额纹消失、不能皱眉

B. 眼睑不能闭合

C. 耸鼻无力

D. 不能鼓腮、吹气

E. 患侧口角下垂，健侧向上歪斜

9. 希尔默（Schirmer）试验正常判断标准为

A. 在 2 分钟末的滤纸沾泪长度为 5cm

B. 在 5 分钟末的滤纸沾泪长度为 2mm

C. 在 2 分钟末的滤纸沾泪长度为 2cm

D. 在 2 分钟末的滤纸沾泪长度为 3cm

E. 在 3 分钟末的滤纸沾泪长度为 2cm

10. 男，78 岁。右上后牙区阵发性电击样疼痛 5 个月，临床上诊断为原发性三叉神经痛，错误的治疗是

A. 2% 利多卡因上颌支阻滞麻醉

B. 卡马西平口服

C. 眶下神经撕脱术

D. 泼尼松口服

E. 半月神经节射频温控热凝术

11. 男，53 岁。晨起刷牙时发现右侧口角漏水，即刻照镜子发现右口角下垂，右眼不能完全闭合，即来我院就诊。门诊检查：除以上外观表现外，右侧舌前 2/3 味觉迟钝，同侧舌、颊及口底黏膜较对侧均显无光泽、干燥，听力检查右侧明显较对侧差。该患者目前选择的治疗中，错误的是

A. 大剂量激素治疗

B. 立即行面神经管减压术

C. 阿司匹林

D. 神经营养药

E. 1 周后行维生素 B 族穴位注射

12. 女，70 岁。上牙区屡次发生针刺样短暂疼痛 3 周，疼痛定位不清，临床考虑三叉神经痛。为提高治疗的针对性，寻找“扳机点”部位，以下不属于三叉神经上颌支常见“扳机点”的部位是

A. 眶下区

B. 鼻翼区

C. 上颌结节

D. 耳屏

E. 上唇

13. 女，50 岁。触摸左颊黏膜而引起左额、左下唇电击样剧痛，持续数秒钟，卡马西平治疗有效。该患者诊断可能为

A. 急性牙髓炎

B. 下颌骨中央性颌骨癌

C. 三叉神经第三支痛

D. 三叉神经第二支痛

E. 三叉神经第二、第三支痛

14. 患者诊断为三叉神经痛，定分支检查为第Ⅲ支，“扳机点”在右下后磨牙区相对的颊黏膜处。口内检查：右下后磨牙均已拔除，X 线片示拔牙区相应的下颌骨内可见界限清楚的散在透光区。请问此患者首选的治疗方法是

A. 病变骨腔清除术　　B. 下牙槽神经切断撕脱术
C. 颏孔无水乙醇注射法　　D. 理疗
E. 半月神经节射频温控热凝术

15. 女，45 岁。突发左眼睑闭合不全、口角左偏，考虑为面瘫，须鉴别属贝尔麻痹，还是中枢性面神经麻痹。两者主要的鉴别点在于

A. 患侧口角下垂，健侧向上歪斜　　B. 患侧眼睑闭合不全
C. 不能鼓气，鼓气时漏气　　D. 患侧鼻唇沟消失
E. 患侧额纹消失，不能皱眉

16. 男，54 岁。1 年来因右侧后牙痛去多处求治无效。每次疼痛发作为电击样痛，持续不到 1 分钟。右上下后牙多个龋坏牙和残根。为鉴别“三叉神经痛”的诊断，首先应问患者

A. 有无咀嚼痛　　B. “扳机点”　　C. 服药史
D. 治疗史　　E. 全身病史

17. 男，52 岁。右侧严重的三叉神经第二、第三支痛伴痛性抽搐。所谓痛性抽搐，哪一项不是伴疼痛而发生的

A. 痛区潮红　　B. 结膜充血、流泪　　C. 出汗、流涎
D. 咬唇、伸舌　　E. 鼻腔分泌物增多

18. 患者晨起发现刷牙时右侧口角漏水，照镜发现右侧口角下垂、眼睑闭合不全。就诊后查体，右侧口腔颊、舌及口底黏膜较对侧干燥、无光泽；右侧舌前 2/3 味觉较对侧迟钝；听力较对侧差；Schirmer 试验发现右侧泪液分泌少于对侧。该患者面神经损害的部位可能在

A. 茎乳孔以外　　B. 鼓索与镫骨肌神经节之间
C. 膝神经节　　D. 膝神经节以上
E. 镫骨肌神经节与膝神经节之间

19. 男，44 岁。夜间睡眠时着凉后，晨起时发现左半侧口角歪斜，眼睑不能闭合，半侧不能皱眉，额纹消失。其可能的诊断为

A. 三叉神经痛　　B. 舌咽神经痛　　C. 贝尔麻痹
D. 茎突过长综合征　　E. 蝶腭神经痛

20. 男，37 岁。左侧完全性面瘫 4 个月，经检查确定面神经损伤部位在镫骨肌与膝神经节之间。该患者不会出现的临床表现是

A. 口角歪斜　　B. 味觉丧失　　C. 唾液分泌障碍
D. 泪液分泌障碍　　E. 听觉改变

21. 男，57 岁。拟诊为右三叉神经痛。对鉴别原发性、继发性三叉神经痛最有意义的检查结果是

A. 角膜反射的变化　　B. 痛觉障碍　　C. 温觉障碍
D. 触觉障碍　　E. 咀嚼肌力减弱

22. 女性患者因左腮腺肿物行“左腮腺浅叶及肿物切除术 + 面神经解剖术”，术后 3 天发现左眼不能闭合，皱眉力弱，额纹存在，眼睑以下无明显面瘫表现。该患者术中可能损伤了

A. 面神经主干　　B. 面神经额支　　C. 面神经颞支
D. 面神经颧支　　E. 面神经上、下颊支

二、共用题干单选题

（23～25 题共用题干）

男，51 岁。1 年来左面颊部、下唇部因触摸等诱因多次发生阵发剧痛，近半年发作频繁，疼痛剧烈难忍。初起卡马西平治疗有效，近来服药无效。

23. 该患者诊断为

A. 三叉神经第一支痛　B. 三叉神经第二支痛　C. 三叉神经第三支痛

D. 三叉神经第一、第二支痛　E. 三叉神经第二、第三支痛

24. 根据目前病情，哪种治疗为首选

A. 加大卡马西平剂量　B. 行三叉神经病变支撕脱术

C. 2%普鲁卡因三叉神经病变支封闭　D. 三叉神经病变支 95% 乙醇局部注射

E. 三叉神经病变支射频热凝术

25. 如果治疗不当，三叉神经痛经久不愈，患者面部可能出现

A. 皮肤潮红　B. 皮肤粗糙、色素重　C. 皮肤光亮

D. 色素斑增多　E. 皮肤破溃

（26～28 题共用题干）

女，64 岁。因右面部阵发性疼痛反复发作 36 年，加重 4 天入院。36 年前，患者不明原因出现右面部剧烈性疼痛，呈刀割样或针刺样，每次发作持续 15～30 秒。每日发作数次，说话、刷牙、进食等均可引起疼痛发作，4 天来右上后牙、鼻翼旁触摸后发作明显，间歇期无任何症状，不伴有头昏、头痛。

26. 此患者最可能的诊断是

A. 原发性三叉神经痛　B. 继发性三叉神经痛　C. 鼻旁窦炎

D. 舌咽神经痛　E. 非典型面痛

27. 治疗此疾病的首选药物为

A. 神经营养药　B. 苯妥英钠　C. 激素药物

D. 卡马西平　E. 山莨菪碱

28. 服用上述首选药物时需要特别注意

A. 牙龈纤维增生　B. 呼吸抑制　C. 血象和肝功能

D. 神经精神异常　E. 物质代谢和水盐代谢紊乱

答案与解析

1. C　2. E　3. E　4. D　5. D　6. E　7. E　8. A　9. B　10. D　11. B　12. D　13. E　14. A　15. E　16. B　17. D　18. C　19. C　20. A　21. A　22. D　23. E　24. E　25. B　26. A　27. D　28. C

1. C **【解析】** 贝尔麻痹起病 1～2 周内可视为急性期。此阶段治疗原则主要是控制组织水肿，改善局部血液循环，减少神经受压。此期应用糖皮质激素联合抗病毒药物治疗效果最佳。

可采用地塞米松10mg静脉滴注，连续7～10天，或者口服泼尼松30mg/d，连服5天，渐减量停药，疗程共10～14天。联合抗病毒药疗效更佳，选用阿昔洛韦或利巴韦林口服或静脉滴注。此外，为促进神经髓鞘修复，可给予营养神经药物，如维生素B_1、维生素B_{12}及神经生长因子。应嘱患者注意保护眼睛，以防引起暴露性结膜炎，特别是要防止角膜损害。

3. E【**解析**】A项，药物治疗为原发性三叉神经痛首选治疗方法，无效时再考虑其他方法。B项，封闭疗法封闭神经干或穴位。C项，无水乙醇注射疗法促使局部纤维变性从而阻断神经的传导。D项，三叉神经撕脱术主要适应于下牙槽神经痛和眶下神经痛。E项，半月神经节射频控温热凝术是目前治疗三叉神经痛的方法中较好的，其镇痛效果好，复发率低，可重复治疗。

4. D【**解析**】贝尔麻痹起病1～2周视为急性期，此期不宜应用强烈针刺、电针等治疗，以免导致继发性面肌痉挛，可做局部热敷、按摩治疗。

5. D【**解析**】三叉神经痛的主要表现为在三叉神经某分支区域内，骤然发生闪电式的、极为剧烈的疼痛。疼痛的性质为电击、针刺、刀割或撕裂样剧烈疼痛。疼痛可自发，也可由刺激“扳机点”引起。

6. E【**解析**】原发性三叉神经痛没有发现神经系统阳性体征；继发性三叉神经痛可因病变部位的不同，伴有面部皮肤感觉减退、角膜反射减退、听力降低等神经系统阳性体征。

9. B【**解析**】泪液检查：亦称Schirmer试验。目的在于观察膝神经节是否受损。用滤纸两条（每条为0.5cm×5cm），一端在2mm处弯折。将两纸条分别安置在两侧下睑结膜囊内做泪量测定。正常时，在5分钟末的滤纸沾泪长度（湿长度）约为2cm。

10. D【**解析**】对原发性三叉神经痛患者，首选卡马西平药物口服，疼痛剧烈患者也可行疼痛神经支封闭治疗，药物治疗无效的患者可采用神经撕脱术或射频温控热凝术等，但皮质激素类药物（泼尼松）对该病无效。

12. D【**解析**】常见的“扳机点”如下。①眼支：眶上孔、上睑、眉、前额、颞部等部位。②上颌支：眶下孔、下眼睑、鼻唇沟、鼻翼、上唇、鼻孔下方或口角区、上颌结节或腭大孔等部位。③下颌支：颏孔、下唇、口角区、耳屏部、颊黏膜、颊脂垫尖、舌颌沟等处。耳屏属于下颌支常见“扳机点”。

13. E【**解析**】卡马西平是目前治疗三叉神经痛的首选药物。在头面部三叉神经分布区域内，三叉神经第一支支配前额，三叉神经第二支支配眼眶下方的面部，三叉神经第三支支配下颌。

15. E【**解析**】贝尔麻痹与中枢性面神经麻痹均出现面瘫。前额皱纹消失与不能皱眉是贝尔麻痹或周围性面神经麻痹的重要临床表现，也是其与中枢性面神经麻痹鉴别的主要依据。

17. D【**解析**】疼痛发作时还常常伴有颜面表情肌的痉挛性抽搐，口角被牵向患侧；有时还可出现痛区潮红，结合膜充血，流泪、出汗、流涎及患侧鼻腔黏液增多等症状，称为痛性抽搐。疼痛发作多在白天，每次发作时间一般持续数秒、数十秒或1～2分钟，之后又骤然停止。两次疼痛发作之间称间歇期，无任何疼痛症状。

18. C【**解析**】根据味觉、听觉及泪液检查结果，可明确面神经损害部位，具体如下。①茎乳孔以外：面瘫。②鼓索与镫骨肌神经节之间：面瘫+味觉丧失+唾液腺分泌障碍。③镫骨肌神经节与膝神经节之间：面瘫+味觉丧失+唾液腺分泌障碍+听觉改变。④膝神经节：面瘫+

味觉丧失＋唾液腺、泪腺分泌障碍＋听觉改变。⑤膝神经节以上：除面瘫外，感觉与分泌功能障碍一般均较轻。

21. A【解析】角膜反射的变化是有意义的体征，常提示为症状性或器质性三叉神经，可能为原发性三叉神经痛。继发性三叉神经痛时，角膜反射没有变化。

23. E【解析】三叉神经痛多发生在40岁后，女性略多于男性。无明显诱因发病，表现为面部三叉神经支配区的频繁而短暂（数秒至数分钟）的刀割、针刺或闪电样剧烈疼痛，可伴随有局部面肌抽动、流泪等，多数累及单侧三叉神经的第二、第三支，少数为双侧受累。

24. E【解析】对多种药物治疗无效的原发性三叉神经痛，可以试用射频热凝术，选择性破坏三叉神经痛觉纤维而不损害其他纤维，方法安全、简便且不良反应少。

25. B【解析】三叉神经痛发作时，由于疼痛，有的患者用力揉搓面部皮肤，可发生皮肤粗糙、增厚、色素沉着、脱发、脱眉，有时甚至引起局部擦伤并继发感染。

26. A【解析】刀割样或针刺样剧烈疼痛，有明显的"扳机点"，可能是三叉神经痛。原发性三叉神经痛患者无论病程长短，神经系统检查无阳性体征发现，仍保持罹患分支区域内的痛觉、触觉和温度觉的感觉功能和运动支的咀嚼肌功能。只有在个别病例中有某个部位皮肤的敏感性增加。继发性三叉神经痛可因病变部位的不同，伴有面部皮肤感觉减退、角膜反射减退、听力降低等神经系统阳性体征。

27. D【解析】卡马西平是目前治疗三叉神经痛的首选药物。此药作用于网状结构－丘脑系统，可抑制三叉神经脊束核－丘脑的病理性多神经元反射。用药方法是开始时每次100mg，每日2次。如不能镇痛，以后每日增加100mg，直到能控制疼痛为止，找出其最小有效量作为维持剂量服用。

28. C【解析】卡马西平可产生共济失调、再生障碍性贫血、肝功能损害等。应用卡马西平应特别注意造血系统及肝脏的不良反应，在用药前应检查血象及肝功能。用较大剂量时，更应注意定期查血象及肝功能。

第十三章　基本急救技能

第一节　心肺复苏基本技术

一、单选题

1. 为成人实施胸外心脏按压时，按压频率为

A. 20 ~ 40 次/分　　B. 40 ~ 60 次/分　　C. 60 ~ 80 次/分
D. 80 ~ 100 次/分　　E. 100 ~ 120 次/分

2. 现场有一颈部开放性损伤患者，经初步检查未伤及大血管，急救措施应该是在做了下列哪一项后转送医院处理

A. 伤口用无菌纱布填塞，严密观察　　B. 伤口填塞，外加绷带包扎
C. 当即输血　　D. 给镇静药物
E. 立即输血，补液，并给血管扩张药

3. 某患者上颌 Le FortⅢ型骨折、颅前凹骨折、口鼻出血，应采取的初步救治措施是

A. 立即行颌间结扎，颅颌绷带固定　　B. 鼻腔填塞，上颌骨暂时悬挂固定
C. 气管切开并输血　　D. 立即行切开复位内固定术，鼻腔填塞
E. 暂时作颅上颌固定，补血补液并观察

4. 因口底血肿引起窒息时，急救的最合理方法为

A. 肌内注射止血药　　B. 安置口咽通气管道
C. 血肿切开引流　　D. 托上颌角使下颌骨前移
E. 将舌牵至口外

5. 当进行胸外按压时，应将手掌根放在患者

A. 胸骨上半部分　　B. 胸骨正中线左侧的心前区
C. 胸骨下半部分，剑突上　　D. 胸骨下半部
E. 胸骨中下 1/3 部分

6. 男，48 岁。突然意识丧失 5 分钟入院。查体发现心搏和呼吸均停止，医护人员即刻进行胸外心脏按压，基础生命支持时高质量心肺复苏的要点不包括

A. 按压频率不小于 100 次/分　　B. 按压幅度不小于 5cm
C. 胸廓完全回弹　　D. 按压间断保持最短
E. 轻度过度通气

7. 女，37 岁。在拔除左上第三磨牙前采用 2% 含肾上腺素的普鲁卡因局部麻醉。注射局部麻醉药后即出现变态反应，在所采取的抢救原则中哪项是不正确的

A. 应用激素　　B. 给予安定等镇静药　　C. 给氧

D. 输液　　E. 降压

8. 男，19岁。溺水后被救出，神志不清，口唇发绀，呼吸停止，颈动脉搏动消失。现单人对其进行心肺复苏，其正确的比例是

A. 30次心脏按压，1次人工呼吸　　B. 15次心脏按压，1次人工呼吸

C. 15次心脏按压，2次人工呼吸　　D. 30次心脏按压，2次人工呼吸

E. 60次心脏按压，2次人工呼吸

9. 女，57岁。突然神志丧失，呼吸不规则，即刻进行心脏按压，判断其是否有效的主要方法是

A. 摸桡动脉搏动　　B. 摸股动脉搏动　　C. 呼喊患者观察其是否清醒

D. 测血压　　E. 观察患者是否能说话

二、共用题干单选题

（10～13题共用题干）

男，50岁。1小时前突然出现剧烈胸痛，急性呼吸困难来就诊。检查：心电图示室性心动过速（室速），可见意识丧失，皮肤发绀，瞳孔散大，二便失禁。

10. 首先考虑的诊断是

A. 心脏性猝死　　B. 急性心肌梗死　　C. 急性心力衰竭

D. 室性心动过速　　E. 心室颤动（室颤）

11. 应立即采取的措施是

A. 除颤　　B. 开通气道　　C. 人工呼吸

D. 药物治疗　　E. 胸外按压

12. 最先选择的药物是

A. 碳酸氢钙　　B. 胺碘酮　　C. 利多卡因

D. 肾上腺素　　E. 阿托品

13. 若患者因为急性高钾血症而触发难治性室颤，可选用

A. 碳酸氢钠　　B. 葡萄糖酸钙　　C. 利多卡因

D. 普鲁卡因胺　　E. 胺碘酮

答案与解析

1. E　2. B　3. E　4. E　5. D　6. E　7. E　8. D　9. B　10. A　11. A　12. D　13. B

2. B【**解析**】对于开放性伤口多行伤口填塞以止血，防止出现出血性休克，先将无菌纱布或碘仿纱条填塞于伤口内，再用绷带行加压包扎，注意保持气道通畅，防止发生窒息。

5. D【**解析**】胸外按压时，术者左手掌根置于患者胸骨下半部，手掌根部长轴与胸骨长轴重合，右手掌根与左手重叠，左手五指翘起，肘关节伸直，肩、肘、腕关节呈一条直线，借助身体之重力向患者脊柱方向按压。

6. E【**解析**】心肺复苏的标准技能：对心搏骤停患者进行识别、呼救、判断、复苏，快速

（频率 100～120 次/分）胸外按压，用力（深度 5～6cm）进行胸外按压，胸廓充分回弹，尽量减少按压中断，通气有效但应避免过度通气。

8. D【解析】按压应使成人及儿童胸骨下陷 5～6cm 或胸部前后径的 1/3（婴儿约 4cm）后放松，按压与放松时间的比例为 1：1。按压频率为 100～120 次/分。单人抢救时，每按压 30 次，做口对口人工呼吸 2 次（30：2）。

10. A【解析】心脏性猝死的临床终末事件期典型的表现：严重胸痛，急性呼吸困难，突发心悸或眩晕等。而心搏骤停后脑血流量急剧减少，可导致意识突然丧失，伴有局部或全身性抽搐。皮肤苍白或发绀，瞳孔散大，二便失禁。

11. A【解析】主要心肺复苏措施包括人工胸外按压、开通气道和人工呼吸。患者心电图显示为室速，室速可迅速发展为室颤，故该患者应首先进行除颤治疗。

12. D【解析】肾上腺素是药物治疗心脏性猝死的首选药物，属于“强心药”。给予 2～3 次除颤加心肺复苏及肾上腺素之后仍然是室颤或无脉室速者，考虑给予抗心律失常药，常用药物有胺碘酮、利多卡因。

第二节　颌面部止血术

一、单选题

1. 某患者行右侧腮腺浅叶和肿物切除及面神经解剖术，术中结扎腮腺导管且术后未使用负压引流装置，应选择的包扎绷带是

A. 四头带　　B. 单眼交叉绷带　　C. 三角巾
D. 十字交叉绷带　　E. 弹性绷带

2. 颌面部手术采用气管内插管全身麻醉者，拔管时机是

A. 手术后立即拔除
B. 血压、心率、脉搏正常即可拔除
C. 患者完全清醒并吸净气管内分泌物后拔除
D. 只要气管内无分泌物，任何时候均可拔除
E. 患者清醒未吸净气管内分泌物即可拔除

3. 某儿童在床上没有反应，无外伤体征，应如何开放气道

A. 把手指放进嘴里，提拉下颌　　B. 提升下颌
C. 使头部偏斜，抬起下颌　　D. 向前拉出舌头
E. 仰头举领

4. 某患者行上颌前部根尖下刮治术，术后应采用的包扎绷带为

A. 四头带　　B. 十字交叉绷带　　C. 弹性绷带
D. 单眼交叉绷带　　E. 三角巾

5. 某额、颞部外伤出血的患者，为了暂时止血，可行压迫止血的部位为

A. 耳屏前区域　　B. 颈动脉三角区
C. 颈外动脉　　D. 下颌下缘咀嚼肌附着的前下角区

E. 耳后乳突部

6. 颈外动脉结扎止血的部位在

A. 颈动脉分杈处
B. 甲状腺上动脉之下
C. 甲状腺上动脉与舌动脉之间
D. 舌动脉与颌外动脉之间
E. 颌外动脉以上

7. 关于绷带包扎的注意事项，哪一项是不正确的

A. 包扎颌下区及颈部时，应注意保持呼吸道畅通
B. 所施压力适度，防止组织受压发生坏死
C. 腮腺区包扎不应有压力，以免发生面神经损伤
D. 对于切开引流的创口，第一次包扎应加以适当压力，以利止血
E. 骨折复位后，包扎时应注意防止错位

8. 女，29 岁。交通事故致颌面部闭合性损伤合并颅脑损伤，已发生吸入性窒息，应采取的抢救措施是

A. 消除口鼻腔分泌物
B. 牵扯舌体向前
C. 悬吊上颌骨折块
D. 气管插管
E. 气管切开

9. 女，16 岁。舌根横纹肌肉瘤导致舌根大出血，急诊止血最有效的方法是

A. 即刻进行颈外动脉结扎术
B. 口内压迫止血
C. 静脉给予止血药
D. 局部用药止血
E. 局部热凝止血

10. 女，18 岁。因车祸致颌面外伤而急诊入院。鼻翼扇动，发绀，脉弱、速，瞳孔略散大，抢救措施首先是

A. 立即静脉补液
B. 应用抗生素和破伤风抗毒素（TAT）
C. 拍片检查骨折情况
D. 气管切开
E. 输血

二、共用题干单选题

（11～13 题共用题干）

男，45 岁。不慎从高处坠落致全身复合伤、头面部创伤。

11. 现场急救采取的止血方法中最可靠的是

A. 指压止血法
B. 药物止血法
C. 包扎止血法
D. 填塞止血法
E. 结扎止血法

12. 若想判断是否合并颅脑损伤，最重要的病史或体征是

A. 昏迷史
B. 鼻腔、外耳道溢液史
C. 抽搐发作史
D. 病理反射引出
E. 脑膜刺激征

13. 面部软组织挫伤的主要特点不包括

A. 皮肤变色
B. 创口不规则
C. 软组织肿胀明显
D. 局部剧烈疼痛
E. 伴开口功能障碍

答案与解析

1. D　2. C　3. E　4. A　5. A　6. C　7. C　8. E　9. A　10. D　11. E　12. A　13. B

1. D【解析】十字交叉绷带，被广泛用于颌面部（如耳前区、耳后区、腮腺区、下颌下区、颏下区）、上颈部术后和损伤的包扎固定。

3. E【解析】术者将一手置于患者前额用力加压，使头后仰，另一手的示指和中指抬起下颏，使下颌尖、耳垂的连线与地面呈垂直状态，以通畅气道。

4. A【解析】四头带可有效压迫小范围区域，而不影响面部其他器官的相应功能。上颌前部根尖下刮治术后，可以直接采用四头带包扎压迫创口，其具有减轻疼痛、止血、防止或减轻水肿，促使创口平复、稳定之功效。

7. C【解析】腮腺手术主要怕局部出血，所以需要加压包扎。腮腺区创口的包扎，应施以一定压力，并应富于弹性，以免发生涎瘘。

8. E【解析】窒息分为阻塞性和吸入性窒息。阻塞性窒息的急救：及早清除口、鼻腔及咽喉部异物，将后坠的舌牵出，悬吊下坠的上颌骨折块，插入通气导管保持呼吸道通畅。吸入性窒息的急救：应立即行气管切开术，通过气管导管，充分吸出进入下呼吸道的血液、分泌物及其他异物，解除窒息。

第十四章　口腔颌面外科学基本技能

第一节　口腔颌面部局部麻醉技术

一、单选题

1. 下列局部麻醉药物中，属于酯类麻醉药的是

A. 利多卡因　　B. 普鲁卡因　　C. 布比卡因

D. 阿替卡因　　E. 甲哌卡因

2. 关于利多卡因和普鲁卡因性能比较，哪项描述是正确的

A. 两者局部麻醉作用强度一样，维持时间也一样

B. 利多卡因局部麻醉作用强度强，维持时间亦长

C. 利多卡因局部麻醉作用强度强，但维持时间短

D. 利多卡因局部麻醉作用强度弱，但维持时间长

E. 普鲁卡因局部麻醉作用强度强，维持时间亦长

3. 关于利多卡因，说法正确的是

A. 局部麻醉作用弱于普鲁卡因　　B. 毒性小于普鲁卡因

C. 维持时间较短　　D. 组织穿透和扩散较弱

E. 有抗室性心律失常作用

4. 下列叙述中，哪项不属于局部麻醉药物合理应用

A. 传导阻滞麻醉时可加 1∶100 000 肾上腺素

B. 应准备好抢救设施和抢救药品

C. 组织内注射给药时要在回抽无血后缓慢进行

D. 应详细询问病史和药物过敏史

E. 多数局部麻醉药物对孕妇和儿童无禁忌

5. 局部麻醉药中最常用且麻醉作用最强的药物是

A. 苯佐卡因　　B. 利多卡因　　C. 阿替卡因

D. 达克罗宁　　E. 丁卡因

6. 女，68 岁。右上第一磨牙残冠需要拔除。有心律失常病史，但近 2 年病情平稳，少有发作。拔牙时麻醉药宜选用

A. 2% 普鲁卡因　　B. 2% 含肾上腺素普鲁卡因

C. 2% 利多卡因　　D. 2% 含肾上腺素利多卡因

E. 2% 丁卡因

7. 男，22 岁。正畸转科拔除 $\overline{4|}$，用 2% 普鲁卡因 2.5ml 做阻滞麻醉，重复 1 次后才获麻

醉效果。拔牙顺利。术后 5 小时患者仍感下唇麻木而复诊，其原因可能是

A. 注射药量过大　　B. 麻醉药浓度偏高　　C. 注射速度过快
D. 神经损伤　　E. 麻醉药过敏

8. 女，61 岁。右上尖牙残根，拟拔除后修复。局部麻醉最好选择

A. 眶下孔阻滞麻醉　　B. 切牙孔阻滞麻醉　　C. 腭前神经阻滞麻醉
D. 翼腭管传导阻滞麻醉　　E. 唇、腭侧局部浸润麻醉

9. 男，2 岁。因舌系带过短拟行舌系带矫正术，在选择麻醉药物时，不宜使用

A. 利多卡因　　B. 布比卡因　　C. 阿替卡因
D. 普鲁卡因　　E. 丁卡因

10. 患者右上后牙拔牙后 3 天，麻醉药注射区局部红肿，触痛明显，皮肤发热，有轻度开口受限，引起疼痛的原因是

A. 注射针头弯曲，损伤组织　　B. 损伤血管引起血肿
C. 消毒不严，引起深部组织感染　　D. 损伤神经
E. 麻醉药注入翼内肌内

11. 女，60 岁。⌊7 残根，有冠心病史，近 2 年未发作，测血压 160/90mmHg，在拔⌊7 时局部麻醉首选药物是

A. 2% 利多卡因　　B. 1% 含肾上腺素普鲁卡因
C. 2% 含肾上腺素普鲁卡因　　D. 2% 丁卡因
E. 1% 丁卡因

二、共用题干单选题

（12～13 题共用题干）

患者，22 岁。去某医院行拔牙术，注射麻醉药时，患者出现头晕、恶心、胸闷、四肢无力。检查：血压 90/60mmHg，脉搏 65 次/分，面部及口唇苍白。

12. 该患者的诊断是

A. 中毒　　B. 过敏　　C. 晕厥
D. 白血病　　E. 卒中

13. 对该患者上述情况的正确处理是

A. 立即送往急诊室　　B. 注射麻醉药完成后抢救
C. 停止注药，立即抢救　　D. 继续注射，完成拔牙
E. 观察，暂不处理

（14～18 题共用题干）

女，24 岁。因左上第三磨牙颊向高位阻生，要求拔除。

14. 拔除该牙应麻醉的神经是同侧的

A. 上牙槽后神经 + 鼻腭神经　　B. 上牙槽中神经 + 腭前神经
C. 上牙槽后神经 + 腭后神经　　D. 上牙槽后神经 + 腭前神经
E. 上牙槽中神经 + 上牙槽后神经 + 腭前神经

15. 注射局部麻醉药后同侧颊部随即出现肿胀，这是发生了

A. 水肿　　B. 气肿　　C. 血肿
D. 感染　　E. 嚼肌痉挛

16. 完成局部麻醉注射后，患者同时感到恶心、想吐，余无异常，原因是
A. 麻醉了腭中、后神经　　B. 麻醉了上牙槽后神经　　C. 麻醉了腭大神经
D. 麻醉药过敏　　E. 中毒反应

17. 在麻醉过程中患者发生晕厥，以下处理措施哪项是不正确的
A. 立即停止注射　　B. 置患者于头低位，松解颈部衣扣
C. 嗅闻氨水　　D. 静脉推注肾上腺素
E. 吸氧

18. 在行左上颌结节麻醉时，出现左颊面部血肿，其原因是
A. 注射针头污染所致　　B. 局部麻醉药中未加入肾上腺素
C. 注射深度过浅，麻醉药液存于黏膜下　　D. 刺破了翼静脉丛
E. 损伤了上牙槽后神经

答案与解析

1. B　2. B　3. E　4. E　5. B　6. C　7. D　8. E　9. C　10. C　11. A　12. C　13. C　14. D　15. C　16. A　17. D　18. D

1. B【**解析**】利多卡因、布比卡因、阿替卡因、甲哌卡因属于酰胺类麻醉药。普鲁卡因属于酯类麻醉药。

3. E【**解析**】利多卡因为酰胺类局部麻醉药，是目前应用最多的局部麻醉药，具有起效快、作用强而持久（一次用药可持续1～2小时）、黏膜穿透力强及安全范围较大等特点，同时无扩张血管作用，对组织几乎无刺激性，可用于多种形式的局部麻醉，有全能麻醉药之称，主要用于传导麻醉和硬膜外麻醉。对普鲁卡因过敏者可选用此药。本药还可用于心律失常的治疗。

8. E【**解析**】应用上、下颌前牙唇、腭侧的局部浸润麻醉即可，由于浸润麻醉药药效强，足以达到无痛拔除效果。

9. C【**解析**】阿替卡因的组织穿透性和扩散性较强，适用于成人及4岁以上儿童，不能用于2岁的儿童。

10. C【**解析**】局部麻醉后感染：注射针被污染、消毒不严或注射针穿过感染灶，均可将感染带入深层组织，引起颞下、翼下颌间隙、咽旁间隙等感染。一般在注射后1～5天局部红、肿、热、痛明显，甚至有开口受限或吞咽困难，偶尔引起全身症状。防治措施：注射器械及注射区域的消毒一定要严格；防止注射针污染和避免穿过或直接在炎症区注射。

12. C【**解析**】A项，中毒的表现主要分兴奋型和抑制型，前者会出现烦躁不安、多话、颤抖、血压上升等；后者会出现呼吸、心搏骤停。B项，过敏主要表现为惊厥，昏迷，呼吸、心搏骤停。C项，晕厥的症状主要有头晕、恶心、胸闷，以及血压下降。D项，白血病表现为虚弱和疲劳、皮肤上有红斑，容易出血和淤青。E项，卒中临床表现以猝然昏倒、不省人事或突然发生口眼歪斜、半身不遂、言语障碍、智力障碍为主。

13. C【解析】一旦发生晕厥，应急处理包括停止注射，放平座椅，置患者于头低位；松解衣领，保持呼吸通畅；乙醇或氨水刺激呼吸；针刺人中穴；氧气吸入和静脉注射高渗葡萄糖。

18. D【解析】在进行上牙槽后神经阻滞麻醉时，注意针尖刺入不宜过深，以免刺破上颌结节后方的翼静脉丛引起血肿。

第二节　口腔颌面部清创缝合技术

一、单选题

1. 舌损伤伴有组织缺损时，应沿哪一方向缝合

A. 损伤原有方向　B. 损伤长轴方向　C. 舌的纵向

D. 舌的横向　E. 随意缝合均可

2. 舌损伤清创缝合时，不正确的处理方法是

A. 采取1号或4号线缝合

B. 当舌组织有缺损时，应沿损伤长轴方向缝合

C. 当伴有牙龈和口底黏膜创面时，应先缝合舌的创口

D. 缝合时应距舌创缘稍远进针，缝深一些

E. 可做褥式加间断缝合

3. 某患者舌部裂伤，伴有邻近牙龈和口底黏膜裂伤。此时清创缝合时，哪一项是不正确的

A. 应保持舌的纵行长度

B. 缝合时应避免与口底黏膜和牙龈粘连

C. 应用较粗的丝线

D. 应先缝合口底裂伤

E. 缝合时应距舌创缘稍远进针

4. 口腔颌面部损伤患者，如已发生明确感染，应采取的措施是

A. 用大量过氧化氢溶液和盐水冲洗，再进行缝合

B. 清除所有感染组织后缝合

C. 局部湿敷，待感染控制后再作处理

D. 暴露创面，应用大剂量抗生素控制感染

E. 严格清创后，缝合大部分组织，遗留引流口，并放置引流条

5. 男，29岁。舌体外伤出现部分组织缺损，处理原则是

A. 缝合不宜过深过宽　B. 细针细线缝合　C. 保持舌体厚度

D. 保持舌体长度　E. 保持舌体宽度

6. 男，40岁。24小时前颊部外伤，全层洞穿型缺损约3.5cm×4.0cm。清创后适合的缝合方式是

A. 严密缝合口腔黏膜　B. 严密缝合颊部皮肤

C. 黏膜、肌、皮肤逐层缝合　D. 定向拉拢缝合

E. 将皮肤与黏膜缝合

二、共用题干单选题

（7～10 题共用题干）

男，40 岁。左颊部被刀刺成贯通伤，无恶心、呕吐，无意识障碍。

7. 颊部贯通伤的治疗原则是

A. 粗针粗线缝合
B. 消灭无效腔，放置引流
C. 抗感染及全身支持疗法
D. 定向拉拢缝合
E. 尽量关闭创口，消灭创面

8. 如无组织缺损，缝合采取的措施是

A. 将口腔黏膜、肌肉和皮肤分层缝合
B. 将口腔黏膜和皮肤相对缝合
C. 严密缝合皮肤和肌肉，黏膜侧放置引流
D. 皮瓣转移，关闭创口
E. 定向拉拢缝合

9. 如果口腔黏膜无缺损，而皮肤缺损较多，则缝合时应遵循的原则是

A. 口腔黏膜和皮肤相对缝合，消灭创面
B. 严密缝合口腔黏膜，皮肤缺损行皮瓣转移或游离植皮
C. 严密缝合口腔黏膜，定向拉拢缝合皮肤缺损
D. 严密缝合口腔黏膜，皮肤缺损处覆盖油纱
E. 严密缝合口腔黏膜，皮肤缺损处拉拢缝合

10. 如组织为全层洞穿型缺损，应采取的措施是

A. 拉拢缝合口腔黏膜，皮肤缺损行皮瓣转移或游离植皮
B. 设法拉拢缝合，畸形二期整复
C. 设法拉拢缝合皮肤和肌肉，黏膜侧打碘包
D. 将创缘的口腔黏膜和皮肤相对缝合，消灭创面
E. 严密缝合口腔黏膜，皮肤缺损处覆盖油纱

（11～13 题共用题干）

患儿，5 岁。进食时不慎跌倒，筷子戳破腭部 2 小时。检查：软腭有一约 15mm 长创口，为贯穿伤。患儿清醒，检查合作。

11. 该患儿的处理应是

A. 无须特殊处理
B. 患儿合作时应予缝合
C. 局部麻醉下缝合
D. 表面麻醉下缝合
E. 全身麻醉下缝合

12. 如同时存在硬腭组织缺损，创口较大，此时的局部处理为

A. 应拉拢缝合，尽量缩小创面
B. 在硬腭两侧做松弛切口，然后缝合剖面
C. 因患儿年龄小，组织再生能力强，可任其自行愈合
D. 由患儿家属决定是否手术缝合
E. 堵塞碘纱保护创面即可

13. 如进行缝合，应

A. 缝合鼻侧黏膜、肌层、口腔侧黏膜　　B. 缝合肌层、口腔侧黏膜
C. 缝合口腔侧黏膜　　D. 缝合鼻侧黏膜、口腔侧黏膜
E. 全层贯穿缝合

答案与解析

1. C　2. B　3. D　4. C　5. D　6. E　7. E　8. A　9. B　10. D　11. C　12. B　13. A

1. C【**解析**】舌组织有缺损时缝合创口应尽量保持舌的长度，将创口按前后纵行方向缝合。不要将舌尖向后折转，以防舌体缩短，影响舌功能。

4. C【**解析**】口腔颌面部损伤，创口没有明显化脓性感染或组织坏死，可充分清洗、清创后缝合；对于有可能发生感染的患者，可在创口内放置引流物；对于明显感染的创口，不应初期缝合，应采取局部湿敷，待感染控制后再处理。

6. E【**解析**】较大的面颊部全层洞穿型缺损，可直接将创缘的口腔黏膜与皮肤相对缝合，消灭创面。遗留的洞穿缺损，后期再行整复。如伤情和条件允许，也可在清创术时用带蒂皮瓣、吻合血管的游离皮瓣及植皮术早期修复洞穿缺损。

7. E【**解析**】颊部贯通伤的治疗原则是尽量关闭创口和消灭创面。

8. A【**解析**】无组织缺损或缺损较少者，可将口腔黏膜、肌肉和皮肤分层缝合。

9. B【**解析**】口腔黏膜无缺损或缺损较少而皮肤缺损较多者，应严密缝合口腔黏膜，关闭穿通创口。面颊部皮肤缺损应立即行皮瓣转移或游离植皮，或者做定向拉拢缝合。如遗留缺损，以后再行整复治疗。

第三节　各种牙拔除术

一、单选题

1. 关于牙龈分离器的使用方面，正确的选择为
A. 正畸减数时不需要分离牙龈　　B. 分离牙龈目的是避免牙钳夹伤牙龈
C. 分离牙龈至釉质牙骨质界　　D. 乳牙拔除时不需要分离牙龈
E. 分离牙龈后可减少拔牙时软组织阻力

2. 关于拔牙窝的处理，哪一项是正确的
A. 拔牙窝过高的牙槽中隔可待自行吸收　　B. 扩大的拔牙窝需要压迫复位
C. 与黏骨膜相连的骨折片应及时取出　　D. 滞留乳牙拔除后应彻底搔刮拔牙窝
E. 撕裂的牙龈出血应用碘仿纱条填压止血

3. 以下患者，拔牙前通常不使用抗菌药物的是
A. 放疗后拔牙患者　　B. 妊娠妇女　　C. 甲状腺功能亢进症患者
D. 风湿性心脏病患者　　E. 糖尿病患者

4. 使用拔牙钳拔牙过程中可以摇动、扭转和牵引三种力量，下列描述哪项正确

A. 拔除上颌第一磨牙时可以使用扭转力量，然后牵引拔除

B. 拔除上颌第一前磨牙时可以使用扭转力

C. 拔除上颌前牙时可以使用扭转力

D. 为了尽快拔除患牙，使用摇动力时，摇动的幅度要大，以便尽快扩大牙槽窝

E. 牵引力应与摇动和扭转结合使用，向阻力较大的方向进行

5. 拔牙术中最常见下列哪种并发症

A. 下颌骨骨折　　B. 牙龈损伤　　C. 邻牙或对颌牙折断或损伤

D. 牙折断　　E. 下牙槽神经损伤

6. 拔除上颌前牙过程中，不正确的操作是

A. 拔除上颌切牙时，因唇侧骨板较薄，向唇侧摇动的力量应较大

B. 拔上颌中切牙时，可以使用较大的扭转力

C. 拔除上颌侧切牙时，除唇颊侧摇动力外，还可以辅助适当的牵引力

D. 拔除上颌侧切牙时，可以应用较大的扭转力

E. 拔上颌尖牙时，因牙根较长，牙颈部骨质较厚，应反复摇动扩大牙槽窝，然后再加用旋转力向唇侧及下方将其拔除

7. 用单纯的旋转动作就可以拔除的牙是

A. 上颌第一磨牙　　B. 下颌第二磨牙　　C. 上颌切牙

D. 下颌切牙　　E. 下颌第二前磨牙

8. 某患者因左下第二前磨牙残根无法保留而要求拔除。术前X线片显示为双根牙，牙根细小。术者应用不到的器械有

A. 刮匙　　B. 根钳　　C. 牙挺

D. 圆凿　　E. 下颌前磨牙钳

9. 男，35岁。1周前拔除左下颌第二磨牙，现仍感局部不适，偶有渗血，复诊检查见创口愈合不良，牙龈充血挤压有少量脓性渗出。此时医师一般首先应当对患者进行的治疗为

A. 医嘱口服抗生素　　B. 彻底搔刮拔牙创　　C. 局部牙龈切开引流

D. 局部理疗　　E. 医嘱氯己定溶液漱口

10. 女，46岁。右下颌多个残根，既往曾有风湿性心脏病，现存在二尖瓣狭窄，心功能Ⅰ级，此患者最佳治疗方案为

A. 分次拔除，术前、术后预防性使用抗生素

B. 分次拔除，术后预防性使用抗生素

C. 分次拔除，术前预防性使用抗生素

D. 一次拔除，术前、术后预防性使用抗生素

E. 一次拔除，术前预防性使用抗生素

11. 女，30岁。右下第三磨牙舌向远中倾斜，牙冠完全萌出，此牙的拔除方法宜采用

A. 冲击法拔除　　B. 劈开、分根拔除　　C. 用涡轮钻拔除

D. 用牙挺向远中挺出　　E. 翻瓣、去骨拔除

12. 男，30岁。$\underline{3|}$横位埋伏阻生，拔除过程中发现，$\underline{3|}$根长大，紧卡于$\underline{42|}$两牙根之间，为避免损伤正常牙根，最佳处理方法为

A. 关闭伤口，停止手术
B. 涡轮钻分开牙冠与牙根
C. $\underline{3|}$冠周增隙
D. 平凿劈开$\underline{3|}$牙冠与牙根
E. 继续扩大骨窗

13. 男，25 岁。下颌全景片示右下颌第三磨牙低位阻生。检查：牙冠大部分被骨及软组织覆盖，做口内切口时，附加

A. 颊侧切口
B. 远中切口
C. 舌侧切口
D. 近中颊侧切口
E. 颊侧及远中切口

二、共用题干单选题

（14～17 题共用题干）

患者因上颌义齿基牙折断要求拔除，2 个月前曾发生心肌梗死。检查：$\underline{|5}$缺失，活动桥修复。$\underline{|6}$折断，牙根断面低于牙龈 2mm，不松动，无叩痛。

14. 此患者理想的拔牙时间是

A. 立即局部麻醉下拔除牙根
B. 2 个月后再拔牙
C. 4 个月后就可以拔牙
D. 1 年后才能拔牙
E. 3 年后拔牙为好

15. 患者拔牙前应做的准备是

A. 检查牙根是否松动
B. 向患者说明拔牙的并发症
C. 做心电图及心功能检查
D. 服用降压药
E. 服用抗生素

16. 拔牙时最应注意的是

A. 止血完善
B. 不使用骨凿
C. 尽量保存牙槽骨
D. 镇痛完全
E. 不要伤及软组织

17. 使用局部麻醉药时应注意

A. 尽量局部浸润
B. 为增强麻醉效果可加血管收缩药
C. 适当减少用量，防止中毒
D. 最好使用普鲁卡因
E. 以 2% 的利多卡因为宜

（18～20 题共用题干）

女，22 岁。因牙齿松动拔除牙齿，拔牙后 1 小时将压迫的纱卷吐出，当即发现牙槽窝出血。

18. 预防的方法是

A. 拔牙前使用止血药
B. 减小拔牙创伤
C. 拔牙后仔细搔刮拔牙窝
D. 拔牙时认真分离牙龈
E. 拔牙时牙钳不要夹住软组织

19. 常见的原因是

A. 血凝块脱落
B. 牙槽窝内残留炎性肉芽组织
C. 牙槽骨骨折
D. 遗留残根
E. 遗留残片

20. 处理的方法是

A. 搔刮拔牙窝　　B. 再次压迫止血　　C. 缝合牙龈
D. 填塞拔牙窝　　E. 口服止血药物

答案与解析

1. B　2. B　3. B　4. C　5. D　6. D　7. C　8. E　9. B　10. D　11. B　12. B　13. E　14. C　15. E　16. D　17. E　18. C　19. B　20. A

1. B【解析】分离牙龈的目的：①安放牙钳时，为钳喙插入龈沟下提供空间，防止夹伤牙龈。②避免拔牙动作连带造成牙龈撕裂。

3. B【解析】B项，妊娠妇女在妊娠4～6个月可以拔牙，但拔牙前不使用抗菌药物，以免影响到胎儿。

6. D【解析】上颌侧切牙牙根稍细，两侧面略扁平，根尖微弯向远中。拔除上颌侧切牙时，操作以摇动为主，扭转幅度要小于中切牙，牵引方向宜向下前并逐渐偏向远中。

8. E【解析】牙钳只适用于牙冠坚强并能用其夹住的牙齿，而残根为无牙冠而仅有牙根者，所以不用下颌前磨牙钳。

11. B【解析】劈开法主要用于解除根部骨阻力及邻牙阻力。右下第三磨牙舌向远中倾斜，根部有骨阻力，所以应该劈开，分根拔除。

13. E【解析】下颌第三磨牙中低位阻生常用的是角形切口。其近中颊侧切口自邻牙的远中或近中颊面轴角处，与龈缘约成45°向前下勿超过移行沟底；远中切口从远中龈缘正中斜向外后方，勿偏舌侧。切口长度以翻瓣后能适当暴露颊侧和远中的骨面为度。切开时应直达骨面，全层切开黏骨膜。

14. C【解析】6个月内发生过心肌梗死为拔牙的禁忌证，患者2个月前曾发生心肌梗死，所以在4个月以后可以拔牙。

15. E【解析】预防性使用抗生素是心脏瓣膜疾病患者接受口腔有创处理前所必需的。对于心脏瓣膜疾病患者应改善口腔卫生情况后，术前按药物血浆浓度峰值产生时间使用青霉素类抗生素（无过敏史者）。但近14天内使用过青霉素者，则不得使用青霉素预防心内膜炎。

17. E【解析】A项，局部麻醉时尽量选择阻滞麻醉，不仅有良好的麻醉效果，还可以减少麻醉药的用量和注射次数。B项，血管收缩药是为了延缓吸收，降低毒性反应，延长局部麻醉时间，以减少注射部位的出血，使术野清晰。C项，局部麻醉药物使用时，要保证一定的用量，以取得良好的麻醉效果，减少麻醉药导致麻醉药量不足，而给患者带来疼痛。D项，普鲁卡因有时可引起过敏反应，最好不要使用。E项，2%的利多卡因在临床上使用最多。

18. C【解析】拔牙后出血常为局部因素或护理不当引起，少数为全身因素。全身因素引起的出血应在术前对可能引起出血的疾病采取措施来预防。一旦发生拔牙后出血，亦应从全身和局部两方面处理。拔牙后出血常见的局部因素有牙槽窝内残留炎性肉芽组织、软组织撕裂、牙槽突骨折、牙槽内小血管破裂及较大知名血管（下牙槽血管、上牙槽后血管）破裂等。血块因保护不良而脱落，也会引起出血。松动牙拔出时根尖一般会有炎性肉芽组织，所以应该搔刮拔牙窝，刮除肉芽组织。

第四节　口腔小手术

一、单选题

1. 实施舌系带矫正术的合适年龄是
A. 出生 6 个月
B. 1 岁以内
C. 1～2 岁，婴幼儿学说话前
D. 2 岁后，婴幼儿学会说话后
E. 5 岁后
2. 下列哪种情况不宜行口腔种植术
A. 活动义齿固位差，黏膜不能耐受，但患者患有严重的无法控制的糖尿病
B. 口腔内急性炎症已治愈，个别牙缺失，邻牙不宜做基牙
C. 颌骨肿瘤，经手术后需要功能性修复者
D. 对义齿的修复要求高，常规义齿无法满足者
E. 磨牙游离端缺失者
3. 对于拔牙后要求进行牙槽骨修整的患者，合适的手术时间是
A. 拔牙后 7 天
B. 拔牙后 2 周
C. 拔牙后 1 个月
D. 拔牙后 2～3 个月
E. 拔牙后半年
4. 对患者实施自体牙移植的恰当年龄是
A. 6 岁以内
B. 12 岁以内
C. 12～14 岁
D. 18 岁以内
E. 25 岁以内
5. 下列情况中，哪项不适合进行牙再植术
A. 外伤脱位，仍位于口腔内的牙
B. 扭转牙，不愿正畸治疗但要求矫正位置者
C. 错误拔出的健康牙
D. 外伤脱位，离体 6 小时，牙体清洁干燥
E. 外伤脱位，离体半小时，有尘土污染，保存于牛奶者
6. 下颌第三磨牙阻生，什么情况下适宜行龈瓣切除术
A. 水平阻生，冠周炎反复发作
B. 垂直阻生，升支前方有足够空隙，对颌牙位置正常
C. 前倾阻生，前方邻牙远中龋坏
D. 前倾阻生，龈瓣上有咬痕
E. 颊向阻生，对颌牙位置正常
7. 下列哪项不是再植牙成功标准
A. X 线片示牙根无异常透射影
B. 疼痛消失，无感染，无松动
C. 牙龈附着正常
D. 牙功能正常
E. 行使功能达 3 年以上
8. 男，40 岁。拔除 $\underline{6|}$ 时牙根进入上颌窦，扩大创口后取出断根，局部形成一个 5mm ×

8mm 的瘘口，最佳的处理方法是

A. 应行上颌窦根治术
B. 行上颌窦瘘口修补术
C. 填塞明胶海绵
D. 填塞碘条
E. 暂不处理，待其自行愈合

9. 女，62 岁。下颌为无牙颌，双侧下颌尖牙区舌侧有一骨隆突，轻度压痛，此时最佳处理办法是

A. 观察，无须处理
B. 局部按摩
C. 局部理疗
D. 行牙槽突修整术
E. 修复时加大基托

10. 女，70 岁。下颌为无牙颌，颊系带附着于牙槽嵴顶，义齿固位不佳，此时应行

A. 牙槽嵴加高术
B. 颊系带成形术
C. 牙槽突修整术
D. 调磨义齿，进行缓冲
E. 重新安装义齿

二、共用题干单选题

（11 ~ 12 题共用题干）

男，4 个月。舌系带粗短、附着较高，伸舌时舌尖部呈“W”形。

11. 目前的治疗是

A. 立即行舌系带矫正术
B. 宜观察，到 1 ~ 2 岁时考虑是否手术
C. 练习伸舌
D. 注意发音
E. 需要用矫治器矫正

12. 如行系带矫正术，下列错误的是

A. 横切竖缝
B. 竖切横缝
C. 应避免损伤下颌下腺导管
D. 应避免损伤深部血管
E. 可在局部麻醉下手术

答案与解析

1. C　2. A　3. D　4. D　5. D　6. B　7. E　8. B　9. D　10. B　11. B　12. B

2. A【解析】严重糖尿病血糖过高或已有明显并发症者，因术后易发生感染，应在糖尿病得到控制后再行手术。

3. D【解析】牙槽突修整术的适应证：拔牙后牙槽骨吸收不全，骨尖、嵴有压痛者，应于拔牙后 2 ~ 3 个月开始进行修整；义齿基托下方牙槽嵴严重突出者；即刻义齿修复时，应于拔牙后同时修整牙槽嵴，使预成义齿顺利佩戴；上、下颌间隙过小，上、下颌牙槽嵴之间距离过小；上颌或下颌前牙槽明显前突，不利于义齿正常的建立及影响容貌美观，应适当修整。

6. B【解析】当升支前方有足够的间隙，牙有足够的萌出空间，对颌牙正常，存在较大软组织阻力时，可将患牙骀面及远中龈瓣切开、翻瓣，完全消除软组织阻力，以利于牙的萌出。

7. E【解析】再植牙的成功标准：疼痛消失、没有感染、不松动、牙功能正常、牙龈附着正常、X 线片示牙根无异常透射影、行使功能达 5 年以上。

第十五章　口腔修复学通科理论知识

第一节　牙体缺损

一、单选题

1. 牙体缺损的修复方法不包括

A. 种植义齿　　B. 嵌体　　C. 全冠
D. 桩冠　　E. 部分冠

2. 牙体缺损修复治疗的原则不包括

A. 恢复面部形态　　B. 恢复轴面形态　　C. 恢复邻接关系
D. 恢复殆面形态　　E. 恢复咬合关系

3. 牙体修复过程中，以下哪项不利于牙髓保护

A. 牙体制备过程中喷水降温　　B. 选用对牙髓刺激小的粘结剂
C. 牙体制备完成后戴用暂时冠　　D. 修复体边缘密合
E. 牙体制备过程中加大压力，使切割尽快完成

4. 牙体缺损不包括

A. 龋病　　B. 楔状缺损　　C. 磨损
D. 酸蚀症　　E. 四环素牙

5. 固定义齿的主要固位力不包括

A. 大气压力　　B. 约束力　　C. 粘结力
D. 摩擦力　　E. 反约束力

6. 在牙体缺损的修复治疗中，关于对牙龈组织的保健，说法不正确的是

A. 修复体要高度磨光
B. 人造冠龈边缘与患牙密合
C. 正确恢复牙冠外形高点
D. 修复体龈边缘必须位于龈嵴顶以下
E. 修复体轴面形态有助于对龈组织给予功能性刺激

7. 男，35岁。$\overline{6|}$中舌侧大面积龋坏缺损，已进行根管治疗后，原银汞充填物经常脱落，现要求全冠修复。检查：$\overline{6|}$无叩痛、无松动，咬合距离正常，临床牙冠较高，可用的修复治疗方法不包括

A. 金属烤瓷全冠　　B. 烤瓷全冠　　C. 塑料全冠
D. 金属全冠　　E. 嵌体

8. 女，28岁。$\underline{1|}$为一残冠，根面位于龈上，X线片显示已行完善的根管治疗，则处理该患

者残冠的方法是

A. 平龈缘去除

B. 颊舌斜面

C. 拔除残冠

D. 保留残冠所有的牙体组织

E. 尽量保留冠部健康的牙体组织

9. 女，26 岁。查体时发现下颌左侧第一前磨牙近远中邻䶧面有大面积银汞充填物，叩诊（－）。X 线片显示已行根管治疗。最佳修复方式为

A. 金属全冠

B. 金属嵌体

C. 瓷嵌体

D. 桩核＋金属全冠

E. 桩核＋金属烤瓷全冠

10. 男，35 岁。$\overline{|6}$ 邻䶧银汞充填，剩余颊舌壁硬组织强壮，但牙冠高度仅约 4mm。若全冠修复，以下增加固位的措施中错误的是

A. 使用龈下边缘

B. 适当增加龈边缘宽度

C. 增加边缘密合度

D. 增加钉洞或箱型辅助固位形

E. 使用金属全冠而非金瓷冠

11. 男，50 岁。11、21、22 缺失，13－23 不良修复体松动，边缘不密合，$\overline{|5}$ 残根，长 19mm，缺损齐龈，无松动，叩诊（＋），全口龈退缩，牙周探诊出血。则以下关于治疗计划的说法中不正确的是

A. 拆除不良修复体

B. 拔除 $\overline{|5}$ 残根

C. 全口余留牙牙周基础治疗

D. 拆除不良修复体，重新固定桥修复

E. 可摘局部义齿修复后牙

12. 女，50 岁。右上颌第一磨牙残留颊侧壁，右上颌第二磨牙重度磨损，有过敏性疼痛，较佳的治疗方案是

A. 右上颌第一磨牙根管治疗后全冠修复，右上第二磨牙䶧面激光脱敏

B. 右上颌第一、第二磨牙根管治疗后分别全冠修复

C. 右上颌第一、第二磨牙根管治疗后联冠修复

D. 右上颌第一、第二磨牙根管治疗后，右上第一磨牙全冠修复

E. 右上颌第一磨牙根管治疗后 3/4 冠修复，右上第二磨牙䶧面激光脱敏

13. 女，22 岁。后牙龋坏 6 年，曾经充填数次。检查：$\underline{6^{MO}|}$ 银汞充填体折断。咬合紧，牙髓活力正常，最适合采用的修复治疗方法为

A. MO 嵌体

B. 烤瓷全冠

C. 铸造全冠

D. 4/5 冠

E. 桩核冠

二、共用题干单选题

（14～16 题共用题干）

男，30 岁。$\overline{6|}$ 远中邻牙䶧面龋坏，进行嵌体修复。3 天后出现自发性疼痛。

14. 如果检查发现修复体与邻牙平面不一致，牙龈乳头充血水肿。考虑疼痛原因为

A. 食物嵌塞引起龈乳头炎

B. 䶧创伤

C. 异种金属微电流刺激

D. 牙髓炎

E. 根尖周炎

15. 如果检查中牙体和牙周组织未见明显异常，有大的银汞合金充填物，疼痛原因考虑为

A. 牙髓炎　　B. 𬌗创伤　　C. 牙周炎
D. 异种金属微电流刺激　　E. 龈乳头炎

16. 如果疼痛原因是𬌗创伤引起的牙周创伤，处理方法是

A. 进行牙周洁治　　B. 口服消炎药物　　C. 调改咬合
D. 进行根管治疗　　E. 拆除嵌体

（17～20 题共用题干）

男，63 岁。⌊6 Ⅱ类洞修复后充填物经常脱落。检查：⌊6 X 线片显示根管充填良好，根尖周无阴影。无叩痛，无松动，牙体缺损区大，轴壁较薄，⌊6 临床牙冠短小。

17. 该患者适宜的修复方法为

A. 嵌体　　B. 塑料全冠　　C. 金属全冠
D. 树脂充填　　E. 银汞充填

18. 为防止牙体折断，在修复中应做的处理是

A. 修整洞型做银汞充填　　B. 修整洞型做树脂修复
C. 修整牙体形态做双面嵌体　　D. 修整牙冠高度做双面嵌体
E. 根管桩加树脂核心

19. 如患者要求兼顾美观，最佳修复方法为

A. 锤造全冠　　B. 贵金属全冠　　C. 金属烤瓷冠
D. 贵金属嵌体　　E. 瓷嵌体

20. 如果采用全冠修复且患牙临床牙冠较长，全冠边缘应在

A. 龈上　　B. 齐龈缘
C. 颊侧龈上，舌侧龈下　　D. 颊侧龈上，舌侧齐龈
E. 颊侧齐龈，舌侧龈上

（21～23 题共用题干）

男，12 岁。因外伤引起⌊1 冠部折断，髓室暴露，叩诊疼痛，前牙区咬合关系正常，X 线牙片显示根尖未完全形成。

21. 该患者应立即采用的最佳处理方法是

A. 根管充填后，做永久性桩冠修复　　B. 根管充填后，做暂时性桩冠修复
C. 拔除患牙后，做固定桥修复　　D. 拔除患牙后，做可摘义齿修复
E. 拔除患牙后，做种植义齿修复

22. 如果患者需要做桩冠修复，在根管充填后，选择桩冠修复的时间是

A. 立即　　B. 3 天　　C. 1 周
D. 3 周　　E. 4 周以上

23. 如果患者做桩核冠修复，选择的最佳桩核类型为

A. 成品不锈钢冠桩加树脂桩核　　B. 成品不锈钢冠桩加银汞桩核
C. 个别铸造冠桩加树脂桩核　　D. 不锈钢丝冠桩加树脂桩核
E. 个别铸造桩核

三、案例分析题

（24～26 题共用题干）

女，20 岁。因“1 年前外伤致上前牙缺损，拟行治疗”来诊。口腔检查：⌊1 远中切角缺损，牙冠变色、叩痛（－），无松动，咬合正常。

24. 不宜选择的修复形式有

A. 树脂贴面　　B. 3/4 冠　　C. 瓷贴面

D. 烤瓷全冠　　E. 全瓷冠　　F. 嵌体

25. 若采用桩冠修复，应进一步做的必要处理有

A. 摄 X 线片检查牙周情况　　B. 了解松动度

C. 了解牙龈状况　　D. 了解牙齿颜色

E. 摄 X 线片了解根管充填情况　　F. 临床结合 X 线片分析需要的桩长度

26. 患者要求做全冠修复，且尽可能美观，可推荐采用

A. 树脂全冠　　B. 塑料全冠　　C. 金合金全冠

D. 镍铬合金全冠　　E. 钴铬合金全冠　　F. 全瓷冠

（27～31 题共用题干）

男，52 岁。16、17、26、27、36、37、45、46 缺失，47 近中部分缺损，诉有夜间痛史，13、14、23、24 楔状缺损，45 舌侧骨尖，余留牙牙石（＋＋＋）。11、12、21、22 氟斑牙。

27. 修复前应处理的是

A. 11、12、21、22 漂白　　B. 47 内科治疗

C. 口服消炎药　　D. 牙周治疗

E. 47 外科拔除　　F. 13、14、23、24 充填修复

G. 45 骨尖修整

28. 若 47 采用铸造金属全冠修复。47 基牙预备的要求是

A. 颈部肩台 0.9～1.0mm 宽

B. 𬌗面预备空间一般为 1.0mm 左右

C. 消除邻面倒凹，并备出铸造金属全冠需要的间隙

D. 颈部肩合 0.5～0.8mm 宽

E. 颊舌面消除倒凹

F. 𬌗面预备空间 0.3～0.4mm

29. 若选择可摘局部义齿（RPD）修复，较之固定义齿的优点在于

A. 方便摘戴，便于清洗　　B. 基托可以修复部分缺损的牙槽嵴

C. 咀嚼效率高　　D. 适应范围广

E. 稳定性好　　F. 磨除牙体组织少

30. 以下关于卡环的描述，正确的是

A. 环形卡环（圆形卡环）用于远中孤立的磨牙上，上颌磨牙向近中颊侧倾斜者

B. 联合卡环能有效防止食物嵌塞

C. 对半卡环能减小远中游离端义齿基牙的扭力

D. RPI 卡环用于前后有缺隙的孤立前磨牙或磨牙

E. 回力卡环是具有应力中断作用的卡环

F. 圆形卡环用于远中孤立的磨牙上，下颌磨牙向近中舌侧倾斜者

31. 口腔多牙缺失，制作的义齿的精确性与医师及技工对口腔解剖的熟悉程度密不可分。以下描述正确的是

A. 颊侧翼缘区位于下颌后弓区

B. 舌侧翼缘区只与下颌义齿边缘封闭有关

C. 磨牙后垫与下颌义齿边缘封闭有关，且可指导排牙

D. 唇系带将口腔前庭分为前弓区和后弓区

E. 颤动线对上颌义齿的固位起重要作用

F. 当下颌后部牙槽嵴吸收已平坦时，颊侧翼缘区又称颊棚区

答案与解析

1. A　2. A　3. E　4. E　5. A　6. D　7. C　8. E　9. E　10. C　11. B　12. C　13. C　14. A　15. D　16. C　17. C　18. E　19. C　20. A　21. B　22. C　23. E　24. BF　25. EF　26. F　27. BDFG　28. BCDE　29. ABDF　30. ABEF　31. ACEF

1. A【解析】牙体缺损的修复方法包括烤瓷全冠、全瓷冠、金属冠、嵌体、高嵌体、桩核冠，所以 B、C、D、E 项均属于牙体缺损的修复方式；而种植义齿属于牙列缺失和牙列缺损的修复方法。

2. A【解析】牙体缺损并不会影响面部形态，但会影响美观，导致咀嚼不适、食物嵌塞、牙髓刺激等，只有牙列缺失会影响面部形态。牙体缺损修复要恢复轴面形态、邻接关系、殆面形态、咬合关系。

5. A【解析】牙体缺损修复体必须有足够的固位力，使其稳固地保持在患牙的位置上，才能有效地恢复咀嚼功能。固定义齿的主要固位力包括：摩擦力、约束力、粘结力。大气压力与可摘局部义齿与全口义齿的固位有关。

6. D【解析】冠边缘位于龈上，既不损伤龈组织，也便于检查和修改修复体的边缘，使它们更加密合，并能减少或消除对龈组织的刺激。如果在龈下则容易积存食物，形成菌斑，以致破坏上皮附着，加深龈袋，产生牙周炎。

7. C【解析】C 项，塑料全冠耐磨性差，不能做磨牙的永久性修复，只能做暂时性修复。而患者牙远中舌侧大面积龋坏缺损，已进行根管治疗后，原银汞充填物经常脱落，所以需要做永久性修复。A、B、D、E 项均是永久性修复的方法，都可用于该患者的修复治疗。

9. E【解析】桩核冠适用于牙冠大部分缺损无法充填治疗或做全冠修复固位不良者，该患者牙体大面积缺损且牙齿的位置靠近口角去，可能存在牙体银汞染色问题，对美观的要求比较高，金属烤瓷全冠既可以保证必要的固位力和抗力形，又可以兼顾美观。

11. B【解析】⌈5 根长 19mm，缺损齐龈，经冠延长术后，可行桩冠修复作为基牙修复下颌缺失牙或行下颌覆盖义齿修复，所以可以经过完善的根管治疗及牙周基础治疗保留。

14. A【解析】修复体粘接后，牙龈组织出现炎症，主要原因是食物嵌塞、修复体边缘不正确、修复体外形不正确。该患者的修复体与邻牙平面不一致，容易发生食物嵌塞，从而引起龈乳头炎。

15. D【解析】用银汞合金充填的患牙，如对颌牙为异种金属修复体，咬合接触时出现电击样刺痛，脱离接触或反复咬合多次后疼痛消失，应考虑是否与异种金属间产生电流作用有关。

16. C【解析】修复体粘接后不久出现咬合痛，多为早接触点引起的牙周创伤，只要经过仔细调𬌗处理，症状就会很快消失。

17. C【解析】金属全冠适应证：①后牙牙体严重缺损，固位形、抗力形较差者。②因活动义齿基牙的缺损需要保护、改形者。③固定义齿的固位体。④龋坏率高或牙本质过敏严重伴牙体缺损，或者银汞合金充填后与对颌牙、邻牙存在异种金属微电流刺激作用引起症状者。⑤后牙存在咬合低、邻接不良、牙冠短小等需要以修复体恢复正常解剖外形、咬合者。该患者牙体缺损严重，牙冠较小，说明固位形、抗力形较差。

18. E【解析】牙冠大部分缺损无法充填治疗或做全冠修复固位不良者，需要用根管桩加树脂核心来加强固位，防止牙体折断。

19. C【解析】患者要求美观，所以A、C、D项均不符。金属烤瓷冠比瓷嵌体固位力好，兼具金属的强度和瓷的美观，其颜色、外观、质感逼真，色泽稳定，表面光滑。但由于患者临床牙冠短小，需要采用辅助固位与抗力措施，所以E项不符。

20. A【解析】若患牙牙冠短、邻面倒凹小，冠边缘应止于龈缘；若患牙牙冠长、邻面倒凹大，冠边缘可在龈缘以上。该患者患牙临床牙冠较长，全冠边缘应在龈缘以上。

21. B【解析】患者冠折露髓，出现了叩诊疼痛，说明可能出现了根尖周的病变，故应做根管治疗。由于患者12岁，牙齿未发育完全，因此不宜进行永久修复，而应进行暂时性桩冠修复，到成年以后再进行永久性修复。

22. C【解析】根管充填后选择桩核冠修复的时间参考治疗情况和全身状况而定。原牙髓正常或牙髓炎未累及根尖者，或者根尖周病变范围较小的患牙，一般在完善的根管治疗后，观察1~2周，无临床症状后可以开始修复；有根尖瘘管的患牙，须在完善根管治疗，等待瘘管愈合后进行修复；根尖病变较广泛者，须在完善根管治疗后观察较长时间，待根尖病变明显缩小后才能修复。

23. E【解析】桩冠的固位力主要取决于冠桩与根管壁之间的摩擦力和水门汀产生的粘结力，理想的冠桩外形应是与牙根外形一致的近似圆锥体，各部横径都不超过根径的1/3，而且与根管壁密合，所以只有个别铸造桩核可达到桩与根管壁密合。

24. BF【解析】主诉牙牙冠变色，为了美观性，不能行嵌体修复；其牙髓坏死，患牙脆性变大，患牙抗压能力降低，有折断咬崩可能，3/4冠的抗力能力没有全冠的好，所以应行全冠修复。

25. EF【解析】因为患牙牙髓坏死，所以桩冠修复之前应确定牙体的治疗情况，可以根据X线片了解根管充填情况，也需要结合X线片分析需要的桩长度。

26. F【解析】全瓷冠具有优异的美学性能，半透明性佳，层次感强，具有与天然牙相似的美学效果；某些种类的全瓷冠在制作完成后，仍可通过改变粘接剂的颜色来调节最终修复体的色彩效果。

28. BCDE【解析】铸造金属全冠牙体预备具体如下。①𬌗面预备的目的：一方面是为铸造金属全冠提供殆面间隙，一般为 1.0mm 左右；另一方面是为修复体建立正常殆关系提供条件。②颊舌面预备的目的是消除倒凹，将轴面最大周径降到全冠的边缘处，并预备出金属全冠需要的厚度。轴壁正常聚合度一般为 2°～5°。③邻面预备的目的是消除患牙邻面的倒凹，与邻牙完全分离，形成协调的就位道，预备出全冠修复材料所要求的邻面空隙。注意邻面方向与就位道一致，邻面聚合度以 2°～5°为宜。④颈部肩台通常为 0.5～0.8mm 宽，呈浅凹形或圆角肩台形。边缘应连续一致、平整、无锐边。

29. ABDF【**解析**】可摘局部义齿是牙列缺损修复中最普遍采用的方法之一，具有适用范围广、磨除牙体组织少、患者能自行摘戴、便于洗刷清洁、制作较简便、费用相对较低、便于修理等优点，其基托也可以修复部分缺损的牙槽嵴。

第二节　牙列缺损

一、单选题

1. 若个别牙缺失而不及时修复，可导致的影响不包括

A. 影响发音　　B. 邻牙倾斜　　C. 邻牙松动

D. 对颌牙伸长　　E. 咀嚼功能降低

2. 关于肯尼迪（Kennedy）分类法第一类，说法正确的是

A. 没有亚类　　B. 义齿鞍基在一侧基牙远中

C. 远中一侧为游离端，另一侧为非游离端　　D. 在基牙前份的鞍基不超过中线

E. 双侧远中为游离端

3. 男，35 岁。右下固定义齿粘固 1 个月，现咬合时基牙痛。检查：$\overline{65|}$缺失，$\overline{74|}$为桥基牙，稳固，$\overline{4|}$叩诊（+），桥体面颊舌径与原天然牙等大，咬合接触好，余未见异常。引起基牙疼痛最可能的原因是

A. 水门汀的刺激　　B. 继发龋　　C. 固定桥设计不合理

D. 创伤　　E. 与邻牙接触过紧

4. 男，22 岁。3 个月前外伤致一上前牙脱落，今要求烤瓷修复。口腔检查：左上侧切牙缺失，间隙正常，牙槽嵴无明显吸收。左上中切牙牙冠 1/2 缺损，已露髓，探诊稍敏感，叩诊阴性，无松动。左上尖牙牙冠良好，叩诊阴性，无松动。余牙未见异常。最适合的治疗方案是

A. 覆盖义齿　　B. 桩核与双端固定桥　　C. 根内固位体固定桥

D. 桩冠局部义齿　　E. 单端固定桥

5. 男，60 岁。皮肤黑，面形瘦长，$\underline{321|123}$ 缺失。人工牙应

A. 唇面窄长，颜色略白，切端无磨耗　　B. 唇面短宽，颜色略白，切端无磨耗

C. 唇面窄长，颜色略暗，切端无磨耗　　D. 唇面短宽，颜色略暗，切端有磨耗

E. 唇面窄长，颜色略暗，切端有磨耗

6. 女，47 岁。$\underline{|34}$ 缺失，需要固定修复。如果设计不当，固定义齿易产生整体

A. 近中移动　　B. 远中移动　　C. 移动

D. 龈向移动　　E. 唇颊向移动

7. 男，35 岁。上前牙外伤脱落 1 天，因工作需要，要求做即刻修复。检查：上唇肿胀 1| 缺失，伤口内血凝块充盈。未见其他异常。目前应首选修复方式是

A. 牙再植　　B. 种植义齿　　C. 固定义齿

D. 覆盖义齿　　E. 可摘局部义齿

8. 男，42 岁。|25 缺失，固定义齿修复最佳设计方案为

A. |1 单端桥修复|2，|6 单端桥修复|5

B. |13 双端固定桥修复|2，|46 双端固定桥修复|5

C. |346 为基牙的复合固定桥

D. |1346 为基牙的复合固定桥

E. |13467 为基牙复合固定桥

9. 女，55 岁。因 76| 缺失，行 7654| 固定义齿修复，1 年后基牙有咬合痛、松动。其主要原因为

A. 设计不合理　　B. 固位力不够　　C. 基牙数目少

D. 末端侧下沉　　E. 咬合早接触

二、共用题干单选题

（10～12 题共用题干）

男，73 岁。87|45 缺失，87|678 缺失，缺牙区牙槽嵴萎缩，余留牙经过牙周序列治疗后仍有Ⅰ～Ⅱ度松动，牙体缺损部分已经过充填治疗，未行根管治疗，患者患有 2 型糖尿病。

10. 该患者适宜何种修复方式

A. 套筒冠义齿　　B. 固定义齿　　C. 种植义齿

D. 可摘局部义齿　　E. 覆盖义齿

11. 若采用可摘局部义齿修复，制取模型时，应采用的印模方式是

A. 压力式印模　　B. 闭口式印模　　C. 非压力印模

D. 水胶体一次印模　　E. 解剖式印模

12. 可摘局部义齿戴用后下颌隆突处出现疼痛，下列哪项处理方法正确

A. 疼痛处相应的基托抛光面缓冲　　B. 磨短疼痛处的基托边缘

C. 疼痛处相应的基托组织面缓冲　　D. 疼痛处相应的基托组织面重衬

E. 扩大基托面积

（13～17 题共用题干）

男，62 岁。2 个月前于私人口腔门诊镶牙，现牙齿、牙龈疼痛，无法咀嚼。检查：7654| 及|67 缺失，塑料人工牙 7654| 通过钢丝捆绑固定在 83|。|45678 固定烤瓷桥修复体，义齿稳固。双侧基牙牙龈红肿，口内有臭味。

13. 按 Kennedy 分类法，该牙列属于

A. Kennedy 第一类　　B. Kennedy 第三类　　C. Kennedy 第二类

D. Kennedy 第三类第一亚类　　E. Kennedy 第二类第一亚类

14. 83|458 应作出的处理是

A. 洁治基牙　　B. 嘱患者饭后漱口　　C. 拆除修复体

D. 口服消炎药　　E. 调磨咬合高点

15. 该患者出现牙齿、牙龈疼痛无法咀嚼的原因是

A. 设计错误　　B. 初戴义齿不适应　　C. 患者黏膜薄弱

D. 义齿制作有问题　　E. 义齿使用不当

16. 不适用压力式印模的牙列缺损类型是

A. 8765|678　　B. 8752|678　　C. 652|2678

D. 8754|378　　E. 865|2368

17. 上述情况，应采用的设计是

A. 双侧固定义齿修复　　B. 右侧可摘局部义齿，左侧固定义齿设计

C. 双侧可摘局部义齿设计　　D. 左侧可摘局部义齿，右侧固定义齿设计

E. 单侧可摘局部义齿设计

三、案例分析题

（18～20 题共用题干）

男，42 岁。3 个月前拔除上颌牙齿两枚，现要求修复。检查：|45 缺失，牙槽嵴平整；|2 Ⅲ度松动，下垂；|1 Ⅰ度松动，|36 无松动，无龋坏。根尖片显示|2 牙槽骨吸收达根长 2/3，|1 牙槽骨吸收达根长 1/3。

18. 对|2 应进行的处理是

A. 牙周夹板固定　　B. 牙周治疗　　C. 截冠以改善冠根比例

D. 无须处理，观察　　E. 拔除　　F. 根管治疗

19. 可采用的修复方法有

A. 复合固定桥　　B. 单端固定桥　　C. 可摘局部义齿

D. 种植义齿　　E. 双端固定桥　　F. 半固定桥

20. 如采用固定义齿修复，正确的设计是

A. 采用不动连接体　　B. 采用全冠固位体

C. |6 可采用嵌体固位体　　D. 选择|36 为基牙

E. |3 远中宜采用可动连接体　　F. 选择|136 为基牙

答案与解析

1. C　2. E　3. C　4. B　5. E　6. C　7. E　8. C　9. A　10. D　11. A　12. C　13. D　14. C　15. A　16. E　17. C　18. E　19. ACD　20. ABD

2. E【解析】肯尼迪分类法具体如下。①第一类：牙弓两侧后部牙缺失，远中无天然牙存在。②第二类：牙弓一侧后部牙缺失，远中无天然牙存在。③第三类：牙弓的一侧牙缺失，且缺隙两端均有天然牙存在。④第四类：牙弓前部牙连续缺失并跨过中线，天然牙在缺隙的远中。

4. B【解析】该患者左上中切牙牙冠 1/2 缺损，缺损较大，故采用桩核修复，左上侧切牙

缺失，左上尖牙无异常，故可以采用双端固定桥修复。

9. A【解析】后牙末端游离缺失的患者，用单端固定桥修复，桥体受力，产生的杠杆作用大，容易造成基牙牙周组织损伤，使基牙有咬合痛，松动，且16、17牙周膜的面积之和远远大于14、15牙周膜面积之和，故设计不合理。

10. D【解析】A、E项，固定-活动联合修复方式中的套筒冠义齿和覆盖义齿，由于牙预备量较大，一般需要患者的余留牙进行完善的根管治疗，此类修复方式也不适用于该患者。B项，根据题意可知该患者属于Kennedy第一类和第二类，所以不能采用固定义齿修复。C项，该患者有系统性疾病（糖尿病），且缺牙区牙槽嵴吸收，年龄偏大，故不采用种植义齿修复。所以患者只能选择可摘局部义齿修复。

11. A【解析】压力式印模适用于基牙和黏膜混合支持式义齿，特别是牙列缺失类型为Kennedy第一类和第二类的义齿修复，这种义齿在功能状态时，鞍基远端下沉的程度较基牙端多，这种不同程度的鞍基下沉也使基牙受到向远中牵拉的扭力。

12. C【解析】下颌隆突属于解剖标志的缓冲区，所以可摘局部义齿如果初戴后出现局部的压痛，可在压痛处相应的基托组织面行缓冲。

16. E【解析】压力印模是在取得牙列的解剖外形的同时，取得缺牙区黏膜在功能性压力作用下外形的印模，又称功能性印模。对于存在游离端的Kennedy第一类、第二类和缺失牙较多的Kennedy第四类牙列缺损，可用可摘局部义齿为基牙和黏膜混合支持。

18. E【解析】修复前准备时，余留牙中额外牙、严重错位牙、畸形牙、Ⅲ度松动牙、牙体严重损坏无法恢复者，以及其他对修复不利的牙均应拔除。

第三节　牙列缺失

一、单选题

1. 下列哪项不可能造成牙列缺失
A. 龋病和牙周病导致的牙齿松动
B. 老年人生理退行性改变，导致牙根暴露，牙槽骨吸收
C. 全身疾患
D. 外伤或不良修复体等引起的牙齿松动脱落
E. 氟牙症

2. 牙列缺失后，与形成衰老面容无关的原因是
A. 唇颊部内陷　B. 上唇丰满度降低　C. 鼻唇沟加深，口角下陷
D. 面下1/3缩短　E. 咀嚼功能丧失

3. 一般情况下，下牙列缺失采用种植支架式固定式义齿的种植体数目是
A. 1~3枚　B. 4~6枚　C. 7~8枚
D. 越多越好　E. 越少越好

4. 关于牙列缺失后骨组织改变的说法中，不正确的是
A. 上、下颌骨的改变主要是牙槽骨的萎缩　B. 形成牙槽嵴后吸收加快

C. 上、下颌骨逐渐失去原有形状和大小　　D. 上颌弓的外形逐渐缩小

E. 下颌弓的外形逐渐变大

5. 关于牙列缺失导致的软组织改变，错误的是

A. 肌肉张力平衡破坏　　B. 肌肉失去正常弹性　　C. 软组织萎缩

D. 黏膜感觉迟钝　　E. 黏膜变平

6. 牙列缺失的主要病因是

A. 牙齿重度磨耗　　B. 发育障碍　　C. 牙周病

D. 颌骨疾患　　E. 颌骨外伤

7. 男，60 岁。上颌全口义齿修复 2 年，使用情况良好，但上半口基托经常纵折。检查：上牙列缺失，下牙列完整。上颌全口义齿基托正中裂开，上牙弓小于下牙弓。重新制作全口义齿时，为避免基托再次折裂，不考虑下列哪项措施

A. 上颌采用铸造基板　　B. 后牙排列时加大颊舌向长轴倾斜

C. 在上颌腭侧基托中包埋金属网状结构　　D. 后牙排成反𬌗

E. 减小垂直距离

8. 女，73 岁。全牙列缺失，颌间距离过小。在进行后牙排列时，较难排出的是

A. 牙尖交错𬌗关系　　B. 正常的浅覆𬌗

C. 正常的超𬌗　　D. 单侧平衡

E. 补偿曲线和横𬌗曲线

9. 女，65 岁。全口牙缺失 40 天，影响功能。检查：上、下颌牙槽嵴吸收中等，双侧上颌结节明显突向颊侧、倒凹大。在修复前，对上颌结节正确的处理方法是

A. 基托组织面缓冲　　B. 使义齿旋转就位

C. 缩小此处基托伸展范围　　D. 患者自行按摩，使骨质吸收

E. 手术去除倒凹较大一侧的骨突

10. 男，71 岁。牙列缺失，全口义齿修复。在无牙颌模型上确定义齿边缘位置时，不宜过度伸展的区域是

A. 远中颊角区　　B. 上颌唇侧前庭　　C. 后弓区

D. 舌侧翼缘区　　E. 颊棚区

11. 某无牙颌患者，牙槽嵴低平，戴义齿后主诉咬合痛，检查时未发现黏膜有明显改变。合适的处理方法是

A. 基托组织面缓冲　　B. 基托边缘磨短　　C. 加大后牙牙尖斜度

D. 选磨调𬌗　　E. 检查戴用，逐渐适应

二、共用题干单选题

（12 ~ 14 题共用题干）

男，67 岁。牙列缺失 6 年，曾制作全口义齿，要求重新制作义齿。检查：上颌牙槽嵴丰满度尚可，下颌后牙区牙槽嵴低平，口腔前庭及颊系带不明显，义齿固位差。

12. 患者下颌牙槽嵴比上颌牙槽嵴吸收明显的原因最可能是

A. 下颌失牙时间更长

B. 下颌牙槽嵴骨质较上颌疏松

C. 下颌牙弓承托面积较上颌小，单位面积受力大

D. 下颌义齿修复效果较差

E. 患者咬合习惯不良

13. 关于患者的旧义齿，不必重点了解的是

A. 患者要求重新制作义齿的原因和要求　　B. 旧义齿戴用的时间

C. 旧义齿使用的情况　　D. 旧义齿的制作者

E. 旧义齿上人工牙的材料

14. 患者对义齿固位、稳定要求高，但因糖尿病史，不能承受过大的手术创伤，对该患者的最佳处理方案是

A. 调改旧义齿基托

B. 重衬旧义齿

C. 重新制作义齿

D. 做唇颊沟加深术后重新制作义齿

E. 做牙槽嵴植骨术增高牙槽嵴后重新制作义齿

（15～16 题共用题干）

女，63 岁。牙列缺失 3 月余，要求全口义齿修复。检查：牙槽嵴中度萎缩，右侧上颌结节有倒凹，腭穹窿平坦型，牙槽嵴相当下颌前磨牙根部舌侧骨性突起明显，颊系带附着距牙槽嵴顶约 5mm。

15. 在全口义齿修复前可采取的准备是

A. 下颌隆突手术　　B. 唇颊沟加深术　　C. 下颌舌骨嵴修整术

D. 上颌结节修整术　　E. 颊系带成形术

16. 在为该患者取模时，应在后堤区加压，以加强义齿的边缘封闭。关于上颌后堤区，描述不正确的是

A. 当患者发“啊”音时，此区有轻微的颤动现象

B. 前后颤动线之间是后堤区

C. 后颤动线是软腭腱膜和软腭肌的连接区

D. 前颤动线是硬腭和软腭的连接区

E. 平坦型腭穹窿后堤区较窄，不利于边缘封闭

（17～18 题共用题干）

女，52 岁。牙列缺失 4 个月，要求全口义齿修复。检查：两侧上颌结节较肥大，颊侧倒凹明显，上、下颌牙槽嵴比较丰满，否认有全身疾病史。

17. 如果该患者只有左侧上颌结节颊侧有少量倒凹，不需要外科手术修整的理由是

A. 上颌义齿基托组织面可适当缓冲　　B. 上颌义齿基托边缘可适当磨短

C. 上颌义齿可垂直向上就位　　D. 上颌义齿可斜向就位

E. 上颌义齿基托可加软衬

18. 以下治疗措施中正确的是

A. 嘱患者自行按摩上颌结节至倒凹消失后再开始修复

B. 外科手术修整一侧上颌结节
C. 外科手术修整双侧上颌结节
D. 印模时两侧上颌结节区缓冲
E. 义齿基托避开两侧结节区

三、案例分析题

（19～21 题共用题干）

男，61 岁。上颌牙列缺失，下颌只余留 37，37 近中舌侧倾斜，牙槽嵴丰满，上颌散在骨尖，殆间距离正常。

19. 修复前去除骨尖，帮助患者下颌自然回到正中关系位。可正确帮助患者下颌自然回到正中关系位的方法是

A. 面部外形观察法　B. 吞咽法　C. 电肌监控仪法
D. 肌肉疲劳法　E. 辅助法　F. 卷舌法

20. 取模后模型上需要缓冲的区域是

A. 下颌舌骨嵴　B. 下颌舌系带　C. 上颌硬区
D. 腭皱　E. 下颌隆突　F. 上颌颊系带

21. 与义齿固位关系最密切的因素是

A. 选牙是否合适　B. 余留牙的松动度　C. 基托边缘伸展是否正确
D. 颌位记录是否准确　E. 排牙位置是否正确　F. 印模是否准确

答案与解析

1. E　2. E　3. B　4. B　5. D　6. C　7. E　8. E　9. E　10. A　11. D　12. C　13. D　14. D　15. A　16. E　17. D　18. B　19. BCF　20. ACE　21. CF

2. E【解析】牙列缺失后，唇颊部组织失去支持而向内凹陷，丰满度差，鼻唇沟加深，面部皱纹增多。面下部 1/3 距离变短，口角下垂，面容苍老。面容改变与咀嚼功能丧失无直接关系。

3. B【解析】全颌固定式义齿的种植体数目通常需要 4～6 枚达到良好骨整合的种植体，来支持上颌或下颌的全口义齿。

4. B【解析】牙槽嵴吸收的过程可以分为两个阶段。第一阶段为拔牙后半年内，尤其是在拔牙后的前 3 个月，是剩余牙槽嵴的形成阶段。此阶段骨吸收速度最快，形态变化最显著。之后牙槽嵴吸收速度逐渐减慢至较低水平，进入牙槽嵴吸收的第二阶段。一般来说，无牙颌时间越长，牙槽嵴丰满度相对越差，但也有牙槽嵴吸收不明显的情况。

5. D【解析】随着牙列缺失和患者年龄增大，口腔软组织将出现退行性和增龄性改变。比如，咀嚼黏膜上皮变薄、失去角化层、弹性差、黏膜下层疏松，转化为非咀嚼黏膜，而且敏感性增强，易感疼痛，易受损伤；肌肉松弛，肌张力和弹性降低；还可能有味觉功能减退、唾液分泌减少、口干等问题出现。

6. C【解析】牙列缺失最常见的两个病因为龋病和牙周病，此外，全身疾病、外伤、不良修复体、遗传性疾病也是牙列缺失的病因。

7. E【解析】患者为上颌全口义齿修复，下颌天然牙，咬合力大，上颌基托要增加强度。减小垂直距离并不能减小天然牙的咬合力，也不能加强基托的强度，而 A、B、C、D 四项均为加强上颌基托强度的措施。

9. E【解析】上颌结节较大，其颊侧骨突，形成明显的组织倒凹，同时在上颌前部牙槽嵴的唇侧也有明显的倒凹时，可影响上颌义齿的就位，可行上颌结节修整术。如两侧上颌结节均较突出，可以只选择结节较大的一侧做外科修整。

11. D【解析】人工牙咬合关系不平衡或正中关系错误，导致咬合时义齿不稳定，发生滑动、翘动或扭转，造成支持组织受力不均衡，常出现定位不明确或广泛的、弥散性黏膜压痛。对于咬合不平衡导致的压痛，应进行选磨调𬌗，使其达到多点接触平衡𬌗。A 项，义齿基托组织面局部压迫造成的疼痛，需要缓冲。B 项，基托边缘磨短适用于基托边缘过长导致的疼痛。C 项，加大后牙牙尖斜度只会加重牙槽嵴的负荷。E 项，没有从根本解决问题，适应并不会改变疼痛。

15. A【解析】患者下颌前磨牙根部舌侧骨性突起明显，会影响义齿基托边缘伸展和边缘封闭。在修复前，应该于外科行下颌隆突手术将下颌前磨牙根部舌侧骨性突起去除。

16. E【解析】上颌后堤区分为三种类型：第一类，腭穹窿较高，软腭向下弯曲明显，后堤区较窄，不利于固位；第三类，腭穹窿平坦，后堤区较宽，有利于义齿后缘封闭和固位；第二类，腭部形态介于第一类和第三类之间，亦有利于义齿固位。

20. ACE【解析】无牙颌的缓冲区为骨性隆突部位，如上颌隆突（上颌硬区）、颧突、上颌结节的颊侧、下颌隆突、下颌舌骨嵴，以及牙槽嵴上的骨尖、骨棱等部位，表面覆盖黏膜较薄，切牙乳突内有神经和血管。

21. CF【解析】基托边缘伸展范围、厚薄和形状，对于义齿的固位非常重要。在不妨碍周围组织正常活动的情况下，基托边缘应尽量伸展，以获得尽量大的基托面积，并获得良好的封闭作用，以增强义齿的固位。全口义齿印模不准确会影响义齿固位。

第四节　桩核修复

一、单选题

1. 下列哪项是桩核冠修复的良好时机

A. 根尖周病变严重或病变范围大，根管治疗术后观察 2 周

B. 活髓牙或急慢性牙髓炎未累及根尖周者，根管治疗术后观察 3 ~ 5 周

C. 有瘘管的患牙，经完善的根管治疗后瘘管不愈合的，采用根尖刮治术或根尖切除术，术后 2 周

D. 外伤性牙折伴牙周膜挤压伤或撕裂伤者，根管治疗后应至少观察 1 个月

E. 急性化脓性牙髓炎伴有根尖周炎症状或发生牙髓坏死，根管治疗术后 6 周

2. 适合在残冠表面制作的修复体是

A. 嵌体冠　　B. 嵌体　　C. 部分冠
D. 桩核冠　　E. 全冠

3. 在桩核冠根管预备中，不正确的操作是
A. 先看牙片　　B. 确定桩长度
C. 用圆钻去除根充物　　D. 用裂钻去根充物和修整管壁一次完成
E. 钻进时随时校正钻入方向

4. 符合桩冠的适应证是
A. 根管壁侧穿　　B. 已做根管治疗，瘘管口未闭
C. 作固定义齿基牙的残冠残根　　D. 前牙斜折达根中 1/3 者
E. 根管弯曲细小

5. 桩核冠修复后 1 年，发生根桩断裂脱落，导致的原因中不可能的是
A. 桩直径细　　B. 根桩有铸造缺陷　　C. 患者咬合紧
D. 使用的是预成桩　　E. 牙根直径细小

6. 不能增强桩核固位的是
A. 尽可能保留残冠硬组织　　B. 尽可能操作根管长度
C. 增添桩与管壁的密合度　　D. 根管预备成圆柱形
E. 正确使用粘结剂

7. 桩核冠修复中，对所修复残冠的错误处理为
A. 去尽腐质　　B. 沿龈乳头顶连线切断　　C. 去除薄壁弱尖
D. 去除无基釉　　E. 按最终修复体的要求预备

8. 女，40 岁。$\lfloor 6$ 大面积银汞充填。检查：$\lfloor 6^{MDO}$ 大面积银汞充填体，牙冠剩余牙体组织少，仅残留颊舌侧壁，无松动，无叩痛，已行完全根管治疗。设计行桩核冠修复，牙体预备首先要
A. 全部磨除牙冠　　B. 按照全冠预备体的要求进行
C. 制备固位沟　　D. 制备箱状洞形
E. 去除颊舌侧壁

9. 男，30 岁。$\lfloor 1$ 冠折 2/3，已完成根管治疗。牙根稳固，X 线片未见异常。拟做烤瓷桩冠修复，桩核类型的最佳选择是
A. 成品桩加树脂核　　B. 不锈钢丝简单桩加树脂核
C. 螺纹钉加银汞合金核　　D. 铸造金属桩核
E. 螺纹钉加玻璃离子核

10. 男，30 岁。$\lceil 6$ 大面积龋坏，牙冠剩余组织少，壁薄，根管治疗后要求修复治疗，最佳治疗方案为
A. 玻璃离子直接充填　　B. 银汞合金直接充填　　C. 嵌体
D. 桩核 + 全冠　　E. 铸造金属全冠

11. 男，25 岁。$\lfloor 1$ 冠折 2/3，根管治疗情况良好，咬合紧，最适宜的修复方法是
A. 桩核 + 塑料全冠　　B. 桩核 + 金属全冠
C. 桩核 + 部分瓷覆盖金属烤瓷全冠　　D. 全瓷覆盖金属烤瓷全冠

E. 成品钢丝弯制的桩冠

12. 男，47 岁。$\overline{5|}$为残根，位于龈上 1.0 ~ 1.5mm，叩诊（－），无松动。患者要求仅修复，选用桩核冠修复$\overline{5|}$，则最宜选用的桩核为

A. 纤维桩核　　B. 预成桩核　　C. 银粉玻璃离子桩核

D. 银汞桩核　　E. 金属铸造桩核

13. 男，40 岁。因上前牙折断，进行完善的根管治疗后进行桩冠修复，根管预备完毕，完成蜡型，至最后粘固前，患者的根管应处于封闭、消毒状态，根管内通常放何种棉球，以牙胶暂封

A. 95% 乙醇　　B. 生理盐水　　C. 干棉球

D. 75% 乙醇　　E. 55% 乙醇

14. 女，32 岁。右下后牙龋坏 4 年。检查：$\overline{6|}$牙冠缺损至齐龈，牙周健康，牙髓无活力。最适合采用的修复治疗方法为

A. MO 嵌体　　B. 烤瓷全冠　　C. 铸造全冠

D. 五分之四冠　　E. 桩核冠

15. 男，22 岁。昨日与人打斗造成$\underline{|1}$冠折，残根位于龈下 2mm，余留牙正常。最佳修复设计为

A. 残根根管治疗后，将牙根牵引至合适位置后再行桩核冠修复

B. 残根拔除后，固定桥修复

C. 残根根管治疗，桩核冠修复

D. 残根根管治疗后，行根上托牙修复

E. 残根拔除后行隐形义齿修复

二、共用题干单选题

（16 ~ 19 题共用题干）

男，11 岁。$\underline{|1}$牙颈部冠折，已行根管治疗。

16. 拟采用全冠修复，修复方法是

A. 铸造桩核 + 普通金属烤瓷冠　　B. 铸造桩核 + 树脂甲冠

C. 铸造桩核 + 全瓷冠　　D. 铸造桩核 + 贵金属烤瓷冠

E. 成品桩简单桩冠

17. 这种修复方法，主要考虑下列哪项

A. 年龄　　B. 价格　　C. 牙根实际情况

D. 材料生物相容性　　E. 美观

18. 20 岁时，复诊正常殆，要求更换全冠修复体，最理想的全冠属于

A. 金属烤瓷冠　　B. 树脂类全冠　　C. 全瓷冠

D. 部分冠　　E. 瓷贴面

19. 最理想的印模材料是

A. 印模膏　　B. 印模蜡　　C. 藻酸盐印模材料

D. 琼脂印模材料　　E. 硅橡胶

（20～22 题共用题干）

男，45 岁。上颌后牙食物嵌塞，要求进行冠修复。检查：$\lfloor 6^{MOD}$ 大面积银汞合金充填，死髓牙，牙稳固，叩诊（－），近中与 $\lfloor 5$ 接触较差。

20. 该病例的最佳修复设计方案是

A. 进行全属全冠修复　B. 进行烤瓷熔附金属（PFM）全冠修复

C. 根管治疗后嵌体修复　D. 根管治疗后铸造桩核＋全冠修复

E. 根管治疗后银汞合金充填＋全冠修复

21. 在临床上，造成食物嵌塞现象的常见原因不包括

A. 对颌牙有充填式牙尖　B. 殆面解剖外形不良　C. 殆平面与邻牙一致

D. 牙间龈乳突萎缩　E. 邻间接触不良

22. 若采用预制桩核，与铸造桩核相比，其最大优点是

A. 固位好　B. 抗力好　C. 操作简便

D. 强度合适　E. 生物相容性佳

三、案例分析题

（23～25 题共用题干）

女，31 岁。左侧上颌中切牙牙冠变色半年，已行根管治疗，无临床症状，患者咬合关系正常。

23. 修复开始前首要需要进行的口腔检查是

A. 颞下颌关节的检查　B. 咀嚼肌的检查

C. 可能与口腔疾病相关的临床综合检查　D. 摄 X 线片

E. 制取研究模型检查　F. 牙髓活力测验

24. 最适宜的修复方式为

A. 嵌体　B. 塑料全冠

C. 直接烤瓷全冠修复　D. 全属桩核烤瓷冠

E. 金属塑料联合全冠　F. 纤维桩核全瓷冠修复

25. 哪种方法不能有效增强桩冠的固位

A. 延长冠桩的长度　B. 增强水门汀的稠度

C. 减小根管壁的锥度　D. 增加冠桩与根管壁的密合度

E. 使桩的横切面与根管的横切面尽量一致　F. 牙本质肩台的冠边缘的预备

答案与解析

1. C　2. D　3. D　4. C　5. D　6. D　7. B　8. B　9. D　10. D　11. C　12. E　13. D　14. E　15. A　16. B　17. A　18. C　19. E　20. D　21. C　22. C　23. D　24. F　25. B

1. C【解析】A 项，如果根尖病变严重，根管治疗后观察，只有根尖周病变明显缩小，或经尖周手术治疗后，才考虑桩核冠修复。B 项，活髓牙或急慢性牙髓炎未累及根尖周者，根管治疗术后观察 3 天，若无根尖周症状者可以做桩核冠。C 项，有瘘管的患牙，经有效的根管治

疗后，瘘管一般会愈合，如果长期不愈合，采用根尖刮治术或根尖切除术，术后2周可做桩核冠。D项，外伤性牙折伴牙周膜挤压伤或撕裂伤者，根管治疗后应至少观察1周。E项，急性化脓性牙髓炎伴有根尖周炎症状或发生牙髓坏死，根管治疗术后出现根尖周反应者一般观察1周以上，待患牙无根尖周反应后再做桩冠。

3. D【解析】①根管预备前，应根据X线牙片、残留牙冠方向、根管内充填材料的情况对根管预备的长度、直径大小、难易程度有一明确判断。②预备时，先根据根管直径选用略小号的专用根管预备车针或圆钻，从根管口充填材料的正中沿牙根方向缓慢去除充填材料，采用徐进徐退的手法，随时校正钻入方向，当钻进遇到阻力时，可更换直径小一号的圆钻继续沿充填材料的正中徐徐前进，参考X线牙片，了解根管预备的深度，观察切割出的粉末性质确定车针前进方向。③在沿正确方向前进至预定深度后，再逐号更换扩大钻，去净预备长度内的根充物，形成预定形态，并避免在壁上形成倒凹。

4. C【解析】A项，根管壁侧穿，不能提供足够的固位力，禁忌做桩冠。B项，已做根管治疗，瘘管口未闭，不能做桩冠，需要等瘘管口痊愈关闭。C项，作固定义齿基牙的残冠残根，只要完成根管治疗，便可做桩核冠。D项，前牙斜折达根中1/3者，根长度不足，不能提供足够的固位力。C项，根管弯曲细小，在根管预备时，易发生侧穿。

7. B【解析】残冠预备：①去净残冠上所有的充填物及龋坏组织。②按照全冠的预备要求进行牙体预备。③去除薄弱无支持的牙体组织，尽可能使牙本质肩领高度大于1.5mm，厚度大于1mm。不能直接沿龈乳头顶连线切端，应尽可能保留牙体组织。

8. B【解析】A项，不能全部磨除牙冠，应尽量保存剩余的牙体硬组织。B项，桩核冠修复残冠预备要按照全冠预备的要求进行牙体预备。C项，首先按全冠预备要求进行牙体预备，后制备必要的固位沟等进行桩核冠修复。D项，箱状洞形是高嵌体的预备关键所在。E项，残留的颊舌侧壁可以增强修复体的固位，不能去除。

10. D【解析】患牙大面积龋坏，牙冠剩余组织少，壁薄，剩余牙体无足够的固位条件，难以通过直接充填提供冠修复体固位力，因此选项D正确。

11. C【解析】牙冠缺损较大，需要桩核增强修复体的固位力。A项，该牙为前牙，若用塑料全冠修复易变色、老化。B项，若用金属全冠则露金属色，影响美观。C、D项，因为咬合过紧，只能做部分瓷覆盖而不能全瓷覆盖，防止应力集中导致瓷崩。E项，成品钢丝弯制的桩冠承受力小，易根折。

12. E【解析】患者要求仅修复，说明对其他方面没有要求，而金属铸造桩核强度大，适合患牙的修复。

14. E【解析】临床牙冠重度缺损，断面达龈下，但牙根有足够长度，经冠延长术或牵引术后，可暴露出断面以下至少1.5mm的根面高度，磨牙未暴露根分叉者是桩核冠适应证。

15. A【解析】残根位于龈下2mm，直接桩核冠修复将无法形成足够的牙本质肩领，修复远期效果不理想。所以将残根根管治疗后，用冠延长术或牵引术将残根牵引至平齐龈缘或龈缘以上，获得更稳定的冠根比，然后进行桩核冠修复。

16. B【解析】牙颈部冠折，需要桩核冠修复，但患者11岁，属于未成年人，牙弓和咬合尚未完全成形，一般不用永久修复，只能临时修复，等到患者成年后再行永久修复。

17. A【解析】儿童修复治疗必须考虑到年龄因素。

18. C【解析】成年后可以永久性修复。全瓷冠优点：具有与天然牙相似的美学效果；不存在金属结构，因此不会出现金属烤瓷冠的龈染、着色和某些金属可能造成的过敏问题；具有更好的生物相容性；陶瓷为电的绝缘体，化学性能稳定，在口腔环境中唾液、龈沟液、食物、药物、微生物及代谢产物等作用下不会产生腐蚀、溶解或变性；避免了金属结构对某些影像学检查（如磁共振成像）的影响。

19. E【解析】A、B 项，印模膏、印模蜡用于功能性印模时托盘的边缘整塑。C 项，印模表面清晰度和尺寸稳定性较差，质量不佳。D 项，尺寸稳定性差，在空气下很快脱水变形，强度差。E 项，表面清晰度及尺寸稳定性优异。

21. C【解析】水平型食物嵌塞可有牙龈乳头退缩，龈外展隙中有团块状食物残渣或有龈缘充血。垂直型食物嵌塞时，在嵌塞的部位应检查嵌塞的原因。首先检查𬌗面及边缘嵴有无磨损，邻面接触区是否增宽，颊舌外展隙是否变窄，对颌牙齿有无充填式牙尖或尖锐边缘嵴，有无牙松动、移位、缺牙或排列不齐等情况。𬌗平面与邻牙一致不会导致食物嵌塞。

22. C【解析】预制桩核的优点：具有各种尺寸的标准化桩，操作方便，可一次完成桩核，且费用低。预制桩核的缺点：为了与标准桩相匹配，预备根管时要磨除一定量的牙体组织，从而降低了抗折能力。

第五节　全冠修复

一、单选题

1. 金属烤瓷全冠的适应证不包括

A. 前牙四环素牙　　B. 需要做烤瓷固位体的固定桥基牙

C. 青少年恒牙釉质发育不全　　D. 前牙扭转不能正畸治疗者

E. 牙体缺损较大而无法充填治疗者

2. 铸造全冠的适应证不包括

A. 后牙牙体严重缺损，固位形、抗力形较差者

B. 后牙出现低牙𬌗、邻接不良、牙冠短小、错位牙改形、牙冠折断等需要以修复体恢复正常解剖外形、咬合、邻接等

C. 固定义齿的固位体、可摘局部义齿基牙缺损需要保护

D. 龋患率高或牙本质敏感严重伴牙体缺损

E. 前牙龈汞合金充填后邻牙存在、异种金属微电流刺激引起症状者

3. 全瓷冠的禁忌证为

A. 前牙错位牙　　B. 锥形牙　　C. 固定桥固位体

D. 年轻恒牙　　E. 四环素牙

4. 选磨方法中错误的有

A. 一般先磨牙尖交错𬌗的早接触区，不轻易磨改功能牙尖

B. 侧方𬌗的磨改要兼顾工作侧与非工作侧

C. 选磨工作应依次完成、减少患者就诊次数

D. 选磨结束必须用硬橡皮轮将牙面抛光，以减少菌斑的堆积
E. 对于因选磨暴露牙本质出现过敏症状的，应进行脱敏治疗

5. 修复体戴用后即出现自发痛，可能是下列哪项原因
A. 继发龋　　B. 牙龈退缩　　C. 水门汀脱落或松解
D. 金属微电流刺激　　E. 牙本质敏感

6. 关于全冠𬌗面的描述，错误的是
A. 要求恢复成天然牙的𬌗面大小与形态　　B. 应与邻牙𬌗面形态相协调
C. 应与对𬌗牙𬌗面形态相协调　　D. 力方向接近牙齿长轴
E. 无早接触

7. 牙体预备时，为保护牙髓所采取的措施，错误的是
A. 轻压磨切　　B. 水雾冷却　　C. 短时切割
D. 分次完成　　E. 间歇切割

8. 以下关于全冠修复牙体缺损的固位原理说法，错误的是
A. 洞固位形的深度要大于2mm
B. 𬌗龈距短，可增加辅助固位沟、洞，以提高固位力
C. 水门汀的厚度越厚，全冠修复体的固位越好
D. 轴壁聚合度大于5°，可导致全冠修复体的固位差
E. 设计沟、洞等辅助固位形，可增大牙体组织对修复体的刚性约束力

9. 男，30岁。右下第一磨牙行铸造全冠修复后不久，𬌗面穿孔。应做以下哪项处理
A. 不予处理　　B. 银汞充填　　C. 玻璃离子充填
D. 调对颌牙　　E. 拆除重做

10. 男，31岁。戴用金属全冠3天后，咀嚼时修复牙出现咬合痛，且有叩痛，引起的原因最可能是
A. 龈炎　　B. 继发龋　　C. 咬合早接触点
D. 接触点过紧　　E. 轴面突度过大

11. 男，32岁。⌈6 有一铸造全冠，探查冠边缘悬突，邻接不良，周围龈缘红肿。如何进行治疗
A. 拆除重做　　B. 药物治疗　　C. 牙周治疗
D. 边缘抛光　　E. 局部处理

12. 女，30岁。右上第一前磨牙全冠粘固后发生龈缘炎，其可能的原因不包括
A. 冠边缘过长　　B. 冠边缘不密合　　C. 轴壁凸度不良
D. 龈沟内水门汀残留　　E. 咬合早接触

13. 女，35岁。⌊6 𬌗面隐裂累及牙髓，临床冠短，咬合紧，治疗计划错误的是
A. 调𬌗　　B. 粘固带环后完善根管治疗
C. 冠修复前树脂充填　　D. 冠修复前银汞充填
E. 铸造金属全冠修复

14. 女，35岁。1⌋金属烤瓷冠就位后色泽、形态与各牙协调，颈长达设计要求，颈部探针可探入，邻接处牙线勉强通过，牙尖交错𬌗时切端位于1⌋烤瓷区，你认为此冠

A. 为合格修复体　　B. 邻接过紧　　C. 邻接过松
D. 金－瓷结合区设计不当　　E. 颈部与牙体间隙过大

二、共用题干单选题

（15～16题共用题干）

男，30岁。1个月前后牙曾做烤瓷冠修复，目前损坏，要求重新修复。口腔检查：右下第一磨牙为金属烤瓷冠修复，颊面部分瓷脱落。

15. 关于后牙金属烤瓷冠的牙体制备，叙述错误的是

A. 𬌗面须磨除2mm的厚度
B. 颈部不做肩台制备
C. 轴面的牙体组织磨除的厚度为1.2～1.5mm
D. 各轴壁微向𬌗方聚合2°～4°
E. 下颌牙的颊𬌗缘处及上颌牙的舌𬌗缘处必须有2mm的间隙

16. 如患牙咬合紧，牙冠短，牙体缺损范围大，则最佳的修复设计是

A. 3/4冠　　B. 塑料全冠　　C. 铸造全冠
D. 金属烤瓷冠　　E. 嵌体

（17～21题共用题干）

男，40岁。左上后牙咬合不适1月余，冷、热刺激痛3天，伴左侧头痛。检查：左上后牙无明显龋坏，⌊7临床牙冠约6mm，𬌗面见隐裂纹，过近远中边缘嵴，叩诊不适，冷测验疼痛明显，去除刺激，疼痛不能缓解，无松动。X线检查示⌊7牙体及根尖周未见明显异常。

17. 该患者拟诊断为

A. 牙隐裂、急性牙髓炎　　B. 牙本质敏感症　　C. 牙周创伤
D. 隐裂、可复性牙髓炎　　E. 牙体磨耗

18. 患牙首选治疗方案是

A. 拔除　　B. 脱敏治疗　　C. 全冠修复
D. 根管治疗后全冠修复　　E. 充填法治疗

19. 患牙理想的修复体类型是

A. 贵金属铸造全冠　　B. 铸造全瓷冠　　C. 镍铬合金烤瓷冠
D. 贵金属嵌体　　E. 瓷聚合体全冠

20. 为增强修复体的固位，修复体设计错误的是

A. 增加轴沟　　B. 适当减小轴面聚合度
C. 冠的边缘在龈缘以上　　D. 𬌗面箱型固位形
E. 选用高强度树脂粘结剂

21. 全冠口内试戴，就位后发现探针可探入冠与牙体组织间隙。检查模型：间隙涂料盖过颊侧肩台。正确的处理方法是

A. 选用高强度树脂粘结剂粘结　　B. 调改冠内面后粘结
C. 调改预备体后粘结　　D. 重做
E. 选用玻璃离子水门汀粘结

答案与解析

1. C　2. E　3. D　4. C　5. D　6. A　7. D　8. C　9. E　10. C　11. A　12. E　13. D　14. E　15. B　16. C　17. A　18. D　19. A　20. C　21. D

1. C【解析】A、B、D、E 项均属于金属烤瓷全冠的适应证。C 项，青少年恒牙釉质发育不全，年轻恒牙未发育完全，所以一般不做永久性修复。

3. D【解析】全瓷冠的禁忌证：①青少年恒牙尚未发育完全，牙髓腔较大者。②牙体过小无法取得足够的固位形和抗力形者。③严重深覆殆、咬合紧，而无法预备出足够的空间者。前牙错位牙、锥形牙、固定桥固位体、四环素牙均属于全瓷冠的适应证。

6. A【解析】牙体缺损修复时必须正确恢复患牙的生理形态与合乎患者具体情况的美观、发音和咬合功能，而原来的形态可能不能形成良好的咬合关系，可根据牙齿的情况来决定冠的形态。

9. E【解析】殆面穿孔可能由牙体殆面预备的空间不足、材料的耐磨性差或易腐蚀造成。一般出现这种情况的处理方法是拆除重做。

10. C【解析】修复体粘固后短期内出现咬合痛，多由殆创伤引起，咬合有早接触点，有咀嚼痛伴叩痛，通过调殆，去除牙尖交错殆早接触及非牙尖交错殆干扰，磨改不合理的斜面和过锐尖嵴，症状就会很快消失。

12. E【解析】全冠粘固后发生龈缘炎的原因：①修复体轴面外形不良，如短冠修复体轴面突度不足，食物冲击牙龈；轴面突度过大，食物向龈方滑动时无法与龈组织接触，使龈组织失去生理按摩作用，也可造成局部龈缘炎。②冠边缘过长，边缘抛光不良，修复体边缘有悬突或台阶。③试冠、戴冠时水门汀残留对牙龈损伤。④嵌塞食物压迫。⑤倾斜牙、异位牙修复体未能恢复正常排列和外形。

13. D【解析】冠修复前银汞充填，只能恢复缺损，不能保护剩余牙体组织，在咀嚼力作用下，极易发生牙体自裂纹处劈裂开。

15. B【解析】后牙金属烤瓷冠的牙体制备颈部要做肩台预备，一般预备成羽状，凹槽或直角斜面形，边缘应连续一致、平整、无锐边。为保证肩台预备的质量，可在排龈后再修整，此时视野清楚，还可以避免损伤牙龈组织。

17. A【解析】由患牙殆面见隐裂纹，可拟诊断为牙隐裂；冷、热刺激痛且伴有放射性疼痛，符合急性牙髓炎的症状。

20. C【解析】A、B、D、E 项均可以增强修复体的固位。C 项，对于殆龈距离短、牙体小、轴壁缺损大、对殆牙为自然牙、殆力大、牙周支持组织差者，应将全冠的边缘设计到龈缘以下以获得更多的固位力。所以冠的边缘在龈缘以上，不能增强冠的固位力。

21. D【解析】修复体边缘探针可探入，或者发现明显的冠与牙体组织缝隙，常由牙体预备不标准、印模不准确、间隙剂涂得过多过厚、石膏膨胀过大、蜡型不准等造成。修复体一般应重做。

第六节　固定桥修复

一、单选题

1. 有关固定义齿悬空式桥体的描述，不正确的是
A. 龈面与牙槽嵴黏膜间至少留有3mm以上间隙
B. 口感差
C. 桥体应具有一定良好的机械性能
D. 龈面应高度抛光
E. 适合各种固定桥修复

2. 关于复合固定桥，说法错误的是
A. 含有2个以上基牙
B. 基牙数目多而分散，获得共同就位道较难
C. 有2种或3种基本类型的固定桥组合
D. 含有4个或4个以上的牙单位
E. 当承受𬌗力时，各个基牙的受力反应基本一致

3. 选择固定桥基牙时，下列哪一项不必过多考虑
A. 基牙的固位能力　B. 基牙必须是活髓牙　C. 基牙的松动度
D. 基牙的共同就位道　E. 基牙的支持能力

4. 固定桥戴用后，短期内出现基牙疼痛最大的可能性是
A. 牙周膜轻度损伤　B. 选用了悬空式桥体
C. 牙龈组织受压　D. 桥体与牙槽嵴黏膜接触过紧
E. 固位体固位力不够

5. 悬空式桥体与牙槽嵴黏膜之间的间隙应
A. <1mm　B. 为1mm　C. <2mm
D. <3mm　E. >3mm

6. 固定义齿修复中，下列哪种情况适合选用冠内固位体
A. 基牙牙冠完整，无牙体牙周疾患
B. 基牙牙冠短小，缺失牙较多者
C. 牙冠大部分缺损，经过完善根管治疗者
D. 基牙有变色、釉质发育不全或畸形者
E. 缺牙间隙窄，咬合力小，对固位体固位力要求不高者

7. 减轻固定桥桥体所受𬌗力的方法中错误的是
A. 减少𬌗面颊舌径　B. 扩大𬌗面舌外展隙　C. 加深𬌗面颊舌沟
D. 增加𬌗面副沟　E. 脱离𬌗接触

8. 下列哪项不是固定义齿修复后产生食物嵌塞的原因
A. 𬌗平面与邻牙不一致，形成斜向邻面的斜面

B. 对颌牙有充填式牙尖

C. 修复体有悬突或龈边缘不密合

D. 邻面无接触或接触不良

E. 咬合不平衡，前伸殆早接触

9. 固定义齿的组成不包括

A. 卡环　　B. 固位体　　C. 桥体

D. 连接体　　E. 固定连接体

10. 需要采用复合固定桥的情况是

A. 两侧侧切牙缺失　　B. 两侧中切牙缺失

C. 一侧单个后牙缺失　　D. 第一前磨牙和第一磨牙缺失

E. 全部磨牙游离缺失

11. 固定桥粘固后短时间内出现咬合时疼痛，最可能的原因是

A. 龈炎　　B. 根尖炎　　C. 咬合早接触

D. 固位体边缘长　　E. 牙髓充血

12. 男，45 岁。6| 缺失，7| 向近中倾斜 30°时，一般不宜做固定桥的原因是

A. 不易寻求共同就位道　　B. 受力时基牙承受非轴向力

C. 不易选择合适的固位体　　D. 备牙时切割牙体组织过多

E. 容易引起基牙龋坏

13. 女，52 岁。因 76| 缺失，行 7654| 固定义齿修复一年，目前自觉基牙咬合痛。其主要原因为

A. 咬合早接触　　B. 固位力不够　　C. 基牙数目少

D. 连接体强度不够　　E. 适应证选择不当

14. 男，54 岁。|6 缺失，近远中邻牙均向缺牙隙倾斜，设计固定义齿时应注意

A. 基牙的支持力　　B. 基牙的固位力　　C. 固定义齿类型

D. 殆力的大小　　E. 共同就位道

15. 男，32 岁。3 个月前外伤致 1|23 缺失，要求固定义齿修复。检查：1|23 缺失区牙槽骨及余留牙正常。该患者的固定义齿属于

A. 双端固定桥　　B. 半固定桥　　C. 单端固定桥

D. 复合固定桥　　E. 特殊固定桥

16. 男，36 岁。|3 缺失，要求固定修复。口腔检查：|1245 基牙，探诊（－），叩诊（－），余无异常。修复设计最合理的是

A. 双端固定桥　　B. 单端固定桥　　C. 单端固定桥

D. 双端固定桥　　E. 双端固定桥

17. 女，28 岁。|6 缺失，要求固定修复。口腔检查：|6 拔牙创愈合良好，探诊（－），叩诊（－），|5 远中倾斜，|7 近中倾斜，固定桥修复的难点是

A. 桥体设计　　B. 获得共同就位道　　C. 恢复咬合关系

D. 基牙选择　　E. 接触点的恢复

二、共用题干单选题

（18～21 题共用题干）

男，50 岁。$\underline{3|}$缺失，5 年前曾在诊所行$\underline{43|}$单端固定桥修复，现诉右上后牙牙齿松动疼痛。检查：$\underline{4|}$锤造开面冠，作为单端固定桥的固位体。$\underline{4|}$开面冠边缘与颈缘有间隙，牙龈区红肿，探诊易出血。Ⅰ～Ⅱ度松动，叩诊（+）。

18. $\underline{4|}$松动的主要原因是

A. 制作不当　　B. 设计不当　　C. 固位体与基牙不密合

D. 龈炎　　E. 牙髓炎

19. 对该患者的正确处理是

A. 局部上药后，观察

B. 全身用药后，观察

C. 拆除固定桥，对进行治疗

D. 殆面开髓，对其进行治疗

E. 拆除固定桥后拔除

20. 拆除固定桥后，发现$\underline{4|}$近中邻面龋坏，探诊（+），造成龋坏的主要原因是

A. 不良的口腔卫生习惯　　B. 固位体与基牙不密合　　C. 桥堤与黏膜不密合

D. 患者食糖过多　　E. 修复体破损

21. $\underline{4|}$经治疗后，Ⅰ度松动。最佳固定义齿修复方案是

A. $\underline{432|}$固定桥　　B. $\underline{4321|}$固定桥

C. $\underline{321|}$单端固定桥　　D. $\underline{54321|}$固定桥

E. $\underline{432|}$单端固定桥

（22～23 题共用题干）

男，25 岁。$\underline{|2}$缺失，$\underline{|1}$间隙小，牙根长大，近中切角少量缺损，与下颌对殆牙的覆殆、覆盖关系正常，患者要求固定修复。

22. 对该患者最好的修复设计是

A. 双端固定桥　　B. 单端固定桥　　C. 复合端固定桥

D. 可摘局部义齿　　E. 种植义齿

23. 以下修复前诊治处理中，错误的是

A. 摄 X 线根尖片　　B. 牙周洁治　　C. 使牙髓失活

D. 牙髓活力测验　　E. 向患者交代治疗计划

答案与解析

1. E　2. E　3. B　4. A　5. E　6. E　7. E　8. E　9. A　10. D　11. C　12. A　13. E　14. E　15. D　16. D　17. B　18. B　19. C　20. B　21. D　22. B　23. C

2. E【解析】固定桥是将 2 种或 2 种以上的简单固定桥组合在一起而构成。当某个孤立基

牙需要作前后缺隙的共同基牙时尤为常用，一般多为4个或4个以上单位，有2个以上基牙，就位道比较困难时，其中一部分可设计为半固定桥。E项，当承受殆力时，各基牙的受力反应不一致。

3. B【解析】基牙的选择条件：①理想的基牙牙冠殆龈高度应适当，形态正常，牙体组织健康。②基牙牙根应该粗壮且有足够的长度，因增龄变化或牙周疾病等原因造成的牙槽骨吸收最多不超过根长的1/3。③基牙最好是健康的活髓牙，如有牙髓病变的牙，应进行完善的牙髓治疗，才可以作基牙。④牙周组织最为理想的情况是牙周无进行性炎症，根尖周无病变，牙槽骨及颌骨结构正常。⑤通常要求基牙的位置基本正常，无过度的牙体扭转或倾斜移位，以便牙体预备时，易于获得基牙间的共同就位道和少磨除牙体组织。

5. E【解析】悬空式桥体的龈面与牙槽嵴顶的黏膜不接触，且留出3m以上的间隙，便于食物通过而不聚集，自洁作用良好，又称卫生桥。

7. E【解析】减小殆力，减轻基牙负担的措施除了减小桥体的颊舌径，还有加大桥体与固位体之间的舌外展隙，增加食物的溢出道，减小殆面的牙尖斜度，加深殆面颊舌沟等。E项，脱离接触殆会使患者失去咬合，不能起到固定桥桥体的作用。

9. A【解析】固定局部义齿（固定桥）由固位体、桥体和连接体三部分组成，连接体又分为固定连接头和活动连接体。卡环是可摘局部义齿的组成成分。

10. D【解析】复合固定桥：是2种或2种以上基本类型固定桥组合而成的。一般包括4个或4个以上的牙单位，含有2个以上的基牙。第一前磨牙和第一磨牙缺失，中间有基牙第二前磨牙，所以需要复合固定桥。

12. A【解析】$\underline{7|}$向近中倾斜角度为30°，很难有共同就位道，强行取得就位道会磨除大量牙体组织，导致穿髓，所以不宜做固定桥。

14. E【解析】缺牙区邻牙倾斜者，为了求得固定桥各基牙间共同就位道，倾斜基牙的牙体预备量大，很容易损伤牙髓，而且倾斜量过大基牙受力后殆力不能沿长轴传导，对牙周组织健康不利。轻度倾斜牙可选作基牙。在有条件情况下，最好经正畸治疗改正牙位，或者适当加大牙体预备量以取得共同就位道。

16. D【解析】根据牙周膜面积的大小来评价基牙的支持与固位，并以此选择基牙，双端固定桥两端的固位力应基本相当。若两端固位力相差悬殊，则固位力弱的一端固位体易松动，所以应增加基牙。

18. B【解析】患牙行单端桥修复，这种设计增大了扭力矩，基牙极易倾斜，扭转而引起牙周组织创伤，长期较大的咀嚼压力对基牙损伤严重，导致松动，所以这种设计是不合理的。

19. C【解析】患牙已经出现了叩痛和松动，若继续保留之前的单端桥，那么长期的咀嚼压力必定会造成患牙更加松动。为保住基牙，应该拆除单端桥，治疗患牙，重新设计修复方案，减小其承受的咀嚼压力。

20. B【解析】$\underline{4|}$开面冠边缘与其颈缘有间隙，不密合会导致食物残渣的存留，不易清洁，长期会导致牙齿的龋坏。

21. D【解析】$\underline{4|}$Ⅰ度松动，应该增加基牙的数目，分散咀嚼压力，所以最适合的设计方案是选项D。

第七节 可摘局部义齿

一、单选题

1. 以下不属于可摘局部义齿设计中保护剩余组织原则的是
A. 利用天然间隙，尽量少磨牙
B. 尽可能多地使用卡环
C. 尽量暴露基牙的龈缘
D. 分散𬌗力
E. 对孤立牙要采取保护措施

2. 关于可摘局部义齿，下列哪种说法是错误的
A. 特别适合游离端缺失牙的修复
B. 适应证广泛
C. 适合做即刻义齿
D. 余留牙牙周条件不好者，不宜做可摘局部义齿
E. 适合牙槽骨、颌骨和软组织缺损者的修复

3. 造成可摘局部义齿转动性不稳定的支点不包括
A. 切牙乳突
B. 𬌗支托
C. 卡环体
D. 骨性突起
E. 硬组织倒凹

4. 当上下颌后牙咬合过紧，且牙本质敏感而不能磨出𬌗支托凹时，下颌后牙的𬌗支托凹位置可以设置在
A. 舌沟区
B. 近中边缘嵴处
C. 颊沟区
D. 远中边缘嵴处
E. 舌外展隙区

5. 功能性印模主要适用于
A. 黏膜支持式义齿
B. 混合支持式义齿
C. 牙支持式义齿
D. 前磨牙缺失的义齿
E. 少数前牙缺失的义齿

6. 下列对𬌗支托功能的描述中，哪项不正确
A. 防止食物嵌塞
B. 防止义齿龈向移位
C. 恢复咬合关系
D. 防止义齿侧向及𬌗向移位
E. 保持卡环在基牙上的位置

7. 防止可摘局部义齿水平移动的方法中，错误的是
A. 排塑料牙
B. 减小牙尖斜度
C. 增加间接固位体
D. 加强卡环体的环抱作用
E. 用连接体连接左右侧鞍基

8. 对于可摘局部义齿基托的要求，不正确的是
A. 基托磨光面外形应为凹斜面
B. 下颌基托后缘应盖过磨牙后垫的 1/3 ~ 1/2
C. 基托应与天然牙非倒凹区接触密合无压力
D. 上颌基托应覆盖双侧的上颌结节
E. 上颌腭侧基托边缘应圆钝，略厚，以防基托下沉，刺激软腭

9. 圆形卡环适用于

A. 孤立并向近中颊（舌）侧倾斜的磨牙
B. 前后均有缺隙的孤立后牙
C. 游离缺失的末端基牙
D. 下颌尖牙
E. 倒凹区在殆支托同侧下方的基牙

10. 可摘局部义齿的基本要求是

A. 一般采用单侧设计
B. 卡环设计越多越好
C. 大连接体要贴近龈缘
D. 小连接体应平行于龈缘
E. 尽量少磨除牙体组织

11. 多数前牙缺失的可摘义齿设计中，在牙弓的后段放置间接固位体，以对抗义齿的翘动。以下最合适的卡环设计是

A. 间隙卡环
B. 长臂卡环
C. 回力卡环
D. 对半卡环
E. 双臂卡环

12. 可摘局部义齿初戴时，若就位困难，下列哪项处理方法正确

A. 确定阻碍就位的部位并逐步调整和磨改
B. 调整卡环臂
C. 磨改基牙牙体
D. 磨改与基牙邻面相对应的基托
E. 调改殆支托

13. 可摘局部义齿基托与天然牙的关系中描述正确的是

A. 基托近龈缘处应适当缓冲
B. 基托应进入基牙邻面的倒凹区
C. 基托应与牙面密合，并有一定的压力
D. 前牙基托的边缘应位于舌隆突以下
E. 下颌磨牙后垫处应适当缓冲

14. 某患者活动义齿修复，出现摘戴困难，须调整的部位有

A. 殆支托
B. 卡环
C. 人工牙
D. 非倒凹区基托
E. 基牙

15. 下列关于杆形卡环的描述，哪项正确

A. 卡环臂从基托中伸出，卡环臂尖从牙齿的殆方进入倒凹区
B. 适用于严重颊向或舌向倾斜的基牙
C. 具有独立的颊侧臂和舌侧臂，包绕基牙的2/3
D. 多用于Kennedy第一、第二类，邻近义齿游离端的基牙
E. 用于近、远中均有缺隙的孤立前磨牙和磨牙

16. 女，60岁。876|678缺失，余留牙正常，设计为混合支持式可摘局部义齿。下列设计项目中哪项是不正确的

A. 游离鞍基颊侧和远中设计成网状支架和塑料基托
B. 上颌两侧第二前磨牙上设计回力卡环
C. 游离鞍基腭侧为金属基托
D. 上颌两侧第一前磨牙上设计间接固位体
E. 两侧鞍基通过前腭杆和侧腭杆连接

17. 女，50岁。|5678缺失。检查：缺牙区牙槽嵴萎缩，654|4基牙，探诊（-），叩诊

(－)，余无异常．最佳的设计方案是

A. RPI，联合卡环，腭杆连接

B. RPA，联合卡环，腭板连接

C. RPI，54|45 联合卡环，腭板连接

D. RPA，间隙卡环，腭板连接

E. RPA，间隙卡环，腭板连接

18. 男，55 岁。戴下颌支架式可摘局部义齿 3 天，感疼痛厉害。检查：76|67 可摘局部义齿，舌杆连接，前部牙槽嵴舌侧为斜坡型，义齿各部与组织贴合良好。舌杆下缘处黏膜溃疡，舌杆不影响口底软组织活动。造成疼痛的原因是舌杆

A. 与黏膜贴合过紧

B. 边缘不光滑

C. 位置不当

D. 无弹性

E. 过厚

19. 女，58 岁。876|678 缺失，牙槽嵴丰满，口内余牙情况良好，咬合关系正常，设计为黏膜支持式义齿的要点是

A. 减小基托范围

B. 减轻基牙𬌗力

C. 减小支持组织承受的𬌗力

D. 增加牙尖高度

E. 使用耐磨性好的瓷牙

20. 男，60 岁。$\frac{4|5}{5|2}$ 缺失，口内余牙情况良好，制作基托时，以下哪项不是基托做缓冲的目的

A. 防止有碍发音

B. 防止基托翘起

C. 防止压迫龈组织

D. 防止压痛

E. 防止压伤黏膜组织

21. 男，48 岁。87652|245 缺失，口内余牙情况良好，下颌缺损类型为

A. Kennedy 第二类，第一亚类

B. Kennedy 第二类，第三亚类

C. Kennedy 第三类

D. Kennedy 第四类

E. Kennedy 第一类

22. 女，61 岁。上颌双侧磨牙缺失，双侧第一、第二前磨牙无松动，牙体牙髓及牙周未见明显异常，缺牙区牙槽嵴较宽大，黏膜未见异常。从保护基牙的角度，在第二前磨牙上，以下最适宜采用的设计是

A. RPA 卡环组

B. 远中𬌗支托

C. 间隙卡环

D. 对半卡环

E. 套筒冠固位

23. 女，30 岁。右下义齿戴后 7 天，咀嚼时易脱落。检查：6| 缺失，可摘局部义齿，75| 三臂卡环，舌侧铸造卡环臂，颊侧为弯制卡环臂，基牙牙冠较短，颊、舌侧基托较厚，固位倒凹尚可，义齿固位差。对该患者的有效处理方法是

A. 调节固位卡环臂进入倒凹区的深度

B. 改变就位道，与基牙产生制锁作用

C. 磨薄基托抛光面

D. 减小牙尖斜度

E. 增加卡环

二、共用题干单选题

(24～26 题共用题干)

男，45 岁。在某诊所做左下后牙固定修复体 3 年，近来义齿松动，口臭，左下后牙自发性疼痛，夜间明显。检查：|6 缺失，|57 为桥基牙，金属全冠固位体颈缘下方可探及龋，未见破损。

24. 口腔检查的重点是

A. 口腔卫生状况　　B. 牙周组织状况　　C. 牙槽嵴
D. 殆关系　　E. 原修复体及基牙

25. 引起疼痛最可能的原因是
A. 咬合不平衡　　B. 固位体松动　　C. 继发龋引起牙髓炎
D. 牙周炎　　E. 邻接关系不良

26. 对该患者的首要治疗是
A. 拆除固定桥后，针对情况进一步治疗　　B. 牙周洁治
C. 摄 X 线片检查基牙有无继发龋　　D. 服镇痛药、观察
E. 在固位体殆面开窗观察

（27～30 题共用题干）

女，60 岁。$\underline{8765|5678}$ 缺失，余留牙正常，口底至舌侧龈缘的距离为 10mm。设计铸造支架义齿，$\overline{4|4}$ 采用 RPI 卡环组。

27. $\overline{4|4}$ 基牙预备时应备出
A. 近中殆支托凹，远中殆支托凹　　B. 近中殆支托凹，舌侧殆平面
C. 近中殆支托凹，远中邻面板　　D. 近中殆支托凹，颊侧殆平面
E. 远中殆支托凹，远中殆平面

28. RPI 卡环的 I 杆一般止于
A. 舌面稍偏近中　　B. 舌面稍偏远中　　C. 远中面
D. 颊面稍偏远中　　E. 颊面稍偏近中

29. 如果用 RPA 卡环组代替 RPI 卡环组基牙颊侧圆环形卡环臂的坚硬部分应位于
A. 颊侧近中，观测线上方的非倒凹区　　B. 颊侧近中，观测线下方的倒凹区
C. 颊侧远中，观测线下方的非倒凹区　　D. 颊侧远中，观测线上缘
E. 颊侧远中，观测线上方的非倒凹区

30. 如果大连接体采用舌杆，间接固位体可选
A. 舌支托　　B. 切支托　　C. 附加卡环
D. 前牙舌隆突上的连续卡环　　E. 殆支托

（31～34 题共用题干）

男，62 岁。上颌义齿使用 2 年，近来感义齿松动，有食物滞留基托内，咀嚼时痛，昨日折断。检查：$\underline{7654|4567}$ 托式可摘局部义齿（$\underline{8|8}$ 缺失），基托正中折断，其中有一块基托丢失，腭隆突较大，$\overline{3|3}$ 伸长。

31. 根据患者主诉及检查，应从以下方面进一步检查，除外
A. 咬合状况　　B. 基托的厚薄
C. 夜间是否停戴义齿　　D. 基托与黏膜是否贴合
E. 应力集中区有无加强处理

32. 引起该患者义齿折断最可能的原因是
A. 咬合不平衡　　B. 咀嚼硬食物　　C. 用力洗刷义齿
D. 基托与黏膜不贴合　　E. 应力集中于腭隆突处

33. 根据患者的主诉，义齿修理完毕后，不必要的处理是

A. 腭隆突处基托组织面缓冲　　B. 修整基托外形
C. 修改压痛处　　D. 基托重衬
E. 调𬌗

34. 如重新修复义齿，设计时应考虑
A. 增加基托的厚度　　B. 扩大基托的面积　　C. 采用金属网加强
D. 拔除下颌伸长牙　　E. 减轻咬合压力

（35～36 题共用题干）
男，55 岁。$\underline{8765|56}$ 缺失，余牙健康，拟做整铸支架式可摘局部义齿修复。

35. 前腭杆离开龈缘至少
A. 1.5mm　　B. 3mm　　C. 2mm
D. 5mm　　E. 6mm

36. 在患者口内试戴整铸支架时不贴合，但在模型上贴合。出现这种现象的可能原因是
A. 印模变形　　B. 模型变形　　C. 模型损伤
D. 模型变形和损伤　　E. 印模和模型变形或损伤

三、案例分析题

（37～40 题共用题干）
男，65 岁。因下颌后牙缺失多年没有修复，习惯于前牙咀嚼，近日前牙开始出现冷、热过敏症状。检查：患者面下 1/3 距离稍短。上颌牙列完整，全口无龋坏，$\frac{543|345}{3|34}$ 颈部楔状缺损。$\overline{87654|5678}$ 缺失，牙槽骨斜坡型，缺牙区牙槽嵴明显吸收，狭窄低平。牙龈健康，无结石，$\overline{321|1234}$ 重度磨耗，冷、热敏感，$\underline{76|7}$ 伸长，咬至下颌牙龈。

37. 患者牙列缺损可采用的修复方式包括
A. 种植义齿修复　　B. 固定义齿修复　　C. 覆盖义齿修复
D. 可摘局部义齿修复　　E. 套筒冠义齿修复　　F. 精密附着体义齿修复

38. 若选择可摘局部义齿修复，在制取印模前，还需要进行的治疗可能包括
A. 牙槽嵴修整术　　B. 根管治疗　　C. 脱敏治疗
D. 牙周洁治　　E. 充填治疗　　F. 冠修复

39. 若选择覆盖义齿修复，下列说法哪些正确
A. 覆盖义齿患者应每隔 3～6 个月进行一次复查
B. 短冠基牙是指牙冠截断后断面平齐牙龈缘或在龈上 5mm 以内者
C. 若基牙只起支持义齿的作用，基牙应保留龈上 3mm 的高度
D. 可以通过调整金属顶盖的轴面聚合度来调整义齿的固位力
E. 有金属顶盖的基牙不需要特别的防龋措施
F. 牙周退缩，临床牙冠增长，需要调整冠根比例者可选用长冠基牙

40. 为确定患者的颌位关系，可选用
A. 利用息止颌位垂直距离减去息止𬌗间隙的方法
B. 在模型上利用余留牙确定上、下颌牙𬌗的关系
C. 用𬌗堤记录上、下颌关系

D. 用蜡𬌗记录确定上、下颌关系

E. 卷舌后舔法

F. 后牙咬合法

答案与解析

1. B 2. D 3. A 4. A 5. B 6. D 7. A 8. E 9. A 10. E 11. A 12. A 13. A 14. B 15. D 16. E 17. A 18. A 19. C 20. A 21. B 22. A 23. E 24. E 25. C 26. A 27. C 28. E 29. D 30. D 31. C 32. E 33. B 34. C 35. E 36. A 37. CDEF 38. BCEF 39. ADE 40. AEF

2. D【解析】牙周不好，基牙松动不超过Ⅱ度，牙槽骨吸收不超过1/2，必要时可兼做义齿和松动牙固定夹板，可做可摘局部义齿。

3. A【解析】造成可摘局部义齿转动性不稳定的原因：①𬌗支托、卡环等在牙上形成支点。②基托在基托下方的组织上形成支点，如骨性突起、硬组织倒凹。切牙乳突是软组织，一般不会形成支点，可能会引起压痛。

4. A【解析】若上、下颌牙咬合过紧，对颌牙伸长，或者牙面因磨损而导致牙本质暴露出现牙本质敏感者，则不应勉强磨出𬌗支托凹，可以改变𬌗支托常规位置，放置在不妨碍咬合接触的𬌗面，如上颌牙的颊沟区、下颌牙的舌沟区。

6. D【解析】𬌗支托的作用：①支承、传递𬌗力，支托可将义齿承受的咀嚼压力传递到天然牙上，而基牙对义齿的支持力（反作用力）也通过支托而起作用，使义齿受力时不会向龈向下沉。②稳定义齿，除防止义齿下沉外，还可阻止义齿游离端翘起或摆动，起到稳定义齿的作用。③防止食物嵌塞和修复𬌗关系。

9. A【解析】圆形卡环多用于最后孤立的磨牙上，基牙向近中舌侧（多为下颌）或近中颊侧（多为上颌）倾斜。卡环游离臂端设在颊或舌面主要倒凹区，经过基牙远中延伸至舌面或颊面非倒凹区。

12. A【解析】初戴时，就位困难，可用红蓝咬合纸进行检查，确定出阻碍就位的具体部位，取出义齿，用不锈钢钻或小轮状石磨除代表阻碍处的着色点，即磨除进入倒凹区的基托树脂，如此反复戴入和调改，直到完全就位。但每次磨改量不宜过多，以免使义齿与基牙间形成间隙而造成食物嵌塞。

13. A【解析】A项，近龈缘区基托要做缓冲，以免压迫龈组织，并有利于摘戴。B、D两项，基托边缘应与天然牙轴面的非倒凹区接触，前牙区基托边缘应该在舌隆突上。C项，基托与天然牙贴合，但对牙齿无压力。E项，下颌基托应该覆盖在磨牙后垫的1/2～2/3，是义齿的边缘封闭区，密合而无压痛。

14. B【解析】卡环过紧，基托紧贴牙面，倒凹区基托缓冲不够，患者没有掌握义齿摘戴方向和方法，都可造成义齿摘戴困难。需调改卡环，磨改基托，教会患者如何摘戴义齿。

16. E【解析】由题意可判断为 Kenney 第一类，上颌两侧后牙缺失，对颌牙存在，修复体需要与对侧相连，即两侧鞍基通过前腭杆和后腭杆连接。

17. A【解析】基牙远中端缺失，适合使用 PRI 卡环，可减少基牙受力，使基托下黏膜和牙槽骨组织受力方向接近垂直且均匀，同时采取人工牙减数减径、增大基托面积、增设支托等降低牙槽嵴的受力。联合卡环适用于一侧多个牙缺失，加强牙弓另一侧基牙的固位力，或者适用于两牙之间有间隙或食物嵌塞的情况。

19. C【解析】黏膜支持式义齿所承受的殆力主要由黏膜及其下的牙槽骨负担。所以其设计的要点是减小支持组织承受的力，减少牙槽嵴的吸收速度。

22. A【解析】上颌双侧磨牙缺失，Kennedy 第一类，远中游离端使用 RPA 卡环组，支托前移，基牙上不形成杠杆式扭力，保护基牙。

23. E【解析】A 项，固位倒凹尚可，所以不用调节卡环臂进入倒凹区的深度。B 项，患者义齿容易咀嚼时容易脱落，而不是佩戴时脱落，所以不能通过改变就位道增加固位力。C 项，磨薄基托抛光面会影响义齿强度。D 项，减小牙尖斜度会减少侧向力。E 项，增加卡环能够增加义齿的固位和稳定。

25. C【解析】全属全冠固位体颈缘下方可探及龋，所以最可能的原因是继发龋引发的牙髓炎。

27. C【解析】RPI 卡环由近中殆支托、远中邻面板、颊侧 I 型卡环三部分组成。所以基牙预备时应该预备出近中殆支托凹，远中邻面板。

28. E【解析】I 型杆放置于基牙颊面倒凹区，与基牙接触面积小，对基牙的损伤小，固位作用好，美观。若放在远中，则卡环前移对基牙产生扭转力，所以放在颊面稍偏近中的地方。

29. D【解析】圆环形卡环的游离端在颊面远中的主要倒凹区，而卡环臂最坚硬的部分位于观测线的上方，有利于卡环的就位。

31. C【解析】A、B、E 项，基托正中折断，其中有一块基托丢失，表明咬合压力可能较大，基托强度不足，所以咬合状况、基托的厚薄、应力集中区有无加强处理需要检查。D 项，此患者义齿松动，有食物滞留基托内，可能基托与黏膜不贴合，所以基托与黏膜是否贴合需要检查。C 项，夜间戴义齿会造成黏膜损伤和义齿不清洁，主诉没有提到。

32. E【解析】患者双侧远中游离缺失，远中两侧咬合力传递到基托，导致基托压力较大，而且此患者基托正中折断，其中有一块基托丢失，腭隆突较大，容易使压力集中到腭隆突处，而引起义齿的折断。

33. B【解析】义齿修理后需要重新试戴检查咬合和压痛点，对于不密合的地方要重衬，所以修改压痛处、基托重衬、调殆是必要的处理，基托外形修改将会影响边缘封闭，使基托固位力变差，所以修整基托外形处理是不必要的。

34. C【解析】重新修复义齿时需要在应力集中的部位增加强度，全属网可以增加义齿的强度。

35. E【解析】前腭杆：位于腭隆突之前部，腭皱襞之后部，大约位于双侧第一前磨牙之间的位置。薄而宽，厚约 1mm，宽 6～8mm，离开龈缘至少 6mm，与黏膜组织密合但无压力。

36. A【解析】支架在模型上贴合说明模型没有被损坏，口内试戴整铸支架时不贴合，说明模型和口内的情况不一致，可能取模时脱模。

37. CDEF【解析】A 项，由于缺牙区牙槽嵴明显吸收，狭窄低平，再加上患者年龄偏大，种植成功率较低，所以不考虑种植义齿修复。B 项，由于是双侧游离端缺失，所以不考虑固定义齿修复。C、E、F 三项，覆盖义齿、套筒冠义齿和精密附着体义齿修复属于固定－活动联合修复，可用于多数牙缺失，少数牙残留的患者，尤其适合需要𬌗重建的患者。D 项，可摘局部义齿是最常用的修复方式，可采用𬌗垫式活动义齿，以恢复正常的咬合关系。

38. BCEF【解析】A 项，患者牙槽骨狭窄低平，无明显骨尖主诉，故无须牙槽骨修整术。B 项，患者有冷、热敏感，若已有牙髓炎症的症状，行根管治疗。C 项，下颌前牙重度磨耗，且有冷、热刺激敏感症状，需要进行脱敏治疗。D 项，患者牙龈健康，无结石，所以不需要牙周治疗。E 项，上、下颌牙列中有楔状缺损的牙齿，需要进行充填治疗。F 项，下前牙重度磨耗，可以通过下前牙的冠修复恢复患者正常的垂直距离与咬合关系。

40. AEF【解析】确定颌位关系时包括垂直距离和牙尖交错𬌗关系。确定垂直距离的方法：①利用息止颌位垂直距离减去息止𬌗间隙的方法。②面部比例等分法。③面部外形观察法。确定水平颌位关系的方法：①哥特式弓描记法。②直接咬合法：卷舌后舔法、吞咽咬合法、后牙咬合法、肌监控仪法。

第八节　全口义齿

一、单选题

1. 全口义齿可致恶心，常见原因不包括

A. 前伸𬌗早接触

B. 上颌义齿基托后缘过长

C. 上颌义齿基托后缘与黏膜贴合紧密

D. 上颌义齿基托后缘过厚

E. 患者更年期

2. 无牙颌全口义齿修复印膜的要求，下列哪项不正确

A. 远中舌侧边缘向远中伸展到下颌舌骨后间隙

B. 上颌后缘与前颤动线一致

C. 印模边缘圆钝

D. 下颌后缘盖过磨牙后垫

E. 上颌后缘的翼上颌切迹

3. 全口义齿的义齿基托与口腔黏膜组织接触的面称为

A. 磨光面　　B. 𬌗面　　C. 组织面

D. 𬌗平面　　E. 吸附面

4. 关于个别托盘的说法中，错误的是

A. 上颌个别托盘后堤区要放置于软腭处，超过颤动线 2 ~ 3mm

B. 下颌个别托盘应包括磨牙后垫及颌舌骨线

C. 个别托盘手柄的安放要垂直于牙槽嵴

D. 个别托盘边缘应长于预先取得的功能边缘

E. 个别托盘 2 ~ 3mm 厚即可

5. 根据全口义齿固位原理，义齿基托边缘有合适的形状、厚薄与伸展范围，主要是为

A. 获得良好边缘封闭　B. 尽量扩大基托面积　C. 减少异物感
D. 恢复组织缺损　E. 保护与之接触的软组织

6. 两侧上颌结节较凸，右侧倒凹明显，全口义齿修复前应采取的治疗是
A. 左侧上颌结节修整术　B. 唇颊沟加深术　C. 两侧上颌结节修整术
D. 牙槽嵴增高术　E. 右侧上颌结节修整术

7. 关于全口义齿的上前牙排列，下列哪项不符合排牙原则
A. 模仿牙龈萎缩　B. 人工牙排在牙槽嵴顶上
C. 尖牙唇面距腭皱的侧面 10.5±1.0mm　D. 牙列弧度与颌弓形一致
E. 患者参与排牙

8. 以下关于后堤区的描述，错误的是
A. 后堤区组织柔软，有一定可让性
B. 当义齿承受压力时，该区组织可以随义齿而移动
C. 后堤区可在取印模时制作
D. 后堤区的范围在两侧翼上颌切迹之间
E. 必须在工作模型上制作后堤区

9. 下列哪项因素不利于全口义齿稳定
A. 多点接触前伸平衡𬌗　B. 人工牙排在中性𬌗区　C. 三点接触前伸平衡
D. 侧方平衡𬌗　E. 尖牙保护𬌗

10. 不能判断全口义齿印模是否合格的指标是
A. 组织面形态是否清晰　B. 边缘是否完整
C. 范围是否够大　D. 系带处是否让开
E. 取出印模时是否感到印模有固位力

11. 全口义齿试戴，患者做正中咬合时双侧颞肌无明显收缩，表明
A. 垂直距离过低　B. 下颌偏斜　C. 垂直距离过高
D. 下颌前伸　E. 咬合力过小

12. 全口义齿基托组织面应适当缓冲的区域不包括
A. 上颌隆突　B. 下颌隆突　C. 下颌舌骨嵴
D. 切牙乳突　E. 腭皱

13. 女，66 岁。全口义齿初戴，发现下颌偏右后退约 4mm，无压痛及义齿无法就位等情况，首先应考虑的处理方法是
A. 选磨调𬌗　B. 重新进行全口义齿修复　C. 磨改托边缘
D. 等待患者适宜　E. 基托重衬

14. 男，70 岁。全口义齿戴牙后疼痛。检查：在牙槽嵴上有连续性压痛点，疼痛不明显，应考虑最可能的原因是
A. 牙尖交错𬌗有早接触　B. 基托组织面有倒凹　C. 基托组织面有瘤体
D. 取印模时有托盘压痕　E. 牙槽嵴上有骨突

15. 女，60 岁。第一次全口义齿修复。义齿试戴时检查颌位记录正确，患者称外形恢复欠佳，上唇红比拔牙前明显变薄，上、下唇比例改变。正确的纠正方法是

A. 加大垂直距离　　B. 上前牙往唇向移动　　C. 加厚唇基托
D. 下前牙往舌向移动　　E. 减小垂直距离

16. 男，68 岁。初戴全口义齿，主诉上颌左侧压痛，不能咬合。检查：全口义齿固位好，基托伸展合适，咬合接触良好，相对于$\underline{|5}$处黏膜上有一小出血点，余之未见异常。造成疼痛的原因是

A. $\underline{|5}$人工牙有早接触　　B. 基托组织面有树脂小瘤
C. 印模不准确　　D. 模型不准确
E. 咬合不稳定

17. 男，60 岁。主诉戴全口义齿后，上、下唇闭合困难，戴义齿时间稍长则感觉面部肌肉疲劳。检查：全口齿固位好，非牙尖交错𬌗未达到平衡，咬合时上、下唇不能自然闭合，颊唇沟变浅，表情不自然，颏部皮肤呈皱缩状。造成不适的原因是

A. 基托伸展长　　B. 咬合不平衡　　C. 上前牙排列偏向唇侧
D. 上下唇部基托过厚　　E. 垂直距离过高

18. 女，60 岁。义齿佩戴使用 5 年，自诉咀嚼不利，面容显老，其原因是

A. 义齿固位差　　B. 基托边缘过度伸展　　C. 人工牙排列偏唇颊侧
D. 垂直距离过高　　E. 垂直距离过低

19. 女，53 岁。近一年先后更换三副全口义齿，均因戴义齿后不适，咀嚼困难，义齿脱落。检查：上、下唇前突，闭合困难，说话时面部表情不自然。上、下牙槽嵴丰满，颌间距离短。造成患者不适的主要原因是

A. 适应能力差　　B. 垂直距离过高　　C. 上、下前牙排列偏向唇侧
D. 心理因素影响　　E. 要求过高

20. 男，56 岁。牙槽嵴丰满，初戴全口义齿时，发现牙尖交错𬌗接触点较少。调磨时应磨的部位是

A. 有早接触的下舌尖　　B. 有早接触的上颊尖
C. 有早接触的支持尖　　D. 与有早接触的支持尖相对应的中央凹
E. 与有早接触的支持尖相对应的牙尖

21. 女，68 岁。无牙颌患者，全口义齿戴用 3 周，下颌义齿舌侧基托前磨牙区压痛，正确的处理是

A. 磨短舌侧基托　　B. 缓冲下颌隆突处基托　　C. 重衬
D. 调𬌗平衡　　E. 伸长舌侧基托

22. 男，58 岁。戴用全口义齿 1 个月，固位良好，主诉讲话吐字不清，有时还有哨音，检查咬合关系正常，义齿磨光面光滑。最可能的原因是

A. 义齿咬合不平衡　　B. 上颌基托后缘伸展过长　　C. 上颌前部基托过于光滑
D. 前牙覆𬌗过大　　E. 前牙覆𬌗过小

23. 女，59 岁。全口义齿试戴时发现患者微笑时可见上前牙龈缘，口微闭时上前牙切缘位于唇下 2mm，第二前磨牙近中面位于口角。此时应该

A. 抬高上前牙龈缘位置　　B. 换大号上前牙　　C. 换小号上大前牙
D. 抬高上前牙　　E. 不必修改

24. 男，55 岁。初戴全口义齿，前伸时，$\left|\frac{5}{6}\right.$有干扰，此时应调磨

A. 上第一前磨牙颊尖近中斜面

B. 下第二前磨牙颊尖近中斜面

C. 上第二前磨牙颊尖远中斜面

D. 下第二前磨牙颊尖远中斜面

E. 上第二前磨牙颊尖远中斜面下第二前磨牙颊尖近中斜面

25. 某无牙颌患者，全口义齿固位良好，基托无过度伸展，但戴用 3 个月后，仍主诉咀嚼时义齿经常脱落。最可能的原因是

A. 初戴不适应　　B. 使用方法不对　　C. 基托不密合

D. 咬合不平衡　　E. 垂直距离过低

26. 男，70 岁。全口牙Ⅱ度松动，需要完成即刻全口义齿修复，戴入即刻全口义齿 24 小时内应注意

A. 一直戴着即刻全口义齿　　B. 正常进食

C. 刷牙　　D. 热敷

E. 夜间摘下全口义齿

27. 女，63 岁。全口义齿初戴后 4 天，进食时易咬到右侧颊黏膜，最可能的原因是

A. 左侧人工牙排列位置不当　　B. 印模不准确

C. 垂直距离过大　　D. 垂直距离过小

E. 右侧后牙覆盖过小

28. 女，75 岁。来门诊做全口义齿修复。患者端坐治疗椅上，全身放松，两眼平视，下颌处于生理休息状态。测得鼻底至颏底距离为 71mm。咬合位垂直距离应为

A. 69mm　　B. 73mm　　C. 67mm

D. 75mm　　E. 65mm

29. 女，60 岁。戴用全口义齿 8 年，主诉最近义齿易松动、压痛，要求制作新义齿。检查：下颌唇沟处黏膜增生，多褶皱，口底部溃疡。相应处基托边缘过长。接诊时正确的处理是

A. 修改基托边缘，嘱停戴义齿

B. 旧义齿直接法加衬，继续戴用

C. 口服抗生素加漱口水抗感染治疗，继续戴用义齿

D. 二次印模，制作新义齿

E. 告知患者不适宜全口义齿修复

30. 女，82 岁。牙列缺失，牙槽嵴狭窄，全口义齿修复后咀嚼效率低，其原因不可能是

A. 年龄过大　　B. 牙槽嵴狭窄，固位较差　　C. 垂直距离过低

D. 咬合接触点少　　E. 人工牙型号选择过小

31. 男，67 岁。全口义齿修复后 2 周，其他情况良好，但咀嚼无力。检查：义齿固位好，殆关系正常，息止殆间隙 5mm。其主要原因为

A. 垂直距离过低　　B. 初戴不适应　　C. 基托边缘过长

D. 后堤区封闭不良　　E. 咬合不平衡

二、共用题干单选题

(32 ~ 33 题共用题干)

患者，无牙颌。要求制作全口义齿修复。主诉：曾多次全口义齿修复，均不合适。检查：下颌牙槽嵴极度低平，口腔黏膜薄，舌体增大，下颌呈习惯性前伸，殆关系不稳定。

32. 取印模时应注意

A. 用解剖印模法　　B. 取功能性印模　　C. 用石膏一次印模

D. 用有孔托盘　　E. 舌侧托盘边缘加高

33. 确定殆位关系时注意

A. 采用患者的习惯位　　B. 利用旧义齿确定　　C. 帮助患者下颌后退

D. 面下 1/3 的高度　　E. 颌骨的垂直关系

(34 ~ 35 题共用题干)

某患者戴用全口义齿 1 周，主诉咀嚼费力，黏膜压痛，面部酸胀。

34. 最有可能的原因是

A. 垂直距离过高　　B. 戴用时间短，不适应　　C. 咬合不平衡

D. 缓冲区未缓冲　　E. 基托不密合

35. 处理方法是

A. 调殆　　B. 坚持戴用，逐渐适应　　C. 重新制作

D. 基托组织面缓冲　　E. 重衬

(36 ~ 38 题共用题干)

某患者，戴全口义齿做前伸咬合时出现前牙接触而后牙不接触的情况。

36. 患者使用该义齿可能出现的问题是

A. 发音不清　　B. 口腔黏膜压痛　　C. 捣碎食物功能低下

D. 义齿固位不良　　E. 颞下颌关节功能紊乱

37. 出现这种现象可能原因是

A. 髁导斜度过大　　B. 牙尖斜度过大　　C. 切道斜度过大

D. 补偿曲线曲度过小　　E. 横殆曲线曲度过小

38. 临床选磨的部位应包括

A. 上牙舌尖和下牙颊尖　　B. 下牙舌尖和上牙颊尖　　C. 上牙尖的远中斜面

D. 下牙尖的近中斜面　　E. 下前牙切端唇斜面

(39 ~ 40 题共用题干)

患者戴用全口义齿 2 周，自诉义齿松动，易脱落。

39. 医生在询问病史时，应着重了解

A. 何时义齿松动　　B. 是否能吃饭　　C. 松动程度如何

D. 戴入有无恶心　　E. 怎样松动

40. 如果患者说明仅为大张口时义齿松动、脱落，应检查

A. 人工牙的牙尖斜度　　B. 义齿磨光面的外形　　C. 后部义齿的牙弓

D. 基托边缘伸展　　E. 牙尖交错殆关系

三、案例分析题

（41～43 题共用题干）

女，76 岁。全口义齿初戴 3 个月，自诉美观，发音好，但咀嚼食物时间稍长牙槽嵴疼痛，义齿变松，有时脱落。检查：义齿就位再取下，固位力良好；左下牙槽嵴颊侧黏膜浅白色斑块 3mm×5mm，咬合时下颌义齿滑动。

41. 修复效果不佳的原因可能是

A. 印模不正确　　B. 义齿稳定性欠佳　　C. 模型变形

D. 基托变形不密合　　E. 牙槽嵴窄小　　F. 咀嚼时间过长

42. 如果义齿仅在咀嚼食物时脱位，应重点检查的是

A. 义齿的殆平衡　　B. 基托边缘伸展　　C. 基托面积

D. 后堤区处理情况　　E. 系带避让情况　　F. 食物的数量

43. 检查是否有咬合平衡的方法是

A. 患者咬合时医生手感义齿动度　　B. 患者咬合时刀片插入上、下颌牙间

C. 观察咬合时基托的稳定性　　D. 压力指示剂法

E. 咬合纸检查　　F. 观察法

答案与解析

1. C　2. B　3. C　4. D　5. A　6. E　7. B　8. E　9. E　10. E　11. D　12. E　13. B　14. A　15. B　16. A　17. E　18. E　19. C　20. D　21. B　22. C　23. A　24. C　25. D　26. A　27. E　28. A　29. A　30. A　31. A　32. B　33. C　34. A　35. C　36. D　37. C　38. E　39. A　40. D　41. B　42. A　43. ABCDE

1. C【解析】恶心的原因：①义齿初戴时患者常有异物感，恶心、唾液增多。②上颌义齿后缘伸展过长，刺激软腭，或者义齿基托后缘与黏膜不密合，其间的唾液刺激黏膜所致。③前伸咬合不平衡，义齿后缘翘动而刺激黏膜，也会引起恶心。④上颌义齿后部基托过厚，下颌义齿远中舌侧基托过厚，下颌后牙排列偏舌侧，挤压舌体也可引起恶心。⑤更年期的患者往往也容易产生恶心的症状。

3. C【解析】A 项，磨光面指义齿与唇、颊、舌侧软组织和肌肉接触的表面。B 项，殆面指上、下颌义齿人工牙咬合接触的面。C 项，组织面是义齿基托与其覆盖下的牙槽嵴和上腭等组织密切接触的表面。D 项，描述上、下颌牙在牙列中的排列规律，首先需要确定一个参考平面，然后描述各牙相对于该参考平面的位置关系，即为殆平面。E 项，吸附面，为题目的干扰选项。

8. E【解析】形成后堤区的方法：①在取印模时通过后缘部分组织面加压整塑，在终印模上确定并记录后堤区的位置和深度。②通过模型修整形成后堤区，这种方法中最简单的做法是先在上颌工作模型上从腭小凹后 2mm 向两侧翼上颌切迹连线，沿此线做“V”形切迹，深度为 1.0～1.5mm，然后沿此切迹向前 5mm 范围内，将石膏模型部分刮除，越向前、越近中线和牙

槽嵴，刮除越少，形成弓形后堤区。

9. E【解析】E 项，如人工牙排成天然牙的尖牙保护𬌗式，在侧方运动时将会因尖牙早接触导致义齿翘动。其余每项都有利于全口义齿的稳定。

11. D【解析】A 项，垂直距离过低，出现面下 1/3 距离减小，面部肌肉松弛，口角下垂。B 项，下颌偏斜，肌肉收缩动度不一致。C 项，垂直距离过高，面部上、下唇闭合困难。D 项，下颌前伸，做正中咬合时双侧颞肌无明显收缩。E 项，咬合力过小，嘱患者咬蜡片，咬合痕迹不明显。

13. B【解析】下颌偏向一侧原因是患者在确定颌位关系时下颌偏向左侧，则戴牙时下颌就偏向右侧，患者戴牙时下颌偏右后 4mm，应重新制作义齿。

14. A【解析】疼痛的原因：①人工牙咬合关系不平衡或正中关系错误，导致咬合时义齿不稳定，发生滑动、翘动或扭转，造成支持组织受力不均衡。②刃状或过度低平的牙槽嵴，其主承托区范围过小。③垂直距离恢复过高，肌张力大，戴义齿时间较长后。④印模或模型变形。

16. A【解析】A 项，当人工牙存在局限性咬合高点时，可导致牙尖交错𬌗或侧方𬌗时此部位基托下方组织压力过大。牙尖交错𬌗局限性咬合高点的压痛部位常位于牙槽嵴顶，侧方𬌗局限性咬合高点的压痛部位常位于牙槽嵴的侧斜面。B 项，基托组织面有树脂小瘤，会导致义齿不稳定，固位不佳，并且局部黏膜压痛、红肿、破溃。C、D 项，印模不准确、模型不准确，使基托与组织不密合，导致承托组织压力不均衡而出现弥散性疼痛。E 项，咬合不稳定，引起翘动或扭动，导致义齿支持组织受力不均衡，常出现定位不明确的黏膜压痛。

19. C【解析】全口义齿固位不良的可能原因：基托与组织面的不密合、基托边缘伸展不适、人工牙排列的位置不正确、𬌗不平衡，牙尖有干扰。患者说话时表情不自然的原因是说话时候义齿有脱落的可能，一般是由于基托边缘过长或人工牙的排列位置不正确，还有患者上、下唇前突，闭合困难，所以应该是上、下前牙排列偏向唇侧。

20. D【解析】患者牙尖交错𬌗接触点少，说明有早接触点，选磨牙尖交错𬌗的早接触点时，主要选磨与早接触支持尖相对应的近远中边缘嵴和中央窝。

22. C【解析】上颌义齿前磨牙区牙弓狭窄，上颌前牙舌面及腭侧基托表面过于光滑，由于气道狭窄，说话时气流快速通过会产生哨音。

25. D【解析】固位尚好，但在咀嚼食物时，义齿容易脱位。这是由于人工牙咬合不平衡，咀嚼时的咬合干扰，使义齿不稳定，破坏了边缘封闭。咬合干扰还可出现在上、下颌义齿后部基托之间，以及后部基托与对颌人工牙之间。解决方法是进行选磨调𬌗，消除人工牙及基托间的早接触和𬌗干扰，达到平衡𬌗。

26. A【解析】拔牙后立即戴入义齿，可对拔牙创施加压力，有利于止血。并可保护伤口，避免食物刺激和感染，减轻疼痛，加速伤口愈合。所以 24 小时内一直戴着即刻全口义齿。

27. E【解析】上、下颌后牙的覆盖过小、缺牙后颊部软组织向内凹陷、天然牙的牙尖锐利，都会造成咬颊黏膜。此时应加大后牙覆盖，调磨过锐的牙尖，加厚基托推开颊肌。

28. A【解析】利用息止颌位垂直距离减去息止𬌗间隙的方法，一般息止𬌗间隙为2～3mm，因此，测量患者鼻底至颏底距离为 71mm，息止颌位时减去 2～3mm 为 68～69mm，所以该患者咬合垂直距离可为 69mm。

29. A【解析】旧义齿基托边缘过长，长期刺激黏膜，导致增生，所以正确的修复前处理是嘱患者停戴义齿，待组织恢复正常后重新修复。如果增生组织不能消退，须手术切除，待伤口愈合后，重新修复。

31. A【解析】正常的息止𬌗间隙为2～3mm，而患者的息止𬌗间隙为5mm，明显偏大，且患者咀嚼无力，说明患者的垂直距离降低了。

34. A【解析】垂直距离过高的表现：面下1/3距离增大，面部肌肉紧张，表情僵硬，口唇闭合困难，颏部皮肤皱缩，颏唇沟变浅。戴用垂直距离过高的全口义齿，大开口时上、下前牙切端间距离过小，息止𬌗间隙过小，说话或进食时义齿人工牙有撞击声，义齿不稳定，容易脱位。由于肌张力增大，牙槽嵴负担重，咀嚼肌易疲劳，可能出现黏膜压痛、面部酸痛、颞下颌关节不适、咀嚼费力、咀嚼效率低下。

35. C【解析】垂直距离恢复过高，距离异常者，应重新制作义齿，恢复正确的垂直距离。

40. D【解析】当口腔处于休息状态时，义齿固位尚好。但张口、说话、打呵欠时义齿易脱位。这是基托边缘过长、过厚，唇、颊、舌系带区基托边缘缓冲不够，人工牙排列位置过于偏牙槽嵴的唇颊侧或舌侧，义齿磨光面外形不好等，影响周围系带和肌肉的功能活动造成的。所以应检查基托边缘伸展。

42. A【解析】义齿固位尚好，但在咀嚼食物时，义齿容易脱位，是由于𬌗不平衡，牙尖有干扰，使义齿翘动，破坏边缘封闭造成的。所以应该检查义齿的𬌗平衡。

43. ABCDE【解析】全口义齿平衡𬌗的作用主要表现在当上、下颌义齿在咬合接触状态下做前伸、侧方等非正中咬合滑动运动时，在食物于前牙区或一侧后牙区被咬切后进一步咀嚼研磨时，上、下颌义齿𬌗面间有三点或多点接触，义齿稳定不翘动。检查咬合平衡的常见方法：患者咬合时医生手感义齿动度，患者咬合时刀片插入上、下颌牙间，观察咬合时基托的稳定性，压力指示剂法，咬合纸检查。

第九节　常用修复材料的性能

一、单选题

1. 全冠修复中，活髓牙牙体预备后，用以下哪种水门汀粘固临时冠最好

A. 磷酸锌水门汀　　B. 聚羧酸水门汀

C. Ca（OH）$_2$糊剂　　D. 丁香油氧化锌糊剂

E. 玻璃离子水门汀

2. 理想的印模材料应具备的条件不包括

A. 无毒、无刺激、无特殊气味　　B. 体积稳定

C. 凝固时间为1～2分钟　　D. 有适当的流动性、弹性

E. 操作简便

3. 用硅橡胶类印模材料取二次印模，下面不正确的是

A. 高黏度硅橡胶放在托盘上，低黏度硅橡胶注射在需精确印模的牙体周围，托盘口内就位取终印模

B. 用高黏度硅橡胶取初印模，再用小头注射器将低黏度硅橡胶注射在需精确印模的牙体周

围取终印模

C. 需要修整初印模

D. 精确度高，龈下边缘取模精确

E. 缺点是费时

4. 有关复合树脂性能特点的描述，哪项正确

A. 质量好的复合树脂不存在聚合收缩

B. 聚合不全是造成复合树脂修复继发龋的主要原因

C. 复合树脂热膨胀系数与天然牙之间的差异是造成聚合收缩的主要原因

D. 填料含量越多，聚合收缩越大

E. 填料含量越多，机械强度及耐磨性越差

5. 灌注琼脂印模的正确方法是

A. 将适宜温度的琼脂印模材料以缓慢小水流式的速度灌入，避免因琼脂印模材料的液面上升过快而致模型表面产生气泡，直至印模材料从孔洞内满出为止

B. 复制工作模前，应先将工作模烤干

C. 将适宜温度的琼脂印模材料快速注入型盒内，以防琼脂冷却

D. 将适宜温度的琼脂对准衬垫蜡的部位以较快速度灌入并边灌边振荡

E. 将适宜温度的琼脂以缓慢小水流式的速度灌大型盒，但不能将型盒灌满

6. 关于熟石膏的凝固速度，以下哪项不正确

A. 搅拌时间越长，凝固速度越快

B. 搅拌速度越快，凝固速度越快

C. 水的比例适当增加，凝固速度降低

D. 水温在 0 ~ 30℃之间，凝固速度随水温升高而加快

E. 搅拌速度越慢，凝固速度越快

7. 不属于琼脂印模材料性能的是

A. 一种弹性可逆水胶体印模材料

B. 具有良好的流动性，准确性高，取制印模时不易变形

C. 热凝固类印模材料，需要采用冷却措施来缩短胶凝时间，在口腔内使用不方便，渐渐被其他印模材料代替

D. 印模后，需要放置 20 分钟后再灌注模型

E. 强度较差

8. 对模型材料的性能要求，以下不正确的是

A. 有良好的流动性、可塑性

B. 有适当的凝固时间，一般以 30 ~ 60 分钟为宜

C. 精确度高

D. 压缩强度大，表面硬度高

E. 可与印模材料发生化学反应

9. 以下哪项不属于正确调拌石膏的方法

A. 需要振荡排除气泡　　B. 先加水再加粉

C. 调和时间一般不超过60秒　　D. 顺时针和逆时针方向交替调拌
E. 调拌速度均匀

10. 女，37岁。64|56固定义齿修复，取印模时最好采用
A. 藻酸盐印模材料　　B. 硅橡胶印模材料　　C. 琼脂印模材料
D. 印模膏　　E. 印模石膏

二、共用题干单选题

（11～13题共用题干）

在口腔印模材料的选择上，需要对印模材料的种类、特点、组成、性能、应用范围有充分了解，才能根据不同修复要求，准确应用印模材料。

11. 可以灌注2～3副模型的印模材料是
A. 合成橡胶　　B. 印模石膏　　C. 藻酸钾
D. 藻酸钠　　E. 氧化锌

12. 可以反复使用的印模材料是
A. 硅橡胶　　B. 藻酸盐　　C. 聚醚橡胶
D. 聚硫橡胶　　E. 琼脂

13. 制取印模后必须尽快灌注模型的印模材料是
A. 印模膏　　B. 硅橡胶　　C. 藻酸盐
D. 聚硫橡胶　　E. 印模石膏

答案与解析

1. D　2. C　3. A　4. C　5. A　6. E　7. D　8. E　9. D　10. B　11. A　12. E　13. C

2. C【解析】理想印模材料应该具备性能：①凝固前具有适当的稠度。②具有一定的亲水性。③适当的工作时间和凝固时间，凝固时间应为3～5分钟，1～2分钟过短，来不及操作。④凝固后具有适度的柔软性。⑤凝固后具有良好的弹性。⑥凝固后具有足够的压缩强度和撕裂强度。⑦良好的细节再现性和尺寸稳定性。⑧与模型材料配伍性好。⑨良好的生物安全性，对口腔黏膜无刺激性和致敏性。

4. C【解析】A项，复合树脂的聚合收缩与质量好坏无关。B项聚合收缩导致复合树脂与牙体之间形成边缘裂缝、不密合，容易产生继发龋。C项，由于复合树脂热膨胀系数与天然牙之间具有差异，造成复合树脂均存在一定的聚食体积收缩。D项，聚合体积收缩与树脂基质单体的种类和填料的种类含量有关，填料含量越多，聚合收缩越小。E项，填料含量越多，机械强度及耐磨性越强。

6. E【解析】熟石膏凝固速度与搅拌时间和速度有关：搅拌时间越长，搅拌速度越快，凝固速度越快。

8. E【解析】模型材料不能与印模材料发生化学反应。如果模型材料与印模材料发生化学反应，则不能保证模型表面光滑清晰，且脱模困难。

10. B【解析】硅橡胶印模材料是目前印模质量最佳的一种材料，适用于各种义齿修复印模，其优点为表面清晰度及尺寸稳定性优异。所以取印模时首选硅橡胶。

11. A【解析】加成型硅橡胶（合成橡胶印模材料）在干燥环境中储存时，可以将印模保存2周后灌模。一个印模可以灌制数个模型。

12. E【解析】琼脂能够反复使用（大约20次），可连续贮存在54～66℃下并保持溶胶状态，具有足够强度、弹性、精确性等。

13. C【解析】藻酸盐印模材料失水收缩，吸水膨胀，体积不太稳定，印模表面清晰度和尺寸稳定性较差，故在印模从口中取出后，应及时灌注模型。

第十六章　口腔修复学通科技能

第一节　临床接诊

单选题

1. 口腔修复科医师对患者颌面部检查不包括

A. 皮肤是否粗糙　　B. 开口型　　C. 面部比例是否协调

D. 侧面轮廓　　E. 前牙位置与口唇的关系

2. 下列哪项不是修复前准备与处理的内容

A. 修复前口腔的一般处理　　B. 余留牙的保留与拔除

C. 口腔软组织及牙槽骨的处理　　D. X线检查

E. 修复前正畸治疗

3. 颞下颌关节区检查的内容不包括

A. 下颌侧方运动　　B. 外耳道前壁检查　　C. 颞下颌关节活动度的检查

D. 开口度及开口型　　E. 𬌗关系检查

4. 某无牙颌患者，上、下颌弓位置关系正常，牙槽嵴丰满，上颌 $\underline{3|}$ 牙槽嵴唇侧尖锐骨尖。此患者在全口义齿修复前须进行

A. 唇颊沟加深　　B. 上颌结节修整　　C. 牙槽骨修整

D. 唇系带修整　　E. 颊系带修整

5. 在义齿修复前常需要进行牙槽骨修整的部位中不包括

A. 上颌结节　　B. 上颌唇侧　　C. 磨牙后垫

D. 下颌前磨牙舌侧　　E. 拔牙创部位

6. 修复前对口腔原有修复体检查的目的是

A. 检查义齿对牙龈及周围组织是否产生不良刺激

B. 通过检查分析评价原修复体，并作为重新制作时的参考

C. 检查义齿的外形及人工牙的排列

D. 检查原义齿与口腔组织的密合情况

E. 检查义齿的咬合关系是否正确

7. 残根的拔除或保留不依据

A. 牙根缺损破坏的范围　　B. 根尖周组织的健康情况　　C. 治疗效果

D. 与修复的关系　　E. 对颌牙的伸长

8. 女，23 岁。$\overline{6|}$ 面大面积龋坏，要求修复。检查：$\overline{6|}$ 探诊（－）、叩诊（＋＋），$\overline{6|}$ 根尖部牙龈上有瘘管，牙周结石Ⅱ度牙龈红肿。在修复前准备工作中，不必要的是

A. 摄X线牙片　　B. 牙周治疗　　C. 根管治疗
D. 摄曲面断层片　　E. 给患者讲明治疗方案

9. 男，62岁。无牙颌患者。上、下颌弓位置关系正常，牙槽嵴丰满，上颌3⌋牙槽嵴唇侧尖锐骨尖。此患者在全口义齿修复前须进行

A. 唇颊沟加深　　B. 上颌结节修整　　C. 牙槽骨修整
D. 唇系带修整　　E. 颊系带修整

10. 女，26岁。6⌉缺失，牙槽嵴丰满，8⌉高位水平阻生，57⌉健康，则治疗计划第一步应为

A. 拔除右下8　　B. 唇颊沟加深术　　C. 牙槽嵴修整术
D. 牙槽骨加高术　　E. 右下5、7行龈下刮治术

11. 患者上颌前牙因外伤折断就医。检查：右上颌中切牙横向折断，断面位于牙槽嵴根面上方，唇侧龈下2mm，根稳固。X线片显示根管治疗完善。余留牙正常。在修复前还需要做的适当处理是

A. 洁治　　B. 刮治　　C. 龈切除
D. 照咬合片　　E. 牙槽骨修整

12. 男，59岁。⌈7缺失，⌈7近中舌侧倾斜，牙槽嵴丰满，上颌散在骨尖，颌间距离正常。修复前应做的工作是

A. 拔除⌈7　　B. 做牙槽骨加高术
C. 唇颊沟加深术　　D. 上颌牙槽骨修整术去除异常骨尖
E. 上颌结节修整术

答案与解析

1. A　2. D　3. E　4. C　5. C　6. B　7. E　8. D　9. C　10. A　11. C　12. D

1. A【解析】颌面部检查：①面部皮肤颜色、营养状态。②颌面部外形的对称性。③颌面各部分之间比例关系是否协调对称，有无颌面部畸形，面下1/3的高度是否协调。④口唇的外形，笑线的高低，上、下前牙位置与口唇的关系。⑤侧面轮廓是直面型、凸面型，还是凹面型，颅、面、颌、牙各部分的前后位置和大小比例是否正常，有无颌骨前突或后缩等异常情况。

2. D【解析】修复前准备及处理：①修复前口腔的一般处理，包括处理急性症状、保证良好的口腔卫生、拆除不良修复体、治疗和控制龋病及牙周病。②余留牙的保留与拔除。③口腔软组织处理。④牙槽骨的处理。⑤修复前的正畸治疗。⑥暂时性修复。

5. C【解析】磨牙后垫属于软组织，并不能够进行义齿的骨性隆突修整术。骨隆突常发生在：①下颌磨牙和前磨牙舌侧，一般双侧对称，也可为单侧，其大小不一，也称为下颌隆突。②腭中缝处，呈嵴状隆起，也称为腭隆突。③上颌结节，结节过度增生形成较大的骨性倒凹。对双侧上颌结节肥大的情况，常常只须修整一侧上颌结节，解决妨碍义齿就位的问题即可。④牙齿拔除后由于骨质的吸收不均，常可形成骨尖或骨突。

7. E【解析】残根确定残根的拔除或保留应根据牙根的缺损破坏范围、根尖周组织的健康

状况，并结合治疗效果与修复的关系综合考虑。①如果残根破坏较大，缺损达龈下，无法经牙冠延长术或正畸牵引获得生物学宽度，根周组织病变范围较广泛，治疗效果不佳者，可考虑拔除。②如果残根较稳固，根周组织无明显病变或病变范围较小，同时对义齿的支持和固定有作用者，则应进行根管治疗后保留。

8. D【解析】临床根管治疗一颗牙时，一般拍摄 X 线牙片。

12. D【解析】上颌散在骨尖，如果不去除，易导致义齿压痛，所以应该行牙槽骨修整术去除骨尖。

第二节　桩核修复临床操作

一、单选题

1. 桩冠修复时，为确保牙髓治疗效果和预防根折，一般要求根尖部保留充填材料

A. 1m　　B. 3～5mm　　C. 1～3mm

D. 5～7mm　　E. 0.5～2.5mm

2. 关于桩修复体的叙述，错误的是

A. 桩的直径不能超过牙根直径的1/3，否则容易发生根折

B. 在一定范围内，桩直径越粗，固位效果越好

C. 冠的龈方边缘和桩的边缘最好位于同一水平面上

D. 桩在骨内的长度最好要大于牙根在骨内长度的1/2

E. 不论剩余牙体组织多少，都要按照最终修复体的要求来进行根面预备

3. 桩核冠修复中，对残冠牙体的错误处理是

A. 平齐龈乳头连线截断　　B. 去除薄壁

C. 去除无基釉　　D. 去除腐质

E. 牙本质肩领高度大于1.5mm

4. 正常制备前牙桩冠根面时应制成

A. 唇舌向斜面　　B. 唇舌向平面　　C. 舌唇向斜面

D. 近远中向平面　　E. 唇舌两个斜面

5. 桩冠修复时理想的冠桩直径应为根径的

A. 2/3　　B. 1/4　　C. 1/2

D. 2/5　　E. 1/3

6. 男，30岁。$\lfloor 2$ 近中切角缺损，牙冠变色，已做根管治疗，无不适症状，X线片未见异常，患者咬合关系正常。最佳修复设计方案为

A. 嵌体　　B. 塑料全冠　　C. 桩核烤瓷冠

D. 金属塑料联合全冠　　E. 铸造全冠

7. 某男性患者右下后牙因龋坏严重已做根管治疗。检查：$\lceil 6$ 残根，叩诊（－），无松动。X线片显示根充完善。该牙如要桩冠修复，牙体预备时哪项是错误

A. 在不引起根管侧穿及影响根尖封闭的前提下，尽可能争取较长的冠桩长度

B. 如髓腔完整，将髓室预备成一定洞形

C. 去除病变组织，尽可能保存牙体组织

D. 颈缘不需要做肩台预备

E. 如近远中根管方向一致，可预备成平行根管

8. 女，18 岁。⌊1 冠折 1/2，咬合关系正常，患牙经根管治疗后，最好选用的桩冠修复是

A. 成品桩桩冠　　B. 金属核桩冠　　C. 铸造舌背桩冠

D. 纤维桩桩冠　　E. 1. 2mm 不锈钢丝弯制桩冠

9. 女，30 岁。左上颌第一前磨牙近中殆远中汞充填物部分脱落，X 线片显示根充完善。最佳修复设计方案是

A. 塑料全冠　　B. 贵金属全冠　　C. 桩核 + PFM

D. 树脂邻殆邻（MOD）嵌体　　E. 贵金属 MOD 嵌体

二、共用题干单选题

（10 ~ 12 题共用题干）

男，23 岁。月前因外伤致上前牙折断，于外院治疗。口腔检查见左上中切牙牙冠横折，断面位于龈上 2mm。根管口暂封。叩诊（ - ），无松动，牙龈及咬合正常。X 线片显示根尖无暗影，根管治疗完善。

10. 理想的冠桩直径为根径的

A. 1/4　　B. 1/3　　C. 1/2

D. 2/3　　E. 3/4

11. 桩核预备时，唇侧肩台应为烤瓷冠留出的空间是

A. 0. 5mm　　B. 1. 0mm　　C. 1. 5mm

D. 2. 0mm　　E. 2. 5mm

12. 桩核预备时，切端应为烤瓷冠留出的空间是

A. 3. 0mm　　B. 2. 5mm　　C. 2. 0mm

D. 1. 5mm　　E. 1. 0mm

（13 ~ 16 题共用题干）

男，29 岁。左上前牙不慎撞断 1 天，冷、热刺激痛，要求修复。

13. 不需要做的检查是

A. 牙髓活力电测试　　B. 牙周探诊　　C. 咬合关系检查

D. 叩诊　　E. 根尖片

14. 口腔检查：⌊2 外伤冠折露髓，远中及舌侧缺损至龈下 1. 5 ~ 2. 0mm，无松动，叩诊（ + ），龈缘红肿。⌊3 近中邻面浅龋，余牙牙周情况良好。下列哪项修复前准备是不必要的

A. 脱敏治疗　　B. 根管治疗　　C. 邻牙去腐充填

D. 冠延长术　　E. 选磨调殆

15. 修复前准备完成后，下列修复体中哪种适合

A. 贴面　　B. 嵌体　　C. 3/4 冠

D. 铸造金属全冠　　E. 铸造桩加 PFM 全冠

16. 设计修复体龈缘的位置时不必考虑
A. 患牙的形态　　B. 修复体的固位　　C. 美观
D. 患牙的牙周状况　　E. 咬合力的大小

答案与解析

1. B　2. C　3. A　4. E　5. E　6. C　7. D　8. D　9. C　10. B　11. B　12. C　13. A　14. A　15. E　16. E

1. B【解析】为确保根管治疗效果和预防根折，一般要求根尖部保留 3 ~5m 的充填材料作为根尖封闭，桩的长度为根长的 2/3 ~3/4。

3. A【解析】A 项，无论保留有多少牙体组织，均应按照全冠预备的要求和方法来进行牙体的预备，应该尽量保存剩余的牙体组织，增加固位力。B、C 两项，应将薄壁弱尖去除，将余留的牙面修磨平整。D 项，应去除腐质，以免发生继发龋。E 项，桩核冠的牙体预备，应去除薄弱无支持的牙体组织，尽可能使牙本质肩领高度大于 1.5mm，厚度大于 1mm。

5. E【解析】桩的直径与桩核冠固位和牙根的抗力形有关。桩的直径：桩的直径应为根径的 1/3。形态：从根管口到末端逐渐缩小呈锥形，与牙根外形一致，与根管壁密合。

6. C【解析】A 项，前牙缺少良好的固位形和抗力形，而做嵌体需要良好的固位排除。B 项，塑料全冠易变色，老化，硬度较差。C 项，根管治疗后的牙做桩可以增加抗力，防止修复后使用中应力过大导致冠折。D 项，金属塑料全冠多为金属 3/4 冠，唇面暴露金属，且 3/4 冠的固位力也相对较弱，塑料唇面易磨损和变色。E 项。铸造全冠由于有金属色，影响美观，前牙一般不做。

9. C【解析】A 项，塑料全冠一般不用于永久性修复，用于暂时性修复。B、C 两项，全冠固位力好可以有效保护死髓牙防止劈裂，但死髓牙牙根抗力不足，容易根部折断，所以需要进行桩核修复。D、E 两项，嵌体的固位力要差于全冠，而且此患者近中殆远中银汞充填物部分脱落，所以不推荐使用嵌体。

10. B【解析】桩的直径对桩的固位与抗力都有影响。一般要求桩的直径在 1/4 ~1/3 根径范围内。

第三节　全冠修复临床操作

一、单选题

1. 全冠印模要求不包括以下哪项
A. 不变形　　B. 殆关系正确　　C. 边缘充分伸展
D. 殆面清晰　　E. 边缘清晰

2. 全瓷修复体粘结面处理不正确的是
A. 长石质陶瓷用氢氟酸处理　　B. 可以采用喷砂处理

C. 超声清洗　D. 可采用30%～50%的磷酸处理
E. 表面用硅烷处理

3. 非贵金属铸造全冠牙体预备时，颈部肩台宽度为
A. 0.2～0.5mm　B. 0.5～0.8mm　C. 1.0～1.5mm
D. 1.5～2.0mm　E. 1.0～2.0mm

4. 全冠粘固后很快出现过敏性疼痛，其不可能是下列哪项主要原因
A. 牙体预备时热刺激　B. 水门汀刺激　C. 腐质未去净
D. 消毒剂刺激　E. 取印模时刺激

5. 金瓷冠唇面龈边缘一般为
A. 0.5mm 肩台　B. 1mm 肩台　C. 1.3mm 肩台
D. 1.5mm 肩台　E. 1.5mm 凹槽型

6. 全冠永久粘固后松动、脱落，其主要原因中错误的是
A. 预备体轴壁聚合度大　B. 咬合侧向力过大　C. 基牙有牙周病
D. 水门汀溶解　E. 粘固失败

7. 关于烤瓷熔附金属全冠的优点，哪项是错误的
A. 能很好地恢复牙体的形态和功能　B. 切割牙体组织少
C. 抗折力强，且颜色、外观逼真　D. 不变色，不变形
E. 耐磨性强

8. 全冠修复后引起牙龈炎症的原因中不包括
A. 复体边缘不密合　B. 光洁度差，边缘粗糙　C. 食物嵌塞
D. 咬合不平衡　E. 修复体轴面外形不正确

9. 烤瓷修复体治疗时，关于比色的叙述，错误的为
A. 牙体预备完后立即比色
B. 比色时间不超过5秒
C. 患者必须去除耀眼的耳环、眼镜等物品和浓重的化妆物
D. 诊室环境以灰色基调为好
E. 比色前清洁牙面

10. 女，22岁。后牙龋坏6年，曾经充填数次。检查：银汞充填体折断。咬合紧，牙髓活力正常，最适合采用的修复治疗方法为
A. MO 嵌体　B. 烤瓷全冠　C. 铸造全冠
D. 4/5 冠　E. 桩核冠

11. 男，32岁。要求做烤瓷修复，在为其制作金属基底冠时，打磨金属基底冠的方向应该是
A. 先由颈端向切端，再由切端向颈部　B. 先由切端向颈部，再由颈部向切端
C. 先顺长轴，后绕牙长轴　D. 先绕牙长轴，后绕恒牙长轴
E. 不管顺序，只需要注意顺同一方向打磨即可

12. 男，65岁。$\lfloor 1$ 牙体缺损已行完善根管治疗，选择烤瓷全冠修复，唇侧边缘位置的最佳选择是

A. 龈上　　B. 平齐龈缘　　C. 龈沟底
D. 龈下 2mm　　E. 龈下 0.5mm

二、共用题干单选题

（13～15 题共用题干）

男，30 岁。6|金属全冠粘固 1 周后脱落，咬合时常有瞬间性疼痛。口腔检查：患者咬合紧，牙冠短，对颌牙面有银汞合金充填物，脱落的全冠完整。

13. 全冠脱落最可能的原因是
A. 牙体预备聚合度过大　　B. 修复体不密合
C. 𬌗力过大　　D. 牙冠龈距过小
E. 修复体粘结面未清洁干净

14. 出现咬合时瞬间疼痛最可能的原因是
A. 牙髓炎　　B. 根尖周炎　　C. 金属微电流刺激
D. 牙周炎　　E. 龈缘炎

15. 设计铸造金属全冠的修复体，可不考虑的因素是
A. 全冠的边缘位置　　B. 全冠的面形态　　C. 水门汀的种类
D. 患者的年龄　　E. 患者的性别

（16～19 题共用题干）

男，30 岁。右上侧切牙缺失，深覆，余牙良好，设计固定修复。

16. 固位体最好采用
A. 铸造全冠　　B. 金属烤瓷全冠　　C. 塑料全冠
D. 桩冠　　E. 嵌体

17. 如果固位体设计为 3/4 冠，其邻轴沟的唇侧边缘应位于
A. 唇面　　B. 舌隆突　　C. 邻面接触区
D. 邻面接触区舌侧　　E. 邻面接触区唇侧

18. 如果固位体为 3/4 冠，其邻轴沟的主要目的是
A. 增加摩擦力　　B. 防止向脱位　　C. 防止舌向脱位
D. 防止唇向脱位　　E. 防止龈向脱位

19. 如果固位体为 3/4 冠，其邻轴沟预备要求是
A. 与 3/4 冠就位道一致　　B. 深度为 1.5mm
C. 尽量偏向舌侧　　D. 两邻轴沟相互平行或稍向龈端聚合
E. 龈端不能形成肩台

（20～23 题共用题干）

男，65 岁。因牙髓炎行根管治疗后要求全冠修复。检查：牙冠表面多处因龋充填，牙体无松动，无叩痛，余未见异常，拟行金属全冠修复。

20. 关于全冠牙体预备的原则，叙述错误的是
A. 在尽量保存牙体组织的前提下，开辟出足够的修复间隙
B. 去净龋坏组织和无基釉

C. 去除妨碍就位的倒凹

D. 预备后的牙体聚合度一般不少于5°

E. 预备中注意保护牙髓和牙周组织

21. 制作蜡型的轴面时，最需要注意的是

A. 表面应该平整美观

B. 轴面应该与对颌牙有良好的接触

C. 必须重建正常颊沟的形态

D. 恢复合理的轴面突度

E. 与邻牙要有良好的接触

22. 制作好的全冠熔模需要进行颈缘再修整，其目的是

A. 加长颈缘线，防止收缩变短

B. 加厚颈部

C. 确保颈缘形成一微小空隙

D. 减薄颈部

E. 提高熔模颈缘的精确度和密合度

23. 关于铸造全冠的优点，下列表述不正确的是

A. 固位力强

B. 便于恢复正常的咬合和邻接关系

C. 便于恢复轴面的良好外形

D. 龈缘和牙体组织更密合，容易修整和控制龈边缘的形态

E. 便于恢复正常的牙体形态，美观性好

答案与解析

1. C 2. D 3. B 4. C 5. B 6. C 7. B 8. D 9. A 10. C 11. E 12. E 13. D 14. C 15. E 16. B 17. E 18. C 19. A 20. D 21. D 22. E 23. C

4. C【解析】牙体预备时腐质未去净，修复体使用一段时间之后有继发龋，才会牙本质敏感。很快出现过敏性疼痛的原因：①若患牙为活髓牙，在经过牙体预备后，暴露的牙本质遇冷、热刺激会出现牙本质敏感现象。②若牙体预备时损伤大，术后未采取保护措施，牙髓常常充血处于激惹状态。③粘固时，消毒药物刺激、戴冠时的机械刺激、冷刺激加上水门汀中的游离酸刺激，会引起患牙短时疼痛。④若粘固后牙长时间持续疼痛，说明牙髓受激惹严重，或者可发展为牙髓炎。

7. B【解析】烤瓷熔附金属全冠兼有金属全冠的强度和烤瓷全冠的美观，其颜色、外观逼真，色泽稳定，表面光滑，耐磨性强，不易变形，抗折力强，具有一定的耐腐蚀性。A、C、D、E项均是金属烤瓷的优点，而制作烤瓷熔附金属全冠，预备牙齿的各面都需要切割更大厚度的牙体组织，所以B项是错误的。

8. D【解析】引起牙龈炎症的原因：①修复体轴面外形不良，如短冠修复体轴面突度不足，食物冲击牙龈。②冠边缘过长，边缘不密合、抛光不良、悬突。③试冠、戴冠时引起的牙龈损伤。④嵌塞食物压迫。⑤倾斜牙、异位牙修复体未能恢复正常排列和外形。咬合不平衡不会导致牙龈炎症。

12. E【解析】通常颈缘线的位置：①平齐龈缘。②龈缘线以上1.0mm。③龈缘线以下0.5~

1.0mm。临床上，根据修复体固位、牙冠殆龈高度、缺损或充填物与牙龈的位置关系、美观等因素来决定。患者修复的是前牙，所以修复体的边缘一般放在龈下0.5mm的位置，看起来美观。

14. C【解析】金属修复体与邻牙、对颌牙的银汞合金充填物或异种金属修复体之间可产生微电流，对一部分敏感的患者，可产生瞬间发作的疼痛，这是由于修复材料选用不当，修复体与异种金属直接接触所致。该患者对颌牙面有银汞合金充填物，咬合时瞬间疼痛最可能的原因是金属微电流刺激。

17. E【解析】邻面轴沟预备是3/4冠抵抗舌向脱落的固位形。在预备好的邻面内尽可能靠近唇侧，预备出2个互相平行的轴沟，深度约1mm，与唇面切2/3及舌轴壁平行，龈端在边缘线0.5mm以上。

20. D【解析】颊舌面预备的目的是消除倒凹，将轴面最大周径降到全冠的边缘处，并预备出金属全冠需要的厚度。轴壁正常聚合度一般为2°~5°。

第四节　固定桥临床操作

一、单选题

1. 对于牙周条件较差的固定义齿基牙，错误的处理方法是
A. 进行完善的牙周治疗
B. 适当增加基牙
C. 后牙固位体尽量设计龈上边缘
D. 减轻桥体所受殆力
E. 戴用自凝树脂暂时桥观察，待牙周条件改善之后换作永久性修复体

2. 关于单端固定桥的描述，哪项正确
A. 又称半固定桥
B. 适用于游离端缺失的修复
C. 适用于一侧基牙倾斜度大，或者两侧基牙倾斜方向差异较大的情况
D. 两基牙单端固定桥接受垂直载荷时，旋转运动量较单基牙单端固定桥小
E. 当缺失牙的牙周膜面积小于基牙牙周膜面积时，可采用单端固定桥设计

3. 关于固定桥特点的描述，不正确的是
A. 基牙的数量由缺牙间隙大小决定
B. 殆力主要由基牙承担
C. 基牙牙根必须有足够的支持力
D. 基牙牙冠固位形必须有良好的固位力
E. 可以正确恢复缺失牙殆面的解剖形态

4. 固定义齿修复中，基牙倾斜角度较大时，可采用以下设计获得共同就位道，不包括
A. 改良3/4冠固位体　B. 桩核冠固位体　C. 套筒冠固位体
D. 半固定桥　E. 增加基牙

5. 以下关于金属烤瓷固定桥连接体的描述，不正确的是

A. 连接体的截面积应不低于4mm²

B. 连接体龈方的邻间隙应留足空间且连接体下部呈U形凹面

C. 在不影响美观的前提下，可增加连接体的龈殆向厚度

D. 前牙连接体断面形态呈圆长方形，有利于抗力

E. 后牙固定桥的连接体位于中1/3偏殆方

6. 不宜选作固定义齿基牙的是

A. 中深龋坏患牙　B. 扭转错位牙　C. 髓角高尖的年轻恒牙

D. 向缺牙间隙倾斜的牙齿　E. 牙体大面积缺损患牙

7. 女，40岁。6|缺失3个月，要求固定修复。如果第二磨牙近中倾斜，倾斜牙作固定桥基牙的最大障碍是

A. 倾斜度过大　B. 共同就位道的获得　C. 牙周组织承受能力

D. 牙髓失活治疗　E. 缺牙间隙过小

8. 男，56岁。5|缺失，6|Ⅰ度松动，无牙体疾患，无倾斜扭转，X线显示牙槽骨水平吸收，根分歧区未破坏。743|健康。行双端固定桥修复，下列哪项处理正确

A. 增加7|作为基牙

B. 严格按照天然牙形态制作桥体

C. 降低桥体殆面，脱离咬合接触

D. 适当减小桥体颊舌径

E. 6|杀髓，行根管治疗后设计桩核冠固位体

9. 男，30岁。5|行双端固定桥修复，固定桥试戴时用力戴入，基牙出现胀痛不适，最可能的原因是

A. 就位道不一致　B. 有早接触点　C. 基牙牙髓炎

D. 邻接关系过紧　E. 邻牙根尖病变

10. 女，52岁。因龋病而拔除654|，余留牙情况良好。该患者不适合固定义齿修复的主要理由是

A. 基牙数目不够　B. 基牙固位力不够　C. 牙周储备力不够

D. 桥体的强度不够　E. 连接体的强度不够

11. 女，29岁。|3缺失，余留牙健康，牙齿排列正常，合理的固定义齿设计方案是

A. 以|24为基牙的双端固定桥

B. 以|24为基牙，|2一侧为可动连接体的半固定桥

C. 以|124为基牙的双端固定桥

D. 以|1245为基牙的双端固定桥

E. 以|45为基牙的单端固定桥

12. 某患者5|缺失，间隙约4mm，6|银汞充填体，已做牙髓治疗，4|位置正常，与对颌牙的覆殆和覆盖关系正常。以下修复设计中最合理的是

A. 64|双端固定桥　B. 半固定桥

C. 6|单端固定桥　D. 直接制作可摘局部义齿

E. 6|全冠修复后制作可摘局部义齿修复

二、共用题干单选题

（13～15 题共用题干）

男，45 岁。$\overline{6}|$缺失，要求行固定义齿修复。检查：缺牙间隙可，牙槽嵴正常，咬合正常，$\overline{7}|$近中面中龋，牙髓活力正常，无牙周疾患；$\overline{5}|$ Ⅰ度松动，X 线显示牙槽骨吸收达根长 1/3。

13. 固定义齿类型应设计

A. 单端固定桥　　B. 双端固定桥　　C. 半固定桥

D. 复合固定桥　　E. 粘结桥

14. 固定义齿基牙应选择

A. $\overline{75}|$　　B. $\overline{754}|$　　C. $\overline{8754}|$

D. $\overline{87}|$　　E. $\overline{543}|$

15. $\overline{7}|$应采用下列哪种固位体？

A. 全冠　　B. 3/4 冠　　C. 嵌体

D. 高嵌体　　E. 桩核冠

（16～18 题共用题干）

女，28 岁。右上后牙拔牙后 3 个月，要求镶固定牙。口腔检查：$\underline{5|}$缺失，间隙正常，拔牙创愈合可，牙槽嵴无明显吸收；$\underline{4|}$牙体完整，冷、热测验无激发痛，牙龈轻度红肿，探诊出血，牙石（＋＋），Ⅰ度松度；X 线根尖片示牙槽骨吸收达根长的 1/3；$\underline{6|}$无异常。

16. 修复$\underline{5|}$的可行方案是

A. $\underline{56|}$单端固定桥

B. $\underline{456|}$双端固定桥，$\underline{6|}$上设计嵌体式冠内固位体

C. $\underline{456|}$双端固定桥，$\underline{46|}$均设计全冠固位体

D. $\underline{456|}$双端固定桥，$\underline{6|}$铸造桩核修复，$\underline{46|}$全冠固位体

E. 拔除$\underline{4|}$后，$\underline{3456|}$双端固定桥

17. $\underline{4|}$的处理，正确的是

A. 拔除$\underline{4|}$

B. 不选作基牙，予洁治

C. 不选作基牙，予牙周基础治疗

D. 洁治后选作基牙

E. 牙周基础治疗后选作基牙，可增加$\underline{3|}$作为基牙

18. 桥体的设计应选择

A. 鞍式桥体　　B. 改良鞍式桥体　　C. 悬空式桥体

D. 卵圆形桥体　　E. 圆锥形桥体

（19～21 题共用题干）

男，65 岁。左下后牙固定桥修复 3 年，数月来自觉牙齿松动。检查：$|\overline{7}$ 缺失（无$\left|\frac{8}{8}\right.$），$|\overline{67}$ 单端固定桥，$|\overline{6}$ 为基牙，边缘悬突，Ⅰ度松动，牙龈红肿。

19. $|\overline{6}$ 松动的原因是

A. 基牙牙周炎　　B. 基牙牙根过短　　C. 基牙固位形差

D. 固位体松动　　　　E. 设计不当，基牙受力过大

20. 治疗的第一步是

A. 拆除固定桥　　　　B. 服用抗生素　　　　C. 牙周冲洗上药

D. 牙周基础治疗　　　　E. 观察，暂不处理

21. 若对颌牙为可摘局部义齿，再修复⌈7 的方案为

A. 治疗⌈6 后，仅修复⌈6，不修复⌈7

B. 治疗⌈6 后，仍以⌈6 为基牙作，固定修复

C. 治疗⌈6 后，以⌈56 为基牙作固定修复

D. 治疗⌈6 后，以⌈456 为基牙作固定修复

E. 不修复

答案与解析

1. E　2. D　3. A　4. E　5. D　6. C　7. B　8. D　9. A　10. C　11. C　12. A　13. B　14. B　15. A　16. C　17. E　18. B　19. E　20. A　21. C

2. D【解析】单端固定桥又称悬臂梁单端桥，桥体只有一端有固位体与其固定相连，桥体的另一端与邻牙接触。单端固定桥粘固在一端基牙上。这种设计，增大了扭力矩、基牙极易倾斜、扭转而引起牙周组织创伤，故一般不能单独使用，尤其不可用于后牙，只在缺牙间隙小时慎用，或可用于复合固定桥的个别小间隙。

4. E【解析】增加基牙可以分散𬌗力，但对于获得倾斜基牙的共同就位道无意义，反而可能会增加获得共同就位道的难度。

5. D【解析】前牙连接体断面形态呈三角形，后牙连接体断面形态呈圆长方形，有利于抗力。

7. B【解析】对倾斜的基牙，为了求得共同就位道，须磨除较多的牙体组织，可能须先经过活髓摘除及牙髓治疗，方可作为基牙。

9. A【解析】A 项，固定桥试戴时用力戴入，基牙出现胀痛不适，是由于就位道不一致。B 项，有早接触点，则为咬合痛。C 项，基牙牙髓炎，初期可为冷、热、酸、甜刺激性疼痛，逐渐发展为自发痛。D 项，连接关系过紧，邻牙会出现胀痛。E 项，邻牙根尖周病，表现为自发痛、叩痛或咬合痛。

10. C【解析】固定义齿的修复临床上把基牙的这种承担本身力量以外的桥体𬌗力的能力称为基牙的牙周储备力，固定桥的修复中正是运用了基牙的部分或全部牙周储备力来补偿缺失牙的功能，这也使其成为固定桥修复的生理基础。患者缺失的是三颗牙周储备力大的牙齿，牙周储备力明显不够。

12. A【解析】在固定桥的设计中，双端固定桥是一种最理想的结构形式，也是临床上应用最为广泛的设计形式。患者 6⌋ 本身已做牙髓治疗，正常情况下，为防止牙体咬劈，应该做全冠修复。患者 5⌋ 缺失，而 4⌋ 位置正常，故应选择双端固定桥修复。

13. B【解析】双端固定桥与其他结构的固定桥相比，能承受的𬌗力最大、患者感觉舒适、

预后最佳，所以临床上被广泛应用。

14. B【解析】牙槽骨吸收较多的牙做基牙或牙根短、小、细的牙做基牙，都应该增加基牙数。患者的 $\overline{5|}$ Ⅰ度松动，X 线显示牙槽骨吸收达根长 1/3，需要增加基牙，所以基牙选 $\overline{754|}$。

15. A【解析】全冠覆盖基牙的各个牙面，其固位力最强，对桥基牙短小，缺失牙多，桥体跨度长，承受殆力大者，全冠是最适合选用的固位体。

19. E【解析】单端固定桥的设计增大了扭力矩，基牙极易倾斜、扭转而引起牙周组织创伤，故一般不能单独使用。

第五节　可摘局部义齿临床操作

一、单选题

1. 单侧游离缺失采用混合支持式活动义齿修复，应制取

A. 解剖式印模　　B. 功能性印模　　C. 无压力印模
D. 二次印模　　E. 一次印模

2. 可摘局部义齿设计中，下列哪种支点线的分布对可摘局部义齿的稳定最有利的是

A. 横线式　　B. 斜线式　　C. 直线式
D. 曲线式　　E. 平面式

3. 活动义齿修复前对余留牙的一般临床检查不包括

A. 数目　　B. 位置　　C. 根长
D. 形态　　E. 松动度

4. 制作可摘局部义齿印模，选择的托盘与牙弓内外侧应

A. 有 1 ~ 2mm 间隙　　B. 有 2 ~ 3mm 间隙　　C. 有 3 ~ 4mm 间隙
D. 有 5mm 间隙　　E. 无间隙

5. 下列关于殆支托凹的制备原则，哪项正确

A. 殆支托凹的形状近似匙形，由边缘嵴向殆面中部逐渐变厚
B. 殆支托凹的深度一般为 2mm
C. 前牙的殆支托凹一般位于前牙的舌隆突上
D. 殆支托凹底与基牙长轴平行
E. 殆支托凹的颊舌向宽度等于磨牙颊舌径的 1/3 ~ 1/2

6. 男，60 岁。$\overline{765|4567}$ 缺失，行可摘局部义齿修复。为其取的印模应为

A. 一次印模　　B. 开口式印模　　C. 功能性印模
D. 解剖式印模　　E. 闭口式印模

7. 男，50 岁。下颌为双侧游离缺牙，基牙及牙槽嵴条件均不理想。为了减小支持组织的负担，设计时以下哪个措施不宜采用

A. 减少人工牙数目　　B. 减小人工牙的颊舌径
C. 减小人工牙的近远中径　　D. 选择牙尖斜度稍小的人工牙

E. 缩小基托面积

8. 男，73 岁。双侧上颌第二前磨牙，第一、第二、第三磨牙，右侧下颌第一、第二、第三磨牙，左侧下颌第一、第二磨牙缺失，余牙正常。医生设计双侧上颌第一前磨牙、右侧下颌第二前磨牙 RPI 卡环，左侧下颌第三磨牙圆形卡环，双侧下颌第一前磨牙隙卡，上颌钴铬合金铸造腭板连接。修复技师在制作支架时，RPI 卡环的邻面板的最佳宽度

A. 是基牙颊舌径宽度的 1/2　　B. 大于基牙颊舌径宽度的 2/3

C. 与基牙颊舌径宽度相等　　D. 是基牙颊舌径宽度的 1/3

E. 是基牙颊舌径宽度的 1/5

9. 男，56 岁。因$\underline{|456}$缺失制作铸造支架可摘局部义齿，使用藻酸盐印模材料取模，半小时后硬石膏灌制模型。试支架时发现支架就位困难，最可能是下列哪项原因

A. 石膏模型磨损　　B. 支架调改过度　　C. 印模变形

D. 患者牙齿移位　　E. 支架变形

10. 女，58 岁。$\overline{76|67}$缺失，口内余牙情况良好，咬合关系正常，戴入义齿后不稳定，以下哪项不是 RPD 不稳定的原因

A. 义齿无支持而下沉　　B. 力矩不平衡　　C. 作用力不平衡

D. 支持组织可让性不同　　E. 形成支点或转动轴

11. 女，45 岁。可摘局部义齿初戴 1 周，主诉恶心，在行使功能时尤为严重。检查：$\underline{76|567}$远中游离可摘局部义齿，后腭杆位于颤动线处。义齿各部与组织贴合良好。牙尖交错𬌗、非牙尖交错𬌗均无早接触。引起恶心的原因是

A. 后腭杆位置偏后　　B. 初戴不适应　　C. 腭杆不光滑

D. 基托过大　　E. 两侧基托过厚

12. 女，38 岁。上颌右侧中切牙缺失。检查：Ⅲ度深覆𬌗。应患者要求制作活动义齿，上颌双侧尖牙、第一前磨牙间设计隙卡，连接体抵达人工牙盖嵴部。患者戴义齿一个月后，腭侧基托处折断，试分析基托折断原因为

A. 连接体在基托内放置位置不当　　B. 患者意外跌断

C. 义齿组织面有支点　　D. 义齿腭侧基托过薄

E. 人工牙排列的位置不当

13. 男，78 岁。$\overline{8765|5678}$缺失，余留牙无明显松动，口底深度大于 8mm，无较大的骨突，缺牙区牙槽嵴吸收，牙槽嵴呈垂直型。下列说法不正确的是

A. 下颌为 Kennedy 第一类牙列缺损　　B. 可设计舌杆

C. 可设计连续舌杆　　D. 舌杆与黏膜应平行接触

E. 应设计舌板

14. 男，58 岁。$\underline{752|146}$缺失，余留牙正常，前庭沟较浅。采用可摘局部义齿修复时，正确的做法是

A. 模型观测应该采用平均倒凹法　　B. $\underline{|5}$基牙上应采取 RPI 卡环

C. 基牙可以选择$\underline{4|35}$　　D. 上颌左侧牙槽嵴区取印模时应尽量扩展

E. 应该采用闭口式印模

15. 男，51 岁。$\overline{876|}$缺失。在减小义齿游离鞍基水平向移动的设计中，不正确的是

A. 应用双侧联合设计
B. 缺失区对侧应设计间接固位体
C. 选用牙尖斜度大的人工牙
D. 末端基牙设计 RPI 卡环组，减小基牙扭力
E. 扩大基托面积

16. 女，50 岁。因牙周病拔除 876|34 已有 3 月余，5| Ⅰ ~ Ⅱ度松动，无可利用倒凹，余牙正常。可摘局部义齿修复时，右侧固位体应采用

A. 联合卡环
B. 对半卡环
C. 延伸卡环
D. RPI 卡环
E. RPA 卡环

17. 女，56 岁。上颌局部义齿修复。义齿初戴时，发现上腭后部弯制的腭杆离开腭黏膜 2mm。处理方法是

A. 不做处理
B. 腭杆组织面加自凝树脂重衬
C. 基托组织面缓冲
D. 取下腭杆，用自凝树脂修补缺口
E. 取下腭杆后，戴义齿取印模，在模型上重新加腭杆

二、共用题干单选题

（18 ~21 题共用题干）

男，63 岁。654|678 缺失，|45 间有约 1. 55mm 间隙，不松动。8|舌向前倾斜，7|不松动，健康。3|3 区舌侧牙槽骨为斜坡形。

18. 所取印模应为

A. 弹性印模
B. 开口式印模
C. 解剖式印模
D. 功能性印模
E. 一次印模

19. 为防止食物嵌塞，|45 上卡环的最佳设计是

A. |4 三臂卡，|5 隙卡
B. |45 联合卡环
C. |5 舌侧单臂卡环
D. |45 间置隙卡
E. |5 单臂卡和近中支托

20. 若用舌杆连接，舌杆的正确位置是

A. 紧挨龈缘和黏膜
B. 离开黏膜约 0. 1mm，边缘距龈缘 1mm
C. 离开黏膜约 0. 2mm，边缘距龈缘 2mm
D. 离开黏膜约 0. 3mm，边缘距龈缘 3mm
E. 离开黏膜约 0. 5mm，边缘距龈缘 5mm

21. 该义齿戴入后，不用检查

A. 支架是否完全就位
B. 基托是否与黏膜贴合
C. 唇齿音是否改变
D. 基托伸展是否适中
E. 咬合是否平衡

（22 ~25 题共用题干）

男，66 岁。87654|567 缺失，拟行可摘局部义齿修复，但患者对塑料严重过敏，余牙及缺牙间隙正常。

22. 对该患者采用下述哪种连接形式为宜

A. 全金属型支架
B. 金属基托型支架
C. 金属支架型支架
D. 网状加强型支架
E. 塑料基托塑料

23. 若对该患者基牙$\underline{|8}$设计正型卡环，其固位力多少为宜

A. 200～300g　　B. 300～400g　　C. 400～500g

D. 500～600g　　E. 600～700g

24. 若设计成金属支架修复，采用下述哪种方法复制工作模型最佳

A. 琼脂印模材复制工作模型　　B. 打样膏管制工作模型

C. 复制模型用硅橡胶印模材　　D. 藻酸盐水粉剂复制工作模型

E. 石膏印模材复制工作模型

25. 若采取琼脂印模材复制该患者的工作模型，下述方法中不正确的是

A. 将准备好工作模型用冷水冲一下后，置于复制型盒的正中部位

B. 待琼脂液温度到49℃时即可使用

C. 将琼脂液从复制型盒上部送料孔以不间断的水流方式注入复制型盒中

D. 琼脂液应以注满复制型盒为止

E. 将注满琼脂液的型盒按顺序冷却方式加以冷却

（26～29 题共用题干）

某年轻患者，义齿修复后 3 周，主诉义齿压痛。检查：$\overline{65|46}$缺失，余留牙正常，义齿覆盖黏膜红肿、压痕，局部义齿$\overline{74|6}$均为双臂卡环，义齿贴合，固位尚可。

26. 该义齿的支持方式为

A. 牙支持式　　B. 黏膜支持式　　C. 混合支持式

D. 牙槽嵴支持式　　E. 𬌗支托支持式

27. 该患者出现黏膜压痛的原因是

A. 基托翘动　　B. 义齿下沉　　C. 咬合高

D. 基托过小　　E. 基托不密合

28. 该问题为

A. 义齿制作的问题　　B. 设计错误　　C. 初戴义齿不适应

D. 患者黏膜薄弱　　E. 义齿使用不当

29. 解决方法为

A. 坚持戴用　　B. 义齿组织面重衬　　C. 调𬌗，人工牙减径

D. 修改设计　　E. 按原设计重新制作义齿

（30～33 题共用题干）

女，50 岁。$\overline{8765|5678}$缺失，余牙正常，口底至舌侧牙龈距离为 10mm，设计铸造可摘局部义齿修复。$\overline{4|4}$设计 RPI 卡环组。

30. $\overline{4|4}$基牙预备时应制备出

A. 近远中支托窝　　B. 近中支托窝，舌侧导平面

C. 远中支托窝，舌侧导平面　　D. 近中支托窝，远中导平面

E. 远中支托窝，远中导平面

31. 如果大连接体采用舌杆，间接固位体最好选

A. 舌支托　　B. 切支托　　C. 附加卡环

D. 放置邻间沟　　E. 前牙舌隆突上的连续杆

32. 取本例患者下颌模型时应采用何种印模方法

A. 解剖式印模　　B. 静态印模　　C. 无压力印模

D. 功能性印模　　E. 一次印模

33. 为减小游离端牙槽嵴负担应采取的措施中，错误的是

A. 选用塑料牙　　B. 减小人工牙颊舌径　　C. 减少人工牙数目

D. 减小基托面积　　E. 减低人工牙牙尖高度

答案与解析

1. B　2. E　3. C　4. C　5. E　6. C　7. E　8. B　9. C　10. D　11. A　12. D　13. E　14. A　15. C　16. C　17. E　18. D　19. B　20. D　21. C　22. A　23. D　24. C　25. A　26. B　27. B　28. B　29. D　30. D　31. E　32. D　33. D

1. B【**解析**】B 项，功能性印模又称压力印模，主要适用于牙齿和黏膜混合支持式义齿的印模，特别适应于游离端缺牙的取模。其优点是能准确印记牙齿和其他硬组织的解剖形态，以及口腔软组织在义齿功能状态时的解剖状态。

4. C【**解析**】用于可摘局部义齿的托盘底为平面，边缘伸展较长而深。托盘与牙弓内外侧应有 3～4mm 的间隙，以容纳印模材料，其翼缘应距黏膜皱襞约 2mm，不妨碍唇、颊和舌的活动，并且在唇颊舌系带处有相应的切迹进行避让。

5. E【**解析**】𬌗支托凹的预备：𬌗支托凹一般预备在缺隙两侧基牙𬌗面的近、远中𬌗边缘嵴处。铸造𬌗支托的支托凹呈圆三角形或匙形，𬌗支托凹在基牙边缘嵴处最宽，为磨牙𬌗面颊舌径的 1/3，前磨牙的 1/2，由边缘嵴向𬌗面中部逐渐变窄。其近远中长度为磨牙𬌗面近远中径的 1/4，前磨牙的 1/3。𬌗支托凹底面与牙长轴的角度小于 90°，𬌗支托凹底面边缘嵴处深 1mm，最深处位于边缘嵴内侧（圆三角形中心），其深度为 1.5mm。

7. E【**解析**】缩小基托面积，会使支持组织承受的压力增大。减小支持组织的负担的方法：①减少人工牙数目。②减小人工牙的颊舌径。③减小人工牙的近远中径。④选择牙尖斜度稍小的人工牙。⑤增大基托面积减小支持组织的负担。

9. C【**解析**】藻酸盐印模材料是水胶体印模材料，容易失水收缩，吸水膨胀，体积不太稳定，故须取模后及时灌注石膏模型，以免材料变形。题目中取模后半小时硬石膏灌制模型，藻酸盐材料已脱水变形。

11. A【**解析**】后腭杆位于腭隆突之后、颤动线之前，两端微弯向第一、第二磨牙之间，位置过后易引起恶心。对敏感者，其位置可适当向前调整。

13. E【**解析**】舌板常用于口底浅、舌侧软组织附着高、舌隆突明显者。舌板适用情况：①前牙松动需要夹板固定者。②舌系带附着过高不能容纳舌杆者。③舌侧倒凹过大不宜用舌杆者。

16. C【**解析**】延伸卡环用于近缺隙基牙松动或外形无倒凹无法获得足够固位力者。延伸卡环是将卡环臂延伸至近缺隙基牙的相邻牙齿的倒凹区以获得固位，对松动基牙有夹板固定的保护作用。该卡环任何部件不应进入近缺隙松动基牙的倒凹区。

18. D【解析】可摘局部义齿的印模有两种，解剖式印模和功能性印模。解剖式印模可采用一次印模法，功能性印模为二次印模法，因此 A、B 均错误。解剖式印模一般用于牙支持式和黏膜支持式义齿，因此 C、E 均错误。而功能性印模一般用于基牙和黏膜混合支持式义齿，因此功能性印模正确。

19. B【解析】联合卡环是由两个卡环通过共同的卡环体连接而成。卡环体位于相邻两基牙的殆外展隙，并与伸向殆面的支托相连接，而食物嵌塞多见于两相邻牙的殆外展隙内，联合卡环可用于防止食物嵌塞，$\overline{|45}$ 间有约 1.55mm 间隙，所以$\overline{|45}$ 用联合卡环。

20. D【解析】舌杆的正确位置是下颌舌侧龈缘与舌系带或黏膜皱襞之间。舌杆纵剖面应呈半梨形，宽 3 ~ 4mm，厚 2 ~ 3mm，边缘薄而圆滑，距牙龈缘 3 ~ 4mm。下颌舌侧牙槽骨形态为斜坡型者时，舌杆离开黏膜 0. 3 ~ 0. 5mm，并与牙槽嵴平行。

21. C【解析】A、B 项，义齿戴入后需要检查义齿与软组织、基牙的适合度，因此支架是否完全就位、基托是否与黏膜贴合正确。基托边缘过长或过短都会影响义齿固位，所以基托伸展是否适中很重要。观察固位力，观察殆关系，因此咬合是否平衡正确。检查美观性。唇齿音是上唇与下前牙配合发出的音，该患者义齿修复没有涉及前牙，因此不用检查唇齿音。

26. B【解析】$\overline{65|46}$ 缺失，局部义齿 $\overline{74|6}$ 均为双臂卡环，双臂卡环有颊 - 舌两个卡环臂，颊侧为固位臂，没有殆支托，所以为黏膜支持式。

27. B【解析】双臂卡环只有固位作用，没有支持作用，所以义齿会下沉。

29. D【解析】义齿设计出现问题，最佳解决方法就应该是改为牙支持式设计，重新义齿修复。

30. D【解析】肯氏一类双侧游离端缺损设计可摘局部义齿时，为了减轻近缺隙侧最后基牙的扭力，一般在条件允许的情况下设计成 RP 卡环组，包括近中殆支托、远中邻面导板和 I 杆，这样义齿在游离端受力下沉时，以近中哈支托为支点的 RP 卡环组对基牙的伤害可以降低。

第三篇　口腔全科专业理论及技能

第十七章　口腔全科专业基本理论知识

第一节　龋病

一、单选题

1. 继发龋的发生与下列无关的是
A. 牙体组织折裂　B. 充填不密合　C. 龋坏组织未去尽
D. 未进行窝洞垫底　E. 形成菌斑滞留区

2. 检查继发龋的最佳方法是
A. 探诊　B. 叩诊　C. 咬诊
D. 拍牙片　E. 去除充填物

3. 中龋时，龋坏到达
A. 牙釉质中层　B. 牙釉质深层　C. 牙本质浅层
D. 牙本质中层　E. 牙本质深层

4. 龋齿的治疗方法
A. 药物治疗　B. 药物治疗 + 磨除法
C. 充填术　D. 充填术 + 药物治疗 + 磨除法
E. 药物治疗 + 充填术 + 拔除术

5. 关于龋病 I 类洞的原发部位，描述正确的是
A. 牙的𬌗面　B. 所有牙齿的发育窝沟　C. 后牙窝沟
D. 上前牙腭侧点隙　E. 上前牙腭侧窝

6. 静止龋出现的条件是
A. 机体抵抗力增加　B. 龋损处致龋的环境消失　C. 口腔内致龋菌数量减少
D. 口腔唾液流量增加　E. 摄糖总量减少

7. 浅龋与轻度釉质发育不全的鉴别要点不包括
A. 好发牙位不同　B. 好发部位不同　C. 患区质地不同
D. 患区光滑度不同　E. 患牙牙体形态不同

8. 女，50 岁。左上第二磨牙面龋深达牙本质中层。备洞时发现洞内软化牙本质少而干，呈棕色，不易被挖除，挖除时呈粉状。该患牙应诊断为
A. 浅龋　B. 中龋　C. 急性龋
D. 慢性龋　E. 静止龋

9. 女，28 岁。邻𬌗嵌体戴入 3 个月后出现冷、热刺激痛，最有可能的原因是
A. 嵌体咬合过高　B. 急性牙髓炎　C. 继发龋

D. 急性根尖周炎　　　　E. 急性牙周炎

10. 患者因⌊6深龋，充填治疗一段时间后脱落。可能有以下几方面原因，除了

A. 窝洞制备时深度不够　　　　B. 固位洞形不良　　　　C. 继发龋发生

D. 充填物未垫底　　　　E. 充填材料比例不当

11. 患者因右下后牙遇甜食痛求诊。检查：6⌉远中面龋，探敏感，冷、热测验同对照牙。7⌉颊面色素沉着，可卡住探针，冷测验同对照牙。诊断为

A. 7⌉浅龋，6⌉中龋　　　　B. 76⌉中龋

C. 7⌉中龋，6⌉深龋　　　　D. 7⌉浅龋，6⌉深龋

E. 7⌉浅龋，6⌉浅龋

12. 女，30岁。右下后牙进食嵌塞痛2周，偶有喝冷水疼痛，无自发痛。检查：右下第一磨牙𬌗面深龋洞，冷测验反应正常，冷刺激入洞出现一过性敏感，叩痛（-），去净腐质后洞底无穿髓孔。该患牙应做的治疗是

A. 双层垫底后充填　　　　B. 安抚治疗以消除症状　　　　C. 活髓切断

D. 直接盖髓　　　　E. 根管治疗

13. 男，30岁。偶然发现右侧下颌磨牙牙面发黑，无明显疼痛症状。检查𬌗面窝沟深，卡探针，底软，达牙本质浅层。冷、热测验反应正常，叩诊（-），牙龈无异常。患牙的诊断是

A. 釉质发育不全　　　　B. 浅龋　　　　C. 中龋

D. 深龋　　　　E. 四环素牙

二、共用题干单选题

（14～16题共用题干）

女，52岁。右侧后牙进食嵌塞半年余，近来用冷水漱口敏感，吐掉冷水症状立即消失。无明显自发痛。检查见上颌第一磨牙有龋洞，下颌第一前磨牙颊侧颈部有线形缺损。

14. 帮助确诊的检查手段是

A. 探诊　　　　B. 叩诊　　　　C. 牙髓活力温度测验

D. 活力电测验　　　　E. 摄X线片

15. 该患者最可能的牙病是

A. 深龋　　　　B. 楔状缺损　　　　C. 牙本质过敏症

D. 可复性牙髓炎　　　　E. 慢性牙髓炎

16. 初诊的最佳处置是

A. 安抚　　　　B. 脱敏　　　　C. 充填

D. 牙髓失活　　　　E. 一次根管治疗

（17～19题共用题干）

患者患牙进食时疼痛明显，无自发痛。温度刺激试验（++），探诊（++），刺激去除后症状即刻消失。龋洞底未探及穿髓孔，叩诊（-）。

17. 最可能的临床诊断是

A. 深龋　　　　B. 急性牙髓炎　　　　C. 慢性闭锁性牙髓炎

D. 慢性根尖周炎　　　　E. 牙髓坏死

18. 根据诊断，下列治疗原则中错误的是

A. 去除龋坏组织，消除感染源，以停止龋病发展

B. 为停止龋病发展，去除龋坏组织时务必将所有软化牙本质去尽

C. 洞底可盖以能促进修复性牙本质形成的制剂，以达到增强牙髓防御性反应的能力

D. 术中保护牙髓，减少对牙髓的刺激

E. 正确判断牙髓状况，确保能采用正确的治疗方法

19. 根据诊断，首选的治疗方法是

A. 单层垫底，一次完成永久充填　　B. 直接盖髓术

C. 双层垫底，一次完成永久充填　　D. 开髓失活，干髓术治疗

E. 活髓切断术

（20～23 题共用题干）

男，35 岁。自诉右上后牙遇冷、热、酸软不适 1 周，无自发性疼痛。检查：$\underline{6|}$牙体无变色，探诊远中邻面接触点下方有钩拉感觉，对冷、热刺激有疼痛感，刺激去除后症状消失，叩痛（－）。

20. $\underline{6|}$首先考虑的诊断为

A. 浅龋　　B. 继发龋　　C. 中龋或深龋

D. 牙本质过敏症　　E. 慢性牙髓炎

21. 为进一步确诊应采用的方法是

A. 牙髓活力电测试　　B. 更换更尖锐的探针进行检查

C. 视诊　　D. 摄 X 线片

E. 叩诊

22. 在修复性治疗后，第 3 天患者诉咬物酸痛，逐渐加重。牙髓活力温度测验同对照牙，充填体边缘未见异常。最可能的原因为

A. 未垫底　　B. 充填体有早接触

C. 充填物折断　　D. 垫底材料选择不当

E. 充填物在龈缘形成悬突

23. 制备窝洞类型为

A. Ⅰ类洞　　B. Ⅱ类洞　　C. Ⅲ类洞

D. Ⅳ类洞　　E. Ⅴ类洞

三、案例分析题

（24～27 题共用题干）

男，52 岁。因“右下后牙对甜刺激出现酸痛 1 周”来诊。口腔检查：$\overline{6|}$殆面透黑，探诊（－），叩诊（－），牙龈正常。

24. 银汞合金充填术的适应证不包括

A. 后牙邻面龋损　　B. 后牙邻面牙颈部龋损

C. 前磨牙牙颈部龋损　　D. 前牙唇面累计切角龋损

E. 上前牙腭面洞　　F. 磨牙颊（腭）面单面洞

25. 6去尽龋损组织后，达牙本质深层，窝洞底部不平。6垫底的材料不能选择

A. 复合树脂

B. 氧化锌丁香油水门汀

C. 磷酸锌水门汀

D. 聚羧酸锌水门汀

E. 玻璃离子水门汀

F. 无机三氧化聚合物（MTA）

26. 垫底后，患者要求银汞合金充填窝洞。银汞合金从调制到充填完毕，时间应控制在

A. 15 秒内

B. 7 分钟内

C. 15 分钟内

D. 24 小时内

E. 48 小时内

F. 7 天内

27. 7 天后，患者诉患牙咬裂。导致患牙咬裂的原因有

A. 窝洞制备时存在无基釉

B. 磨除过多牙体组织，削弱了牙体组织的抗力

C. 窝洞的点、线角太锐

D. 充填体过高、过陡

E. 充填材料过度膨胀

F. 薄壁弱尖未降低咬合

答案与解析

1. D　2. D　3. C　4. D　5. B　6. B　7. E　8. D　9. C　10. D　11. A　12. A　13. C　14. C　15. A　16. A　17. A　18. B　19. C　20. C　21. D　22. B　23. B　24. D　25. A　26. B　27. ABCDEF

1. D【**解析**】继发龋发生的原因：①备洞时未去净龋损组织残留的龋损或临近的可疑龋未做处理，致使充填后龋损继续发展。②洞缘未在自洁区，洞的边缘在滞留区内或在深的窝沟处，不便于清洁和维护，易产生继发龋。③微渗漏，无基釉受力时易破碎、折裂，在洞缘处存在缝隙，菌斑沉积，不易清除。④修复材料与牙体组织不密合，留有小的缝隙。窝洞是否垫底与充填后牙髓症状出现可能有关，与继发龋出现与否无因果关系。

2. D【**解析**】拍牙片可识别龋损的部位、范围及有无邻面龋、继发龋。

3. C【**解析**】浅龋龋坏达牙釉质浅层到深层，中龋龋坏达牙本质浅层，深龋龋坏达牙本质中层到深层。

5. B【**解析**】根据 G. V. Black 的洞形分类法，Ⅰ类洞包括所有牙齿点隙窝沟部位发生龋所制备的窝洞。

6. B【**解析**】静止龋由致龋因素消失，已有的病变停止进展并再矿化而形成，如患龋部位可以自洁或暴露在菌斑不能聚集的环境。

7. E【**解析**】釉质发育不全好发于前牙及前磨牙的唇、颊面牙颈部，且多见几个牙同时发生；而浅龋下颌多于上颌，后牙多于前牙，好发于窝沟、邻接面和牙颈部。平滑面浅龋和轻症釉质发育不全均可有色、形改变（均可呈白垩色、黄褐色或褐色斑点）；但平滑面浅龋同时有质的改变，即釉质疏松粗糙或变软，而轻症釉质发育不全探诊患处时表现为质硬而光滑。

8. D【**解析**】慢性龋：进程多缓慢、持续，临床表现为洞内软化牙本质相对较少，着色深，

质地相对干硬，不易用手用器械去除，用旋转器械钻磨时呈粉末状，去净龋腐后，洞底可见硬化牙本质，黄褐色，坚硬而光滑，又称干性龋。

9. C【解析】A 选项，嵌体咬合过高表现为殆创伤，咬合不适。B 选项，急性牙髓炎还有自发痛、夜间痛。C 选项，主诉牙有修复体史，冷、热刺激痛，考虑最可能发生继发龋。D 选项，急性根尖周炎有剧烈跳痛。E 选项，急性牙周炎无冷、热刺激痛。

12. A【解析】根据题意，诊断为深龋。因为深龋近髓，须用双层垫底后充填。安抚治疗消除症状，促进软化牙本质再矿化和修复性牙本质形成，保存健康牙髓。活髓切断用于牙髓炎，保存未感染的根髓，使牙根发育完成。直接盖髓用于露髓，穿髓孔直径不超过 0.5mm 的牙。根管治疗不是用于深龋的治疗。

13. C【解析】中龋的临床表现：①患牙多有对冷、热或甜、酸刺激（尤其是甜、酸刺激）一过性敏感的症状，撤除刺激，症状立即消失，无持续性疼痛。②可见龋洞。窝沟处的中龋洞口有墨浸样改变，口小底大：邻面的中龋，可于面边缘嵴的相应部位见到三角形的黑晕，探诊龋洞呈外敞状，X 线片可见牙釉质和牙本质浅层的透射影像。③探查洞壁感质软，探及釉质牙本质界处轻度敏感。去净腐质后，洞底位于牙本质浅层。④牙髓活力温度测验结果正常，若将冰水滴入洞内，患牙反应正常或有一过性轻微敏感。

14. C【解析】当龋洞深达牙本质时，患者即可能述说患牙对冷、热、甜、酸刺激敏感甚至出现难忍的酸痛，医生用冷、热等刺激进行检查，判断牙髓的病变状态和牙髓的活力，以确定患牙所在。

15. A【解析】深龋：患牙有明显的龋洞腐质多，洞底深；X 线片显示龋损透射影位于牙本质全层中线附近或以里，甚至接近髓腔；患牙有明显的遇冷、热、酸、甜刺激敏感症状，也可有食物嵌塞时的短暂疼痛症状，但没有自发性疼痛。

16. A【解析】洞底深近髓，去腐过程中患者疼痛明显，为缓解治疗过程中对牙髓的刺激，使操作造成的牙髓的病理性变化得以恢复，可行安抚治疗（间接盖髓），进一步观察牙髓状态，观察 3 ~6 个月，复诊时如无症状，去除充填材料，观察窝洞牙本质是否硬化，如仍有软化牙本质，去除后，行复合树脂充填。

20. C【解析】中龋时患者对冷、热、酸、甜食物敏感，冷刺激尤为明显，但刺激去除后症状立即消失。深龋遇冷、热、甜、酸刺激时，产生的疼痛比中龋更剧，伴有刺激痛，但是去除刺激后疼痛立即消失。两者都不会产生自发性疼痛。

21. D【解析】邻面龋、继发龋或隐匿龋不易用探针查出或明确诊断时，可用 X 线片进行检查。龋病在 X 线片上显示透射影像。

22. B【解析】充填治疗后感到咬合痛是龋病治疗中的常见问题，原因如下。①充填物过高引起患牙早接触，牙周膜的调节失去平衡，引起牙周创伤。②粘接修复时酸蚀液过多，刺激牙颈部牙骨质、牙周膜。③消毒药溢出，灼伤牙龈。

23. B【解析】发生于后牙邻面的龋损所制备的窝洞，称为Ⅱ类洞，包括磨牙和前磨牙的邻面洞、邻面洞和邻颊（舌）面洞，典型代表为磨牙邻面洞。

第二节　牙髓病

一、单选题

1. 对慢性溃疡性牙髓炎的临床症状及检查，叙述不正确的是
A. 自发性疼痛
B. 食物嵌入患牙洞内出现剧烈的疼痛
C. 冷刺激患牙产生剧痛
D. 热刺激患牙出现剧痛
E. 患牙见大量软垢牙石堆积

2. 引起牙髓疾病的主要原因是
A. 细菌感染
B. 物理因素
C. 化学因素
D. 特发因素
E. 遗传因素

3. 临床最多见的牙髓疾病是
A. 急性牙髓炎
B. 慢性牙髓炎
C. 牙髓充血
D. 牙髓钙变
E. 牙内吸收

4. 急性牙髓炎的主要步骤是
A. 先查患牙，后问诊，再做牙髓活力温度测验
B. 先做牙髓活力温度测验，后查患牙，再问诊
C. 先问诊，后做牙髓活力温度测验，再拍 X 线片
D. 先问诊，后查患牙，再做牙髓活力温度测验
E. 先问诊，后查患牙，再拍 X 线片

5. 残髓炎的临床表现不包括
A. 无牙病治疗史
B. 自发性钝痛
C. 热水引起钝痛
D. 叩诊引起轻痛
E. 根管深部探痛

6. 男，18 岁。上前牙受伤，但未折断。半年后，该牙逐渐变色，变色的原因是
A. 患牙失去血液供应
B. 细菌分解产物进入牙本质小管
C. 脓性分泌物进入牙本质小管
D. 胆固醇结晶进入牙本质小管
E. 血红蛋白的分解产物进入

7. 女，23 岁。2 周前因右上颌第一磨牙深龋就诊，去尽腐质穿髓，穿髓孔小于 0.5mm，行直接盖髓术，暂封，术后一直都有冷水刺激痛，叩诊（+），偶有自发痛，复诊时的处理为
A. 活力电测试
B. 去除盖髓物，重新盖髓
C. 不处理，继续观察
D. 摄 X 线片
E. 牙髓治疗

8. 男，24 岁。$\overline{5|}$深龋及髓，自发痛 3 天，阵发性加重，跳痛，温度测试时最可能的反应是
A. 热测验引起迟缓痛
B. 冷测验引起剧痛
C. 热测验无反应
D. 冷测验反应迟钝
E. 热引起剧痛，冷缓解

9. 女，30 岁。主诉右侧后牙疼痛 1 周。1 周前，右侧后牙遇冷、热痛，近 2 天夜间痛明显，呈阵发性。就诊时疼痛发作，温度测验分不清患牙部位。口腔检查：右下第一磨牙𬌗面

龋，探诊敏感，叩痛（+）。缓解疼痛的最有效方法是

A. 开髓引流　　B. 龋洞内放失活剂　　C. 龋洞内放丁香油棉球

D. 服用镇痛药　　E. 针灸镇痛

10. 男，25 岁。自诉左下后牙自发性尖锐疼痛 2 天，伴夜间痛，冷刺激加剧，疼痛不能准确指出哪颗牙齿，视诊牙面见深龋洞，探诊（++），最可能是下列哪项诊断

A. 可复性牙髓炎　　B. 急性牙髓炎　　C. 慢性牙髓炎

D. 牙髓坏死　　E. 急性根尖周炎

11. 男，52 岁。3 日来右下牙痛为阵发性。进冷、热食均痛，夜间痛不能入睡，痛时引起耳后痛。2 年来牙痛反复发作，外院曾诊断为“三叉神经痛”服药治疗无效而来求治。该患者主诉疾病最可能是

A. 急性牙髓炎　　B. 慢性牙髓炎急性发作　　C. 急性根尖炎

D. 急性中耳炎　　E. 三叉神经痛

二、共用题干单选题

（12～13 题共用题干）

女，30 岁。上前牙不适 1 周。检查：$\underline{|2}$ 变色，叩痛（±），冷测验无反应，未发现龋坏。

12. 拟诊断为

A. 急性牙髓炎　　B. 慢性牙髓炎　　C. 急性根尖周炎

D. 慢性根尖周炎　　E. 牙髓坏死

13. 应采用的治疗方法为

A. 盖髓术　　B. 干髓术　　C. 牙髓塑化治疗

D. 根尖诱导成形术　　E. 根管治疗术

（14～18 题共用题干）

男，40 岁。1 周来左后牙咬物不适，冷水引起疼痛。近 2 日，夜间疼痛剧烈，影响睡眠，并引起半侧头、面部痛。初步检查：左侧上下第一、第二磨牙均有邻面和𬌗面龋洞，牙间龈红探痛。

14. 根据患者疼痛的性质，患牙最可能的诊断是

A. 龈乳头炎　　B. 急性牙髓炎　　C. 急性根尖周炎

D. 三叉神经痛　　E. 急性上颌窦炎

15. 为确定患牙颌位进行的一项检查是

A. 探诊　　B. 叩诊　　C. 麻醉测验

D. 牙髓活力温度测验　　E. 摄 X 线片

16. 为确定患牙必须进行的一项检查是

A. 探诊　　B. 叩诊　　C. 麻醉测验

D. 牙髓活力温度测验　　E. 摄 X 线片

17. 该患者半侧头、面部痛属于

A. 自发痛　　B. 激发痛　　C. 发作性痛

D. 放散性痛　　E. 持续性痛

18. 当日有效的处理是

A. 充填上药　B. 开髓拔髓　C. 针灸镇痛

D. 消炎镇痛药　E. 耳鼻喉科会诊

（19～21 题共用题干）

女，40 岁。左下后牙松动 1 年，近 3 天疼痛，夜间痛。检查见磨牙体未见异常，冷测验剧痛，叩痛，远中颊牙周袋约 7mm，Ⅰ度松动。X 线片示患牙远中牙槽骨吸收明显。

19. 主诉牙拟诊断为

A. 逆行性牙髓炎　B. 慢性牙髓炎　C. 急性根尖周炎

D. 慢性根尖周炎　E. 急性牙周脓肿

20. 提供的诊断依据如下，下列哪项不必要

A. 冷测验引起剧痛　B. 自发痛、夜间痛重　C. X 线片的表现

D. 40 岁女性　E. 牙周袋深 7mm

21. 下列治疗方案中，不正确的是

A. 龈下刮治术　B. 干髓术　C. 龈上洁治术

D. 根管治疗术　E. 牙周手术

（22～25 题共用题干）

女，30 岁。右上颌第一磨牙根管治疗后 1 周，现该牙出现遇热刺激后迟缓性痛。检查：右上第一磨牙邻面树脂充填物完好，叩诊略感不适，X 线片显示根管适充。

22. 患者右上第一磨牙最可能的诊断为

A. 残髓炎　B. 根尖炎　C. 龈乳头炎

D. 牙周炎　E. 三叉神经痛

23. 为明确诊断，首选的检查为

A. 拍 X 线片　B. 牙髓活力温度测验　C. 咬诊

D. 染色法　E. 牙周探诊

24. 引起患牙病变最可能的原因是

A. 食物嵌塞　B. 继发龋　C. 根管治疗时遗漏 MB2 根管

D. 牙隐裂　E. 根尖微渗漏

25. 应急处理为

A. 去除充填物，氧化锌安抚　B. 去除病髓，髓腔置 CP 球，氧化锌暂封

C. 去除充填物和根充物，开放引流　D. 服用消炎镇痛药

E. 不处理，观察

三、案例分析题

（26～28 题共用题干）

男，10 岁。因右下后牙冷、甜刺激酸痛 1 周就诊。

26. 右下第一磨牙热测验中一过性酸痛。右下第一磨牙牙髓可能出现的状况是

A. 牙髓坏死　B. 牙髓变性　C. 牙髓充血

D. 可逆性牙髓炎　E. 急性化脓性牙髓炎　F. 慢性牙髓炎

27. 牙片显示右下第一磨牙颌面潜掘性龋坏，近髓但未与腔穿通。右下第一磨牙可选择的治疗方法

A. 二次去腐法　　B. 间接盖髓术　　C. 活髓切断术
D. 根管治疗术　　E. 牙髓摘除术　　F. 根尖诱导成形术

28. 根据患牙情况，决定采用二次去腐法治疗。操作中应注意

A. 操作应在麻醉无痛的状态下进行　　B. 对即将露髓处保留少量软化牙本质
C. 避免用高压气枪强力吹干窝洞　　D. 操作中注意冷却
E. 暂时性修复避免微渗漏　　F. 最好在有橡皮障隔湿条件下进行

答案与解析

1. A　2. A　3. B　4. D　5. A　6. E　7. E　8. E　9. A　10. B　11. B　12. E　13. E　14. B　15. C　16. D　17. D　18. B　19. A　20. D　21. B　22. A　23. B　24. C　25. B　26. CD　27. AB　28. ABCDEF

1. A【解析】慢性溃疡性牙髓炎临床表现：①症状是多无自发痛，但患者常诉有当食物嵌入患牙洞内即出现剧烈的疼痛。当冷、热刺激激惹患牙时，会产生剧痛。②查及深龋洞或其他近髓的牙体损害，患者由于怕痛而长期废用患牙，以致患牙处可见有大量软垢、牙石堆积，洞内食物残渣嵌入较多；去除腐质，可见有穿髓孔。用尖锐探针探查穿髓孔时，浅探不痛，深探剧痛，且见有少量暗色血液渗出；牙髓活力温度测验表现为敏感；一般没有叩痛（-）或仅有极轻微的叩诊不适（±）。

2. A【解析】牙髓疾病的病因有细菌感染、外伤、物理化学因素、增龄改变、特发因素、遗传因素等，其中细菌感染是主要病因。

3. B【解析】慢性牙髓炎是临床最多见的一种牙髓炎，而且在深龋的进展过程中，牙髓早已经有了慢性炎症，急性牙髓炎多数是慢性牙髓炎急性发作，炎症渗出物增多，髓腔内压力升高的结果。

4. D【解析】诊断步骤：①问清疼痛特点，估计有“急性牙髓炎”的可能。②临床检查找出可疑牙（龋病、非龋疾病、牙周炎等）。③牙髓活力温度测验结果可帮助定位患牙（冷、热测验引起剧痛）。

5. A【解析】残髓炎的临床表现：①有牙髓治疗史，患牙牙冠见有做过牙髓治疗的充填体或暂封材料。②患牙治疗后近期又出现慢性牙髓炎的症状，如自发性钝痛、放散性隐痛、温度刺激痛，常有咬合不适或轻咬合痛。③强温度刺激可引起患牙迟缓性痛，叩痛（+）或（±）。④再治疗时探查根管内有疼痛感觉，并在完善处理后症状消失方可确诊。

6. E【解析】该患者患牙变色的原因是牙髓组织坏死后红细胞破裂，致使血红蛋白分解产物进入牙本质小管。

7. E【解析】冷水刺激痛、自发痛是急性牙髓炎的临床表现，该患者考虑为急性牙髓炎，故应行牙髓治疗。

9. A【解析】根据临床表现，该患者诊断为急性牙髓炎。引流炎症渗出物，降低髓腔高压，

以缓解剧痛，是急性牙髓炎最有效的应急处理。

10. B【解析】急性牙髓炎的典型症状：自发性阵发性疼痛，夜间痛，温度刺激加剧，疼痛不能定位。探诊引起剧烈疼痛，有时可探及穿髓点。

11. B【解析】患者有自发痛，冷、热刺激痛，夜间痛，放射痛，提示有急性牙髓炎，但是有两年牙痛反复发作史，所以诊断为慢性牙髓炎急性发作。

12. E【解析】牙髓坏死临床表现：①无自觉症状。可有自发痛史、外伤史、正畸史或充填、修复史等。②牙冠可存在深龋洞或其他牙体硬组织疾病，或是有充填物、深牙周袋等；也可见有完整牙冠者。牙冠变色、无光泽。探深龋洞的穿髓孔无反应，开放髓腔时可有恶臭。③牙髓诊断性试验无反应，叩诊同正常对照牙或不适，牙龈无根尖来源的瘘管。

13. E【解析】牙髓坏死的治疗原则：①根管治疗。②恢复牙齿色、形、功能。

14. B【解析】急性牙髓炎的典型症状：①阵发性的自发性痛。②温度刺激引起或加重疼痛。③疼痛不能定位，有放散性痛（沿三叉神经分布区放散）。④疼痛常在夜间发作或加重。

15. C【解析】当上、下颌都存在可疑牙齿，牙髓活力温度测验又难以确定时，还可用麻醉测验鉴别，即对高度怀疑的患牙或其所在单颌进行麻醉，如麻醉后疼痛消失，即可确定患牙。

16. D【解析】诊断牙髓病的一个非常重要的步骤是牙髓诊断性测验，又称牙髓活力测验，对患牙进行测试的刺激源包括温度刺激和电刺激。

17. D【解析】该患者半侧头、面部痛属于急性牙髓炎疼痛沿三叉神经分支的放散性痛。

18. B【解析】患牙诊断为急性牙髓炎。急性牙髓炎应急处理：引流炎症渗出物和缓解因之而形成的髓腔高压，以减轻剧痛，当日有效的处理是开髓拔髓。

19. A【解析】逆行性牙髓炎的感染源来自患牙的深牙周袋，感染由根尖向冠部牙髓扩散，对牙髓血运影响极大，临床上通常表现为急性牙髓炎症状。

20. D【解析】逆行性牙髓炎的诊断：①患者有长期牙周炎病史。②近期出现牙髓炎症状。③患牙未查及引发牙髓病变的牙体硬组织疾病。④患牙有严重的牙周炎表现。

21. B【解析】逆行性牙髓炎的治疗原则：①根据患牙牙周病变的程度和牙周治疗的预后来决定是否保留患牙。②患牙如能保留，先摘除全部牙髓，消除急性症状，再行根管治疗。③同时进行牙周系统治疗。④必要时考虑将患根截除，保留患牙。⑤如牙周病变严重，治疗预后差，则可直接拔除患牙镇痛。A、C、D、E 四项，逆行性牙髓炎应采取牙周牙髓联合治疗。B 项，干髓术仅适用于一些牙髓炎早期和年龄较大的患者，目前已逐渐被淘汰。

22. A【解析】残髓炎也属于慢性牙髓炎，发生在经牙髓治疗后的患牙，由于残留少量炎症根髓或多根牙遗漏有炎症牙髓的根管，故而命名为残髓炎。残髓炎诊断要点：①有牙髓治疗史。②有牙髓炎症状。③强温度刺激患牙有迟缓性痛，叩诊疼痛。④探查根管有疼痛感觉，并在完善处理后症状消失方可确诊。

23. B【解析】强温度刺激可引起患牙迟缓性痛，叩痛（+）或（±）。

25. B【解析】残髓炎的治疗原则：去除残髓或找到并处理遗漏根管，重做根管治疗。应急处理为去除病髓，髓腔置 CP 球，氧化锌暂封。

第三节　根尖周病

一、单选题

1. 根尖周囊肿的诊断依据不包括

A. 牙髓活力电测验无活力
B. 无叩诊和触诊异常
C. 根管内浅黄透明液体
D. 囊液中见到胆固醇结晶
E. 根尖周 X 线透射区周边白线

2. 关于急性根尖周脓肿的临床症状，叙述不确切的是

A. 呈自发性、持续性痛
B. 患牙浮起感明显
C. 咬合时疼痛加重
D. 叩痛（++）
E. 深牙周袋

3. 根尖周病治疗原则应是

A. 无痛操作，控制感染
B. 无痛操作，封闭根管
C. 无菌操作，消灭无效腔
D. 控制感染，杜绝再感染
E. 彻底清除根管内感染源

4. 男，32 岁。2 天来右下后牙痛，不能咬物。半年前发现右下后牙龈有小包，平时无明显不适。检查：左下第一磨牙龋深，穿髓孔探无感觉，叩诊（±），间根尖处牙龈有瘘管开口，压挤出少许脓液。前倾阻生，龈红肿明显，探龈袋深部有脓液。X 线片见远中根尖周 X 线透射区不规则，边界模糊。为确诊牙龈瘘管的病源牙，应做

A. 瘘管探诊
B. 牙周袋探诊
C. 全景片检查
D. 瘘管诊断丝摄 X 线片
E. 牙周袋诊断丝摄 X 线片

5. 男，35 岁。因左下颌后牙食物嵌塞 2 年余就诊。检查：左下第二前磨牙龋深达髓腔，牙髓无活力，叩诊略呈异样。X 线片见根尖周透射区 5mm×3mm，边界较清晰。该主诉牙的明确诊断是

A. 慢性根尖周炎
B. 慢性根尖周肉芽肿
C. 根尖周囊肿
D. 慢性根尖周脓肿
E. 有瘘型根尖周脓肿

6. 男，28 岁。右上后牙近日咬合痛，并有患牙发麻浮出感觉，咬紧患牙，疼痛可缓解。检查：左上第二前磨牙近中邻𬌗面龋坏，叩诊（++），冷、热测验（-），探诊（-），可能的诊断是

A. 急性浆液性根尖周炎
B. 慢性根尖周炎
C. 慢性闭锁性牙髓炎
D. 急性化脓性根尖周炎
E. 不可复性牙髓炎

7. 女，26 岁。3 年前⌊6 曾受外伤，未经任何治疗，近 1 个月发现⌊6 唇侧略有膨隆，无明显疼痛。专科检查：⌊6 牙冠色泽变暗，Ⅰ度松动，叩痛（+）；触诊⌊6 唇侧乒乓球感，无波动感；牙髓活力测验无反应。首选的诊断是

A. 牙槽脓肿
B. 角化囊肿
C. 根尖周炎
D. 根尖周囊肿
E. 牙瘤

二、共用题干单选题

（8～10题共用题干）

女，25岁。左下后牙咬合痛1个月，3天前开始出现自发性剧痛，持续跳痛，牙有伸长感觉，咬合时引起剧痛。检查：右下第一磨牙颊侧颈部深龋，无探痛，叩痛明显，Ⅱ度松动。临床诊断为慢性根尖周脓肿急性发作。

8. 该患牙在X线上的表现是

A. 透射区形状不规则，但边界清晰　B. 圆形透射区，周围有白线围绕

C. 圆形透射区，周界不清楚　D. 局限性骨质致密

E. 透射区边界不清楚，形状不规则

9. 该患牙与急性牙周脓肿鉴别的重要参考点是

A. 患牙牙髓活力测验　B. 患牙的位置　C. 患牙松动度

D. 血液白细胞计数　E. 颌下淋巴结检查

10. 当该患牙的急性根尖脓肿处于黏膜下脓肿阶段，临床表现特点是

A. 患牙的疼痛达到最高峰　B. 根尖区黏膜肿胀呈半球形

C. 叩痛和松动明显　D. 阵发痛频率增高

E. 咬合痛加重

（11～12题共用题干）

男，15岁。上颌牙龈时常流脓多日。检查：左上侧切牙深龋，探无穿髓孔，Ⅱ度松动，叩诊（±），牙髓活力温度测验无反应，患牙唇侧根尖处有一瘘管。

11. 为明确诊断，须做的检查是

A. 活力电测验　B. 涂片检查　C. 瘘管检查

D. 摄X线片　E. 穿刺

12. 临床治疗宜采用

A. 活髓切断　B. 塑化治疗　C. 开放引流

D. 根管治疗　E. 干髓术

（13～14题共用题干）

女，25岁。右下后牙剧痛3天。检查：患者面色苍白，精神疲惫，右下第一磨牙𬌗面大面积龋坏，探诊无痛感，叩痛明显，Ⅱ度松动，牙髓活力温度测验无反应。

13. 患牙初步诊断为下列哪种疾病

A. 急性牙周脓肿　B. 急性牙髓炎　C. 急性根尖周炎

D. 慢性牙髓炎　E. 三叉神经痛

14. 进一步的检查应是

A. 摄X线片　B. 牙周袋探诊　C. 选择性麻醉

D. 实验性备洞　E. 牙髓活力电测试

（15～17题共用题干）

男，24岁。左上后牙咀嚼痛1个多月，近1周加剧。近日牙齿出现松动，完全不能触动。疼痛剧烈，不能入睡，发热、头痛。检查：左上后牙牙龈红肿，触痛明显，左上第一磨牙远中

邻面龋，无探痛，叩痛（+++）。

15. 此患者确切的临床诊断为

A. 急性根尖周炎浆液期
B. 急性根尖周炎骨膜下脓肿
C. 急性根尖脓肿
D. 急性根尖周炎黏膜下脓肿
E. 急性根尖周炎伴骨髓炎

16. 数天后患者疼痛减轻，局部肿胀明显，此时属病变的

A. 急性根尖周炎浆液期
B. 急性根尖周炎骨膜下脓肿
C. 急性根尖脓肿
D. 急性根尖周炎黏膜下脓肿
E. 急性根尖周炎伴骨髓炎

17. 该患牙与急性牙周脓肿鉴别时，鉴别要点不包括

A. 脓肿部位
B. 松动度
C. 牙体情况
D. 牙髓活力
E. 疼痛程度

三、案例分析题

（18～22 题共用题干）

女，37 岁。5 天前出现右下后牙持续性疼痛，现觉牙体浮动，不能咀嚼。检查：全口牙列色灰暗，$\overline{6|}$ 𬌗面局部釉质缺损，远中邻𬌗面可见银汞充填物，边缘密合，Ⅰ度松动，叩痛明显，颊侧牙龈红肿，有触痛，无明显波动感。

18. 对该牙可能的诊断有

A. 急性根尖周炎
B. 四环素牙
C. 慢性根尖周炎
D. 氟牙症
E. 釉质发育不全
F. 遗传性牙本质发育不全

19. 针对该牙还可选择的辅助检查手段包括

A. 穿刺
B. 摄全口牙位曲面体层 X 线片
C. 摄根尖 X 线片
D. 咬诊
E. 牙髓活力电测验
F. 血常规检查

20. 若根尖片显示髓腔内有高密度影像而根管内无充填物影像，根尖发育完全，形态良好，远中根尖周有阴影，推测该牙曾经可能进行过的治疗包括

A. 活髓切断术
B. 干髓术
C. 根管治疗
D. 塑化治疗
E. 深龋盖髓术
F. 根尖诱导成形术

21. 针对该牙可采取的应急处理方式有

A. 切开排脓
B. 拔除患牙
C. 开髓引流
D. 调𬌗磨改
E. 消炎镇痛
F. 牙髓失活

22. 急性疼痛缓解后，下列哪项是保留患牙的最佳治疗方案

A. 根管治疗+全冠修复
B. 干髓术+全冠修复
C. 塑化治疗
D. 根管治疗
E. 根尖切除术
F. 塑化治疗+全冠修复

（23～25 题共用题干）

女，12 岁。因“右下后牙区肿痛 3 天，伴同侧面部肿胀”来诊。口腔检查：右侧下颌第一

前磨牙牙槽黏膜红肿，隆起有波动感，牙体未发现龋，亦未探及牙周袋，颌面中央可见直径约2mm的圆形黑环，中央有一黑色小点，叩痛（+++）。

23. 该病诊断为

A. 急性牙髓炎　B. 根尖周脓肿　C. 骨膜下囊肿

D. 黏膜下囊肿　E. 根尖周肉芽肿　F. 深龋

24. 最可能的病因是

A. 血源性感染　B. 化学刺激　C. 畸形中央尖导致的感染

D. 隐裂牙导致的感染　E. 口腔肿瘤　F. 外伤导致的感染

25. 须进一步进行的检查是

A. 咬合诊　B. 牙X线投照　C. 摄X线片

D. 牙胶片示踪法　E. 染色检查　F. 不需要检查

答案与解析

1. B　2. E　3. A　4. D　5. B　6. A　7. D　8. E　9. A　10. B　11. D　12. D　13. C　14. A　15. B　16. D　17. B　18. AB　19. CE　20. BD　21. CDE　22. A　23. B　24. C　25. C

1. B【**解析**】根尖周囊肿：囊肿大小不定，可由豌豆大到鸡蛋大：小囊肿在牙龈表面多无异常表现，囊肿发展较大时，可见患牙根尖部的牙龈处呈半球状隆起，不红，双指交替按压触诊时有乒乓球的弹性手感。囊肿过分增大时，因周围骨质吸收并压迫邻牙，造成邻牙移位或使邻牙牙根吸收。

2. E【**解析**】急性根尖周脓肿的主要表现：患牙出现自发性强烈、持续的跳痛，伸长感加重，浮起感明显；咬合时疼痛加重，患者因而不敢咬合。叩痛（++），Ⅱ～Ⅲ度松动。根尖部牙龈潮红，但无明显肿胀。触诊感轻微疼痛，相应的下颌下淋巴结或颏下淋巴结可有肿大及压痛。而深牙周袋多见于牙周炎。

3. A【**解析**】牙髓病和根尖周病的治疗首先应缓解疼痛并去除感染物，控制患牙的急性症状后，再进行全面检查和治疗。

4. D【**解析**】有窦型慢性根尖周炎者可查及窦道开口。诊断丝拍X线片定位有窦道的病源牙。用一根牙胶尖自窦道口顺其自然弯曲插入窦道后拍摄X线片，根据X线片上牙胶尖的走行可显示与窦道相通的根尖病变部位，以协助鉴定病源牙。

5. B【**解析**】慢性根尖周炎中根尖周肉芽肿、慢性根尖周脓肿和根尖周囊肿这3种类型单纯依靠临床表现很难鉴别。慢性根尖周肉芽肿X线表现为根尖部有圆形透射影像，边界较清晰，周围骨质正常或稍致密，直径一般不超过1cm。慢性根尖周脓肿透射区边界不清晰，形状不规则，周围骨质呈云雾状。根尖周囊肿一般可见有较大的圆形透射区，边界清，周围有一圈阻射白线围绕。

6. A【**解析**】急性浆液性根尖周炎的诊断依据：①自发性持续性疼痛，牙齿有浮起感，最初咬紧患牙觉舒服，后期不敢咬合。②病源牙有龋坏或非龋性牙体疾病，叩诊疼痛明显，可有轻度松动。③牙髓活力温度测验及电测验均无反应。④X线片示根尖根周膜间隙增宽。

7. D【解析】根尖周囊肿生长很慢，多无自觉症状，牙体变色、呈深灰色，牙体无光泽。囊肿大小可有豌豆大到鸡蛋大。根尖部的龈黏膜呈半球形隆起，手压时像有乒乓球感，有弹性；根管内可溢出黄色清亮液体。囊肿压迫邻近牙时，有松动或移动。

8. E【解析】慢性根尖周脓肿X线表现：根尖区透射影边界不清楚，形状也不规则，周围骨质较疏松，呈云雾状。

9. A【解析】根尖周脓肿与牙周脓肿的鉴别要点：感染来源不同，前者来源于牙髓病和根尖周病变，后者来源于牙周袋；二者的牙髓活力不一样，前者牙髓多无活力，后者牙髓多有活力。

10. B【解析】黏膜下脓肿期临床表现：①自发性胀痛及咬合痛减轻。②患牙可查及能引发牙髓坏死的牙体病损、深牙周袋、充填体等，牙髓诊断性试验无反应。③患牙叩痛（+）~（++），Ⅰ度松动。④根尖区黏膜的肿胀已局限，呈半球形隆起，触诊时，波动感明显，脓肿较表浅而易破溃。

11. D【解析】根据患者临床症状和检查结果，上颌牙龈流脓多日，左上侧切牙深龋，探无穿髓孔，Ⅱ度松动，叩诊（±），温度测验无反应，患牙唇侧根尖处有一瘘管，可推测为慢性根尖炎症，须摄X线片确诊。

12. D【解析】有瘘性慢性根尖周炎的治疗：必须清除根管内、根管壁的坏死牙髓，细胞及其分解产物，以阻止其对根尖周组织的不良刺激；并且严密封闭根管，消灭术后留下的死腔，杜绝再感染。

13. C【解析】A项，急性牙周脓肿通常伴有长期的牙周炎病史，临床检查可见很深的牙周袋。B项，急性牙髓炎主要表现为剧烈的自发性疼痛、定位不明确、间断性疼痛、夜间痛等。C项，急性根尖周炎的诊断依据：①患牙咬合痛，能定位。②患牙深及牙髓的牙体疾病、既往牙体或牙髓治疗史、深牙周袋等。③牙髓诊断性试验无反应，不同程度的叩痛，牙龈红肿。D项，慢性牙髓炎表现同急性牙髓炎，但是病情一般较轻。E项，三叉神经痛的发作一般有疼痛“扳机点”。

14. A【解析】A项，通过拍摄X线片进一步检查根尖部有无牙槽骨破坏形成的透影区。B项，不符合牙周炎症状，根尖周炎急性期牙齿也会松动。C、D、E三项，为明确牙髓炎患牙所采用的检查方法。

15. B【解析】急性根尖周炎骨膜下脓肿表现：①病程多已三五日，患牙疼痛达到最高峰。持续性、搏动性跳痛更加剧烈，轻触患牙即觉疼痛难忍，影响睡眠和进食。②患牙更觉浮起、松动。③可伴体温升高、身体乏力等全身症状。

16. D【解析】当骨膜下的脓液积聚达到相当的压力时，骨膜破裂，脓液流注于黏膜下或皮肤下，构成黏膜下脓肿或皮下脓肿。急性根尖周炎黏膜下脓肿临床表现：疼痛症状明显减轻，相应根尖部的牙龈肿胀局限，呈半球形隆起，触诊波动感明显，全身症状缓解。

17. B【解析】根尖脓肿后期应与牙周脓肿鉴别要点为疼痛程度、牙体疾病、牙髓活力、牙周组织破坏、脓肿部位、叩痛程度和X线片表现。二者都会有不同程度的牙齿松动。

18. AB【解析】四环素牙又称四环素色素沉着，是在牙冠发育期间受到四环素族药物影响造成的牙冠变色和牙釉质发育不全，牙冠呈灰褐色或青灰色，牙釉质透明度降低，失去光泽，严重者还可出现牙冠发育不全。患者全口牙列色灰暗，后牙有局部釉质缺损，可诊断为“四环素牙”。患者有龋病治疗史，同时近日出现松动、叩痛及牙龈红肿，可诊断为“急性根尖周炎”。

19. CE【解析】A 项，颊侧肿胀无波动感，故不能穿刺；B 项，全口牙位曲面体层 X 线片常用于全口牙，无针对性；C 项，拍摄根尖 X 线片可了解该牙既往治疗情况、充填物现状，以及牙体组织、牙周组织、根尖周组织的情况；D 项，咬诊常用于隐裂牙检查及诊断；E 项，进行牙髓活力电测试可了解牙髓是否坏死；F 项，血常规检查对于急性根尖周炎诊断意义不大。

20. BD【解析】A 项，活髓切断术用来保存未感染的根髓，使牙根发育完成。B 项，干髓术是用药物使牙髓失活，切除冠髓，将多聚甲醛干髓剂覆盖于根髓断面，通过干髓剂的作用，使根髓干燥、硬化、固定，称为无菌干化组织的治疗方法。C 项，根管治疗术可在根管内看见高密度影像。D 项，牙髓塑化治疗是指将根管内部分牙髓抽出，不必进行扩大根管等复杂的操作步骤，而将配制好的塑化液注入根管内，与牙髓组织聚合一体，达到消除病源刺激物的作用。E 项，深龋盖髓术在髓腔内应无高密度影像。F 项，根尖诱导成形术后往往根尖发育仍不完全，形态欠佳，而且根管内通常有高密度影像。

21. CDE【解析】对于急性根尖周炎的应急处理办法：①开髓引流。②去除刺激。③调𬌗磨改。④消炎镇痛：包括口服或注射抗生素、镇痛药物，也可局部封闭、理疗及针灸镇痛。

22. A【解析】急性症状缓解后，应行根管治疗，以控制感染、促进根尖周病变愈合。根管治疗后，择期进行牙冠的修复，可根据剩余牙体组织的量选择复合树脂直接粘接修复，嵌体修复，或者全冠、桩核冠修复。患牙牙体缺损，银汞补物在位，应行全冠修复，恢复患牙的外形和功能。

23. B【解析】畸形中央尖系牙体发育畸形之一种，多见于前磨牙，折断或被磨损后，临床上表现为圆形或椭圆形黑环，中央有浅黄色或褐色的牙本质轴；在轴中央有时可见到黑色小点，为髓角。患牙就诊时多已伴发不同程度的牙髓和根尖周疾病，畸形中央尖应该作为牙髓感染的途径考虑。患者黏膜红肿，叩痛（+++），可以诊断为急性根尖周脓肿。

第四节　非龋性疾病

一、单选题

1. 关于氟牙症的临床表现，以下描述哪项正确

A. 恒牙、乳牙均多见

B. 全口牙均受累

C. 15 岁以前居住在高氟区可患氟牙症

D. 患牙釉质形态表现为白垩釉、棕黄色素沉着斑块和带状釉实质缺损

E. 患牙耐磨性差，但对酸蚀的抵抗力强

2. 引起楔状缺损的主要原因是

A. 牙体组织疲劳　　B. 牙周病　　C. 牙颈部的特殊结构

D. 酸的作用　　E. 不正确的刷牙方式

3. 各型牙内陷中最严重的是

A. 畸形根面沟　　B. 畸形舌侧窝　　C. 畸形舌侧尖

D. 牙中牙　　E. 釉珠

4. 牙隐裂最具重要性的临床表现是

A. 冷刺激痛　B. 热刺激痛　C. 叩痛

D. 定点性咀嚼剧痛　E. 夜间痛

5. 畸形中央尖最多见于

A. 下颌第二前磨牙　B. 下颌第一前磨牙　C. 上颌第一前磨牙

D. 上颌第二前磨牙　E. 上颌前磨牙

6. 临床检查牙本质过敏症的主要方法为

A. 温度刺激　B. 化学刺激　C. 探针检查牙敏感点

D. 叩诊　E. 视诊

7. 关于四环素牙的临床表现，叙述正确的是

A. 釉质表面呈不透明白垩色，并出现深浅不等的带状或窝状凹陷

B. 恒牙在同一时期发育的对称牙上，釉质颜色改变呈白垩色或黄褐色

C. 全口牙本质颜色改变，前牙颜色可比后牙颜色深

D. 牙釉质或牙骨质呈白垩色或黄褐色，探诊有粗糙感

E. 牙的窝沟有色素沉着，不弥散、无墨浸状

8. 男，35 岁。2 个月前开始右上后牙遇冷热酸痛，咀嚼不适，咬到牙齿某一点时引起剧痛，近 1 周出现阵发自发痛。检查：右上第一磨牙叩痛明显，牙齿不松动，遇冷、热引起疼痛，未发现龋坏，咬诊出现定点疼痛。根据患者的症状和临床检查结果，引起患牙疼痛的最可能原因是

A. 牙周炎　B. 牙隐裂　C. 牙震荡

D. 重度磨损　E. 𬌗创伤

9. 女，40 岁。左下后牙冷热及刷牙时酸痛感，刺激去除后酸痛感立即消失。检查：左下颌第一磨牙𬌗面磨损，暴露牙本质，探诊颊斜面有酸痛区，叩诊（－）。该患者首先考虑的疾病是

A. 牙隐裂　B. 磨损　C. 磨牙症

D. 酸蚀症　E. 牙本质过敏症

10. 男，26 岁。临床检查时发现该患牙釉质半透明度有改变，可见白垩色不透明区呈不规则牙面分布（≤25%），怀疑为氟牙症，按标准诊断为

A. 正常　B. 可疑　C. 很轻

D. 轻度　E. 中度

11. 男，14 岁。常规口腔检查：双侧下第二前磨牙见有高尖畸形中央尖，最可靠的治疗方法是

A. 分次磨除法　B. 活髓切断术

C. 根尖诱导成形术　D. 拔除，将第一磨牙前移

E. 盖髓术和充填法

12. 患儿，10 岁。因前牙颜色异常就诊，婴幼儿期曾服用四环素类药物。检查：前牙呈浅灰色，无实质性缺损。下列哪项诊断正确

A. 牙髓坏死　B. 色素沉着　C. 四环素牙

D. 氟牙症　E. 乳光牙本质

13. 女，15 岁。没有蛀牙，无咬硬物史，夜间出现右下的前磨牙剧烈疼痛，检查时应特别注意

A. 牙冠隐裂　　B. 牙根折裂　　C. 牙周膜炎

D. 夜间紧咬牙　　E. 畸形中央尖

14. 男，20 岁。右上侧切牙舌侧窝呈囊状深陷，变黑发软，叩痛（－），冷、热测验无异常，未穿髓，其诊断和处理是

A. 舌面点隙龋，充填治疗　　B. 畸形舌侧窝，预防性充填

C. 牙中牙，间接盖髓　　D. 畸形舌侧窝伴深龋，间接盖髓

E. 畸形舌侧窝伴慢性牙髓炎，根管治疗

15. 男，25 岁。因上前牙有黄黑斑块要求治疗。检查：双侧上前牙唇面有黄褐色斑块，无缺损，表面光滑，质硬，探诊（－），叩诊（－），无松动，冷测验反应正常，自诉当地乡亲中亦有相似情况。最可能是下列哪项诊断

A. 浅龋　　B. 四环素牙　　C. 静止龋

D. 釉质发育不全　　E. 氟牙症

二、共用题干单选题

（16～17 题共用题干）

男，45 岁。半年来左侧后牙咬合痛。检查：左侧后牙无龋坏牙，Ⅰ度松动，叩诊（＋），冷测验（＋），颊侧近中窄而深牙周袋 10mm；X 线片见近中根管中下段突然均匀增宽，远中根牙槽骨未见吸收。

16. 该患者最可能的诊断为

A. 牙周脓肿　　B. 急性化脓性牙髓炎　　C. 慢性溃疡性牙髓炎

D. 牙根纵裂　　E. 急性根尖脓肿

17. 患牙的最佳处理方案是

A. 牙周刮治　　B. 根管治疗　　C. 牙半切术

D. 根管治疗＋牙半切术　　E. 拔除患牙

（18～20 题共用题干）

女，32 岁。左上后牙饮冷热水时疼痛明显 2 周。无自发痛。口腔检查：左上第二前磨牙牙体未见明显龋损和裂纹，颊侧颈部有较深缺损，呈楔状，探诊酸痛，无穿髓点。温度刺激试验酸痛明显。叩诊（－），无松动，牙周检查（－）。

18. 该患者的临床诊断为

A. 磨损　　B. 楔状缺损　　C. 牙隐裂

D. 牙折　　E. 牙周萎缩

19. 引起该患者酸痛的原因是

A. 牙本质过敏　　B. 急性牙髓炎　　C. 慢性牙髓炎

D. 急性根尖周炎　　E. 牙周炎

20. 该患者的最佳治疗是

A. 玻璃离子充填术　　B. 药物脱敏　　C. 激光脱敏

D. 人工冠修复　　E. 干髓术

（21～22题共用题干）

男，18岁。在治疗其他牙时，发现畸形舌侧窝，深，可卡探针，温度测验同对照牙。

21. 该牙的处理应为

A. 不治疗　　B. 预防性充填　　C. 直接盖髓

D. 活髓切断术　　E. 根管治疗

22. 该疾病的发病机制是

A. 釉质发育不良　　B. 药物结合到牙组织　　C. 牙本质结构不良

D. 发育期牙胚受损　　E. 成釉器卷叠

（23～25题共用题干）

男，26岁。因上前牙牙面黑色横纹数年要求美齿修复。查体：右上侧切牙唇面中央一横纹，与周围分界清晰，探针可探入，探痛（－）。

23. 该患者最可能的诊断为

A. 中龋　　B. 氟牙症　　C. 四环素牙

D. 釉质发育不全　　E. 楔状缺损

24. 该疾病的病因可能为

A. 细菌作用　　B. 慢性氟中毒　　C. 牙胚发育时局部感染

D. 磨耗　　E. 药物沉着

25. 该牙的最佳修复方式为

A. 全冠修复　　B. 备洞后树脂充填　　C. 贴面修复

D. 外漂白　　E. 均匀磨除表面釉质

答案与解析

1. E　2. E　3. D　4. D　5. A　6. C　7. C　8. B　9. E　10. C　11. A　12. C　13. E　14. D　15. E　16. D　17. D　18. B　19. A　20. A　21. B　22. E　23. D　24. C　25. B

1. E【**解析**】氟牙症的临床表现：①多见于恒牙，发生在乳牙者甚少，程度亦较轻。②牙面失去正常光泽，出现不透明斑块；牙面还出现浅窝或坑凹状缺损，或者因磨损使牙失去正常外形。牙对摩擦的耐受性差，但对酸蚀的抵抗力强。③氟牙症患者可有在高氟区的生活史。7岁后才迁入高氟区，则不出现氟牙症。严重的慢性氟中毒患者，可有骨骼的增殖性变化，骨膜、韧带等均可钙化，并因而产生腰、腿和全身关节症状。

3. D【**解析**】根据牙内陷的程度从浅到深分别是畸形舌侧窝、畸形舌侧沟、畸形舌侧尖、牙中牙。釉珠不属于牙内陷。

5. A【**解析**】畸形中央尖多见于下颌前磨牙，尤以下颌第二前磨牙最多见，偶见于上颌前磨牙；常为对称性发生；一般均位于䝟面中央窝处，呈圆锥形突起，故称中央尖。

7. C【**解析**】四环素牙临床表现：①牙齿染色一般呈黄色，牙齿刚萌出时有荧光，以后因日光作用荧光消失，牙齿逐渐由黄色变为棕色或褐色、黄褐色，切牙唇面最先发生颜色转变，严重者呈灰棕色、蓝紫色染色，影响美观。②伴有不同程度的牙釉质发育不全表现，基本同营养不良或疹性发热疾病导致的牙釉质发育不全。

8. B【解析】牙隐裂诊断：①较长期的咬合不适及咬在某一特殊部位时的剧烈疼痛。②分别各个牙尖和各个方向的叩诊可以帮助患牙定位，叩痛显著处则为隐裂所在位置。③染色检查，2. 5% 碘酊或其他染料类药物使牙面裂纹清晰可见。④咬楔法将韧性物如棉签或小橡皮轮放在可疑隐裂处做咀嚼运动时，可以引起疼痛。⑤牙髓活力温度测验：当裂纹未涉及牙髓时，患牙可对冷测验反应正常，冷刺激源置于裂纹处时出现明显的一过性敏感，此时诊断为“牙隐裂”。

9. E【解析】牙本质过敏症临床表现：①以机械刺激最为显著，其次为冷、酸、甜等，刺激除去后疼痛立即消失。②用探针尖在牙面上寻找—个或数个敏感点或敏感区，引起患者特殊的酸、软、痛症状。③敏感点多发现在𬌗面釉质牙本质界、牙本质暴露处或牙颈部釉质牙骨质界处，可发现在—个或多个牙上。

10. C【解析】氟牙症的分级如下。①正常：釉质呈浅乳白色，半透明，表面平滑有光泽。②可疑：釉质上的白色程度浅，有时呈云雾状。③很轻：釉质上的白色程度较明显，呈纸白区。经常在前磨牙或第二磨牙牙尖顶端有 1 ~ 2mm 的白色不透明区。④轻度：牙釉质上白色不透明区范围更加扩大，覆盖面积不超过牙面的 50%。⑤中度：釉质表面大部分受累而变色，常有细小的坑凹状缺损，多见于唇颊面。⑥重度：釉质表面全部受损，坑凹状缺损明显，牙冠失去正常外形且脆性增加，可因咀嚼或外力而致牙折，染色深，对美观和功能都有严重影响。

11. A【解析】畸形中央尖治疗：①对圆钝而无妨碍的中央尖可不作处理。②尖而长的中央尖容易折断或被磨损而露髓。牙刚萌出时若发现这种牙尖，可在麻醉和严格的消毒下，将此尖一次磨除，然后制备洞形，按常规进行盖髓治疗。另一种方法是在适当调整对颌牙的同时，多次少量调磨此尖，这样可避免中央尖折断或过度磨损，且可在髓角部形成足够的修复性牙本质而免于露髓。在畸形中央尖的治疗中，分次磨除法比较可靠，能使牙髓保存活力，牙根继续发育。

12. C【解析】患儿在七岁之前服用了四环素类药物，并且有颜色改变和牙体的实质缺损，符合四环素牙的临床表现。

13. E【解析】前磨牙𬌗面中央窝内，可能出现畸形中央尖，常因磨耗而穿髓，表现为自发性或刺激性疼痛，以下颌第二前磨牙多见。

14. D【解析】根据患者的临床表现，诊断为畸形舌侧窝伴深龋，冷、热测验无异常，未穿髓，未出现牙髓病变，因此处理应间接盖髓，无须考虑根管治疗。

15. E【解析】氟牙症临床表现：病变主要见于恒牙列，发生于乳牙的病变很少，这是由于过量的氟被母亲的骨骼摄取及胎盘的屏障作用。病变轻者，牙釉质上出现无光泽的白色斑点、斑块或条纹；中等程度者，病变区呈黄色、棕色、黑色，可伴有程度不同的牙釉质形成障碍，牙面上出现不规则凹陷；在严重病例中，窝状凹陷相互融合，牙正常形态丧失。当地居住者也有相似情况，患者居住地很可能是高氟区。

16. D【解析】牙根纵裂的主要表现：患者一般能指出患牙，可有牙髓病、根尖周病的表现，如冷、热刺激痛，自发痛，咀嚼痛；也可以有牙周病的表现，如咬合无力、松动、常有牙周肿胀。典型根裂的 X 线表现：根管壁边缘整齐，早期牙根纵裂于根尖处变宽，根裂方向与根管长轴一致。

17. D【解析】牙根纵裂通常需要拔除患牙或截除患根，待牙槽骨稳定后，再行义齿、种植等方法修复，恢复牙齿功能。如果是多根牙，冠根比，根分叉宽度、根分叉与牙槽骨的相对水平，牙周情况尚好，牙齿稳固，X 线片显示牙槽骨的破坏局限于发生根裂的牙根，则可以考虑半切术，即去除病变的部分，另一半相对好的牙体组织则进行根管治疗术及后续的修复治疗。患者仅有近中根受累，故选择根管治疗 + 牙半切术。

21. B【解析】该患牙的温度测验同对照牙，牙髓还未损伤。但有畸形舌侧窝，能卡住探针，而且舌侧窝容易滞留食物残渣，利于细菌滋生，为了避免其发生龋坏，影响牙髓，最好做预防性充填。

22. E【解析】牙内陷为牙发育时期，成釉器过度卷叠或局部过度增殖，深入到牙乳头中所致。根据牙内陷的深浅程度及其形态变异，临床上可分为畸形舌侧窝、畸形根面沟、畸形舌侧尖和牙中牙。

23. D【解析】釉质发育不全临床表现：轻症，牙釉质矿化不全，牙釉质形态基本完整，仅有色泽和透明度的改变，形成白垩色牙釉质，这是因矿化不良、折光率改变而形成的，一般无自觉症状。重症，牙釉质形成不全，牙面有实质性缺损，即在牙釉质表面出现带状（横沟纹）或窝状的棕色凹陷。

24. C【解析】釉质发育不全的病因较多，有遗传因素、婴儿和母体的疾病、严重营养障碍、内分泌失调、严重的乳牙根尖周感染等。

25. B【解析】患牙仅唇面中央一横纹，其余部位未见损害，治疗将黑色部分磨除，树脂修复即可。

第五节　牙龈病

一、单选题

1. 关于青春期龈炎，叙述错误的是
A. 诊断主要根据年龄　　B. 好发于前牙唇侧
C. 临床表现与肥大性龈炎无明显差别　　D. 预后好，不易复发
E. 青春期过后，病情可能自然缓解

2. 妊娠期龈炎牙菌斑中，主要致病菌是
A. 中间普氏菌　　B. 牙龈卟啉单胞菌　　C. 福赛坦纳菌
D. 具核梭杆菌　　E. 伴放线聚集杆菌

3. 判断牙龈炎症程度的敏感指标是
A. 牙龈发红　　B. 牙龈松软、脆弱　　C. 牙龈溢脓
D. 牙龈肿胀　　E. 龈沟液量增加

4. 下列对龈袋的描述中，错误的是
A. 牙龈肿胀增生　　B. 龈沟可达 3mm 或更深
C. 上皮附着在水平釉质牙骨质界　　D. 出现结缔组织附着水平降低
E. 龈袋可能溢脓

5. 若不及时治疗，有可能发展成走马牙疳的龈炎是

A. 急性龈乳头炎　B. 疱疹性龈口炎　C. 急性坏死性溃疡性龈炎

D. 慢性边缘性龈炎　E. 白血病

6. 急性牙间龈乳头炎的病因不包括

A. 硬食物刺伤　B. 局部用药　C. 充填物悬突

D. 食物嵌塞　E. 邻面龋

7. 引起慢性龈炎的局部刺激因素不包括

A. 殆面充填物高点　B. 食物嵌塞　C. 牙列不齐

D. 牙石　E. 不良修复体

8. 属于牙龈炎症主要表现的是

A. 牙龈粉红色　B. 龈缘菲薄　C. 牙龈致密坚韧

D. 探诊后出血　E. 探诊深度2mm

9. 男，13 岁。主诉牙龈逐渐肿大 6 个月，有鼻炎史。检查显示前牙牙龈过度生长明显，覆盖牙面近 1/3，牙龈色泽较红。应诊断为

A. 青春期龈炎　B. 牙龈纤维瘤病伴龈炎　C. 肉芽肿性牙龈瘤

D. 增生性龈炎　E. 血管型牙龈龈瘤

10. 女，40 岁。半年来觉下前牙龈增生，影响美观，偶刷牙出血。检查：下前牙唇侧牙龈轻度增生，质地有弹性，色接近正常，探及少量龈上及龈下结石。若患者长期服用硝苯地平，则最根本的治疗是

A. 龈上、下洁治，辅以手术修整牙龈外形　B. 拔除累及牙

C. 手术切除和修整牙龈外形　D. 停药或换其他药

E. 彻底消除菌斑

11. 女，24 岁。主诉：近 1 个月全口牙龈肿胀增生，牙龈质地松软脆弱，易出血。其最不可能的诊断是

A. 妊娠期龈炎　B. 牙龈纤维瘤病　C. 慢性龈炎

D. 白血病　E. 浆细胞性龈炎

12. 男，27 岁。左下后牙牙龈反复肿胀疼痛 3 个月。检查：⌈5 缺失，⌈6 近中倾斜，⌈67 间牙龈肿胀，探诊易出血，探诊深度 4mm，无自发出血现象。牙龈反复肿痛的原因最可能是

A. 血液性疾病　B. 食物嵌塞　C. 龈瘤

D. 增生性龈炎　E. 口呼吸

13. 女，29 岁。近 3 个月刷牙、咀嚼硬物时牙龈易出血，牙龈长一肿物 2 个月，并慢慢长大，影响进食。检查：多数牙龈缘及龈乳头鲜红色，松软发亮，下切牙唇侧有一瘤状增生物。确诊前，最应询问下列哪项病史

A. 刷牙史　B. 牙签剔牙史　C. 食物嵌塞史

D. 服消炎药史　E. 妊娠史

14. 女，25 岁。妊娠 3 个月。因牙龈红肿出血就诊。口腔检查：简化软垢指数（DI-S）为 2，简化牙石指数（CI-S）为 0，龈炎指数（GI）为 1，余未见异常。对该患者正确的处理措施是

A. 口腔含漱剂含漱　　B. 口服消炎药物　　C. 口腔卫生指导
D. 龈上洁治术　　E. 龈下刮治术

15. 男，40 岁。主诉：右下后牙牙龈肿胀易出血 1 个月，1 个月前 $\overline{7|}$ 曾行Ⅱ类洞银汞充填术。临床检查：$\overline{7|}$ 龈乳头呈球状增生，质地松软，血常规正常。则治疗前应首先排除的是

A. 上唇发育不足　　B. 内分泌的影响　　C. 药物的影响
D. 口呼吸　　E. 银汞充填是否存在悬突

16. 女，24 岁。主诉：全口牙龈肿胀，影响进食半个多月，牙龈常有自发性渗血，伴发热、乏力、食欲缺乏、体重减轻。若怀疑白血病，诊断前应首先做哪一项检查

A. 测量血压　　B. 血常规检查　　C. 测量体温
D. 摄 X 线片　　E. 心电图检查

17. 女，13 岁。主诉：刷牙牙龈出血偶有自发性出血半年余。检查：牙龈边缘及牙龈乳头呈中度充血、水肿，呈鲜红色，有少量菌斑。X 线片未见牙槽骨吸收。此患者最可能的诊断是

A. 成人牙周炎　　B. 青春期龈炎　　C. 边缘性龈炎
D. 局限型侵袭性牙周炎　　E. 龈乳头炎

18. 男，26 岁。2 年来牙床肿大。检查：全口牙龈肿大，以上、下前牙明显，$\underline{2|2}$ 唇侧牙龈覆盖 1/2 牙冠，质硬，探不出血，龈袋深 3 ~ 6mm，X 线片示牙槽骨无吸收。患者有长期服用苯妥英钠史。该病应诊断为

A. 增生性龈炎　　B. 药物性牙龈增生　　C. 青春期龈炎
D. 边缘性龈炎　　E. 遗传性牙龈纤维瘤病

19. 女，25 岁。主诉：下前牙唇侧牙龈长一肿物 3 个月，并慢慢增大。若诊断为妊娠瘤，下列治疗方案不正确的是

A. 口腔卫生宣教
B. 牙周基础治疗
C. 炎症严重时龈袋内可用 1% 过氧化氢溶液冲洗
D. 手术期可选择在妊娠的第 4 ~ 6 个月
E. 口服抗菌药物治疗

20. 男，28 岁。主诉：牙龈肿痛 3 天。检查：右侧上、下颌颊及舌侧多个龈乳头呈鲜红色，并有脓肿形成，未发现有附着丧失。最有可能的诊断是

A. 急性坏死性溃疡性龈炎　　B. 牙周脓肿　　C. 急性多发性龈脓肿
D. 慢性龈炎　　E. 侵袭性牙周炎

21. 女，60 岁。4 周来右上后牙胀痛，不能咀嚼。每日饭后要剔除嵌塞食物。查见 $\underline{6^{MO}5^{DO}|}$ 龋中等深度，冷刺激同对照牙，叩（±），龈红肿探痛并出血。应考虑的诊断最可能是

A. 牙髓炎和龈乳头炎　　B. 中龋和牙髓炎　　C. 深龋和牙髓炎
D. 中龋和龈乳头炎　　E. 牙髓炎和牙周炎

22. 女，20 岁。偶有咬苹果出血 1 年。检查：牙石（+），大多数牙的牙龈缘及乳头轻度红、水肿，探诊出血，邻面探诊深度 3 ~ 4mm，但未探及釉质牙骨质界，牙无松动。最可能的诊断是

A. 慢性牙周炎　　B. 妊娠期龈炎　　C. 慢性龈炎
D. 药物性牙龈增生　　E. 白血病的牙龈病损

23. 男，31岁。左下后牙自发性肿痛，吸吮时易出血。自诉5天前曾用牙签剔牙。口腔检查：龈乳头红肿，有明显探触痛，易出血。牙体无龋坏和非龋性疾病。叩诊（+），无松动，未探及牙周袋。可能的诊断是

A. 急性牙髓炎　　B. 慢性牙髓炎急性发作　　C. 急性根尖炎
D. 急性龈乳头炎　　E. 三叉神经痛

二、共用题干单选题

（24～25题共用题干）

男，14岁。全身健康，既往1年偶有少量刷牙出血，2个月前因前牙拥挤错位开始正畸治疗，现刷牙咬物出血加重，牙龈红肿，前牙唇侧龈增生肿大呈半球形，牙石（+）。

24. 此患者最可能的临床诊断是

A. 慢性龈缘炎　　B. 青春期龈炎　　C. 早发性牙周炎
D. 侵袭性牙周炎　　E. 维生素C缺乏性龈炎

25. 此患者最主要的局部促进因素为

A. 偏食　　B. 拥挤错位　　C. 正畸矫治器
D. 性激素水平　　E. 矫治器

（26～28题共用题干）

女，26岁。近半年全口牙龈逐渐肿大，刷牙易出血，有自动出血史。

26. 为鉴别诊断，此患者采集病史时，应注意询问的情况不包括

A. 长期服用药物史　　B. 家族史　　C. 口腔黏膜溃疡史
D. 近来全身状况　　E. 生理周期

27. 若该患者不是由全身病变造成的牙周病变，通常不做以下哪项检查

A. 白细胞趋化功能的检查　　B. 牙龈色、形、质的检查　　C. 血常规及其分类检查
D. 牙周探诊检查　　E. 不良修复体的检查

28. 若诊断为妊娠期龈炎，临床检查最可能发现

A. 化脓，恶臭味和牙龈疼痛　　B. 牙龈鲜红色，易出血，无疼痛
C. 牙龈出血及牙齿松动　　D. 牙龈疼痛，出血，有恶臭味
E. 牙龈乳头出现溃疡

（29～31题共用题干）

女，53岁。主诉：牙龈反复肿痛2个月。检查：多数牙的牙龈肥大增生、牙周溢脓，牙齿松动、移位，全身患有高血压、心脏病、神经衰弱。

29. 该患者牙龈增生肥大最可能的原因是长期服用了

A. 硝酸异山梨酯　　B. 硝苯地平　　C. 吲哚美辛
D. 苯妥英钠　　E. 环孢素

30. 如患者有牙龈肥大，但颜色发绀，有时自发出血不易止住，此时最应怀疑的疾病是

A. 药物性牙龈增生　　B. 增生性龈炎　　C. 牙龈纤维瘤病

D. 白血病的牙龈病损　　E. 快速进展性牙周炎

31. 此时最应做的检查是

A. 测血糖水平　　B. 胃镜检查　　C. 心电图检查

D. 骨髓象检查　　E. 活检

（32～34 题共用题干）

女，13 岁。前牙唇侧龈乳头呈球状突起，松软光亮，局部刺激物不明显，探诊未见附着丧失。

32. 此患儿最可能的诊断为

A. 青少年牙周炎　　B. 妊娠期龈炎　　C. 药物性牙龈增生

D. 青春期龈炎　　E. 增生性龈炎

33. 造成此患儿牙龈肥大的可能原因不包括

A. 口呼吸　　B. 吐舌习惯　　C. 激素水平的改变

D. 上唇短　　E. 刷牙不认真

34. 关于此患儿的治疗措施，不正确的是

A. 改正不良习惯　　B. 教正确的刷牙方法　　C. 调节激素水平

D. 牙周基础治疗　　E. 养成上、下唇闭合习惯

三、案例分析题

（35～37 题共用题干）

男，12 岁。主诉牙龈肿胀，临床检查显示多个前牙及前磨牙唇颊侧牙龈乳头过度生长呈球形或椭圆形，表面坚实呈结节状。

35. 若牙面可见正畸托槽及弓丝，且口腔卫生较差，牙龈充血，该患儿的诊断是

A. 白血病的牙龈病损　　B. 由炎症导致的牙龈过度生长

C. 血管型牙龈瘤　　D. 纤维型牙龈瘤

E. 牙龈纤维瘤病　　F. 青春期龈炎

36. 此患儿应考虑应用下列哪项治疗方法

A. 手术切除　　B. 消除局部刺激因素　　C. 口腔卫生宣教

D. 牙周洁治　　E. 服用抗生素　　F. 局部用药

37. 若基础治疗后，得不到满意的效果，其治疗主要采取下列哪些方法

A. 拔牙　　B. 手术切除　　C. 保守治疗，保持口腔卫生

D. 先去除局部因素　　E. 牙周洁治　　F. 停药

（38～40 题共用题干）

女，27 岁。主诉：近 2 个月发现全口牙龈普遍增生，刷牙出血，有口臭。口腔检查：全口牙龈增生肥大，覆盖牙面的二分之一甚至更多，质地中等，颜色是灰色，探诊易出血。

38. 为鉴别诊断，应重点询问的病史包括

A. 牙龈自动出血史　　B. 癫痫史　　C. 肝炎活动期

D. 妊娠史　　E. 糖尿病史　　F. 家族遗传病史

G. 心血管疾病史　　H. 平素所采取的口腔卫生措施

39. 患者未婚，否认糖尿病、心血管疾病、肝炎及长期服用药物的病史，父母未出现过类似情况。平素早晚刷牙，未使用过牙线。患者诉近来易感冒、疲乏、贫血，偶有鼻腔出血。最可能的诊断是

A. 急性白血病　　B. 药物性龈增生　　C. 牙龈纤维瘤病
D. 成人牙周炎　　E. 增生性龈炎　　F. 慢性龈缘炎
G. 妊娠期龈炎　　H. 艾滋病

40. 应采取如下哪几项措施

A. 检查血象　　B. 检查骨髓象
C. 局部活检　　D. 全口超声洁治并口服抗生素治疗
E. 立刻行牙周手术切除增生牙龈　　F. 3%过氧化氢液局部冲洗
G. 0.2%氯己定含漱　　H. 请内科医生会诊

答案与解析

1. C　2. A　3. E　4. D　5. C　6. B　7. A　8. D　9. D　10. D　11. B　12. B　13. E　14. C　15. A　16. B　17. B　18. B　19. E　20. C　21. D　22. C　23. D　24. B　25. C　26. C　27. A　28. B　29. B　30. D　31. D　32. D　33. B　34. C　35. F　36. BCDF　37. B　38. ABDFG　39. A　40. ABFGH

1. C【解析】青春期龈炎好发于青少年，好发于前牙唇侧，治疗后预后好，不易复发，青春期过后，病情可能自然缓解。牙龈是性激素的靶组织，由于内分泌的改变，牙龈组织对菌斑等局部刺激物的反应性增强，产生较明显的炎症反应，或者使原有的慢性龈炎加重。而肥大性龈炎则炎症反应相对较弱。

2. A【解析】妊娠期龈炎患者龈下菌斑中细菌的组成发生了变化，中间普氏菌明显增多而成为龈下优势菌。B、C 两项，为慢性牙周炎的主要致病菌。D 项，为急性坏死性溃疡性龈炎的主要致病菌。E 项，为局限型侵袭性牙周炎的主要致病菌。

3. E【解析】健康牙龈有极少量的龈沟液，牙龈有炎症时，龈沟液量增多，其中炎症细胞也明显增多，有些患者还可出现龈沟溢脓现象，这是龈袋内壁的化脓性炎症所致。龈沟液量的增加可作为评估牙龈炎症的一个客观指标。

4. D【解析】患龈炎时，由于牙龈肿胀或增生，龈沟可超过 3mm，但此时结合上皮仅开始向根方和侧方增殖，尚未与牙面分离形成牙周袋，也就是说，上皮附着水平仍位于正常的釉质牙骨质界处，没有发生结缔组织附着的降低，故又称龈袋或假性牙周袋，这是区别龈炎和牙周炎的一个重要标志。

5. C【解析】急性坏死性溃疡性龈炎不及时治疗可导致小块或大块牙槽骨坏死，多见于免疫缺陷患者，如艾滋病患者。在机体抵抗力极度低下者中，急性坏死性溃疡性龈炎还可以合并产气荚膜杆菌感染，使面颊部组织迅速坏死，甚至穿孔，称为走马牙疳。急性龈乳头炎、疱疹性龈口炎和慢性边缘性龈炎症状较轻，极少发展成走马牙疳。白血病不是龈炎。

6. B【解析】龈乳头受到机械或化学的刺激，是引起急性龈乳头炎的直接原因。食物嵌塞

造成龈乳头的压迫及食物发酵产物的刺激可引起龈乳头的急性炎症。不适当地使用牙签或其他器具剔牙，过硬、过锐的食物的刺伤，邻面龋尖锐边缘的刺激也可引起急性龈乳头炎。充填体的悬突、不良修复体的边缘、义齿的卡环尖及不良的松牙固定等均可刺激龈乳头，造成龈乳头的急性炎症。

7. A【**解析**】龈缘附近牙面上堆积的牙菌斑是引起慢性龈缘炎的始动因子，其他如牙石、食物嵌塞、不良修复体、牙错位拥挤均可促进菌斑的积聚，引发或加重牙龈的炎症。殆面充填物高点不会对牙龈造成损伤。

8. D【**解析**】牙龈炎症的主要表现：①牙龈出血（探诊后出血）。②牙龈颜色变鲜红、暗红或变浅变苍白。③牙龈外形改变，龈缘变厚，点彩消失，龈乳头圆钝。④牙龈质地变得松软脆弱，缺乏弹性。⑤龈沟液渗出增多及龈沟探诊深度增加。

9. D【**解析**】长期鼻炎史可能导致口呼吸现象，牙龈暴露于空气有可能促使牙龈干燥和菌斑堆积，刺激牙龈过度生长而造成增生性龈炎。A 项，青春期龈炎发生于青春期少年的慢性非特异性龈炎，男女均可患病，但女性稍多。B 项，牙龈纤维瘤病又称遗传性、家族性或特发性牙龈纤维瘤病。C 项，肉芽肿性牙龈瘤多为牙龈乳头肿块，易出血，粉红色肉芽组织。有蒂或无蒂，基底较宽。E 项，血管型龈瘤可以是化脓性肉芽肿或妊娠性牙龈瘤，病损表现为质软、红紫色包块，常伴有溃疡和出血。

13. E【**解析**】患者现病史及检查提示有龈炎和下切牙唇侧龈瘤，且患者为育龄妇女，应询问其月经情况，了解是否妊娠，若已妊娠，可诊断为妊娠期龈炎。

14. C【**解析**】根据临床表现，该患者症状较轻，无须特殊处理，应予以认真细致的口腔卫生教育，嘱患者做好菌斑控制和必要的维护治疗。尽量避免使用抗生素等全身药物治疗，以免影响胎儿发育。

16. B【**解析**】白血病患者牙龈有明显的出血倾向，龈缘常有渗血，且不易止住，牙龈和口腔黏膜上可见出血点或瘀斑。患者常因牙龈肿胀、出血不止或坏死疼痛而首先到口腔科就诊。及时检查血常规有助于诊断。

18. B【**解析**】苯妥英钠所致牙龈增生一般开始于服药后的 1 ~6 个月。增生起始于唇颊侧或舌腭侧龈乳头，呈小球状突起于牙龈表面。牙龈组织一般呈淡粉红色，质地坚韧，略有弹性，一般不易出血。多数患者无自觉症状，无疼痛。由于牙龈增生肿大，使龈沟加深，形成假性牙周袋。

19. E【**解析**】对于较严重的患者，如牙龈炎症和肥大明显、龈袋有溢脓，可用 1% 过氧化氢液和生理盐水冲洗，也可使用刺激性小、不影响胎儿生长发育的含漱液含漱，如 1% 过氧化氢液，但不宜长期使用。应注意尽量避免使用全身药物治疗，以免影响胎儿发育。经过治疗后未减轻，且已妨碍进食，则可考虑手术切除。手术时机应尽量选择在妊娠期的第 4 ~6 个月，以免引起流产或早产。

20. C【**解析**】急性多发性龈脓肿多发生于青壮年男性，多数有前驱症状，随即发生多个牙龈乳头的肿胀和肿痛，每个红肿的乳头内有小脓肿形成，疼痛剧烈，牙龈脓肿仅局限于龈乳头及龈缘，呈局限性肿胀，无牙周炎病史，无牙周袋，X 线片无牙槽骨吸收。

21. D【**解析**】因患牙冷刺激同对照牙，故不存在牙髓炎症，龋洞中等深度提示中龋。龈红肿探痛并出血是牙龈炎症的表现，患者有剔牙习惯，且在上颌第二前磨牙与第一磨牙之间，可导致龈乳头炎的发生。排除A、B、C、E项。

22. C【解析】慢性龈炎表现为刷牙或咬硬物时牙龈出血，牙龈色鲜红或暗红，龈缘和龈乳头水肿、松软，探诊易出血，无牙槽骨吸收，无牙松动，患者症状与此相符。

23. D【解析】急性龈乳头炎临床表现：局部牙龈乳头发红肿胀，探触和吸吮时易出血，有自发性的胀痛和明显的探触痛。有时疼痛可表现为明显的自发痛和中等度的冷、热刺激痛，易与牙髓炎混淆。如与食物嵌塞有关，常表现为进食后疼痛更明显。检查可见龈乳头鲜红肿胀，探触痛明显，易出血，有时局部可查到刺激物，牙可有轻度叩痛。

24. B【解析】患者处于青春期，且牙龈的炎症反应超过了局部刺激物所能引起的程度，即牙龈组织的炎症反应较强。

25. C【解析】题干中提到患者正畸治疗后，咬物出血加重，牙龈红肿，所以主要局部促进因素为正畸矫治器。

26. C【解析】A项，长期服用药物史可能会造成药物性牙龈增生。B项，家族史可能会与传性牙龈纤维瘤病有关。D项，全身状况，如糖尿病与牙周疾病密切相关。E项，生理周期，患者为育龄期女，很有可能为妊娠期龈炎。而黏膜溃疡病史对牙龈、牙周疾病的诊断意义较小。

27. A【解析】牙周病变的检查通常包括牙周组织检查、局部刺激物检查和治疗前必要的血常规检查。非全身病变通常并不需要进行白细胞趋化功能的检查。

28. B【解析】妊娠期龈炎临床表现：妊娠期龈炎可发生于个别牙龈或全口的牙龈，以前牙区为重。龈缘和龈乳头呈鲜红或暗红色，松软而光亮，或者呈显著的炎性肿胀、肥大，有龈袋形成，轻触之即易出血，患者吮吸或进食时也易出血，此常为就诊时的主诉症状。一般无疼痛，严重时龈缘可有溃疡和假膜形成，此时可有轻度疼痛。

29. B【解析】与药物性牙龈肥大有关的三类药物：①抗癫痫药，如苯妥英钠。②免疫抑制药，如环孢素。③钙通道阻滞药，如硝苯地平、维拉帕米。高血压患者常服用硝苯地平控制血压。

30. D【解析】白血病的牙龈病损的主要表现：①牙龈肿大，颜色暗红发绀或苍白，组织松软脆弱或中等硬度，表面光亮。②局部组织对感染的抵抗力降低，使龈缘处组织坏死、溃疡和假膜形成，状如坏死性溃疡性龈炎，有口臭。③牙龈有明显的出血倾向，龈缘常有渗血，且不易止住，牙龈和口腔黏膜上可见出血点或瘀斑。④严重的患者还可出现口腔黏膜的坏死或剧烈的牙痛、发热、局部淋巴结肿大，以及疲乏、贫血等症状。

31. D【解析】骨髓象检查是确定是否为白血病的依据，应及时与内科医师配合。确诊白血病后，口腔治疗以保守为主，切忌手术或活体组织检查。

32. D【解析】青春期龈炎临床表现：好发于前牙唇侧的龈乳头和龈缘，唇侧龈缘明显肿胀，乳头呈球状突起，龈色暗红或鲜红，光亮，质地软，龈袋形成，探诊易出血。患者一般无明显自觉症状，或者有刷牙、咬硬物时出血、口臭等。

33. B【解析】青春期龈炎的病因：青春期少年未养成良好的刷牙习惯，在错𬌗拥挤、口呼吸及戴各种正畸矫治器的情况下，前牙、替牙部位易发生牙龈炎症；青春期内分泌的改变，特别是性激素的改变，可使牙龈组织对微量局部刺激物产生明显的炎症反应。

34. C【解析】青春期龈炎的治疗措施：①应用正确的刷牙方法刷牙，改正口呼吸的习惯。

②洁治术去除菌斑和牙石，或者可配合局部药物治疗、龈袋冲洗及袋内上药，给予含漱剂清洁口腔。③病程长且过度肥大增长者，常须手术切除。

35. F【解析】患儿处于青春期，且牙龈的炎症反应超过了局部刺激物所能引起的程度，即牙龈组织的炎症较强。青春期龈炎临床表现：好发于前牙唇侧的牙龈乳头和龈缘，舌侧牙龈较少发生。唇侧龈缘及龈乳头明显肿胀，乳头常呈球状突起，颜色暗红或鲜红，光亮，质地软，探诊出血明显。龈沟可加深形成龈袋，但附着水平无变化，亦无牙槽骨吸收。

36. BCDF【解析】青春期龈炎治疗：①通过洁治术去除菌斑、牙石。②必要时可配合局部的药物治疗，如龈袋冲洗、局部上药及含漱。③完成治疗后应定期复查，必须教会患者正确刷牙和控制牙菌斑的方法，养成良好的口腔卫生习惯，以防止复发。④对于准备接受正畸治疗的青少年，应先治愈原有的龈炎，并教会他们正确的控制菌斑的方法。若基础治疗不能根治，才需要手术切除。不主张滥用抗生素。

第六节　牙周病、伴全身疾病的牙周炎

一、单选题

1. 与牙周病有关且证据充分的三种致病菌是
A. 伴放线聚集杆菌、中间普氏菌、牙龈卟啉单胞菌
B. 牙密螺旋体、具核梭杆菌、伴放线聚集杆菌
C. 黏性放线菌、伴放线聚集杆菌、牙龈卟啉单胞菌
D. 白念珠菌、牙龈卟啉单胞菌、变形链球菌
E. 牙龈卟啉单胞菌，伴放线聚集杆菌、福赛坦纳菌

2. 对于伴有糖尿病的牙周炎，下列哪项是错误的
A. 糖尿病本身并不引起牙周炎
B. 患者的龈下菌斑与慢性牙周炎和青少年牙周炎的龈下菌群有区别
C. 牙周有急性感染而需要切开引流者，应先给抗生素，并只做应急治疗
D. 应立即进行复杂的牙周治疗
E. 治疗中应尽量减少组织损伤

3. 牙周病最重要的临床表现之一是
A. 牙齿移位　B. 牙周溢脓　C. 口臭
D. 牙周袋形成　E. 牙龈肿胀、出血、疼痛

4. 牙周病全身治疗的常用药物不包括
A. 甲硝唑　B. 四环素　C. 阿莫西林
D. 螺旋霉素　E. 多种维生素

5. 一旦出现什么即标志着疾病已发展至牙周病阶段
A. 牙槽骨吸收　B. 牙齿松动　C. 牙周袋形成
D. 牙龈退缩　E. 牙龈肿胀、出血和疼痛

6. 确定有牙槽骨吸收的标准是

A. 牙齿松动程度，Ⅱ度以上松动为有骨吸收
B. 牙周袋深度，大于4mm的牙周袋为有骨吸收
C. 牙槽嵴顶到釉质牙本质界的距离，超过2mm可确定有骨吸收
D. X线示牙周膜间隙透射区变宽
E. X线示根端有圆形或椭圆形阴影

7. 牙周病的局部促进因素不包括
A. 牙面及白垢　　B. 食物嵌塞　　C. 𬌗创伤
D. 酸、碱等化学刺激　　E. 不良充填物及修复体

8. 关于根分叉病变的描述，不正确的是
A. 下颌磨牙的根分叉病变较易探查
B. 上颌磨牙邻面根分叉探查应从腭侧进入
C. 上颌磨牙邻面根分叉常因邻牙干扰难以区分Ⅱ度或Ⅲ度
D. X线片表现常比实际病变轻
E. 发生根分叉病变的患牙一般都是松动牙

9. 牙周脓肿形成后的处理原则是
A. 龈袋上药　　B. 切开引流　　C. 龈下洁治
D. 龈瓣切除　　E. 全身支持疗法

10. 有关不良习惯与牙周病的关系，哪项是错误的
A. 吸烟与牙周病无关　　B. 吐舌可致前牙开𬌗
C. 紧咬牙可增加牙周组织的负荷　　D. 磨牙症可引起食物嵌塞
E. 口呼吸与肥大性龈炎有关

11. 女，20岁。主诉：前牙牙缝变大1年。检查：上切牙松动、移位。双侧上下第一磨牙Ⅱ度松动。如果全身药物治疗，最佳选择是
A. 螺旋霉素+替硝唑　　B. 甲硝唑+阿莫西林　　C. 螺旋霉素+阿莫西林
D. 螺旋霉素+红霉素　　E. 牙周宁

12. 男，40岁。右下后牙咬合无力半年，冷热刺激酸痛不适，无自发痛。检查：牙周萎缩Ⅱ度，根分叉暴露，无松动，叩诊（−），冷测验（++）、最佳诊断为
A. 牙髓炎　　B. Ⅰ度根分叉病变　　C. Ⅱ度根分叉病变
D. Ⅲ度根分叉病变　　E. Ⅳ度根分叉病变

13. 男，27岁。1年来牙床肿胀，影响上、下唇活动。检查：$\frac{321|123}{321|123}$唇侧龈增生，乳头明显突出，部分前牙被覆盖，袋深5～6mm，探诊无出血。X线片未见牙槽骨吸收。该患者经多次牙周治疗无效，选择的治疗方法应是
A. 龈翻瓣术　　B. 龈上洁治　　C. 龈下刮治
D. 局部用药　　E. 龈切除术

14. 男，38岁。全口牙出血，咀嚼无力，且刚完成彻底的牙周系统治疗，无明显系统性疾病。口腔检查：牙周袋深度较之前增加，X线片示牙槽骨吸收有明显发展。口腔卫生情况良好，初步诊断为
A. 青少年牙周炎　　B. 与糖尿病有关的牙周炎

C. 成人牙周炎　　D. 快速进展性牙周炎
E. 顽固性牙周炎

15. 女，30岁。检查：左上第二前磨牙牙体未见异常，牙龈红肿，有真性牙周袋形成，冷、热刺激痛，X线片示牙槽骨吸收1/3。诊断为牙周牙髓联合病变。牙周炎引起牙髓炎的途径最可能是

A. 根管　　B. 副根管　　C. 根管侧支
D. 管间侧支　　E. 根尖分歧

16. 男，60岁。主诉：左下后牙咀嚼疼痛。口腔检查：⌈6牙体无明显病变，颊侧牙周袋深6mm，牙龈退缩可见根分叉区完全开放，探针能水平通过分叉区，X线片示根分叉区完全开放。按Glickman根分叉病变分度法，此根分叉病变属于

A. Ⅰ度　　B. Ⅱ度　　C. Ⅲ度
D. Ⅳ度　　E. 正常

二、共用题干单选题

（17～21题共用题干）

男，45岁。主诉：刷牙时牙龈出血，口腔有异味，双侧后牙及下前牙轻度松动，伴有咬合痛。

17. 主要应该进行的检查是

A. 邻面龋＋叩诊　　B. 食物嵌塞　　C. 冷、热刺激反应
D. 早接触＋牙齿松动度　　E. 牙周袋探诊＋X线片

18. 如果拟诊为成人牙周炎，主要致病菌是

A. 伴放线聚集杆菌　　B. 牙龈卟啉单胞菌
C. 乳酸杆菌　　D. 变形链球菌
E. 二氧化碳嗜纤维菌

19. 治疗的基本原则

A. 控制菌斑＋彻底清除牙石　　B. 控制菌斑＋拔除松动牙
C. 松牙固定术　　D. 牙周袋及根面药物处理
E. 牙周外科手术＋全身治疗

20. 下述牙周疗效维持及预防的叙述中，正确的是

A. 1～2年进行一次复查，复诊　　B. 防治牙周炎1～2年做一次洁治
C. 局部龈无炎症可以不拍X线片　　D. 牙周维护在治疗后3年内最重要
E. 患者复查时重点要检查全身情况

21. 如果进行牙周手术，改良翻瓣术的正确切口是

A. 内斜切口＋沟内切口＋水平切口　　B. 水平切口＋沟内切口
C. 纵形切口＋沟内切口　　D. 内斜切口＋纵形切口
E. 信封梯切口＋纵形切口

（22～23题共用题干）

男，33岁。主诉近2年全口牙齿松动，咀嚼力量减弱，前牙出现移位。

22. 最可能的初步印象为
A. 慢性牙周炎　B. 广泛型侵袭性牙周炎　C. 局限型侵袭性牙周炎
D. 急性多发性牙周脓肿　E. 急性坏死性龈炎
23. 造成此患者牙齿松动的最主要原因是
A. 牙龈炎症　B. 牙槽骨的吸收　C. 原发性𬌗创伤
D. 继发性𬌗创伤　E. 牙周韧带炎症

答案与解析

1. E　2. D　3. D　4. E　5. C　6. C　7. D　8. E　9. B　10. A　11. B　12. E　13. E　14. E　15. C　16. D　17. E　18. B　19. A　20. D　21. A　22. B　23. B

4. E【解析】牙周炎全身的常用药物包括抗菌药、非甾体抗炎药、中药等，其中抗炎类药包括硝基咪唑类、四环素类、青霉素类和大环内酯类。维生素缺乏可促进牙周组织炎症，但维生素不是治疗牙周炎的药物。

8. E【解析】根分叉病变一般早期牙齿不松动，晚期可出现牙齿松动。

9. B【解析】A、C 项，龈袋上药、龈下洁治用于脓肿初期脓液尚未形成之前。B 项，牙周脓肿的处理原则是镇痛、防止感染及脓液引流。当脓液形成，出现波动时，选择切开引流。D 项，龈瓣切除没有牙周脓肿形成这个适应证。E 项，全身支持疗法用于有全身症状时候。

11. B【解析】根据患者的临床表现，可拟诊为侵袭性牙周炎。阿莫西林与甲硝唑联合使用治疗侵袭性牙周炎，可增强疗效。

13. E【解析】顽固性牙周炎指的是那些尽管患者很好地遵从医嘱，并接受了对大部分患者来说有效的牙周治疗措施，但其牙周炎仍持续进展的类型。

15. C【解析】牙周组织与牙髓组织之间存在着以下的交通途径：①根尖孔。②根管侧支，由于深牙周袋内的细菌、毒素通过根尖 1/3 处的根管侧支进入牙髓。③牙本质小管。

16. D【解析】根据该患者的根分叉病变表现，符合 Glickman 根分叉病变分度法中的Ⅳ度病变，即根间骨隔完全破坏，且牙龈退缩而使病变的根分叉区直接暴露于口腔。

17. E【解析】根据“双侧后牙及下前牙轻度松动，伴有咬合痛”，患者可能患有牙周炎。因此应进行牙周袋探诊探查牙周袋的深度，以及拍 X 线片查看牙槽骨吸收程度。

18. B【解析】牙龈卟啉单胞菌是成人牙周炎的主要致病菌。伴放线聚集杆菌是侵袭性牙周炎的主要致病菌。乳酸杆菌在龋病的发展中起作用。变形链球菌是龋病的主要致病菌。二氧化碳嗜纤维菌与青少年牙周炎关系密切。

19. A【解析】成人牙周炎的治疗目标应是彻底清除菌斑、牙石等刺激物，消除牙龈炎症，使牙周袋变浅和改善牙周附着水平，并争取适当的牙周组织再生，而且要使这些疗效能长期稳定地保持。

20. D【解析】在经过恰当的治疗后，大多数成人牙周炎患者炎症消退，病情得到控制，但疗效的长期保持却有赖于患者坚持有效的菌斑控制，以及定期的复查、监测和必要的重复治疗。牙周维护在治疗后 3 年内最重要。治疗刚结束应勤复查，复诊间隔应不超过 6 个月。维护期拍摄 X 线片可以评估牙齿、牙周组织的情况，及时发现并记录任何异常状况和病变。

21. A【解析】改良 Widman 翻瓣术的正确切口有三步：内斜切口→沟内切口→牙间水平切口，常不做纵形切口和信封梯切口。

22. B【解析】广泛型侵袭性牙周炎临床特点：①通常发生于 35 岁以下者，但也可见于年龄更大者。②广泛的邻面附着丧失，累及除切牙和第一磨牙以外的恒牙至少 3 颗。③有严重而快速的附着丧失和牙槽骨破坏，呈明显的阵发性。④在活动期，牙龈有明显的炎症，呈鲜红色，并可伴有龈缘区肉芽性增殖，易出血，可有溢脓。

23. B【解析】严重而快速的附着丧失和牙槽骨破坏是牙齿移动的原因。

第七节　口腔颌面部创伤

一、单选题

1. 关于口腔颌面部损伤，正确的说法是

A. 血运丰富，出血多，组织水肿发生快而重，组织抗感染能力弱

B. 牙列移位和咬合错乱是诊断颌骨骨折的主要特征

C. 髁突骨折易伴发颅底骨折

D. 上颌骨折易伴发颈部损伤

E. 创伤后窒息均由气道阻塞引起

2. 下列何种骨折最易伴发颈部损伤

A. 颧弓骨折　　B. 鼻骨骨折

C. 上颌骨 Le Fort Ⅱ型和Ⅲ型骨折　　D. 上颌骨 Le Fort Ⅰ型骨折

E. 下颌骨骨折

3. 牙槽骨骨折最多发于

A. 上颌后牙　　B. 下颌后牙　　C. 上颌前牙

D. 下颌前牙　　E. 上、下颌前牙

4. 当上颌骨发生骨折时，最有意义的体征是

A. 鼻孔大出血　　B. 眼镜征

C. 牙的折断或错位　　D. 上颌骨出现动度并咬合错乱

E. 牙龈撕裂

5. 男，16 岁。不慎跌倒，颏部先着地受撞击，致下颌中线偏左侧，左侧后牙早接触，前牙及右侧后牙开殆。应考虑的诊断是

A. 左侧髁突颈部骨折　　B. 颞肌、咬肌痉挛

C. 右侧颞下颌关节脱位　　D. 左侧颞下颌关节脱位

E. 左侧髁突骨质增生

6. 男，30 岁。工伤致上颌前部创伤。现唇部肿胀，上、下前牙无法咬合，上前牙多个牙松动、冠折。临床考虑上颌前部牙槽突骨折，其特征性表现是

A. 上唇肿　　B. 牙龈撕裂

C. 创伤区咬合错乱　　D. 相邻牙严重损伤
E. 邻牙与松动牙一并移动

7. 女，33 岁。上颌前部被硬物撞击，X 线片证实为上颌前部的牙槽突骨折伴牙龈撕裂伤。该患者不必进行的处理是

A. 缝合牙龈创口　　B. 局部麻醉下将牙槽突及牙复位
C. 单颌结扎固定　　D. 有早接触时调磨对颌牙
E. 颌间结扎

8. 男，25 岁。面部遭受外力打击后，未形成开放性创口，局部肿胀、疼痛和皮下淤血，X 线片未见颌骨骨折。该患者的临床诊断为

A. 撕裂伤　　B. 挫裂伤　　C. 挫伤
D. 擦伤　　E. 撕脱伤

9. 男，18 岁。打篮球时被他人撞击颏部，不能咬合。外院诊断为“左颞下颌关节脱位”转来复位。检查：颏点、牙中线偏右，前牙开𬌗，右侧后牙接触，位置后移。右耳前区肿胀，压痛明显。该患者的诊断是

A. 左髁突前脱位　　B. 左髁突侧方脱位　　C. 双侧髁突前脱位
D. 双侧髁突侧方脱位　　E. 右侧髁突骨折

二、共用题干单选题

（10 ~ 12 题共用题干）

男，50 岁。交通事故致面中份创伤，有短暂昏迷史。临床检查：面中 1/3 凹陷，咬合错乱。影像学检查符合上颌骨 Le FortⅢ型骨折。

10. 现场抢救时，若发生窒息，最实用的抢救方法是

A. 环甲膜切开后，气管切开
B. 迅速经口或鼻腔气管插管
C. 舌体牵出口外，纠正舌后坠
D. 清除口鼻腔及咽喉部血块、呕吐物等
E. 用压舌板横放于上前磨牙，并固定于头部绷带

11. 关于患者的临床表现，错误的是

A. 颅面分离　　B. 面中部缩短
C. 多伴颅底骨折　　D. 咬合关系表现为前牙早接触
E. 骨折线经颧额缝向后达翼突

12. 若患者发生脑脊液鼻漏，治疗方法中正确的是

A. 头低卧位　　B. 早期手术探查　　C. 反复冲洗鼻腔
D. 禁做鼻腔填塞　　E. 鼻腔内置负压装置

（13 ~ 14 题共用题干）

女，35 岁。左下颌下区被拳击伤，随即伤区出现肿胀、瘀斑；触诊有波动感，张口度及咬合关系正常。

13. 该患者最可能发生了

A. 挫裂伤　　B. 伤侧下颌下腺破裂，涎液外渗
C. 伤侧下颌骨骨折　　D. 软组织挫伤
E. 钝器伤

14. 该患者应首先进行的局部检查为
A. CT 检查　　B. B 超检查　　C. 穿刺
D. 拍曲面体层片　　E. 切开探查

三、案例分析题

（15～19 题共用题干）

男，24 岁。因头面部外伤而就诊。

15. 接诊时应询问患者和/或家属的问题是
A. 受伤时间　　B. 致伤原因
C. 受伤部位　　D. 致伤力大小，作用部位
E. 有无昏迷史　　F. 受伤后表现

16. 对患者应进行的体格检查及辅助检查是
A. 生命体征　　B. 眶缘、上颌骨、下颌骨触诊
C. 开口度　　D. 咬合关系
E. 华特位片，颌骨曲面断层片　　F. 头面部 CT
G. 头面部超声　　H. 华特位片，颌骨曲面断层片

17. 患者外伤后颌骨骨折伴有脑挫裂伤，应采取的处理方法是
A. 保持呼吸道通畅，防止脑缺氧　　B. 密切观察生命体征
C. 立即清创缝合，颌骨骨折复位内固定　　D. 防脑水肿，降低颅压
E. 预防感染　　F. 保持水、电解质平衡

18. 检查：患者神志清，自动体位，面中部及左颧部凹陷，复视，左眶下缘可触及台阶感，双耳前区无压痛，开口轻度受限，双侧后牙早接触，前牙开𬌗，上牙弓形态正常，上颌骨可活动，下颌无异常动度。该患者可能的诊断为
A. 颅底骨折　　B. 左颧骨骨折　　C. 右上颌骨骨折
D. 双侧上颌骨骨折　　E. 双侧髁突骨折　　F. 双侧下颌骨骨折

19. 根据以上诊断可以采用的治疗方法为
A. 观察，二期行骨折复位固定　　B. 颅颌固定
C. 左颧骨骨折切开复位固定　　D. 颌间结扎、牵引、固定
E. 双侧上颌骨骨折切开复位固定　　F. 下颌骨骨折切开复位固定

答案与解析

1. B　2. E　3. C　4. D　5. A　6. E　7. E　8. C　9. E　10. E　11. B　12. D　13. D　14. C　15. ABCDEF　16. ABCDEF　17. ABDEF　18. BD　19. BCDE

3. C【解析】牙槽骨骨折主要发生在迎面撞击的外伤中，因此上颌前牙最容易发生牙槽骨骨折。

4. D【解析】上颌骨骨折诊断：通过视诊可以观察到面部有无畸形、眼球有无移位，有无创口、肿胀或瘀斑如“眼镜”征；行开闭口运动时可观察有无开口受限、牙列与咬合错乱、颌骨异常活动等，其中咬合错乱是专科检查最重要的骨折体征。

5. A【解析】颞肌、咬肌痉挛不会出现后牙开骀情况，故颞肌、咬肌痉挛不正确。颞下颌关节脱位主要由过度开口引起，故排除右侧颞下颌关节脱位和左侧颞下颌关节脱位。而患者左侧后牙早接触，前牙及右侧后牙开骀，表明左侧下颌升支变短，可排除左侧髁突骨质增生。单侧髁突颈部骨折，患侧下颌向外侧及后方移位，不能向对侧作侧向运动。由于下颌支变短以及升颌肌群的牵拉而使后牙早接触，前牙及对侧牙可出现开骀。

6. E【解析】上颌前部牙槽突骨折会出现出血、肿胀、瘀斑，面部畸形，咬合错乱，上颌牙槽骨整体动度，眼部畸形和功能障碍，其中上颌牙槽骨整体动度会出现邻牙与松动牙一并移动，是其特异性表现。

7. E【解析】治疗应在局部麻醉下将牙槽突及牙复位到正常解剖位置，与对颌建立正常的咬合关系，然后选用两侧稳固的邻牙作固位体，用牙弓夹板、金属丝和正畸托槽方丝弓等方法固定。若有牙龈撕裂，则拉拢缝合。

11. B【解析】Le FortⅢ型骨折：又称上颌骨高位骨折或颅面分离骨折。骨折线自鼻额缝向两侧横过鼻梁、眶部，经颧额缝向后达翼突，形成颅面分离，常使面中部凹陷、变长。所以面中部缩短错误。

12. D【解析】发生脑脊液鼻漏正确的处理：不能堵塞漏口，可不断用无菌纱布擦干；采用降颅压的措施给予脱水药物、利尿药物、肾上腺皮质激素及减少脑脊液分泌的药物，并给予低盐饮食。

13. D【解析】挫伤是皮下及深部组织遭受力的挤压损伤而无开放创口。伤处的小血管和淋巴管破裂，常有组织内渗血而形成瘀斑，甚至发生血肿。主要特点是局部皮肤变色、肿胀和疼痛。

14. C【解析】穿刺检查一方面可以明确诊断，另一方面对于较大的血肿，可以将淤血同时抽出，然后加压包扎，促进血肿吸收和恢复功能。

第八节　口腔颌面部肿瘤

一、单选题

1. 以下关于良性肿瘤特点的叙述，不正确的是

A. 永不威胁生命　　B. 细胞分化程度高

C. 多成膨胀性生长，不发生转移　　D. 有包膜，界限清，少数可恶变

E. 肿瘤细胞与来源组织相似

2. 下列关于肿瘤诊断的叙述中，不正确的是

A. 超声检查对肿瘤部位、性质及范围诊断有一定参考价值

B. 放射性核素检查可显示出各种大小的肿瘤

C. X 线检查对肿瘤诊断有帮助

D. 免疫学检查对早期肿瘤诊断有价值

E. 同工酶与癌胚抗原（CEA）同时测定可提高癌的诊断价值

3. 牙源性角化囊肿易复发的原因不包括

A. 囊壁薄　B. 可能存在多发病灶　C. 同一病灶内有多个囊腔

D. 可能存在子囊　E. 囊肿内有角化物

4. 下列关于黏液表皮样癌的叙述，错误的是

A. 高分化和低分化者均应做选择性颈淋巴清扫

B. 低分化黏液表皮样癌淋巴结转移率高

C. 高分化黏液表皮样癌很少发生颈淋巴结转移

D. 高分化较低分化常见

E. 女性发病多于男性，发生于腮腺者居多

5. 以下关于唇癌的叙述，错误的是

A. 唇癌是指仅限于唇红黏膜原发的癌

B. 早期临床表现为疱疹状结痂肿块或局部黏膜增厚

C. 唇癌的转移较其他口腔癌少见，且转移晚

D. 上唇癌的淋巴结转移较下唇晚，且较少见

E. 早期无论是手术切除、放射治疗、激光治疗，均有良好的疗效

6. 关于腺样囊性癌的说法，错误的是

A. 肿瘤沿骨髓腔侵袭时在影像学上表现为明显骨破坏

B. 肿瘤可呈跳跃性侵袭

C. 肿瘤易沿神经血管束扩散

D. 颈淋巴结转移较少

E. 肿瘤易侵入血管造成血行转移

7. 恶性肿瘤的特征不包括

A. 一般生长较快　B. 常为膨胀性生长　C. 多呈浸润性生长

D. 可引起转移　E. 可致死

8. 女，40 岁。右上颈部肿物 5 年，增长不明显，近 3 天发生上呼吸道感染，肿物突然增大，伴疼痛。检查见肿物位于胸锁乳突肌上 1/3 前缘，质软，有波动感，无搏动，体位试验阴性。最可能的诊断是

A. 海绵状血管瘤　B. 神经鞘瘤　C. 囊性水瘤

D. 鳃裂囊肿　E. 甲状舌管囊肿

9. 女，42 岁。右颊溃烂 3 个月。检查：左颊部溃疡深面有 4cm×2cm 浸润块，左颈上部触及 1cm×2cm 淋巴结，质中偏硬，活动，无压痛，病理诊断为鳞癌Ⅱ级，拟行颊颌颈联合根治。关于手术切口设计，错误的是

A. 尽量避开或与重要血管平行

B. 切口与皮纹尽量一致

C. 较长的切口设计成弧形或 S 形

D. 切口选择比较隐蔽的部位

E. 切口宁长勿短，最大限度暴露术野，保证手术彻底性

10. 女，51岁。左上颌牙槽部肿大3月余，无压痛及其他不适。临床检查：触及左上颌结节区骨质明显膨隆，质地硬，无压痛，不活动，左上颌牙无松动，牙龈色泽正常。曲面体层片显示左上颌结节区可见一骨质结构破坏区，范围约3.0cm×3.5cm，边界清楚，病变密度均匀，稍高于邻近正常骨质，呈“磨砂玻璃”样。结合以上表现，考虑以下哪种疾病

A. 骨纤维异常增殖症　　B. 骨化性纤维瘤　　C. 成骨性骨肉瘤

D. 良性成牙骨质细胞瘤　　E. 骨瘤

11. 女，12岁。上颌右前磨牙区肿胀1年，X线片见界限清楚的放射透光区，内含大小不等的钙化物质。病理学检查见肿物呈囊性，内衬上皮部分类似缩余釉上皮，部分类似成釉细胞瘤，灶性影细胞团块见于衬里上皮内或纤维囊壁内，部分影细胞可发生钙化。最可能的病理诊断是

A. 单囊型成釉细胞瘤　　B. 牙源性钙化囊肿　　C. 牙源性钙化上皮瘤

D. 牙源性角化囊肿　　E. 牙源性腺样瘤

二、共用题干单选题

（12～14题共用题干）

男，18岁。右下颌角隆起，未萌出，舌侧膨隆明显肿物。X线片显示根尖下方5.0cm×3.0cm圆形低密度影，边界清楚，沿颌骨长轴发展。

12. 该患者最可能的诊断是

A. 根尖囊肿　　B. 含牙囊肿　　C. 角化囊肿

D. 孤立性骨囊肿　　E. 牙源性钙化囊肿

13. 术前对诊断最有帮助的检查是

A. 活检　　B. 摄曲面断层片　　C. 摄根尖片

D. 穿刺　　E. CT检查

14. 如穿刺，可抽出的液体是

A. 淡黄色清亮囊液　　B. 黄色油脂样囊液　　C. 血性囊液

D. 褐色囊液　　E. 翠绿色囊液

答案与解析

1. A　2. B　3. E　4. A　5. D　6. A　7. B　8. D　9. E　10. A　11. B　12. C　13. D　14. B

2. B【解析】放射性核素检查一般可显示直径在2cm以上的肿瘤。

3. E【解析】牙源性角化囊肿易复发的原因：①存在子囊，手术时易残留。②囊肿衬里上皮薄而脆，术中易残留。③囊肿骨壁不光滑，不易刮净。④可能存在多发病灶，或者一个病灶多个囊腔。⑤与周围组织粘连，刮治不易彻底。

5. D【解析】唇癌主要为鳞癌，腺癌很少见；多发生于下唇，常发生于下唇中外1/3间的唇红缘部黏膜。上唇癌转移较下唇癌早，且较多见。

6. A【解析】肿瘤细胞沿着骨髓腔浸润，常为散在的瘤细胞团，脱钙不明显时，在X线片上常无明显的骨质破坏。因此，不能依据有无骨质破坏来判断颌骨是否被肿瘤侵犯。

7. B【解析】恶性肿瘤的主要特征：浸润性生长，侵犯破坏周围组织，界限不清，活动受限，常有局部疼痛、麻木、头痛、开口受限、面瘫、出血等症状，常发生转移。

第九节　口腔颌面部感染

一、单选题

1. 翼下颌间隙感染的病因不包括
A. 下颌智齿冠周炎　B. 下颌磨牙根尖周炎
C. 下牙槽神经阻滞麻醉时消毒不严　D. 下颌第三磨牙拔除时创伤过大
E. 下颌骨骨髓炎

2. 在下列间隙感染中，哪一个最常引起颌骨边缘性骨髓炎
A. 颞间隙　B. 咬肌间隙　C. 下颌下间隙
D. 颏下间隙　E. 眶下间隙

3. 婴幼儿化脓性颌骨骨髓炎多发生于
A. 上颌骨　B. 下颌骨　C. 颞骨
D. 颧骨　E. 鼻骨

4. 面部感染逆行常引起颅内哪种严重的并发症
A. 细菌性脑栓塞　B. 脑膜炎　C. 海绵窦血栓性静脉炎
D. 脑脓肿　E. 脑炎

5. 婴幼儿颌骨骨髓炎感染的来源多为
A. 化脓性下颌下腺炎　B. 淋巴结核　C. 下颌下淋巴结炎
D. 颏下间隙感染　E. 血源性感染

6. 哪个间隙感染容易引起严重的开口受限
A. 舌下间隙　B. 咬肌间隙　C. 下颌下间隙
D. 眶下间隙　E. 颏下间隙

7. 颜面部疖、痈最常见的致病菌为
A. 金黄色葡萄球菌　B. 白色葡萄球菌　C. 溶血性链球菌
D. 厌氧性链球菌　E. 铜绿假单胞菌

8. 男，29岁。3天前因“右上唇痈”入院治疗，今晨起体温急剧上升达39.5℃，相继出现头痛伴恶心，右球结膜淤血，右眼球前突及眼球运动受限。应考虑并发了
A. 脑膜炎　B. 脑脓肿　C. 败血症
D. 脓毒血症　E. 海绵窦血栓性静脉炎

9. 男，65岁。因扁桃体癌行放疗70Gy。放疗后2年出现下颌磨牙区黏膜破溃，牙槽突骨面外露并长期溢脓，牙松动。最可能的诊断是
A. 牙周炎　B. 多间隙感染　C. 放射性颌骨骨髓炎

D. 扁桃体癌复发侵犯颌骨　E. 中央性颌骨骨髓炎

10. 男，12 岁。口底部广泛性水肿 2 天。检查：水肿范围上及面颊部，下至锁骨水平，皮肤灼热，红肿发硬，压痛明显，呈凹陷性水肿，并可触及捻发音。此病的诊断应是

A. 化脓性口底蜂窝织炎　B. 口底多间隙感染

C. 颈部多间隙感染　D. 腐败坏死性口底蜂窝织炎

E. 双侧下颌下间隙感染

11. 男，30 岁。因右下颌智齿冠周炎，造成下颌下间隙、颞下间隙、翼下颌间隙脓肿。切开引流的最佳方法为

A. 于上颌结节外侧前庭沟切开　B. 于翼下颌韧带稍内侧切开

C. 于下颌角下方切开　D. 于下颌支后缘切开

E. 于颞部及下颌角下方切开并行贯通引流

12. 男，35 岁。右上颌结节传导阻滞麻醉拔除右上第三磨牙后 4 天出现发热，右面部疼痛，开口受限，此患者可能发生了

A. 翼下颌间隙感染　B. 咬肌间隙感染　C. 颞下间隙感染

D. 颞间隙感染　E. 翼内肌痉挛

13. 女，24 岁。妊娠 5 个月，妊娠后，右侧下颌阻生牙反复发生冠周炎，1 周前再次发作，经治疗后治愈，目前最佳处理方法

A. 龈瓣切除　B. 拔除　C. 冲洗上药

D. 理疗　E. 口服抗生素

14. 男，38 岁。因左下颌骨慢性中央性骨髓炎，造成左下颌多个瘘管，现病源牙已拔除，但瘘口未愈，仍有少量脓液溢出，偶有小块死骨排出。关于此患者的治疗，下列错误的是

A. 应行病灶清除及死骨摘除术

B. 术前应配合抗菌药物治疗

C. 术前应行 X 线检查确定骨质破坏程度

D. 若患者体弱，应延期手术

E. 手术时机应选在死骨分离前，以减少去骨量

二、共用题干单选题

（15～16 题共用题干）

男，40 岁。右下后牙区肿胀疼痛史。检查下后牙颊侧牙龈处有瘘管，挤压有溢脓，同侧面部潮红，可触及炎性肿块，伴有中度开口受限。

15. 该患者最可能的疾病是

A. 颌骨囊肿继发感染　B. 慢性化脓性骨髓炎　C. 致密性骨炎

D. 牙周炎　E. 下颌骨肿瘤

16. 其病理表现不包括

A. 骨髓腔内有大量的淋巴细胞和浆细胞浸润

B. 死骨形成

C. 死骨周围有炎症性肉芽组织存在

D. 死骨摘除后，纤维组织增生活跃

E. 死骨周围有大量的成骨细胞

（17～19 题共用题干）

男，22 岁。因右侧后牙隐痛不适 4 天，右侧面部肿胀 2 天求诊。查体：右侧下颌角处肿胀明显，局部压痛，皮温升高，波动感不显，牙关紧闭，口内右下颌第三磨牙初萌牙尖，牙冠大部分被牙龈覆盖，龈瓣充血水肿，龈瓣下有脓液溢出

17. 该患者最有可能的诊断为

A. 右下颌智齿冠周炎

B. 右下颌边缘性骨髓炎

C. 右侧腮腺炎

D. 右下颌智齿冠周炎继发咬肌间隙感染

E. 右下颌肿瘤继发感染

18. 此时不宜进行下列哪项操作

A. 拔除右下颌第三磨牙

B. 血常规检查

C. 口腔冲洗、含漱

D. 局部穿刺检查

E. 摄 X 线片

19. 该患者一旦脓肿形成，切开引流的切口以何者为佳

A. 口外下颌升支后缘后 1～2cm 皮肤切口

B. 肿胀最高处沿皮纹皮肤切口

C. 下颌下缘下 1～2cm，绕下颌角弧形皮肤切口

D. 口内下颌升支外侧做长约 3cm 的纵行黏膜切口

E. 肿胀最低处沿皮纹做皮肤切口

答案与解析

1. E　2. B　3. A　4. C　5. E　6. B　7. A　8. E　9. C　10. D　11. C　12. C　13. B　14. E　15. B　16. E　17. D　18. A　19. C

2. B【解析】边缘性骨髓炎的感染途径是首先累及咬肌间隙或翼下颌间隙，然后侵犯下颌骨骨膜，发生骨膜炎，形成骨膜下脓肿，以后再损害骨皮质。

3. A【解析】婴幼儿化脓性颌骨骨髓炎主要发生于上颌骨。患儿早期主要出现面部、眶下及内眦部皮肤红肿，以后病变迅速向眼睑周围扩散，甚至出现眼睑肿胀、结膜外翻或眼球外突。

4. C【解析】在口腔颌面部感染中，面部疖、痈最易发生全身并发症，这是由于疖痈的病原菌毒力较强，上唇与鼻部“危险三角区”内的静脉常无瓣膜，以及颜面表情肌和唇部的生理性活动易使感染扩散等。当感染侵入面静脉发生静脉炎及血栓形成时，静脉回流受阻，可出现颜面广泛水肿、疼痛，易沿无瓣膜的面前静脉逆行引起海绵窦血栓性静脉炎。

5. E【解析】婴幼儿颌骨骨髓炎的感染来源多为血源性感染，但亦可因牙龈损伤或母亲患化脓性乳腺炎，哺乳时使病原菌直接侵入而引起。泪囊炎或鼻泪管炎有时也可伴发上颌骨骨髓炎。

6. B【解析】A 项，舌下间隙感染时，只有当感染向口底后方扩散，才可出现一定程度的开口受限与呼吸不畅，其程度不及咬肌间隙感染，排除。C 项，下颌下间隙感染表现为下颌下三角区肿胀，下颌骨下缘轮廓消失，皮肤紧张、压痛，按压有凹陷性水肿，排除。D 项，眶下间隙感染主要表现为眶下区肿胀，排除。E 项，颏下间隙感染亦仅表现为颏下三角区肿胀，排除。B 项，咬肌间隙感染的典型表现是以下颌支及下颌角为中心的咬肌区肿胀、变硬、压痛伴严重开口受限。

7. A【解析】颜面部疖、痈最常见的致病菌为金黄色葡萄球菌。

8. E【解析】患者的痈发生在面部危险三角区，此处静脉常无静脉瓣，有感染时易在静脉内形成血栓，使血液发生逆向流动，经眼上静脉，通向颅内的海绵窦，从而将面部炎症传播到颅内，产生海绵窦血栓性静脉炎。患者体温上升，出现神经系统激惹症状，同时出现了眼部并发症，故选海绵窦血栓性静脉炎。

9. C【解析】放射性颌骨骨髓炎病程发展缓慢，往往在放射治疗后数月乃至十余年才出现症状。临床表现：发病初期呈持续性刺样剧痛，放疗引起黏膜或皮肤破溃，致牙槽突、颌骨骨面外露，呈黑褐色；继发感染后，露出骨面的部位长期溢脓，久治而不愈；也可伴发感染骨区牙的松动。

10. D【解析】腐败坏死性蜂窝织炎的特点：局部皮肤呈弥漫性水肿、紫红或灰白、无弹性，呈明显凹陷性水肿；由于组织间隙有体产生，可触及捻发音。

11. C【解析】切开引流的要求：切口位置应在脓腔的重力低位；切口瘢痕隐蔽；切口长度以能保证引流通畅为准则；应尽力选用口内引流；顺皮纹方向切开，勿损伤重要解剖结构。患者下颌下间隙、颞下间隙、翼下颌间隙脓肿，相邻间隙感染原则上应与相应间隙贯通，沿下颌角下作弧形切口一并引流。

12. C【解析】颞下间隙感染：感染来源可从相邻间隙，如翼下颌间隙等感染扩散而来；也可因上颌结节、卵圆孔、圆孔阻滞麻醉时带入感染；或者由上颌磨牙的根尖周感染或拔牙后感染引起。颧弓上、下及下颌支后方微肿，有深压痛，伴有不同程度的开口受限。该患者的表现符合颞下间隙感染。

13. B【解析】对于引起极大痛苦，必须拔除的牙，在妊娠期间皆可进行，但对选择性手术，则应在妊娠的第 4 ~ 6 个期间进行较为安全。该患者冠周炎反复发作，故选择拔除。

第十节　先天及后天性畸形

一、单选题

1. 做单侧唇裂整复术较合适的年龄为

A. 1 ~ 2 个月　　B. 3 ~ 6 个月　　C. 1 ~ 2 岁

D. 3 ~ 6 岁　　E. 6 ~ 8 岁

2. 目前，多主张在什么年龄行腭裂整复术

A. 6 个月　　B. 18 个月左右　　C. 3 岁左右

D. 5 ~ 6 岁　　E. 8 ~ 12 岁

二、共用题干单选题

（3～5题共用题干）

新生儿，右侧完全性唇、腭裂。

3. 最先实施的手术治疗应该是

A. 唇裂修复术　　B. 腭裂修复术　　C. 牙槽突裂植骨术

D. 新生儿正畸　　E. 颌骨正畸术

4. 唇裂修复手术的时机多在

A. 出生后3～6个月　　B. 出生后6～12个月　　C. 出生后12～18个月

D. 青春期后　　E. 成年后

5. 进行语音评价及语音治疗的时间在

A. 4～6岁　　B. 9～12岁　　C. 13～18岁

D. 25岁以后　　E. 手术后任何时间

三、案例分析题

（6～9题共用题干）

女，10岁。已分别行唇腭裂修复手术，现仍然存在口鼻瘘口。检查：左侧尖牙区牙槽嵴裂隙，伴口鼻腔贯通，且尖牙未萌出。

6. 该患者的诊断应为

A. 完全性牙槽突裂　　B. 不完全性牙槽突裂　　C. 牙槽突隐裂

D. 腭瘘　　E. 硬腭裂　　F. 不完全腭裂

7. 下列关于牙槽突裂的发生，描述正确的是

A. 球状突与外侧鼻突融合障碍　　B. 上颌突与外侧鼻突融合障碍

C. 球状突与内侧鼻突融合障碍　　D. 上颌突与内侧鼻突融合障碍

E. 上颌突与下颌突融合障碍　　F. 球状突与上颌突融合障碍

8. 牙槽突裂最常发生的部位是

A. 中切牙与侧切牙之间　　B. 侧切牙与尖牙之间

C. 两侧中切牙之间　　D. 尖牙与第一前磨牙之间

E. 第一前磨牙与第二前磨牙之间　　F. 第二前磨牙与第一磨牙之间

9. 若植骨成功，术后拟行正畸治疗，则最佳时机是

A. 术后2周　　B. 术后1个月　　C. 术后1～3个月

D. 术后3～6个月　　E. 术后6～9个月　　F. 术后10个月

答案与解析

1. B　2. B　3. A　4. A　5. A　6. A　7. D　8. B　9. D

1. B【解析】单侧唇裂整复术一般在婴儿3～6个月进行。双侧唇裂整复术较单侧复杂，手

术时间较长，术中出血也比单侧多，宜推至婴儿6～12个月施行手术。

2. B【**解析**】腭裂整复术合适的手术年龄至今在国内外仍有争议，有两种意见：一种意见主张早期进行手术，在8～18个月手术为宜；另一种意见则认为在学龄前，即5～6岁施行为好。因为幼儿早期手术操作方便，出血量很少，手术野清晰，同时，完成手术的时间反比年龄大者快，故目前多主张早期手术。

第十一节　牙体缺损、牙列缺损、牙列缺失

一、单选题

1. 以下牙体缺损不适合用充填的方法治疗的是

A. 后牙𬌗面龋坏　B. 前牙切角缺损　C. 𬌗面重度磨耗

D. 后牙邻𬌗洞　E. 楔状缺损

2. 牙体缺损修复后短期内出现自发痛最常见的原因是

A. 根管侧壁穿孔引起的急性根尖周炎　B. 创伤𬌗造成的急性牙周炎

C. 邻牙发生牙髓炎　D. 牙髓充血发展为牙髓炎

E. 继发龋引起的牙髓炎

3. 牙体缺损修复中不利于增加修复体抗力的措施是

A. 选用强度高的材料　B. 修复空间充足

C. 避免应力集中　D. 增加牙尖斜度

E. 金瓷衔接区远离咬合接触点

4. 女，54岁。下颌牙列缺损，$\overline{65|}$缺失，$\overline{7|}$向近中倾斜20°，$\overline{4|}$向远中倾斜10°，基牙牙冠形态正常，设计时应将模型

A. 向远中倾斜5°　B. 向近中倾斜15°

C. 向近中倾斜5°　D. 向远中倾斜15°

E. 向远中倾斜10°

5. 女，59岁。全牙列缺失，全口义齿修复。初戴时检查发现义齿基托边缘未达到唇颊黏膜的转折处，如不修改，造成的主要后果为

A. 患者不适　B. 患者恶心

C. 不利于义齿的稳定　D. 不利于义齿的固位

E. 不利于基托形成磨光面外形

二、共用题干单选题

（6～8题共用题干）

女，20岁。1年前因外伤致上前牙缺损。口腔检查：右上中切牙远中切角缺损，牙冠变色，叩诊（－），无松动，咬合正常。

6. 该患者不宜选择的修复形式有

A. 光固化树脂修复　B. 塑料甲冠　C. 瓷贴面

D. 烤瓷全冠　　E. 嵌体

7. 若采用桩冠修复，应进一步做的检查不包括

A. 摄 X 线片了解根周状况　　B. 松动度

C. 牙龈状况　　D. 牙齿的颜色变化

E. 摄 X 线片了解根管充填的状况

8. 该患者最合适修复的类型是

A. 成品桩 + 树脂牙冠　　B. 成品桩 + 树脂核 + 树脂牙冠

C. 铸造桩核 + 烤瓷冠　　D. 成品桩 + 树脂核 + 全瓷冠

E. 铸造桩核 + 树脂牙冠

答案与解析

1. C　2. D　3. D　4. A　5. D　6. E　7. D　8. D

3. D【解析】A 项，选用强度高的材料可增加修复体抗力形。B 项，修复空间充足可以增加材料的厚度，使其抗力增加。C 项，避免应力集中可以增强修复体的抗力。D 项，增加牙尖斜度可以增加其侧向力，从而增加其断裂的风险。E 项，金瓷衔接区远离咬合接触点，可避免咬合压力大的区域，增强抗力。

4. A【解析】可采用平均倒凹法确定义齿的就位道，将模型方向调节在各基牙的近远中向和颊舌向倒凹比较平均的位置，使两端和两侧基牙都有一定程度的倒凹。$\overline{7|}$向远中倾斜 5°，$\overline{4|}$向远中倾斜 5°，获得共同就位道 15°。

5. D【解析】基托边缘过短会影响义齿固位，此情况常见于上颌颊侧翼缘区后部及下颌舌侧翼缘区后部。过短的部分可以用自凝树脂口内加长，也可以重做。

第十二节　桩核修复

一、单选题

1. 关于铸造桩核根桩外形的描述，正确的是

A. 横截面为圆形　　B. 与根部外形一致

C. 与根管壁不宜太密合，以利就位　　D. 横径为根径的 1/4

E. 从根管口到根尖方向为圆柱状

2. 关于桩核冠修复的禁忌证，错误的是

A. 根尖发育未完成　　B. 严重根尖吸收　　C. 牙根极短牙

D. 牙槽骨吸收超过根长 1/2　　E. 冠折外伤牙

3. 关于增强桩核固位的方法，错误的是

A. 尽可能保留残冠硬组织　　B. 尽可能利用根管长度　　C. 增加桩与管壁的密合度

D. 根管预备成圆柱形　　E. 使用树脂粘接剂

4. 上颌磨牙桩核冠修复时，最可能利用的根管是

A. 近中颊根管　　B. 近中舌根管　　C. 腭根管

D. 近中舌根管和腭根管　　E. 近中颊根管和腭根管

5. 某患者，$\underline{|1}$ 残根，进行完善的根管治疗后要进行桩冠修复，在根管预备完毕、完成蜡型至最后粘固前，患者的根管应

A. 放95%乙醇棉球，以氧化锌水门汀暂封

B. 放生理盐水棉球，以氧化锌水门汀暂封

C. 放FC棉球，以氧化锌水门汀暂封

D. 放干棉球，以氧化锌水门汀暂封

E. 放75%乙醇棉球，以氧化锌水门汀暂封

6. 女，50岁。1周前因外伤折断前牙已经根管治疗。检查：$\underline{|1}$ 冠折，断面在龈上，无叩痛，无松动；牙片示根充完整，无根折。该牙进行桩冠修复的时间是根管治疗后

A. 1天　　B. 3天　　C. 1周

D. 10天　　E. 2周

7. 男，50岁。$\overline{1|}$ 为桩冠修复，戴入1年后发生桩冠折断，最可能的原因是根桩

A. 过细　　B. 长度不够　　C. 与根管壁不密合

D. 松动　　E. 锥度过小

二、共用题干单选题

（8～10题共用题干）

女，20岁。一年前因外伤致前牙缺损，有治疗史。口腔检查：左上中切牙切缘及近中切角缺损，牙冠变色，叩痛（-），无松动，咬合正常。X线片显示根管内有充填物。

8. 下列哪种情况可进行桩冠修复

A. 未经完善根管治疗的患牙　　B. 牙槽骨吸收超过根长的1/3

C. 牙根有足够长度者　　D. 根管弯曲、细小

E. 根管壁有侧穿

9. 一般要求根桩长度应

A. 达到根长的1/3　　B. 达到根长的2/3～3/4　　C. 达到根长的4/5

D. 与牙冠长度相等　　E. 与根长度相等

10. X线片显示的情况与桩冠修复无关的是

A. 患牙牙根长度　　B. 患牙牙根直径　　C. 患牙牙根弯曲程度

D. 患牙根管治疗情况　　E. 邻牙的冠根比例

（11～13题共用题干）

女，26岁。1个月前前牙折断，2周前已经在外院做“根管治疗”。现无任何不适。检查：$\underline{|1}$ 冠折，断面与牙龈平齐，根管口暂封，无叩痛，无松动，牙龈无充血、水肿，前牙咬合较紧，其余牙无明显异常。X线片显示 $\underline{|1}$ 已做完善的根管治疗，根尖无明显阴影。

11. 行桩冠修复的时间最早为

A. 初诊时　　B. 3天后　　C. 1周后

D. 2 周后　　E. 3 周后

12. 如该牙用桩核冠修复，根尖部要求至少保留的充填材料是

A. 2mm　　B. 5mm　　C. 6mm

D. 8mm　　E. 10mm

13. 桩核粘固前消毒通常用

A. 樟脑苯酚（CP）　　B. FC　　C. 碘酊棉球

D. 75% 乙醇　　E. 无水乙醇

三、案例分析题

（14 ~ 16 题共用题干）

女，26 岁。右侧上颌中切牙近中切角缺损半年，牙冠变色，已行根管治疗，无临床症状，患者咬合关系正常。

14. 修复开始前首要需要进行的口腔检查是

A. 颞下颌关节的检查　　B. 咀嚼肌的检查

C. 可能与口腔疾病相关的临床综合检查　　D. 摄 X 线片

E. 制取研究模型检查　　F. 牙髓活力测验

15. 该患者最适宜的修复方式为

A. 切角嵌体　　B. 塑料全冠　　C. 直接烤瓷全冠修复

D. 金属桩核烤瓷冠　　E. 金属塑料联合全冠　　F. 纤维桩核全瓷冠修复

G. 金属桩核烤瓷全冠

16. 哪种方法不能有效增强桩冠的固位

A. 延长冠桩的长度

B. 增强水门汀的稠度

C. 减小根管壁的锥度

D. 增加冠桩与根管壁的密合度

E. 使桩的横切面与根管的横切面尽量相一致

F. 牙本质肩台的冠边缘的预备

答案与解析

1. B　2. E　3. D　4. C　5. E　6. C　7. A　8. C　9. B　10. E　11. B　12. B　13. D　14. DE　15. F　16. B

2. E【解析】桩核冠修复的禁忌证：①年轻恒牙、根尖发育尚未完成者。②根管治疗不完善、根尖病变范围过大、瘘管未闭合者。③牙根过短、根管弯曲者。④缺损范围过大、根面位于龈下、无法通过正畸牵引或冠延长手术获得足够生物学宽度者。

4. C【解析】上颌磨牙所有牙根中腭根最粗大。

5. E【解析】根管预备完成后，隔唾，用乙醇棉捻将根管内清洁干净后吹干，放 75% 乙醇

充填根管并做暂封。

7. A【解析】桩越粗根管壁越薄，越易导致受力时牙根折断；而桩过细，则受力时易产生桩的弯曲或折断。

8. C【解析】适应证：牙冠大部缺损无法充填治疗或做全冠修复固位不良者；牙冠缺损至龈下，牙周健康，牙根有足够的长度，经龈切除术后能暴露出缺损面者等。以下情况禁忌行桩冠修复：18 岁以下的青少年；有明显根尖周感染和临床症状；严重根尖吸收，牙槽骨吸收超过根长的 1/3，根管弯曲细小；根管壁侧穿，伴有根、骨吸收和根管内感染者；牙槽骨以下的斜行根折，伴断牙牙根松动者等。

9. B【解析】桩的长度：为确保根管治疗效果和预防根折，一般要求根尖部保留 3 – 5m 的充填材料作为根尖封闭，桩的长度为根长的 2/3 ~ 3/4。对于根比较短的情况，应尽量保证让桩的长度大于等于临床冠的长度，并且保证桩处于牙槽骨内的长度大于根在牙槽骨内的总长度的 1/2。

10. E【解析】行桩冠修复前需要先拍牙 X 线片，了解患牙的情况，包括牙根长度、牙根直径、牙根弯曲程度，以及患牙根管治疗情况，确认一切情况符合操作的条件后方可进行修复。

第十三节　全冠修复

一、单选题

1. 全冠牙体制备的要求下列哪项是错误的

A. 龈缘线相连应一致　　B. 颊、舌面应无倒凹，最大周径降至龈缘

C. 轴、线角应清楚分明呈直角　　D. 缘、线角、轴角应磨光

E. 两邻面应近于平行

2. 全冠修复步骤中不可能对牙髓造成危害的是

A. 牙体预备产热　　B. 预备量深　　C. 取印模

D. 消毒剂　　E. 戴暂时冠

3. 为了牙龈的健康全冠龈边缘最基本的要求是

A. 应位于龈上　　B. 应位于龈沟内　　C. 应平齐龈

D. 选用刃状边缘　　E. 边缘要密合

4. 以下关于上前牙金瓷冠牙体预备的描述，错误的是

A. 唇面磨除 1.2 ~ 1.5mm　　B. 唇面应按颈 1/3 或 1/2 的方向均匀磨除

C. 保留舌隆突轴面外形　　D. 唇侧形成龈下肩台

E. 点线角圆钝

5. 以下关于金瓷冠的描述，错误的是

A. 瓷层越厚越好　　B. 镍铬合金基底冠较金合金强度好

C. 避免多次烧结　　D. 体瓷要在真空中烧结

E. 上釉在空气中完成

6. 瓷全冠的优点不包括

A. 色泽稳定自然　　B. 导热低　　C. 生物相容性好

D. 不导电　　　　　　　　E. 脆性小，强度高

7. 女，30 岁。上前牙冠修复体粘固后冷、热刺激痛 3 天。无自发痛。检查：$\underline{|2}$ 烤瓷全冠修复，龈边缘密贴，叩痛（－），不松动，牙髓活力正常，咬合无早接触。针对上述诊断应进行的处理是

A. 拆除修复体观察　　　　　　B. 拆除修复体局部麻醉下开髓
C. 在冠修复体上开窗行牙髓治疗　　D. 调改咬合
E. 不予处理，继续观察

8. 男，62 岁。$\underline{6|}$ 隐裂有牙髓症状，牙冠短，咬合紧，根管治疗后，适宜的修复是

A. 铸造全冠　　　　B. 7/8 冠　　　　C. 烤瓷全冠
D. 高嵌体　　　　E. 锤造全冠

9. 女，46 岁。$\overline{6|}$ 金属全冠修复 1 年余，昨日脱落，于我院求诊。检查：$\overline{6|}$ 金属全冠𬌗面存在左右孔洞，冠内基牙继发龋，无松动，分析修复体脱落的原因最可能是

A. 金属选择不当　　　　B. 咀嚼过硬食物　　　　C. 水门汀使用不当
D. 基牙预备间隙不足　　E. 咬合关系不正常

10. 男，19 岁。因外伤造成右上颌中切牙切 1/3 折裂露髓，已行完善根管治疗 1 周，无症状，X 线片无异常。目前应首选哪种修复方式

A. 烤瓷桩核冠　　　　B. 金属全冠　　　　C. 充填修复
D. 烤瓷全冠　　　　E. 嵌体修复

11. 某患者，右上中切牙金属烤瓷冠修复后。检查：金属烤瓷冠颜色形态良好，不松动，颈部边缘探诊可以探入冠内，邻接点牙线可以勉强通过，牙尖交错𬌗时 $\overline{1|}$ 咬在金属烤瓷冠的瓷面上，你认为此冠

A. 合格修复体　　　　B. 邻接过紧　　　　C. 邻接过松
D. 金瓷结合区设计不当　　E. 边缘不密合

12. 男，40 岁。右中切牙远中切角缺损，烤瓷全冠修复后 2 日，出现咬合痛，不敢闭合前牙，检查：右中切牙叩痛。最可能的原因为

A. 粘结剂刺激牙髓　　　　B. 有创伤　　　　C. 与下前牙无接触
D. 患者咬硬物　　　　E. 与邻牙接触过紧

二、共用题干单选题

（13～15 题共用题干）

女，40 岁。戴用下颌磨牙修复体 1 年余，出现自发痛 3 天。检查：$\overline{|6}$ PFM 全冠修复体，叩诊（±），无松动，全冠外形、咬合及邻接关系好，但远中冠缘下方可探及深龋。

13. 戴用修复体一段时间后方出现上述症状的可能原因是

A. 牙髓炎　　　　B. 𬌗创伤　　　　C. 牙龈退缩
D. 水门汀溶解或脱落　　E. 金属微电流刺激

14. 视该病例的具体情况，进一步的检查不包括

A. 牙髓活力温度测验　　B. 摄 X 线牙片　　C. 检查全冠密合性
D. 牙髓活力电测验　　E. 拆除修复体

15. 其治疗应是

A. 拔除　B. 观察　C. 服消炎药

D. 根管治疗　E. 拆除修复体

(16～18 题共用题干)

男，45 岁。左上第一磨牙隐裂致急性牙髓炎完善根管治疗后。检查：后牙咬合紧磨耗重，临床牙冠短小。

16. 该患牙的最佳处理方法是

A. 垫底后树脂充填　B. 垫底后银汞合金充填

C. 普通瓷全冠　D. 铸造金属全冠

E. 烤瓷全冠

17. 铸造金属全冠戴入后就位密合，无咬合高点，但粘结后发现存在咬合高点，可能的原因不包括

A. 全冠就位时粘结剂已开始固化　B. 粘结剂调和太稠

C. 全冠粘结面放置粘结剂太多　D. 咬棉卷加压时未咬紧

E. 全冠粘结时就位方向不对

18. 医生未能及时发现铸造金属全冠粘结后的咬合高点，患者如未得到及时处理，在使用中可能发生的问题包括

A. 患牙继发龋坏　B. 对颌牙咬合疼痛　C. 患牙咬合疼痛

D. 颞下颌关节紊乱病　E. 以上均有可能发生

(19～20 题共用题干)

某患者进行金属烤瓷冠修复，冠就位后发现冠十分密合，经调𬌗无早接触后选择聚羧酸水门汀粘固，调拌水门汀时严格按照粉、液比例，按就位道方向就位，𬌗面垫一棉卷，让患者紧咬 5 分钟，粘固完成后再次检查示咬合过高。

19. 最可能导致咬合过高的原因是

A. 患者咬合过分用力　B. 水门汀排溢困难　C. 水门汀选择不当

D. 水门汀调拌不当　E. 棉卷垫置过少

20. 在粘固前可采取何种预防措施

A. 将冠组织面均匀磨去一小层　B. 将牙体组织面均匀磨去一小层

C. 将水门汀调稀一些　D. 在牙体轴壁上预备一纵向小沟

E. 在粘固前将冠调至低𬌗

三、案例分析题

(21～24 题共用题干)

男，50 岁。以左侧后牙自发痛 2 天，加重 1 天，伴夜间痛求诊。检查：左上第一磨牙锤造金属全冠修复，左下第一磨牙烤瓷冠修复，大面积崩瓷露出金属底冠，上下颌修复体密合度均欠佳，口腔卫生情况差，牙龈充血水肿。

21. 对疑似病灶牙要进一步进行检查，不恰当的是

A. 叩诊　B. 冷测验　C. 热测验

D. 牙髓活力电测验　　E. 摄 X 线片　　F. 探诊

22. 检查确定左上第一磨牙慢性根尖周炎，左下第一磨牙急性牙髓炎，上、下颌患牙均不松动。该患者完整的治疗和修复方案应包括

A. 拆除不密合的不良修复体　　B. 病灶牙完善根管治疗

C. 完善的牙周治疗　　D. 截冠并桩核修复

E. 邻牙邻面片切　　F. 病灶牙全冠修复

23. 在进一步的检查中发现，左上第一磨牙近颊根折，以下治疗修复方案的调整不正确的是

A. 拆除不密合的不良修复体　　B. 腭根和远颊根完善根管治疗

C. 近颊根拔除术　　D. 完善的牙周治疗并牙龈修整术

E. 增大全冠修复的殆面颊舌径　　F. 全冠修复不恢复近中邻面接触

24. 拆除左下第一磨牙烤瓷全冠后发现，牙冠大面积继发龋，如去尽软龋，则剩余正常牙体组织接近龈缘，此时应如何对患牙进行治疗和修复

A. 完善的根管治疗

B. 去尽软龋后修整薄壁弱尖，桩核加全冠修复

C. 去除变色的龋坏组织，但不用去尽软龋，树脂充填后全冠修复

D. 去尽软龋后保留薄壁弱尖，桩核加全冠修复

E. 完善的牙周治疗

F. 去除变色的龋坏组织，但不用去尽软龋，桩核加全冠修复

答案与解析

1. C　2. E　3. E　4. B　5. A　6. E　7. E　8. A　9. D　10. D　11. E　12. B　13. A　14. D　15. D　16. D　17. C　18. E　19. B　20. D　21. D　22. ABCF　23. EF　24. ABE

2. E【解析】全冠修复过程中对牙髓造成损害的原因包括温度刺激、化学刺激等，其中牙体预备、制取印模可对牙髓造成冷、热温度刺激，消毒用的消毒剂可对牙髓造成化学刺激。而戴暂时冠可隔绝各种刺激，对牙髓有保护作用。

3. E【解析】全冠龈边缘与牙龈的健康关系非常密切。为了防止修复体龋边缘处发生龋坏，保证修复体龈边缘与患牙的密合性，修复体边缘密合度还和龋炎的产生有密切关系。

4. B【解析】上前牙牙体预备唇面时，除颈缘外，从牙体表面均匀磨除 1.2 ~ 1.5mm 的牙体组织，但牙冠切 1/4 向舌侧倾斜 10° ~ 15°保证前伸不受干扰，并在牙冠唇面切 1/3 磨除少许以保证切缘瓷层厚度和透明度。

6. E【解析】瓷全冠是以陶瓷材料制成的覆盖整个牙冠表面的修复体，其优点包括色泽稳定自然，导热低，生物相容性好，不导电；缺点是脆性大，强度较低。

7. E【解析】粘固时，消毒药物刺激、戴冠时的机械刺激、冷刺激加上水门汀中的游离酸刺激，会引起患牙短时疼痛。待水门汀充分结固后，疼痛一般可自行消失。

9. D【解析】修复体穿孔的原因：①材料抗力不足。②制作因素。③殆力过大，咬合紧。④调殆磨改过多，由于牙体预备不足，或者患牙预备后伸长，戴牙时殆面磨得过薄，易出现穿

孔或折。⑤磨耗，过多，如长期咀嚼硬物、磨牙症。

10. D【解析】前牙缺损在切1/3，可做烤瓷熔附金属全冠、瓷全冠、复合树脂贴面、塑料全冠修复。A项，切1/3折裂，牙冠大部分保存，因此不选烤瓷桩核冠。B项，金属影响美观，因此不适合做金属全冠。C项，切1/3固位差，不能直接进行充填修复。D项，嵌体修复因为牙体固位的要求而多去除一些组织，故选烤瓷全冠修复。

11. E【解析】颈部边缘探诊可以探入，修复体边缘不密合，对于这种修复体一般都是重做。

13. A【解析】该患者有自发痛，且远中冠缘下方可探及深龋，故诊断为牙髓炎。

14. D【解析】牙髓活力电测验主要是检查牙髓是否有活力，患者能感觉到痛，说明是有活力的，所以不用做此检查。

15. D【解析】牙髓炎的治疗首选根管治疗。

19. B【解析】该患者在粘固全冠前，咬合无早接触，粘固后出现咬合过高，其主要原因是金属烤瓷冠与牙体组织十分密合，使冠粘固过程中，多余的水门汀不能从冠中排除，因而增加了冠的高度，造成咬合过高。

20. D【解析】由于在冠粘固过程中，多余的水门汀不能从冠中排除，因而增加了冠的高度，造成咬合过高，因此，预防此类情况发生的方法是在粘固前将粘固面预备出一纵向小沟，以利多余的水门汀排溢。

第十四节　固定桥修复

一、单选题

1. 下列情况可选用悬空式桥体的是
A. 上颌中切牙缺失，牙槽嵴丰满
B. 下颌第一磨牙缺失，牙槽嵴丰满
C. 上颌中切牙缺失，牙槽嵴吸收明显
D. 上颌第一前磨牙缺失，咬合较紧
E. 下颌第一磨牙缺失，牙槽嵴吸收明显

2. 做固定义齿设计时，临床上增加基牙主要目的是
A. 减轻较弱侧基牙负荷
B. 基牙越多义齿越坚固
C. 为了美观
D. 基牙必须对称
E. 通过基牙固定松动基牙

3. 固定桥修复中，其固位力主要取决于
A. 邻面接触关系的紧密
B. 固位体与基牙摩擦力的大小
C. 两侧基牙长轴倾斜度的大小
D. 对颌牙咬合力量的大小
E. 固位体组织面面积的大小

4. 固定桥的组成部分是
A. 固位体、桥体、连接体
B. 固位体、桥体、人工牙
C. 固位体、人工牙、连接体
D. 固位体、桥体、基牙
E. 固位体、桥体、固定连接体

5. 固定桥最重要的支持基础是
A. 牙槽骨
B. 牙周膜
C. 牙根
D. 结合上皮
E. 黏骨膜

6. 女，25 岁。21|1 缺失，间隙正常，要求固定修复，则最佳设计为

A. 3|2 作基牙的双端固定桥

B. 3|23 作基牙的双端固定桥

C. 3|作基牙单端修复 21|，|2 作基牙单端修复|1

D. 3|作基牙单端修复 21|，|23 作基牙单端修复|1

E. 43|23 作基牙的双端固定桥

7. 某患者 2|1 缺失，余牙正常。其固定义齿设计应采用

A. 半固定桥　B. 单端固定桥　C. 双端固定桥

D. 特殊固定桥　E. 复合固定桥

8. 1|1 缺失，2|2 牙根短，咬合关系好，哪种修复方案最好

A. 2|2 固定桥　B. 32|2 固定桥　C. 32|23 固定桥

D. 局部义齿　E. 2|23 固定桥

9. 男，43 岁。2 年前行固定义齿修复，主诉牙齿酸痛。检查：6|缺失，75|固定桥基牙，7|全冠，5|为 3/4 冠，已松动，继发龋，其原因是

A. 桥体过长　B. 咬合力过大　C. 基牙松动

D. 两端固位力不均衡　E. 边缘不密合

10. 男，30 岁。1|缺失，2|残根短，32|1 为固定义齿基牙，此设计的主要理由是

A. 增加抗力型　B. 增加义齿支持　C. 增加前牙美观

D. 增加义齿固位　E. 提高义齿切割能力

11. 女，29 岁。|3 缺失，余留牙健康，牙齿排列正常。合理的固定义齿设计方案是

A. 以|24 为基牙的双端固定桥

B. 以|24 为基牙，|2 一侧为可动连接体的半固定桥

C. 以|124 为基牙的双端固定桥

D. 以|1245 为基牙的双端固定桥

E. 以|45 为基牙的单端固定桥

二、共用题干单选题

（12～14 题共用题干）

某患者，|6 缺失 3 个月，|5 残冠，已做根管充填。

12. 如果|7 近中倾斜，采用固定桥修复的难点是

A. 获得共同就位道　B. 基牙支持　C. 恢复咬合关系

D. 桥体设计　E. 固定桥的强度

13. 如果|78 均近中倾斜并接触良好，采用固定桥修复时，|7 的固位体最好设计成

A. 铸造金属全冠　B. 金属烤瓷全冠　C. 嵌体

D. 高嵌体　E. 保留远中邻面的改良 3/4 冠

14. 如果 6|殆向伸长，应采取的措施是

A. 增加|4 做基牙　B. 设计半固定桥　C. 减小桥体颊舌径

D. 减小桥体厚度　E. 调磨 6|

（15～18 题共用题干）

女，32 岁。自诉上牙因龋坏拔除两颗，已 3 月余。因影响美观和功能，要求修复。口腔专科检查见 53| 缺失，缺隙正常，牙槽嵴无明显吸收，余牙未见异常。

15. 你认为最佳的固定义齿修复方案是

A. 64| 复合固定桥　　B. 642| 复合固定桥　　C. 64| 粘接桥

D. 642| 粘接桥　　E. 6421| 复合固定桥

16. 固位体应设计为

A. 部分冠固位体　　B. 全冠固位体　　C. 三面嵌体

D. 桩冠固位体　　E. 颊𬌗嵌体

17. 若患者 5| 缺牙间隙较大，桥体的设计方法中正确的是

A. 尽量加大桥体颊面突度

B. 加大桥体舌面近远中邻间隙

C. 桥体颊面的颊嵴向远中移动，使远中面至颊嵴的宽度与 4| 的相应的宽度相等

D. 桥体颊面的颊嵴向近中移动，使近中面至颊嵴的宽度与 4| 的相应的宽度相等

E. 桥体舌面的舌嵴向远中移动，使远中面至舌嵴的宽度与 4| 的相应的宽度相等

18. 关于连接体的设计，不正确的是

A. 前牙连接体应尽可能向舌侧龈方增厚

B. 前牙断面形态呈三角形，后牙断面形态呈长方形

C. 连接体下部呈 V 形

D. 连接体与黏膜接触部位应覆盖瓷层

E. 连接体四周呈平缓的曲面

答案与解析

1. E　2. A　3. B　4. A　5. B　6. B　7. E　8. C　9. D　10. B　11. C　12. A　13. E　14. E　15. E　16. B　17. D　18. C

5. B【解析】基牙要承担自身的𬌗力和分担桥体的𬌗力，基牙的这种承担额外𬌗力的能力是固定桥修复的生理基础，即牙周潜力。基牙的牙周潜力主要由基牙的牙周组织决定，牙周膜起着重要的作用。

6. B【解析】患者连续缺失三颗牙，而间隙正常，缺隙两侧基牙也正常，故应该设计成双端固定桥。根据 Ante 法则：基牙的牙周膜面积之和要大于等于缺失牙的牙周膜面积之和。而侧切牙的牙周膜面积较小，应该增加一个邻牙作基牙。

7. E【解析】复合固定桥是包含上述三种基本类型中的两种，或者同时具备三种的复合组成形式。此患者 2|1 缺失，中间有孤立基牙，所以需要一侧是双端固定桥，一侧是单端固定桥，所以是复合固定桥。

8. C【解析】患者 1|1 缺失，上颌侧切牙的牙周膜面积本来就小于中切牙的牙周膜面积，而牙根又短，故应该增加尖牙为桥基牙，以分散𬌗力，减轻侧切牙的负担。

9. D【解析】双端固位体，一端为全冠，另一端为部分冠，部分冠一侧固位力较差，在反复的𬌗力循环作用下容易发生先松动，而全冠一侧固位力良好而固定义齿并不会脱落，患者不易察觉，部分冠一侧松动之后，发生边缘渗漏，易发生继发龋。两端固位力不均衡。

11. C【解析】下颌尖牙的牙周膜面积大于侧切牙和第一前磨牙，其中侧切牙的牙周膜面积较小。当固定桥基牙支持力不足时，可以增加桥基牙的数目，以分散𬌗力，减轻某个较弱桥基牙的负担。增加1号牙作桥基牙，以减轻侧切牙负担。

12. A【解析】⌈7 向近中倾斜，因此在采用固定桥修复时，获得残冠和⌈7 的共同就位道会比较困难。

13. E【解析】⌈78 均近中倾斜并接触良好，所以取得共同就位道时会出现困难，因此可将⌈7 的固位体设计为保留远中邻面的改良3/4冠，这样可减少牙体组织的磨除，并易取得共同就位道。

14. E【解析】牙伸长采取的最佳措施应是调磨，使其长度恢复正常，即恢复上颌正常的𬌗曲线。

15. E【解析】复合固定桥一般是包括4个或4个以上的牙单位。

16. B【解析】固位体应设计为全冠固位体，比其他修复体稳定。

17. D【解析】若患者 5⌋ 缺牙间隙较大，桥体颊面的颊嵴向近中移动，使近中面至颊嵴的宽度与 4⌋ 的相应的宽度相等。

18. C【解析】前牙断面形态呈三角形，后牙断面形态呈长方形，有利于抗力，所以V形错误。

第十五节　可摘局部义齿

一、单选题

1. 关于可摘局部义齿印模托盘的选择，不正确的是
A. 托盘要略大于牙弓和形状与牙弓形状一致
B. 托盘与牙弓内外侧应有3～4mm间隙
C. 翼缘应与黏膜皱襞平齐
D. 不妨碍唇颊舌的活动
E. 上颌托盘的远中边缘应盖过上颌结节和颤动线

2. 支架式义齿的网状小连接体与缺牙区牙槽嵴的关系是
A. 紧密压迫牙龈，在模型上要将牙槽嵴刮除1.0mm
B. 紧密压迫牙龈，在模型上要将牙槽嵴刮除0.5mm
C. 轻轻接触
D. 离开0.5～1.0mm
E. 离开1.5～2.0mm

3. 可摘局部义齿金属基托的平均厚度为
A. 0.8mm　　B. 2.0mm　　C. 0.5mm
D. 1.5mm　　E. 1.0mm

4. 可摘局部义齿固位力的调节中，哪项不正确
A. 用锻丝卡增加纵向固位力
B. 调整就位道
C. 调整固位臂进入倒凹的深度
D. 增加直接固位体数目，一般 2～4 个
E. 调整基牙上固位体的固位形，倒凹深度小于 1mm，坡度大于 20°
5. RPD 中运用最广泛的冠外固位体是
A. 卡环　B. 3/4 冠　C. 套筒冠
D. 精密附着体　E. 半精密附着体
6. 杆形卡环的固位臂进入基牙倒凹的方向是
A. 从近中方向　B. 从远中　C. 从牙龈方向
D. 从𬌗面方向　E. 从侧面方向
7. 某患者 $\underline{8321|1268}$ 缺失，制作义齿时将模型向后倾斜，可使颊侧形成
A. Ⅰ型观测线，卡环尖应向近中　B. Ⅰ型观测线，卡环尖应向远中
C. Ⅱ型观测线，卡环尖应向近中　D. Ⅱ型观测线，卡环尖应向远中
E. Ⅲ型观测线，卡环尖应向近中
8. 男，42 岁。$\underline{|2}$ 缺失，前牙Ⅲ度深覆𬌗，若采用可摘局部义齿修复，以下设计哪项最好
A. 采用侧腭杆　B. 前牙区铸造金属基托　C. 采用后腭杆
D. 前牙区塑料基托　E. 采用前腭杆
9. 患者，男，$\underline{876|678}$ 缺失，余留牙情况良好。活动义齿可采用的设计形式是
A. 混合支持式　B. 牙支持式　C. 黏膜支持式
D. 牙支持式或黏膜支持式　E. 牙支持式或混合支持式
10. 男，56 岁。戴上颌义齿，戴义齿时前牙区牙龈疼痛。检查：$\underline{65421|12367}$ 缺失，有黏膜支持式可摘义齿。唇、颊基托边缘伸展至黏膜转折，前牙区牙槽较突。引起疼痛的原因是
A. 𬌗力大　B. 义齿下沉　C. 基托伸展过长
D. 基托进入倒凹内　E. 基托过厚
11. 女，50 岁。右下第二前磨牙缺失，要求可摘局部义齿修复，𬌗龈距 3mm，以下最适宜的设计是
A. 𬌗垫式义齿　B. 双牙列义齿
C. 金属面牙义齿　D. 黏膜支持式义齿
E. 硬质塑料牙和塑料基托义齿
12. $\dfrac{765321|12345}{6543|123567}$ 缺失（无 $\dfrac{8|8}{8|8}$），为了在模型上建立正确的𬌗关系，应采用哪种方法
A. 用咬蜡的方法记录余留牙的咬合关系　B. 用𬌗托记录垂直距离
C. 用𬌗托记录正中关系　D. 用𬌗托记录垂直距离与正中关系
E. 利用模型直接建立𬌗关系
13. 男，55 岁。$\underline{|5}$ 缺失，近远中邻牙均向缺隙倾斜，设计固定义齿时应注意
A. 基牙的支持力　B. 义齿的固位力　C. 固定义齿类型
D. 共同就位道　E. 𬌗力的大小

14. 女，45 岁。$\overline{65421|12567}$ 缺失，余牙正常，设计铸造支架修复，$\overline{3|4}$ 设计何种卡环

A. 对半卡环　　B. 正型卡环　　C. 杆形卡环
D. 环形卡环　　E. 应力中断式卡环

15. 戴义齿 2 周，主诉义齿撬动明显且疼痛。检查：$\overline{765|567}$ 游离端可摘局部义齿，$\overline{4|4}$ 分别设计三臂卡环，马蹄形塑基托，与黏膜贴合良好，远中牙槽嵴黏膜上可见黏膜红肿。造成义齿撬动疼痛的原因是

A. 人工牙排在牙槽嵴顶腭侧　　B. 人工牙牙尖斜度过大　　C. 未设计间接固位体
D. 卡环缺乏环抱作用　　E. 基托面积小

二、共用题干单选题

（16～17 题共用题干）

患者自诉戴用义齿 1 周后，吃东西时，咬舌和颊侧。

16. 患者咬舌颊侧的原因是

A. 患者身体不适　　B. 基托边缘过长　　C. 关节功能紊乱
D. 人工牙为塑料牙　　E. 颌关系有误

17. 处理方法是

A. 磨除过长的基托　　B. 重新制作　　C. 修改殆面形态
D. 嘱患者慢慢适应　　E. 将塑料牙改用瓷牙

（18～20 题共用题干）

某患者 $\overline{876|5678}$ 缺失，铸造支架式义齿，$\overline{5|4}$ RPI 卡环，舌杆大连接体。义齿戴用 1 周后，主诉义齿压痛、基牙咬合痛。检查：舌系带根部小溃疡，叩痛（+），义齿各部分密合，咬合不高。

18. 舌系带出现溃疡的原因是

A. 义齿前后翘动　　B. 义齿摘戴困难　　C. 义齿下沉
D. 舌杆位置过低　　E. 舌杆未缓冲

19. ⌈4 基牙疼痛的原因是

A. 根尖周炎　　B. 受力过大　　C. 牙周病
D. 牙本质过敏　　E. 咬合干扰

20. ⌈4 基牙疼痛的处理措施是

A. 牙髓失活　　B. 根管治疗　　C. 牙周治疗
D. 调殆　　E. 人工牙减径或减数

（21～24 题共用题干）

男，60 岁。上颌牙全部缺失，下颌牙剩余左侧第二磨牙，左下第二磨牙近中舌侧倾斜，牙槽嵴丰满，上颌散在骨尖，颌间距离正常。

21. 修复前应做的工作是

A. 拔除⌈7　　B. 做牙槽骨加高术
C. 唇颊沟加深术　　D. 上颌牙槽骨修整术去除异常骨尖
E. 上颌结节修整术

22. 制作可摘局部义齿后，出现疼痛的原因最可能是

A. 基托边缘过长　　B. 咬合压力过大　　C. 牙槽嵴有组织倒凹

D. 牙槽嵴黏膜过薄　　E. 义齿使用不当

23. 正确的处理方法是

A. 磨短缓冲过长基托　　B. 磨除进入组织倒凹的基托

C. 减少咬合力　　D. 增加使用软衬材料，调磨对颌牙

E. 指导患者正确使用活动义齿

24. 如果患者在咀嚼食物过程中感觉中感觉义齿有翘动转动等现象，临床进一步的检查中不包括

A. 卡环固位有无松动　　B. 卡环体与基牙有无有早接触

C. 卡环臂是否过低　　D. 卡环数量和分布是否恰当

E. 基托面积是否合适

三、案例分析题

（25 ~ 27 题共用题干）

男，70 岁。因上颌缺牙 1 年要求修复。现病史：1 年内陆续拔除上颌多个松动及烂牙，2 年前下颌行局部义齿修复，功能良好。检查：5432|4568 缺失，|3 为残根，根面齐龈，稳固，|2 远中留邻面龋，|7 稳固，形态正常，6| 形态位置正常，近中𬌗面见大面积银汞充填物，牙槽嵴高度适中；下颌为双侧游离端义齿，末端基牙分别为第一前磨牙、第二前磨牙，义齿固位稳定良好，基托密合。口腔卫生一般，余留牙附着少量牙石及菌斑，局部牙龈发红。X 线片显示|3 根长，未行根管治疗，6| 充填物未及牙髓。

25. 该患者在修复前应做的工作是

A. 口内余留牙洁治　　B. 拔除|3　　C. |2 行充填治疗

D. 行牙槽嵴增高术　　E. 6| 重新充填　　F. |3 行完善的根管治疗

26. 若患者要修复，应采取的设计是

A. 牙支持式可摘局部义齿　　B. 黏膜支持式可摘局部义齿

C. 混合支持式可摘局部义齿　　D. 固定桥

E. 种植义齿　　F. 固定 – 活动联合修复

G. 单侧设计　　H. 双侧设计

27. 若患者已行可摘局部义齿，并于口腔内正常使用。作为医生，一般应建议患者进行随访复诊比较合适的时间间隔为

A. 3 个月　　B. 6 个月　　C. 12 个月

D. 18 个月　　E. 24 个月　　F. 不定时

答案与解析

1. C　2. D　3. C　4. A　5. A　6. C　7. B　8. B　9. A　10. D　11. C　12. D　13. D　14. C　15. C　16. E　17. C　18. D　19. A　20. B　21. D　22. B　23. C　24. D　25. ACF　26. CEFH　27. B

1. C【解析】可摘局部义齿印模托盘大小和形状应根据牙弓的大小和形状一致；托盘要略大于牙弓，其内面与牙弓外侧有3～4mm间隙以容纳印膜材料，托盘的翼缘不能过长，不宜超过黏膜皱襞，一般应止于距黏膜皱襞2mm处，而不是与黏膜皱襞平齐。托盘不能妨碍唇、颊、舌及口底软组织的功能活动。上颌托盘的远中边缘应盖过上颌结节和颤动线，下颌托盘应盖过最后一个磨牙或磨牙后垫区。

3. C【解析】基托应有一定厚度保持其抗挠强曲度。塑料基托一般不少于2mm，金属基托厚度0.5mm，边缘可稍厚至1mm左右，并且圆钝。

4. A【解析】调节可摘局部义齿固位力的措施：①增减直接固位体的数目，在正常情况下，2～4个固位体即足以达到固位要求。②选择和修整基牙的固位形，一般倒凹的深度应小于1mm，倒凹的坡度应大于20°。③调整基牙间的分散程度，合理选择基牙位置，使各固位体合理的分散，也可达到增大固位作用的目的。④调整就位道。

6. C【解析】杆形卡环是从缺牙区唇侧义齿基托中伸出，沿龈缘下方3mm的位置平行向前延伸至基牙根端下方适当位置，然后以直角转向𬌗方，其卡环臂越过基牙牙龈，臂端进入基牙颊侧龈1/3区的倒凹区，深度约0.25m，臂尖末端2m（称足部）与基牙表面接触。

7. B【解析】第三磨牙一般情况下不予恢复，前后牙均有缺失，制作义齿时将模型向后倾斜，就位道为由前向后，此时，为基牙向缺隙相反方向倾斜时所画出的导线，基牙上主要倒凹区远离缺隙侧，故为Ⅰ型观测线。卡环为正型卡环，卡环臂在倒凹区，卡环体在非倒凹区，卡环尖应向远中。

9. A【解析】患者下颌双侧游离端缺失，为Kennedy第一类牙列缺损，余留牙情况良好，设计义齿主要为天然牙与黏膜、牙槽嵴共同支持形式。患者可以用两侧$\overline{5|}$作基牙，以腭杆相连。

10. D【解析】前牙区牙槽较突，而唇、颊基托边缘伸展至黏膜转折，故基托进入倒凹内，引起戴义齿时前牙区牙龈疼痛，前牙区牙槽较突可以不放基托。

12. D【解析】患者缺失的牙无对颌牙相对，剩余的牙齿为$\frac{4|67}{7|4}$，这五颗牙齿没有咬合关系，故应选用𬌗托记录垂直距离与正中关系。

13. D【解析】对有轻度倾斜移位的牙，可适当消除倒凹，或者稍微改变就位道方向，即可获得共同就位道。对于严重倾斜移位的牙，为了求得共同就位道，必须磨除过多的牙体组织，这样容易造成牙髓损伤，而且严重倾斜的牙，𬌗力不易沿着牙体长轴传导，牙周组织易受损伤。

15. C【解析】此患者义齿属于双侧远中游离缺失，设计双侧末端基牙固位，戴用后远中牙槽嵴黏膜上可见黏膜红肿说明末端承力较大，未设计间接固位体，导致支点线一侧受力过大而发生撬动疼痛，故未设计间接固位体正确。A项，人工牙排在牙槽嵴顶腭侧会导致基托受扭力过大，容易引起基托折断，而不是撬动。B项，人工牙牙尖斜度过大会引起侧向力过大而摆动，而不是撬动。D项，卡环缺乏环抱作用会导致义齿不稳固，容易脱落。E项，基托面积小会导致义齿承力不足，抗力减小。

16. E【解析】咬颊黏膜、咬舌的原因：上颌后牙的覆盖过小或缺牙后，颊部软组织向内凹陷，天然牙牙尖锐利都会造成咬颊黏膜。咬舌多因下颌后牙排列偏向舌侧或𬌗平面过低造成。

17. C【解析】咬颊黏膜、咬舌的处理方法：①应加大后牙覆盖，调磨过锐的牙尖，加厚基托推开颊肌。②可适当升高下颌𬌗平面，磨除下颌人工牙的舌面或重新排列后牙。

25. ACF【解析】口腔洁治是牙体缺损、牙列缺损修复前的常规基础治疗；$\underline{|3}$根长，具有

较强的支持力，可保留，行完善的根管治疗后行桩冠修复，并可作为局部义齿基牙。$\underline{|2}$ 为浅龋，行充填治疗即可；$\underline{6|}$充填体完整，无须重新充填。

第十六节　全口义齿

一、单选题

1. 不属于全口义齿上颌托盘选择要求的是
A. 边缘应与唇颊沟等高
B. 宽度应比上颌牙槽嵴宽 2～3mm
C. 唇颊系带处应有相应的切迹
D. 后缘应超过颤动线 3～4mm
E. 长度应盖过翼上颌切迹

2. 戴用全口义齿后，休息时义齿稳固但说话及开口时脱位，最不可能的原因是
A. 人工牙排列位置不当
B. 基托边缘过长
C. 基托边缘过短
D. 基托磨光面外形不好
E. 系带区基托未缓冲

3. 牙列缺失时，与牙槽骨吸收速度无关的是
A. 全身健康状况
B. 缺牙时间
C. 骨质致密程度
D. 缺牙原因
E. 舌的大小

4. 患者戴用全口义齿后 4 周复诊，自感咀嚼费力，面部酸痛，说话含糊不清，常须取下颌修复体休息，其原因可能是
A. 关节病变
B. 垂直距离过高
C. 垂直距离过低
D. 颌位水平关系不对
E. 患者不会咬合

5. 为使戴用全口义齿后上唇有较理想的丰满度，排牙时应做到的内容不包括
A. 排成浅覆殆、浅覆盖
B. 上颌中切牙唇面距切牙乳突中点 8～10mm
C. 老年患者上前牙切缘在上唇下露出 1.0～1.5mm
D. 老年患者上尖牙顶连线与切牙乳突后缘平齐
E. 上尖牙唇面距腭皱侧面约 10.5mm

6. 下列有关全口义齿调殆的注意事项，哪项描述是错误的
A. 避免调殆降低垂直距离
B. 避免将人工牙殆面的牙尖和沟窝形态磨除
C. 调殆时应单颌调磨
D. 越调磨接触点越多
E. 宜使用大磨头调殆

7. 男，70 岁。戴全口义齿数周，由于疼痛来院复诊。检查：全口义齿固位良好，患者无法准确指出疼痛部位，口腔黏膜未见明显压痛点。本例最有可能造成原因是
A. 义齿的印模不准确
B. 咬合有早接触
C. 牙槽骨骨尖
D. 义齿基托边缘过长
E. 垂直距离偏低

8. 女，70 岁。无牙颌。下颌牙槽嵴低平，全口义齿基托利用其颊棚区作为主承托区是因为此处
A. 黏膜厚韧
B. 可形成良好边缘封闭

C. 正好位于人工后牙下方　　D. 骨质致密，骨小梁的排列面与𬌗力平行

E. 骨质致密，骨小梁的排列面与咬合力垂直

9. 男，70 岁。该患者下颌牙列缺失，上颌天然牙列，戴用全口义齿多年，现欲重新修复，检查时发现上颌前部牙槽嵴黏膜松软，治疗时应采取的处理措施是

A. 停戴旧义齿 1 个月左右再行修复　　B. 服用消炎药

C. 必须手术切除　　D. 取印模时避免对该区域过度加压

E. 不必采取处理措施

10. 男，60 岁。全口无牙颌，临床检查见两侧上颌结节都很突出，可以

A. 做两侧上颌结节修整术　　B. 只做较大的一侧修整术

C. 不手术，将来缓冲义齿　　D. 义齿基托不伸展到倒凹即可

E. 嘱患者按摩相应处，促进骨吸收

11. 女，67 岁。戴全口义齿时，如果发现口内作牙尖交错𬌗时，只有第二磨牙接触，其余牙齿开𬌗，处理方法是

A. 降低第二磨牙　　B. 抬高其他牙齿　　C. 加大补偿曲线

D. 减小补偿曲线　　E. 重新取𬌗关系记录

12. 男，55 岁。初戴全口义齿，前伸𬌗时，└5 与┌6 有𬌗干扰，此时应调磨

A. 上第一前磨牙颊尖近中斜面

B. 下第二前磨牙颊尖近中斜面

C. 上第二前磨牙颊尖远中斜面

D. 下第二前磨牙颊尖远中斜面

E. 上第二前磨牙颊尖远中斜面和下第二前磨牙颊尖近中斜面

13. 男，65 岁。无牙颌，下颌牙槽嵴低平，上颌弓小于下颌弓，制作传统全口义齿防止脱位应注意

A. 上、下人工牙应排列在牙槽嵴上　　B. 下颌基托范围尽量伸展

C. 选用解剖式人工牙　　D. 选用金属基托

E. 垂直距离适当降低

二、共用题干单选题

（14 ~ 16 题共用题干）

男，61 岁。戴全口义齿 1 周，上唇牵动时感觉疼痛，左侧咬食物时义齿不脱位，右侧咬食物时义齿脱落，有时将颊部软组织咬出血肿。检查：牙尖交错𬌗接触良好，上唇系带处 2mm 大小的溃疡，左侧第二磨牙区的颊黏膜见 4mm 直径大小的血肿。

14. 上唇系带处疼痛的原因是

A. 上唇系带附着过高　　B. 上唇系带过长

C. 基托在上唇系带处缓冲不足　　D. 基托在上唇系带处太厚

E. 基托在上唇系带处不密合

15. 右侧咬食物时义齿脱落，应该选磨

A. 右侧上后牙颊尖或下后牙舌尖　　B. 右侧上后牙舌尖或下后牙颊尖

C. 左侧上后牙颊尖或下后牙颊尖
D. 左侧上后牙舌尖或下后牙舌尖
E. 上、下后牙中央窝

16. 引起左侧颊部咬出血肿的可能原因不包括
A. 颊部软组织内陷
B. 后牙覆盖较小
C. 后牙排列偏颊侧
D. 后牙覆盖较大
E. 殆面有尖锐边缘

(17～19 题共用题干)

男，65 岁。上、下颌牙列缺失多年。牙槽嵴吸收严重，有旧义齿修复史。现要求重新制作全口义齿。

17. 口腔检查时发现患者有习惯性的下颌前伸，那么确定颌位时应注意
A. 采用患者习惯的前伸颌位
B. 帮助其下颌后退
C. 降低垂直高度
D. 增加垂直高度
E. 利用旧义齿的颌位关系

18. 患者初戴全口义齿做前伸运动时，若前牙无接触，则应
A. 调磨降低上后牙牙尖高度
B. 调磨降低下后牙牙尖高度
C. 调磨上后牙牙尖的远中斜面或下后牙牙尖近中斜面
D. 用自凝胶恢复上前牙的切缘高度
E. 调磨上后牙牙尖的近中斜面或下后牙牙尖远中斜面

19. 患者初戴全口义齿做前伸运动时，若后牙无接触，则应
A. 用自凝胶升高上后牙高度
B. 用自凝胶升高下后牙高度
C. 磨短上前牙切缘
D. 调磨下切牙唇斜面和少许上前牙舌斜面
E. 磨短下前牙切缘

(20～23 题共用题干)

男，50 岁。3 个月前拔除口内余留的 7 颗牙，要求全口义齿修复。既往未做任何义齿修复。口腔检查：牙槽嵴丰满，无明显骨突、骨尖，殆关系正常，关节功能无异常

20. 确定关系时容易发生的错误是
A. 下颌前伸
B. 下颌咬偏
C. 殆平面确定有误
D. 殆堤唇面丰满度不够
E. 垂直距离恢复过高

21. 排牙的难点是
A. 无合适人工牙供选牙
B. 患者易对前牙排列不满意
C. 后牙需要排反殆
D. 需要较多磨除人工牙的盖嵴部
E. 不宜形成平衡殆

22. 戴牙初期患者易出现的问题中，可能性低的是
A. 疼痛
B. 流口水
C. 发音不清
D. 恶心
E. 义齿脱落

23. 复诊修改时需要特别注意的是
A. 不要磨除过多
B. 尽可能把牙尖磨低
C. 将基托磨薄
D. 将基托磨小
E. 加大覆盖

答案与解析

1. A　2. C　3. E　4. B　5. A　6. E　7. B　8. E　9. D　10. B　11. E　12. C　13. B　14. C　15. A　16. D　17. B　18. C　19. D　20. E　21. D　22. E　23. A

1. A【解析】全口义齿选择托盘：成品无牙颌托盘多为无孔托盘，底部与牙槽嵴的外形相似，上颌托盘为半椭圆形，覆盖牙槽嵴和上腭，下颌托盘仅覆盖牙槽嵴，为马蹄形。选择托盘时需要根据患者颌弓的形态、宽度和长度，牙槽嵴的宽度、高度及腭盖的高度。托盘的宽度应比牙槽嵴宽 2 ~ 3mm，周围边缘高度应离开黏膜皱襞 2 ~ 3mm，唇颊舌系带处呈切迹。上颌托盘后缘两侧应伸至翼上颌切迹腭侧至颤动线后 3 ~ 4mm。下颌托盘后缘应盖过磨牙后垫。

6. E【解析】调𬌗应选用小磨头或大号球钻，以达到每次小量调磨，同时保持𬌗面形态的目的。

7. B【解析】A 项，义齿的印模不准确，常出现义齿固位差，义齿松动或脱落。B 项，咬合有早接触，会出现口腔黏膜不定位疼痛。C 项，牙槽骨骨尖，可出现明显的压痛点。D 项，义齿基托边缘过长，可出现义齿在口腔功能运动中松动，脱落。E 项，垂直距离偏低，主要表现咀嚼无力、面部苍老等症状。咬合有早接触，会出现口腔黏膜不定位疼痛。

8. E【解析】当牙槽嵴过度吸收成刃状或低平时，应减轻咬合力，并充分利用颊棚区和腭穹窿水平部分，增强组织的支持作用。颊棚区表面骨皮质厚、致密，且与𬌗力方向垂直，能承受较大的𬌗力。

10. B【解析】两侧上颌结节颊侧倒凹均较明显时，如果选择倒凹较大的一侧做外科修整，然后通过改变就位方向，能够解决两侧上颌结节颊侧的基托伸展和义齿就位问题，则不需要两侧都做手术。

11. E【解析】口内做牙尖交错𬌗时，后牙接触，前牙开𬌗，或者前牙接触，后牙不接触，未能出现广泛的接触，为𬌗关系记录错误，需要重取𬌗关系记录。

12. C【解析】前伸𬌗时，后牙⌊5 与⌈6 有𬌗干扰，调磨应同时遵守 BULL 法则和 DUML 法则，即分别调磨⌊5 颊尖远中斜面和⌈6 舌尖近中斜面，直到前后牙至少达到“三点接触为止”。

第十七节　常用修复材料的性能

一、单选题

1. 临床常用的藻酸盐印模材料属于

A. 非弹性不可逆　　B. 弹性可逆　　C. 非弹性可逆

D. 弹性不可逆　　E. 热凝固类

2. 下面的印模材料属于热凝固类印模材料的是

A. 印模膏　　B. 藻酸盐　　C. 氧化锌－丁香酚

D. 硅橡胶　　E. 聚醚橡胶

二、案例分析题

（3～5题共用题干）

3. 取印模，具有亲水性的印模材料是

A. 红膏　B. 缩合型硅橡膝　C. 藻酸盐印模材

D. 聚醚橡胶　E. 聚硫橡胶　F. 琼腊

4. 取印模，能影响加成型硅橡胶印模材聚合的是

A. 牙釉质　B. 牙本质　C. 钛合金

D. 钴铬合金　E. 金合金　F. 乳胶手套

5. 取印模，缩合型硅橡胶印模材的尺寸稳定性不理想，主要原因是

A. 抗拉强度不足　B. 流动性不足　C. 脱水变形

D. 温度变形　E. 吸水变形　F. 聚合释放副产物乙醇

答案与解析

1. D　2. A　3. CDF　4. F　5. F

2. A【**解析**】热凝固类印模材料具有加热软化后自行凝固的特点。印模膏是一种加热软化，冷却变硬的非弹性可逆印模材料。常温定型类是利用材料的可塑性，在常温下稍加压力定型。

第十八节　错𬌗畸形

一、单选题

1. 下列哪项是先天因素造成的错𬌗

A. 舌习惯　B. 额外牙　C. 佝偻病

D. 楔状缺损　E. 四环素牙

2. Angle 错𬌗分类的优点是

A. 考虑了𬌗、颌、面、高度及宽度的不调

B. 错𬌗畸形机制全

C. 考虑了牙量、骨量不调问题

D. 此分类法对正畸临床及科学研究有一定的指导意义

E. 简明易懂

3. 上、下牙弓狭窄其矫治原则为

A. 矫正颌间关系

B. 扩大上牙弓，促进颌骨及牙弓的发育

C. 缩小上牙弓宽度，或扩大下牙弓宽度，或二者并用

D. 扩大牙弓，推磨牙向后

E. 升高前牙，或压低后牙

4. 某患者上、下前牙切端垂直向间隙在3～5mm之间，应诊断为

A. 牙列拥挤Ⅱ度　　B. Ⅱ度深覆𬌗　　C. Ⅱ度开𬌗

D. Ⅲ度开𬌗　　E. Ⅰ度深覆盖

5. 轻度错𬌗与功能发育影响不大者，可在此期暂不治疗。此期应是哪一期

A. 恒牙早期　　B. 成人期　　C. 青春期

D. 替牙期　　E. 恒牙期

6. 恒牙期矫治错𬌗的最好时期为

A. 3～6岁　　B. 第三磨牙萌出时

C. 18岁以后　　D. 第二恒磨牙于12岁左右萌出时

E. 7～12岁

7. 牙周病患者在何时可以进行正畸治疗

A. 只要控制牙周病，就可进行

B. 只要牙槽骨吸收不到1/2，就可进行正畸治疗

C. 任何时候牙周病患者都不能进行正畸治疗

D. 牙周病患者牙槽骨吸收不到1/2时，控制了牙周病后方可进行正畸治疗

E. 牙周病患者任何时候都可进行正畸治疗

二、共用题干单选题

（8～10题共用题干）

女，23岁。面中份凹陷，面下1/3高度偏大，下颌前伸，前牙反𬌗，下颌不能后退。磨牙近中关系，反覆盖5mm，ANB -2°，上前牙唇倾，下前牙内倾。

8. 对此患者诊断为

A. Angle第二类错𬌗，第一分类　　B. Angle第二类错𬌗，第二分类

C. Angle第三类错𬌗　　D. Angle第一类错𬌗

E. 单纯的前牙深覆𬌗

9. 本患者最可能的病因是

A. 遗传因素　　B. 不良习惯　　C. 营养不良

D. 咬合干扰　　E. 家庭因素

10. 本患者可能的错𬌗类型是

A. Angle第一类牙性错𬌗

B. Angle第三类错𬌗，上颌发育不足

C. Angle第三类错𬌗，下颌发育过度

D. Angle第三类功能性错𬌗

E. Angle第三类牙性错𬌗，上颌发育不足伴下颌发育过度

答案与解析

1. B　2. E　3. B　4. C　5. D　6. D　7. D　8. C　9. A　10. E

3. B【解析】上、下牙弓狭窄矫治原则：扩大上、下颌牙弓，或者用肌功能训练矫治法，并加强营养及咀嚼功能，以促进颌骨及牙弓的发育。

4. C【解析】开䏡：上、下颌前牙切端间无覆䏡关系，垂直向呈现间隙者为前牙开䏡。开䏡亦分为以下3度：①Ⅰ度开䏡：0mm＜开䏡≤3mm。②Ⅱ度开䏡：3mm＜开䏡≤5mm。③Ⅲ度开䏡＞5mm。

7. D【解析】牙周病患者牙槽骨吸收不超过1/2，且必须在牙周病静止期，牙周炎症得到控制的条件下才能进行正畸治疗。中、重度的牙周炎患者，一般应观察至牙周治疗后4～6个月，再酌情进行正畸治疗。但对于有下列牙周严重损害表现的患者，则不应进行正畸治疗：①Ⅱ度松动牙。②牙周破坏累及根尖1/3或根分叉暴露。③牙根唇或舌面牙槽骨很薄弱，则不应进行正畸治疗。

8. C【解析】Angle第三类错䏡的表现为，上、下颌骨及牙弓的近远中关系不调，下颌或下牙弓处于近中位置，磨牙关系为近中关系。在牙尖交错位时下颌前移1/4个磨牙或半个前磨牙的距离，即上第一磨牙的近中颊尖与下第一磨牙远中颊尖相对，称为轻度的近中错䏡关系。若下颌向近中移位1/2个磨牙或1个前磨牙的距离，使上第一恒磨牙的近中颊尖咬合在下第一、第二磨牙之间，则为完全的近中错䏡关系。Angle第三类错䏡的伴随症状可能有前牙的对䏡或反䏡。

第十九节　各类矫治器

一、单选题

1. 活动矫治器的优点为

A. 固定良好　B. 异物感小　C. 不影响美观

D. 体积小、较舒适　E. 作用力单一

2. 下列哪项不符合矫治器的基本要求

A. 容易洗刷、便于清洁，不影响口腔卫生

B. 恢复缺损部位的外形，改善面容

C. 不与唾液起化学反应，不影响牙颌面的正常生长发育和功能

D. 结构简单、牢固、发挥弹力好，力量易于控制，效果好

E. 矫正器对口腔软、硬组织及颌面部无损害

3. 下列哪项是固定矫治器的缺点

A. 固定矫治技术相对复杂，临床上椅旁操作时间较长

B. 能矫治较复杂的错䏡畸形

C. 固定良好

D. 体积小

E. 能控制矫治牙的移动方向

4. 下列哪项不是活动矫治器的组成部分

A. 箭头卡环　B. 邻间钩　C. 双曲舌簧

D. 带环　E. 双曲唇弓

5. 纠正前牙反殆常用的活动矫治器是

A. Crozat 矫治器　B. 平面导板矫治器　C. 上颌双侧殆垫矫治器

D. 标准的 Hawley 保持器　E. 单侧殆垫矫治器

6. 由粗细不等的不锈钢丝制成，无基托覆盖，体积小，矫治器外露少，被称为金属支架式活动矫治器的是

A. 螺旋器分裂基托矫治器　B. 舌习惯矫治器　C. 标准的 Hawley 保持器

D. Crozat 矫治器　E. 斜面导板活动矫治器

7. 功能性矫治器的主要使用时期是

A. 恒牙期　B. 青春期　C. 成人期

D. 乳牙期　E. 替牙期

8. 功能性矫治器可矫治的错殆类型是

A. 拔牙病例　B. 牙列拥挤

C. 个别牙严重错位　D. 成人错殆者

E. 替牙期的 Angle 第三类错殆

9. 女，11 岁。替牙殆，上颌乳磨牙早缺失，未萌，第一恒磨牙近中移位，要推上颌第一恒磨牙向远中移动，选择下列哪项矫治器较为适宜

A. FRⅢ　B. 口外唇弓　C. 缺隙保持器

D. Hass 矫治器　E. Activator

二、共用题干单选题

（10～14 题共用题干）

女，恒牙初期，磨牙中性关系，前牙覆殆覆盖Ⅱ度，上牙弓Ⅱ度拥挤，下牙弓Ⅲ度拥挤，SN－MP 25°，ANB 5°。

10. 该患者的骨骼型最可能为

A. Ⅰ类高角　B. Ⅰ类低角　C. Ⅱ类高角

D. Ⅱ类低角　E. Ⅱ类均角

11. 患者的分类是

A. Angle 第二类错殆，第一分类　B. Angle 第一类错殆，第一分类

C. 毛氏$Ⅱ_2 + Ⅳ_1 + Ⅰ_1$　D. 毛氏$Ⅱ_4 + Ⅳ_1 + Ⅰ_1$

E. 毛氏$Ⅳ + Ⅰ_1$

12. 患者采用方丝弓矫治器拔牙治疗，后牙支抗控制应该注意的是

A. 上、下颌强支抗　B. 上、下颌弱支抗

C. 上、下颌中支抗　D. 上颌中度支抗，下颌重度支抗

E. 该患者后牙支抗应该根据面形考虑

13. 垂直向控制可以采用

A. TPA　B. 后牙殆垫　C. 联合牵引

D. 高位牵引　E. 平面导板

14. 应用滑动直丝弓技术，关闭拔牙间隙时最合理的是

A. 0.018×0.025ss，50~100g 力
B. 0.018×0.025ss，50~150g 力
C. 0.019×0.025ss，50~100g 力
D. 0.019×0.025ss，50~150g 力
E. 0.019×0.025 热激活丝，50~100g 力

答案与解析

1. C 2. B 3. A 4. D 5. C 6. D 7. E 8. E 9. B 10. B 11. D 12. E 13. E 14. D

1. C【解析】活动矫治器优点：①患者自行摘戴，便于清洁，有利于保持矫治器清洁和口腔卫生。②避免损伤牙体牙周组织。施力过强疼痛时，患者可自行卸下，矫治力也可因矫治器离位而消除。③不影响美观。

3. A【解析】固定矫治器缺点：①戴用固定矫治器需要特别重视口腔卫生保健，否则易引起龋坏或龈炎。②固定矫治技术相对复杂，临床上椅旁操作时间较长。③如力量过大，容易引起牙体、牙周组织的损害，产生不良后果。

5. C【解析】前牙反殆的矫治器包括上颌殆垫矫治器、下颌前牙塑料联冠式斜面导板矫治器、功能调节器Ⅱ型（FR-Ⅱ）、口外上颌前方牵引器、头帽颏兜、固定矫治器等。

9. B【解析】口外唇弓的作用：①作为主要的矫治装置，远中移动磨牙，抑制上颌骨向前生长。②作为辅助装置，增强支抗，Ⅲ类牵引情况下对上颌磨牙的控制。

第二十节 口腔医学影像学知识

单选题

1. 下颌下腺造影侧位片影像描述哪项是错误的

A. 主导管长5~7cm，管径2~4mm，由前上向后下行走

B. 主导管呈直线形、弧形

C. 主导管走行到下颌角前呈直角向下弯曲

D. 下颌下腺分支导管较多，且较短而粗

E. 下颌下腺腺体外形似梨形

2. 颌骨骨髓炎病程两周后，才能逐渐在X线片上显示出骨质病理变化，此时骨内钙盐丧失已达

A. 10%以上
B. 20%以上
C. 50%以上
D. 30%以上
E. 40%以上

3. 牙源性边缘性颌骨骨髓炎X线平片表现哪项是正确的

A. 早期骨小梁脱钙致骨小梁影像不清

B. 病变边界不清

C. 骨质增生，骨质破坏少，无死骨形成

D. 晚期，炎症周围界限渐清楚，但无死骨形成

E. 最后死骨完全分离移位，病灶周围骨小梁变粗

4. 在X线片上，髓室及根管影像完全消失，不能分辨出髓腔界限表示有

A. 牙髓充血　B. 牙髓炎　C. 弥散性牙髓钙化

D. 牙髓坏死　E. 牙内吸收

5. X线片上显示为包绕牙根的、连续不断的高密度线条状影像的是

A. 牙釉质　B. 牙骨质　C. 牙槽骨

D. 牙周膜　E. 骨硬板

6. 男，32岁。右颌下区进食时胀痛1个月，口内、右舌下区可触及黄豆大小之硬结，对该患者首先应选择何种检查方法

A. 全口曲面断层片　B. 右颌下腺造影

C. 下颌骨正位片　D. 舌下区活检术

E. 右颌下腺侧位片 + 右侧口底横断𬌗片

7. 男，18岁。右颌下区反复肿胀半年，2天前再次发作，病程进展快，出现开口受限。X线片示（如图）右下颌角区沿颌骨长轴有单囊阴影，包绕右下颌第三磨牙牙冠。该患者最可能的诊断是

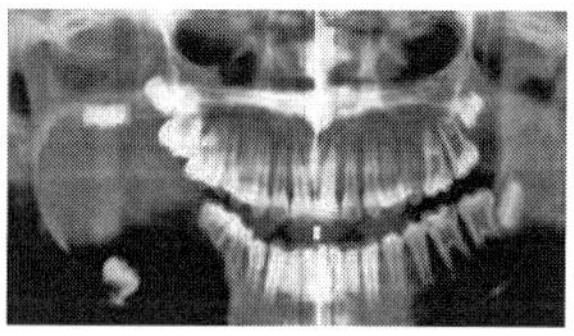

A. 右下颌成釉细胞瘤

B. 右下颌角化囊肿继发感染

C. 右下颌骨含牙囊肿

D. 右下颌骨中央性癌

E. 右下颌骨骨髓炎

8. 某患者因颏部受外力打击，致下颌中线偏向右侧，右侧后牙早接触，左侧开颌。应进一步采用的诊疗步骤，最佳的是

A. 进一步检查有关咀嚼肌压痛　B. 摄X线平片

C. 颞下颌关节造影　D. CT检查

E. 手法实验性复位

9. 男，10岁。近5年左侧腮腺反复肿胀，每年发作3~4次。下列有助于明确诊断的检查是

A. CT检查　B. B超检查　C. 腮腺造影

D. 同位素扫描　E. 唇腺活检

答案与解析

1. D　2. D　3. C　4. C　5. E　6. E　7. C　8. B　9. C

1. D【解析】下颌下腺造影侧位片可显示下颌下腺侧位影像。下颌下腺导管口位于舌下区前部。主导管长5~7cm，管径2~4mm，由前上向后下方向走行。主导管多呈直线形、弧形，呈乙状形及分叉形者甚少。主导管走行至下颌角前约呈直角向下弯曲。在弯曲部下方向两侧分出分支导管。下颌下腺分支导管较少，且较短而粗。下颌下腺腺体外形似梨形。

3. C【解析】牙源性边缘性颌骨骨髓炎X线平片表现：下颌升支侧斜位片或曲面体层片可

见弥漫性的骨密度增高，其中可见局限性骨质破坏灶。下颌升支切线位片则可见骨密质外有骨膜成骨。增生骨质的边缘一般较整齐，且升支外侧骨密质无明显破坏。虽可有骨膜溶解破坏，使骨质来自骨膜的血运障碍，但下颌骨的主要供血尚好。因此，绝大多数病变表现为骨质破坏较局限，无死骨形成。

6. E【**解析**】怀疑下颌下腺结石在导管前段者，用下颌横断𬌗片检查，投照时 X 线方向应与下前牙的长轴平行，避免导管口处的结石与颌骨影像重叠。怀疑下颌下腺唾液腺结石在导管后段或腺体内者，用下颌下腺侧位片检查，投照时应使患者将头部稍前伸，以避免唾液腺结石与下颌骨重叠。

9. C【**解析**】儿童复发性腮腺炎自婴幼儿至 15 岁均可发生，男性多于女性。其诊断主要根据临床表现和腮腺造影，造影显示为主导管一般无异常改变或可轻度扩张不整；分支导管因尚未发育成熟，显示稀少；末梢导管扩张呈点状、球状，少数甚至可呈腔状。

第二十一节　儿童口腔健康管理

单选题

1. 婴儿（4 周～1 岁）口腔保健的内容是

A. 睡前吃些零食　B. 教会孩子刷牙　C. 擦洗萌出的乳牙

D. 增加睡眠时间　E. 定期免疫注射

2. 学龄前儿童用含氟牙膏刷牙，含氟牙膏用量是

A. 豌豆粒大小　B. 牙刷长度的 1/5　C. 牙刷长度的 1/4

D. 牙刷长度的 1/3　E. 牙刷长度的 1/2

3. 出生后，第一次需要做口腔检查的时间是

A. 3 个月，乳牙未萌出　B. 第一颗乳牙萌出后 6 个月内

C. 1 岁，下中、侧切牙萌出　D. 2 岁，多数乳牙已萌出

E. 2 岁半，乳牙全部萌出

答案与解析

1. C　2. A　3. B

1. C【**解析**】婴儿期（0～1 岁）牙萌出后，家长仍可以用手指缠上清洁干净纱布，蘸清水为孩子擦洗牙面，配合使用乳胶指套擦洗牙龈和腰部，清除黏附的食物残渣，按摩牙床，并使婴儿逐渐适应每日的口腔护理。

3. B【**解析**】儿童第一次口腔检查应在第一颗乳牙萌出后 6 个月内，最迟应在第一颗乳牙萌出后 12 个月。

第二十二节　乳牙、年轻恒牙的龋病

一、单选题

1. 不易患龋的乳牙是

A. 上颌中切牙　　B. 上颌尖牙　　C. 乳磨牙

D. 下颌中切牙　　E. 下颌尖牙

2. 乳牙龋齿的特点不包括

A. 自觉症状不明显，容易被忽视　　B. 龋蚀多发广泛

C. 静止龋环状龋为主　　D. 发病时间早，7～8 岁达高峰

E. 龋齿进展快

3. 未经磨耗的年轻恒磨牙𬌗面沟嵴清晰，备洞时不易确定洞形的边缘，最理想的龋病治疗方法是

A. 银汞充填　　B. 复合树脂充填

C. 窝沟封闭　　D. 再矿化治疗＋银汞充填

E. 复合树脂填充及窝沟封闭

4. 混合牙列时期，年轻恒牙的龋齿治疗中正确的是

A. 去净腐质，露髓后牙髓摘除术

B. 尽量用高速手机去腐质和修整洞形

C. 尽量恢复牙冠外形，不强调恢复接触点

D. 平滑面浅龋可用 38% 的氟化氨银涂布

E. 如果龋齿被龈袋覆盖应观察，待其完全萌出再治疗

5. 年轻恒牙龋损最好发于牙齿的

A. 邻面　　B. 𬌗面　　C. 颊面

D. 舌面　　E. 唇面

6. 年轻恒牙深龋常选何种药物促进修复性牙本质形成

A. 氧化锌水门汀　　B. 聚羧酸水门汀　　C. 氢氧化钙

D. 玻璃离子水门汀　　E. 磷酸三钙

7. 患儿，5 岁。上颌前牙冷热痛 1 周，无自发痛及夜间痛史。检查：左上乳中切牙近中舌面中龋。探敏感。叩痛（－），无穿髓点。充填治疗宜选用的材料是

A. 银汞合金　　B. 玻璃离子水门汀　　C. 复合树脂

D. 磷酸锌水门汀　　E. 氧化锌丁香油糊膏

8. 男，8 岁。$\underline{|6}$ 树脂充填 4 个月后出现继发龋。可能的原因不包括

A. 备洞时腐质未去尽　　B. 复合树脂材料不适合乳牙

C. 窝洞的抗力形不佳　　D. 充填时窝洞被唾液、血液污染

E. 患儿吃零食多，口腔卫生差

9. 患儿，10 岁。前牙冷刺激痛数日。检查：右上中切牙近中深龋洞，叩诊无异常，不松

动，冷测验一过性痛。处理：去腐净极近髓，敏感。该患儿选何种治疗方法

A. 二次去腐　　B. 氧化锌丁香油糊剂安抚

C. 氢氧化钙间接盖髓　　D. 直接盖髓

E. 活髓切断

10. 男，2 岁半。$\frac{DBA|ABD}{A|A}$唇颊面龋洞，腐质黄软。唇面牙颈部白垩色脱矿斑。患儿夜里吃 2 次母乳，不刷牙。该患儿的诊断是

A. 多发龋　　B. 猖獗龋　　C. 奶瓶龋

D. 隐匿性龋　　E. 急性龋

11. 患儿，2 岁。上前牙唇面广泛性龋坏，牛奶喂养，未刷过牙。诊断为

A. 静止龋　　B. 湿性龋　　C. 慢性龋

D. 奶瓶龋　　E. 猖獗龋

12. 患儿，7 岁。$\underline{1|}$深龋，备洞时意外穿髓，针尖大小。治疗方法宜采用

A. 干髓术　　B. 直接盖髓术　　C. 间接盖髓术

D. 根管充填术　　E. 活髓切断术

13. 男，10 岁。右下后牙进食疼，冷热敏感。检查：右下第一前磨牙远中龋，探腐质软，疼痛敏感，无叩痛，无松动。拟采取的治疗措施

A. 局部麻醉下开髓做牙髓治疗　　B. 局部麻醉下开髓做活髓切断术

C. 净腐质，做间接盖髓术　　D. 去净腐质，做直接盖髓术

E. 去大部分腐质，安抚治疗

二、共用题干单选题

（14 ~ 17 题共用题干）

女，7 岁。食冷饮时左后牙感到酸痛 2 周，无自发痛史。检查：$\underline{6|}$颊面深龋，龋蚀范围稍广，腐质软而湿润，易挖除，但敏感。牙髓活力同正常牙，叩诊（ - ）。

14. 根据上述临床表现和检查结果，拟诊断为

A. 慢性根尖周炎　　B. 急性牙髓炎　　C. 急性龋

D. 慢性龋　　E. 慢性闭锁性牙髓炎

15. 治疗方案应考虑为

A. 间接盖髓术　　B. 活髓切断术　　C. 干髓术

D. 根管治疗术　　E. 活髓摘除术

16. 首次就诊时，对该患牙应做的处理为

A. 双层垫底即刻充填　　B. 置放失活剂

C. 氧化锌丁香油糊剂暂封　　D. 活髓切断

E. 局部麻醉下活髓摘除

17. 若充填后远期出现激发痛和自发痛，原因多为

A. 充填物有早接触　　B. 充填物不密合　　C. 继发龋伴发牙髓炎

D. 充填物形成悬突　　E. 未恢复接触点

答案与解析

1. D　2. C　3. E　4. C　5. B　6. C　7. B　8. B　9. B　10. B　11. D　12. B　13. E　14. C
15. A　16. C　17. C

1. D【解析】乳牙龋好发牙位以上颌乳切牙、下颌乳磨牙多见，以颌乳磨牙和上颌乳尖牙为次，下颌乳前牙最少。

5. B【解析】年轻恒牙龋损好发牙面以𬌗面为首位，其次是邻面，再次是颊面。

7. B【解析】根据临床表现诊断为中龋，玻璃离子水门汀对牙髓刺激小，与牙体有粘结力，可缓释氟，而且色泽和透明感近牙体。

12. B【解析】直接盖髓术适用于根尖孔未形成，因机械性或外伤性露髓，意外露髓，露髓孔小于1mm的年轻恒牙。

第二十三节　乳牙、年轻恒牙的牙髓病

一、单选题

1. 有关乳牙牙髓病及根尖周病的临床诊断，以下叙述不正确的是
A. 疼痛是乳牙牙髓病及根尖周病的突出症状
B. X 线检查对诊断有重要的意义
C. 电测验无反应说明牙髓已坏死
D. 乳牙牙髓病及根尖周病时，牙齿可出现叩痛及松动
E. 肿胀是根尖周炎的特征

2. 发生于年轻恒牙的可复性牙髓炎，去净腐质未露髓者，首选治疗方法为
A. 局部麻醉下安抚引流　B. 安抚治疗　C. 间接盖髓
D. 活髓切断　E. 局部麻醉下拔髓

3. 年轻恒牙牙髓病不能采用的治疗方法有
A. 直接盖髓术　B. 活髓切断术　C. 变异干髓术
D. 根管治疗术　E. 根尖诱导成形术

4. 乳牙牙髓病常见的临床症状不包括
A. 自发痛　B. 冷、热痛　C. 夜间痛
D. 肿胀　E. 咬合痛

5. 有关乳牙牙髓病治疗叙述，下列哪项正确
A. 应尽可能保存活髓，因此首选盖髓术
B. 牙髓切断术仅适用于年轻恒牙
C. 根管治疗术不适用于乳牙牙髓病的治疗
D. 牙髓切断术适用于乳牙和年轻恒牙

E. 干髓术因其操作简单是乳牙牙髓病的理想治疗

6. 女，4岁。因发现龋齿就诊。检查：右下第二乳磨牙近中邻面深龋，去腐过程露髓，疼痛应考虑以下处理方法

A. 活髓切断　　B. 根管治疗　　C. 间接盖髓

D. 干髓术　　E. 银汞充填

7. 患儿，6岁。左下后牙有洞疼痛4天，昨晚加重，不能入眠。最可能的诊断是

A. 深龋嵌塞食物　　B. 急性牙髓炎　　C. 慢性牙髓炎急性发作

D. 急性根尖周炎　　E. 慢性根尖周炎急性发作

8. 男，4岁。因发现龋齿就诊。检查：右下第二乳磨牙近中邻面深龋，去腐过程中露髓，敏感，出血色暗。应考虑的处理方法为

A. 活髓切断　　B. 根管治疗　　C. 间接盖髓

D. 根尖诱导成形术　　E. 银汞充填

二、共用题干单选题

（9～11题共用题干）

女，5岁。左上后牙食物嵌塞痛1周。检查：左上第二乳磨牙近中面深龋洞，探疼痛，叩诊（－）。左上第一乳磨牙远中充填体不密合继发龋较深，Ⅱ度松动，叩诊不适，颊侧牙龈有一窦道，探针可以探入。

9. 左上第二乳磨牙去腐未净露髓，应诊断为

A. 中龋　　B. 深龋　　C. 可复性牙髓炎

D. 急性牙髓炎　　E. 慢性牙髓炎

10. 左上第二乳磨牙首选治疗方法是

A. 直接盖髓　　B. 活髓切断术　　C. 根尖诱导成形术

D. 根管治疗　　E. 拔除

11. 左上第一乳磨牙还需要做的检查是

A. 冷、热测验　　B. 活力电测验　　C. 摄X线牙片

D. 咬诊　　E. 牙周袋探诊检查

答案与解析

1. C　2. C　3. C　4. D　5. D　6. B　7. C　8. B　9. E　10. B　11. C

5. D【解析】A项，盖髓术仅适用于恒牙。B项，牙髓切断术适用于乳牙和年轻恒牙。C项，根管治疗术可用于牙髓炎症涉及根髓，不宜行牙髓切断术的乳牙。D项，乳牙干髓术，因乳牙根管粗大，不易被干髓剂完全干尸化，常出现牙根过早吸收，或者并发根尖周炎现象。E项，干髓术不是乳牙牙髓炎的理想治疗方法。

9. E【解析】A项，患儿左上第二乳磨牙近中殆面深龋洞，探诊疼痛，所以不是中龋。B项，去腐未净露髓，所以不是深龋。C项，无可复性牙髓炎典型表现。D项，无急性牙髓炎的

夜间痛，不可定位，冷、热刺激痛等典型表现。E 项，去腐未净露髓，牙髓可发生慢性炎症，乳牙或年轻恒牙的慢性牙髓炎有时近期没有明显的疼痛。

10. B【解析】活髓切断术在局部麻醉下将冠部牙髓组织切断和去除，保留根部生活牙髓的治疗方法，适用于深龋露髓，部分冠髓牙髓炎，备洞或外伤露髓的牙齿且露髓孔较大或时间较长。A 项，去腐未净露髓不能使用直接盖髓。C 项，根尖诱导成形术用于根尖未发育完成的年轻恒牙。D 项，年轻恒牙根尖未发育完成，不适合根管治疗术。E 项，慢性牙髓炎患牙不可拔除，故排除。

11. C【解析】根据临床表现说明患牙已有慢性根尖周炎。X 线片可以很好地反映牙根尖及牙周膜的情况，急性根尖周炎时根尖部无明显改变或仅有牙周间隙增宽现象，而慢性根尖周炎或慢性根尖周炎急性发作可见根尖部和根分歧部牙槽骨破坏的透射影像。

第二十四节　乳牙、年轻恒牙的根尖病

一、单选题

1. 乳牙根管充填材料中，氧化锌糊剂具有的特性是

A. 糊剂吸收迟缓于乳牙根的吸收，有时导致乳牙滞留

B. 提供碱性环境

C. 充填后没有炎症反应

D. 出现早于乳牙根生理吸收的吸收现象

E. X 线片不显影

2. 乳磨牙慢性根尖周炎瘘管最常出现于

A. 龈沟排脓　　B. 根分歧部位　　C. 根尖区黏膜

D. 舌侧黏膜　　E. 颊侧皮肤

3. 乳牙慢性根尖周脓肿常见的排脓通道中，以下哪项是不常见的

A. 唇或颊侧黏膜　　B. 龈沟排脓　　C. 舌侧黏膜

D. 根两侧黏膜　　E. 根分歧部位

4. 乳牙根尖周病的主要病因是

A. 乳牙外伤　　B. 重度磨耗　　C. 髓腔感染

D. 化学烧伤　　E. 先天畸形

5. 男，4 岁。诉自发性疼痛 1 日，检查：左下颌第一乳磨牙远中邻面龋洞，探诊（+），叩诊（++），Ⅰ度松动，颊侧牙龈色红，未见瘘管。最可能的诊断是

A. 深龋　　B. 急性牙髓炎　　C. 慢性牙髓炎

D. 急性根尖周炎　　E. 慢性根尖周炎

6. 患儿，9 岁。左上侧切牙牙齿变色就诊。检查：冠折牙本质暴露，牙齿变色。冷、热测验无反应。X 线片示根尖喇叭口，骨硬板不连续。下列各项处理中，最重要的是

A. 拔髓，不要超出根尖孔

B. 彻底去除根管内感染物质，消除炎症，保护牙乳头

C. 根管内不要封 FC 等刺激性大的药物

D. 用氢氧化钙糊剂充填不要超填

E. 定期复查更换糊剂

7. 女，14 岁。偶然发现右下后牙颊侧牙龈有小脓包前来就诊。检查：右下第二前磨牙畸形中央尖折断，Ⅰ度松动，颊侧牙龈有窦道口。X 线片见根长为 9mm，根尖呈燕尾状敞开，根尖周 X 线透射区 4mm×5mm，边界模糊不清。该主诉牙的治疗应选用

A. 拔除　　B. 干髓治疗　　C. 塑化治疗

D. 根管治疗　　E. 根尖诱导形成术

8. 女，15 岁。1 年前前牙碰伤未治，近 3 日牙龈肿痛不能咬物。检查：$\underline{1|}$ 牙冠近中切角折断，牙冠变黑，叩痛（++），Ⅰ度松动，唇侧牙龈红肿。该患牙应诊断为

A. 外伤冠折　　B. 牙髓坏死　　C. 慢性牙髓炎

D. 急性根尖周炎　　E. 慢性根尖周炎

9. 女，6 岁。右下颌第二乳磨牙残冠，髓室底完整，近中根根吸收约 1/3，X 线检查有继承恒牙，相邻第一恒磨牙未萌出，首选治疗方法为

A. 暂不处理

B. 根管治疗，保留牙齿

C. 拔除乳牙

D. 拔除乳牙并立即做间隙保持器

E. 拔除乳牙，待相邻第一恒磨牙萌出后做间隙保持器

二、共用题干单选题

（10～12 题共用题干）

患儿，9 岁。右上第二乳磨牙近远中深龋洞，牙龈红肿，有一个 0.5mm×0.5mm 脓肿，触诊有波动感，X 线显示右上第二乳磨牙根分歧及近中根尖区大面积透影，右上第一前磨牙牙根形成 2/3，上方骨板消失，右上第一磨牙萌出 2/3，左上第一磨牙萌出 1/3。

10. 右上第二乳磨牙的诊断是

A. 深龋　　B. 牙周脓肿

C. 慢性根尖周炎急性发作　　D. 慢性牙髓炎

E. 残冠

11. 此牙初诊治疗方法为

A. 局部麻醉下拔除　　B. 局部麻醉下脓肿切开

C. 开髓，拔髓，CP 开放，脓肿切开　　D. 开髓，CP 开放，脓肿切开

E. 口服消炎药物

12. 如果患者再次复诊，治疗原则是

A. 拔除，做间隙保持器　　B. 拔除，观察间隙

C. 保留患牙做根管治疗　　D. 定期复查

E. 氢氧化钙根充治疗维持乳牙功能

答案与解析

1. A　2. B　3. C　4. C　5. D　6. B　7. E　8. D　9. B　10. C　11. C　12. B

4. C【解析】乳牙根尖周病最主要的病因是牙髓来源的感染，牙髓炎症，特别是牙髓坏死以后，细菌及其毒素、组织分解产物可通过根尖孔到达根尖周组织，或通过髓室底的副根管到达根分歧部位的根周组织而引起根尖周病。其次牙齿遭受外力的损伤、牙齿发育异常、牙髓治疗过程中药物或充填材料使用不当等均可造成根尖周组织的严重损害。

5. D【解析】A 项，深龋无叩痛。B 项，急性牙髓炎常表现为自发痛、夜间痛及阵发痛。C 项，慢性牙髓炎有长时间的冷、热刺激痛，轻度叩痛或叩诊不适。D 项，急性根尖周炎可出现较为剧烈的自发性疼痛、咀嚼痛和咬合痛。患牙松动并有叩痛，根尖部或根尖分歧部牙龈红肿。E 项，慢性根尖周炎一般无明显的自觉症状，有的患牙咀嚼时有不适感。患牙有牙髓病史、反复肿痛史或牙髓治疗史。患牙可查及深龋洞或充填体，以及其他牙体硬组织疾患。

6. B【解析】根尖诱导成形术中，彻底清除根管内感染物质是消除根尖周围炎症促使根尖形成的重要因素。牙根未发育完全的牙齿，其根尖部的细胞具有潜在分化能力，炎症消除后能进行细胞分化，因此控制炎症时，应该尽量保留根尖部的生活牙髓，保护牙乳头，恢复上皮根鞘功能。

7. E【解析】根尖诱导成形术：牙根未发育完成之前发生牙髓严重病变或根尖周病变的年轻恒牙，在控制感染的基础上，用药物及手术方法保存根尖部的牙髓或使根尖周硬组织沉积，促使牙根继续发育和根尖形成的治疗方法。

10. C【解析】临床上的急性根尖周炎多是慢性根尖周炎急性发作，慢性根尖周炎急性发作时，X 线可见根尖部有不同程度的牙槽骨破坏形成的透射影。

11. C【解析】急性根尖周炎时，应开髓，清除根管内容物，疏通根管，引流根尖炎症渗出物。开髓清洗后可置一碘酊棉球于髓室内，以免食物堵塞髓腔。已形成黏膜下脓肿者还需要在脓肿部位做局部切开排脓。

12. B【解析】根尖周炎的乳牙，根尖及根分叉区骨质破坏范围广，尤其是骨质破坏、炎症已涉及继承恒牙牙胚，或者后者的牙根已大部分形成，即可拔除。上颌的两颗第一磨牙牙根分别形成 2/3 和 1/3，提示近期内即可萌出，只要观察间隙。

第二十五节　乳恒牙替换

一、单选题

1. 关于牙齿萌出，不正确的是

A. 乳切牙在 1 周岁内萌出均正常　　B. 龈咀嚼可导致恒牙迟萌

C. 全身系统病可造成乳恒牙缺失　　D. 多生牙可使恒牙萌出困难

E. 恒牙不萌出可以切开助萌

2. 混合牙列时期是

A. 6～12 岁　　B. 7～13 岁　　C. 8～15 岁

D. 出生6个月至2.5 岁　　E. 6～9 岁

3. 关于乳牙根吸收特点，正确的是

A. 乳前牙根从根尖 1/3 的唇侧面开始吸收

B. 乳磨牙从根分歧内侧面开始吸收

C. 牙根吸收是在牙根形成后 2～3 年开始的

D. 恒牙先天缺失时，乳牙不脱落

E. 乳牙根吸收开始时，不能做牙髓治疗

4. 男，7 岁。诉下颌前牙松动。口腔检查见右下乳中切牙松动Ⅲ度，牙冠有深龋洞。右下中切牙已从舌侧萌出。该患儿的诊断是

A. 乳牙滞留　　B. 乳牙早失　　C. 乳牙根尖周炎

D. 乳牙牙周炎　　E. 乳牙外伤

5. 男，7 岁。上颌乳中切牙脱落 3 个月，恒中切牙一直未萌出。患儿发育正常，颌面部对称。恒中切牙萌出处牙床饱满，牙龈颜色正常，X 线片见有恒牙胚。临床处理宜选择

A. 切开导萌　　B. 增加营养　　C. 观察

D. 局部用药　　E. 修复治疗

二、共用题干单选题

（6～7 题共用题干）

男，7 岁。下颌乳中切牙的舌侧可见萌出的恒切牙切端，新牙宽度大于乳牙 1mm，乳牙不松动。

6. 该患儿诊断是

A. 下中切牙异位萌出　　B. 下前牙拥挤　　C. 下乳中切牙粘连

D. 下中切牙早萌　　E. 下乳中切牙滞留

7. 治疗方法为

A. 局部麻醉下拔除下乳中切牙　　B. 观察　　C. 拔除新长牙齿

D. 表面麻醉下拔除乳牙　　E. 拔除乳牙和邻牙

（8～9 题共用题干）

男，12 岁。因上前牙未换牙来就诊。检查：$\underline{B|B}$ 乳牙滞留，其他牙基本萌出，未见明显异常。

8. 该患儿进一步诊断需要做的检查是

A. 牙髓活力测验　　B. 摄 X 线片　　C. 拔除乳牙后探查

D. 切龈探查　　E. 叩诊

9. 若 X 线片未见 $\underline{2|2}$ 牙胚，则诊断为 $\underline{2|2}$

A. 异位萌出　　B. 先天性缺失　　C. 早萌

D. 迟萌　　E. 额外牙

答案与解析

1. E　2. A　3. B　4. A　5. C　6. E　7. A　8. B　9. B

5. C【解析】患儿发育正常，X 线片显示有恒牙胚，且未到恒牙迟萌的时间，不需要牙齿导萌，暂时观察。

6. E【解析】乳牙滞留是指继承恒牙已萌出，乳牙未能按时脱落，或者恒牙未萌出，乳牙保留在恒牙列中。

第二十六节　乳牙拔除

单选题

1. 乳牙拔除的指征是
A. 根分叉部 X 线透射区，牙根吸收未超过 1/3
B. 外伤根尖 1/3 折断
C. 牙髓活力测验无反应
D. 根尖周脓肿，Ⅲ度松动
E. 根分叉病变，恒牙胚硬骨板未破坏

2. 乳牙拔除时首先要注意的是
A. 不要遗留残片　　B. 牙龈有无撕裂　　C. 牙槽骨有无骨折
D. 保护恒牙胚　　E. 牙槽窝内血凝块的保护

3. 女，6 岁。左上乳中切牙残冠，探诊无反应，叩诊（±），唇侧牙龈瘘管，Ⅱ度松动，X 线片示坐上中切牙发育正常。临床治疗宜选择
A. 开放引流　　B. 根管治疗　　C. 根尖诱导术
D. 盖髓术　　E. 拔除

4. 女，7 岁。左下颌乳侧切牙Ⅲ度松动，侧切牙已于舌侧萌出牙冠的 1/4，乳牙拔除时应选择的麻醉药及麻醉方式是
A. 2% 普鲁卡因行唇、舌侧局部浸润麻醉
B. 2% 利多卡因行唇、舌侧局部浸润麻醉
C. 2% 含肾上腺素普鲁卡因行左侧下牙槽神经、舌神经、颊神经阻滞麻醉
D. 2% 含肾上腺素利多卡因行左侧下牙槽神经、舌神经、颊神经阻滞麻醉
E. 2% 丁卡因行局部表面麻醉

答案与解析

1. D　2. D　3. E　4. E

1. D【解析】乳牙拔除的指征：①牙冠破坏严重，或者因龋已形成残冠、残根，且已无法修复的乳牙。②近生理性替换时的露髓牙，乳牙牙根吸收1/3以上，不能进行根管治疗者。③严重根尖周炎的乳牙，根尖及根分叉区骨质破坏范围广。④乳牙因外伤无法保留者。⑤有全身病灶感染迹象而不能彻底治愈的乳牙。

2. D【解析】乳牙滞留影响恒牙萌出时须拔除，此时乳牙深面与恒牙胚距离很近，应注意保护，避免后者受到创伤，导致恒牙发育和萌出障碍。

4. E【解析】在拔除松动明显、即将脱落的乳牙或黏膜下脓肿切开时，在注射的进针点处黏膜可选用4%利多卡因或2%丁卡因液、5%甲哌卡因喷雾剂等进行表面麻醉。

第二十七节　儿童前牙外伤、儿童咬合诱导

一、单选题

1. 乳牙外伤多发生在

A. 新生儿期　　B. 婴儿期　　C. 幼儿期

D. 学龄期　　E. 青春期

2. 乳牙外伤后，决定患牙是否保留的主要因素是

A. 并发牙髓出血　　B. 并发牙髓坏死　　C. 并发根尖周炎

D. 并发牙根吸收　　E. 影响恒牙胚的发育

3. 可以恢复咬合高度和咀嚼功能的保持器是

A. 丝圈保持器　　B. 下颌舌弓保持器　　C. 可摘式功能保持器

D. 远中导板保持器　　E. 充填式保持器

4. 患儿，7岁。$\underline{6|}$萌出2/3，右上第二乳磨牙早失。应选择何种保持器更好

A. 带环丝圈保持器　　B. 全冠丝圈保持器　　C. 带环远中导板保持器

D. 全冠远中导板保持器　　E. 活动功能式保持器

5. 男，9岁。上前牙外伤折断1小时。检查：右上中切牙冠折，近中髓角暴露，探敏感，叩诊（±），无松动。X线片示根尖孔未完全闭合，未见根折。首选的治疗方案是

A. 安抚治疗　　B. 直接盖髓术　　C. 牙髓摘除术

D. 活髓切断术　　E. 根管治疗术

6. 女，10岁。自诉下颌前牙松动时发现$\underline{\text{IV}|}$缺失。缺失牙间隙已明显缩小。拟采用哪种间隙保持器最为合适

A. 远中导板保持器　　B. 丝圈保持器　　C. 功能性活动保持器

D. 舌弓保持器　　E. 间隙扩展装置

7. 患儿，9岁。$\underline{|1}$区冠折1/3，露出鲜红牙髓，叩诊（+），无松动，牙龈无明显异常。X线片示未见根折，根尖呈喇叭口状。治疗宜选择

A. 间接盖髓术　　B. 直接盖髓术　　C. 活髓切断术

D. 根管治疗　　E. 干髓术

8. 男，7岁。骑自行车摔倒，大门牙脱出口腔，掉在地上，嘴唇磕破、出血。患儿及家长

采取何种措施有利于医生治疗

A. 出血伤口涂上云南白药，若能止血，回家观察

B. 马上到就近医院清理伤口

C. 捡起牙齿，干净的软纸包裹立即医院治疗

D. 用水和软刷把捡回的牙齿擦干净，立即就诊

E. 把牙泡在牛奶或含在口中立即医院就诊

9. 女，8 岁。40 分钟前外伤，上前牙自觉变短，要求治疗。检查：|1 牙冠比邻牙短 4mm，牙冠完整，叩诊（+），牙龈轻度红肿。X 线片示根尖周膜消失。该牙最恰当的处理为

A. 待其自然萌出，定期观察　　B. 复位后固定，牙髓治疗

C. 复位固定 4 周后，牙髓治疗　　D. 牙髓治疗后复位固定

E. 拔除

10. 女，8 岁。5 天前外伤，1| 冠折三分之一，近中达龈下 1mm，露髓探痛，叩诊（+），Ⅰ度松动。X 线片示根尖部呈喇叭口。该患儿的处理方法是

A. 活髓切断术　　B. 根管治疗　　C. 根尖诱导术

D. 塑化治疗　　E. 干髓治疗

11. 男，10 岁。替牙𬌗，磨牙远中关系，前牙覆𬌗和覆盖正常，上𬌗弓Ⅰ度拥挤，下牙弓排列整齐，面型基本正常，上下前牙倾斜度基本正常，最为合理的方法或矫治器是

A. 拔牙矫治　　B. 活动矫治唇向开展牙弓

C. 推上颌磨牙向远中　　D. 功能性矫治器治疗

E. 方丝弓矫治器唇向开展牙弓

12. 乳牙的大面积龋坏，不但会使牙弓长度减少，还会影响颌间高度，为确保乳𬌗的正常宽度和高度，对于多个牙面龋坏的牙齿应用

A. 不锈钢合金冠修复牙体　　B. 远中导板保持器

C. 功能性活动保持器　　D. 局部固定式间隙扩展装置

E. 舌弓保持器

二、共用题干单选题

（13～15 题共用题干）

患儿，4 岁半，前牙外伤 1 天就诊。检查：右上乳中切牙冠折，露髓，探痛明显，叩诊（+）。

13. 如果患儿在治疗时极不合作，应该选择下列哪项治疗

A. 拔除　　B. 行活髓切断术　　C. 行根管治疗

D. 直接盖髓　　E. 观察，暂不处理

14. 如果患儿合作，应该选择下列哪项治疗

A. 拔除　　B. 行活髓切断术　　C. 行 Vitapex 根管充填治疗

D. 直接盖髓　　E. 观察，暂不处理

15. 如果前牙已经完全脱位，正确的处理方法是

A. 行即刻再植，观察　　B. 再植后固定，观察

C. 口外行根管治疗术（RCT）后再植　　D. 再植后行 RCT
E. 清创，不予再植

三、案例分析题

（16～17 题共用题干）

女，14 岁。因左下乳磨牙未脱落替换就诊。

16. 左下第一乳磨牙完整无龋坏及松动，牙龈正常，其余口腔内乳牙替换完成。可能的原因是

A. 左下第一前磨牙先天缺失　　B. 左下第一乳磨牙固连
C. 先天性外胚叶发育不全　　D. 维生素 D 缺乏症
E. 佝偻病　　F. 左下第一前磨牙异位萌出

17. 左下第一乳磨牙诊断为乳牙固连，左下第一前磨牙牙根发育大于二分之一。可选择的治疗方法有

A. 定期观察
B. 修复左下第一乳磨牙，恢复咬合高度
C. 拔除固连乳牙后间隙保持，左下第一前磨牙开窗助萌
D. 拔除固连乳牙后，左下第一前磨牙正畸牵引萌出
E. 拔除固连乳牙后，左下第一前磨牙自然萌出
F. 左下第一乳磨牙根管治疗

答案与解析

1. C　2. E　3. C　4. A　5. D　6. E　7. C　8. E　9. A　10. C　11. C　12. A　13. A　14. C　15. E　16. ABF　17. CD

2. E【解析】乳牙外伤后，由于其下方为恒牙胚。外伤后拍 X 线片发现乳牙牙根与恒牙牙胚大部分重叠时，应及时拔除乳牙。由于恒牙牙胚多在乳牙根的腭侧，此时挫入的乳牙牙根可能会损伤压迫恒牙牙胚，甚至造成牙胚移位，严重时即使拔除乳牙，也可能会发生继承恒牙牙釉质发育不全，甚至牙齿畸形或埋伏阻生。

3. C【解析】可摘式功能保持器适用于乳磨牙缺失两颗以上者、两侧乳磨牙缺失，或者伴有前牙缺失。可摘式间隙保持器相当于简易版局部义齿，不仅能保持缺牙间隙的近远中长度，而且能保持垂直高度和恢复咀嚼功能。

4. A【解析】带环丝圈保持器适应证：①单侧第一乳磨牙早失。②第一恒磨牙萌出后，单侧第二乳磨牙早失。③双侧各有单颗乳磨牙早失，用其他间隙保持器装置困难的病例。

6. E【解析】缺失牙间隙已明显缩小，间隙扩展装置适用于缺牙间隙的近远中邻牙均向缺牙间隙移动的患者，由于乳牙的龋损和早期缺失，引起牙弓长度缩短，第一恒磨牙近中移位，这时必须推第一恒磨牙向远中移动，使第一恒磨牙回到正常位置，从而恢复丧失的间隙，以利于恒牙的整齐排列。

8. E【解析】牙齿脱出后应该妥善保存牙齿，将牙齿放在生理盐水中保存，无条件的话可

以放在牛奶和唾液中，并尽快到医院治疗。脱位牙的储存条件和储存时间的长短对于能否再植成功是非常重要的。

15. E【**解析**】脱位2小时以上的牙齿一般不能再植成功，且乳牙脱位后不需要再植，应拍摄X线片检查继承恒牙牙胚的发育情况，如发现萌出异常倾向，可考虑择期干预助萌；对牙齿发育不良者，可考虑在牙齿萌出后及时进行再矿化和修复治疗。

第二十八节　复发性口腔溃疡病

一、单选题

1. 复发性口腔溃疡的确切病因是

A. 细菌感染　　B. 病毒感染　　C. 遗传因素

D. 营养障碍　　E. 尚不清楚

2. 重型复发性口腔溃疡的损害特点是

A. 溃疡数量多，大而深　　B. 溃疡为圆形或椭圆形散在分布

C. 单个溃疡，基底硬结，周围有浸润　　D. 多为单个溃疡，深而大，似弹坑

E. 除口腔溃疡外，常伴有生殖器损害

3. 复发性口腔溃疡是一种有自限性的疾病，通常轻型口腔溃疡的病程为

A. 2~4天　　B. 10~14天　　C. 1个月

D. 数月　　E. 1年之内

4. 下面对于复发性口腔溃疡临床特点，描述不正确的是

A. 溃疡表现为孤立的、圆形或椭圆形的浅表性溃疡

B. 病程一般为10~14天

C. 呈周期性复发且有自限性

D. 先出现密集分布的针头大小的小水疱，后破溃形成溃疡

E. 好发于中青年

5. 男，27岁。口腔经常发生溃疡，此次左颊黏膜已溃疡半个多月仍疼痛不适。检查：全身情况良好，口腔检查牙周无炎症，牙齿排列整齐，左颊黏膜近口角区见一深在溃疡，可探至肌层，直径1.5cm左右，边缘整齐，界限清晰，溃疡边缘红肿隆起，周围充血明显。拟诊断为

A. 颊部鳞癌　　B. 口腔结核　　C. 重型溃疡

D. 坏死性涎腺化生　　E. 创伤性溃疡

6. 女，21岁。以口腔黏膜反复溃烂，疼痛就诊。查体：口腔黏膜散在多个表浅溃疡，呈满天星样，溃疡直径不超过2mm。临床诊断最可能的是

A. 疱疹样口腔溃疡　　B. 重型口腔溃疡　　C. 轻型口腔溃疡

D. 白塞病　　E. 疱疹性龈口炎

7. 女，26岁。舌尖溃疡疼痛3天。口腔溃疡反复发作5年，每月发作1次。发作部位不固定，1次1~2处，7天左右可自行愈合。外阴部未发生过类似溃疡。检查：左舌尖黏膜有一直

径为2～3mm的溃疡，周边有红晕，表面覆有浅黄色假膜。可能的诊断是

A. 轻型口腔溃疡　B. 疱疹性龈口炎　C. 疱疹样口腔溃疡

D. 白塞综合征　E. 重型溃疡

8. 女，30岁。主诉：下唇中份黏膜疼痛2天，进食刺激性食物可加剧疼痛。口腔检查：⎾1对应唇黏膜见一直径1mm溃疡，上覆黄色假膜，周有红晕，触痛明显。自诉有相似病史约3年，每年发作4～6次。溃疡可自行愈合。拟诊为

A. 盘状红斑狼疮　B. 疱疮样口炎　C. 轻型口腔溃疡

D. 重型口腔溃疡　E. 多形性红斑

9. 女，46岁。口腔溃疡反复发作3年，间隔1～2个月，多在月经前出现，每次1～3个不等，主要位于下唇和舌等部位，疼痛明显，7～10天愈合。要想达到理想的治疗效果，宜采取的措施是

A. 口腔局部对症治疗　B. 全身使用抗生素

C. 补充多种维生素　D. 口服雌激素+口腔局部对症治疗

E. 注射转移因子

二、共用题干单选题

（10～11题共用题干）

男，50岁。舌痛2周。检查：上、下唇黏膜，舌尖、舌腹，软腭见众多散在针尖状小溃疡，伴发热，发病前否认感冒史。追问病史，患者既往有类似发作史。

10. 最可能是下列哪项诊断

A. 疱疹性口炎　B. 轻型口腔溃疡　C. 疱疹样口腔溃疡

D. 重型口腔溃疡　E. 多形渗出性红斑

11. 下列治疗措施哪项不恰当

A. 微波理疗　B. 饮食隔离

C. 0.5%达克罗宁液局部涂布　D. 口服肾上腺皮质激素

E. 局部应用中成药，如西瓜霜

（12～13题共用题干）

女，35岁。下唇疼痛1周就诊，有类似病史5年，每月发作2次，发作部位不固定，7天左右可自行愈合。检查：下唇、左舌缘、右颊黏膜共有3个圆形溃疡，溃疡周边有红晕，表面覆有浅黄色假膜。

12. 最可能是下列哪项诊断

A. 白塞综合征　B. 创伤性溃疡　C. 药物过敏性口炎

D. 复发性口腔溃疡　E. 口腔单纯疱疹

13. 若患者同时伴有外阴溃疡和虹膜睫状体炎，则最可能是下列哪项诊断

A. 白塞综合征　B. 创伤性溃疡　C. 药物过敏性口炎

D. 复发性口腔溃疡　E. 口腔单纯疱疹

（14～15题共用题干）

男，40岁。有口腔溃疡史5年，溃疡初始常发于口角区，每发1枚，面积达豆瓣大小（直

径1～2cm）。溃疡深，边缘红肿隆起，1个月左右愈合。近2年发作加重，溃疡常位于咽旁、软腭、腭垂等处，咽下困难，溃疡愈合期延长到3～4个月。

14. 最可能的诊断是

A. 结核性溃疡　　B. 癌性溃疡　　C. 创伤性溃疡

D. 重型口腔溃疡　　E. 疱疹性口炎

15. 为了进一步明确诊断排除恶性溃疡，最重要的检查是

A. 血常规　　B. 摄X线片　　C. 脱落细胞

D. 甲苯胺蓝试验　　E. 活检

答案与解析

1. E　2. D　3. B　4. D　5. C　6. A　7. A　8. C　9. D　10. C　11. B　12. D　13. A　14. D　15. E

1. E【解析】复发性口腔溃疡（RAU）病因不明，但存在明显的个体差异。RAU的发生是多种因素综合作用的结果，如免疫因素（以细胞免疫为主）、遗传因素、系统性疾病因素（RAU与胃溃疡、十二指肠溃疡、溃疡性结肠炎等疾病密切相关）、感染因素、环境因素、其他因素（氧自由基、微循环状态异常等）。

3. B【解析】轻型口腔溃疡的病程：5天左右溃疡开始愈合，此时溃疡面有肉芽组织形成、创面缩小、红肿消退、疼痛。10～14天溃疡愈合，不留瘢痕。溃疡数一般3～5个，最多不超过10个。散在分布。溃疡复发的间隙期从半月至数月不等，有的患者会出现此起彼伏、迁延不断的情况。

4. D【解析】复发性口腔溃疡初起为局灶性黏膜充血水肿，呈粟粒状红点，灼痛明显，继而形成浅表溃疡，圆形或椭圆形。

5. C【解析】腺周口疮的溃疡大而深，外观似弹坑状，深及黏膜下层直至肌层。多单发，疼痛剧烈，病程长，愈合后可留瘢痕。

9. D【解析】由于复发性口腔溃疡的病因尚不明确，治疗方法虽多，但疗效均不理想，并具有复发性、自限性，因此治疗上应将局部治疗结合全身治疗，患者在月经前出现雌激素下降，所以可以口服雌激素。

10. C【解析】疱疹样口腔溃疡临床表现为多发于成年女性，好发部位及病程与轻型口腔溃疡相似。但溃疡直径较小，约2mm，不超过5mm。溃疡数目多，可达十个，甚至几十个，散在分布如“满天星”。相邻的溃疡可融合成片，黏膜充血发红，疼痛最重，唾液分泌增加。可伴有头痛、低热等全身不适，病损局部的淋巴结肿痛等症状。

12. D【解析】复发性口腔溃疡临床表现：一般表现为反复发作的圆形或椭圆形溃疡，具有“黄、红、凹、痛”的临床特征，即溃疡表面覆盖黄色假膜、周围有红晕带、中央凹陷、疼痛明显。溃疡的发作周期长短不一，可分为发作期（前驱期－溃疡期）、愈合期、间歇期，且具有不治自愈的自限性。

14. D【解析】重型口腔溃疡又称腺周口疮，溃疡大而深，外观似弹坑，愈合留瘢痕，占

RAU 患者的 10% ~15%。此型好发于青春期。溃疡直径可大于 10mm，周围组织红肿、微隆起，基底微硬，表面有灰黄色假膜或灰白色坏死组织，溃疡期持续时间较长，可为 1 ~2 个月或更长。通常是 1 ~2 个溃疡，但在愈合过程中又可出现 1 个或数个小溃疡。疼痛剧烈，愈合后可留瘢痕。初始好发于口角，其后有向口腔后部移行的发病趋势，发生于腭舌弓、软硬腭交界处等口腔后部时可造成组织缺损，影响言语及吞咽。

第二十九节　口腔扁平苔藓

一、单选题

1. 口服雷公藤适用于

A. 复发性口腔溃疡　B. 药物过敏性口炎　C. 接触性口炎

D. 口腔扁平苔藓（OLP）　E. 口腔白斑

2. 非糜烂型口腔扁平苔藓的主要自觉症状是

A. 轻度刺激痛　B. 剧烈自发痛　C. 咬合痛

D. 持续性钝痛　E. 放射痛

3. 与口腔扁平苔藓发病因素无关的是

A. 神经精神因素　B. 病毒感染　C. 过度吸烟、饮酒

D. 免疫学因素　E. 可能的遗传因素

4. 关于口腔扁平苔藓，正确的是

A. 是一种皮肤黏膜病，患者的皮肤和口腔黏膜同时发病

B. 病变区上皮细胞发生气球样变

C. 临床上主要表现为白色斑块

D. 病变区上皮基底细胞液化变性，基底膜界限不清

E. 固有层内淋巴细胞浸润常达黏膜下层

5. 关于口腔扁平苔藓的临床表现，下列哪项是错误的

A. 中年女性患者较多　B. 磨牙区、颊区、颊黏膜多见白色网状条纹

C. 白色网状条纹稠密区域较多发生糜烂　D. 损害多为单侧性

E. 皮肤、指甲、生殖器黏膜均可发生

6. 女，35 岁。发现舌背白色病损 4 个月。检查：其舌背左侧有约 0.5cm ×0.5cm 大小的白色角化病损，边界欠清楚，表面光滑略呈淡紫色。患者发病前有精神创伤史，下肢皮肤有多角形紫红色丘疹，表面有威克姆（Wickham）纹。分析该患者诊断可能是

A. 口腔白斑　B. 口腔扁平苔藓　C. 口腔白色角化症

D. 梅毒斑　E. 盘状红斑狼疮

7. 女，40 岁。双颊黏膜粗糙感 1 个月，有时伴刺激痛。检查：双颊黏膜有网状白色条纹，右颊黏膜轻度充血。以下哪项对作出诊断最为主要

A. 直接免疫荧光检查　B. 组织病理学检查　C. 脱落细胞涂片检查

D. 病损组织细胞培养　E. 甲苯胺蓝染色

8. 男，36 岁。口腔内双颊处白斑。检查：口内双侧颊黏膜白色针状小丘疹。呈网状花纹样，有烧灼感。手背皮肤紫红色扁平丘疹。近期未服用过任何药物。该病应诊断为

A. 盘状红斑狼疮　B. 药物过敏性口炎　C. 口腔扁平苔藓
D. 多形性红斑　E. 口腔白斑

二、共用题干单选题

（9 ~ 11 题共用题干）

女，50 岁。以颊黏膜粗糙感、反复刺激性疼痛就诊。检查：双颊黏膜及下唇红有网状白纹，右颊及唇红损害区有少量充血区。

9. 可作为本病诊断依据的为

A. 眼结膜充血　B. 鼻出血史
C. 皮损有 Wickham 纹　D. 皮肤靶形红斑
E. 头皮大疱及大疱形成

10. 该病例最可能的诊断为

A. 盘状红斑狼疮　B. 多形性红斑　C. 口腔黏膜扁平苔藓
D. 口腔白色角化症　E. 白色水肿

11. 鉴别诊断时最需与该疾病鉴别的是

A. 盘状红斑狼疮　B. 多形性红斑　C. 口腔溃疡
D. 白色海绵状痣　E. 白色水肿

（12 ~ 13 题共用题干）

女，42 岁。口腔糜烂 3 个月。有长期失眠史。体检：左颊黏膜、左舌腹散在分布白色条纹，呈树枝状，黏膜充血、糜烂，触诊柔软。

12. 首先考虑的诊断是

A. 口腔扁平苔藓　B. 口腔白斑病　C. 白塞综合征
D. 盘状红斑狼疮　E. 天疱疮

13. 对确诊最有价值的辅助检查是

A. 外周血 T 淋巴细胞亚群检测　B. 血清抗体检测
C. 微循环与血液流变学检查　D. 人类白细胞抗原（HLA）抗原位点分析
E. 活体组织检查

答案与解析

1. D　2. A　3. C　4. D　5. D　6. B　7. B　8. C　9. C　10. C　11. A　12. A　13. E

1. D【**解析**】雷公藤有很强的抗炎作用，抑制体液免疫，对细胞免疫有双向调节作用，适用于红斑狼疮等结缔组织与自身免疫性疾病，可用于口腔扁平苔藓的治疗。

3. C【**解析**】口腔扁平苔藓的病因和发病机制目前尚不明确。临床和基础研究结果显示，其可能与多种致病因素有关，如免疫因素、精神因素、内分泌因素、感染因素、微循环障碍、

遗传因素、系统性疾病及口腔局部刺激因素。其中，细胞介导的局部免疫应答紊乱在OLP的发生发展中具有重要作用。

5. D【解析】口腔扁平苔藓病损大多左右对称，可发生在口腔黏膜任何部位，包括舌、牙龈、前庭、唇、腰、口底等部位，以颊部最为多见。患者自觉黏膜粗糙、木涩感、烧灼感，口干，偶有虫爬、痒感。遇辛辣、热、酸、咸味食物刺激时，病损局部敏感、灼痛。

8. C【解析】A项，盘状红斑狼疮黏膜损害表现为圆形红斑或糜烂，较周围黏膜凹下，四周白纹为放射状，皮肤损害多发生在头面部，典型蝴蝶斑。B项，患者近期未服用过任何药物，所以不可能是药物过敏性口炎。C项，口腔扁平苔藓的口腔黏膜表现为灰白色针头大小的小丘疹，稍高于黏膜，散在或成簇发生，四周可见各种形状条纹，皮肤表现为紫红色或暗红色多角形扁平丘疹。D项，多形性红斑多见唇部，大面积糜烂，灰白色假膜，无白花纹。E项，口腔白斑无丘疹出现，无网状花纹，无皮肤表现。

11. A【解析】A项，下唇的白色网纹也不能排除盘状红斑狼疮的可能，所以最需要与盘状红斑狼疮相鉴别。B项，多形性红斑以唇红大面积糜烂，并覆有厚血痂为其特点。C项，口腔扁平苔藓不会出现口腔溃疡的表现。D、E项，白色角化症和白色水肿一般无刺激性疼痛症状。

12. A【解析】口腔扁平苔藓病损为小丘疹连成的线状白色、灰白色花纹，类似皮肤损害的Wickham纹，属角化异常病损。白色花纹可组成网状、树枝状、环状或半环状等多种形状，也可表现为白色斑块状。病损大多左右对称，可发生在口腔黏膜任何部位，包括舌、牙龈、前庭、唇、腰、口底等部位，以颊部最为多见（87.5%）。病损区黏膜可为正常，或者发生充血、糜烂、溃疡、萎缩、水疱等。

13. E【解析】口腔扁平苔藓病变不典型时需要活检做病理学检查进行鉴别，其主要组织学标准：出现界限清楚的淋巴细胞为主的带状炎细胞浸润，局限于结缔组织浅层；出现基底细胞液化变性；无上皮异常增生。

第三十节　单纯疱疹

一、单选题

1. 不适用于口腔单纯疱疹治疗的药物是

A. 阿昔洛韦　　B. 利巴韦林　　C. 泼尼松
D. 干扰素　　E. 聚肌胞

2. 下列哪项描述最接近原发性疱疹性口炎的临床表现

A. 白色网纹样病变　　B. 口腔深大溃疡　　C. 红色增殖样变
D. 白色角化　　E. 较严重的龈口炎

3. 原发性疱疹性龈口炎好发人群是

A. 老年人　　B. 6岁以下儿童　　C. 青少年
D. 更年期妇女　　E. 40岁左右的中年人

4. 下列哪项不是口腔单纯疱疹的主要传播途径为

A. 唾液　　B. 飞沫　　C. 疱疹液

D. 胎儿经产道感染　　E. 输血

5. 女，5 岁。5 天前发热，咽喉肿痛，乳磨牙上腭和龈缘出现成簇小水疱，似针头大小，疱壁薄而透明。可诊断为

A. 疱疹样口腔溃疡　　B. 单纯疱疹性口炎　　C. 手足口病

D. 疱疹性咽峡炎　　E. 多形性红斑

6. 男，40 岁。感冒后，下唇及唇周皮肤出现成簇的针头大小的小水疱。破溃后结痂。局部烧灼样疼痛。该患者可能患的疾病为

A. 口角炎　　B. 固定性药疹　　C. 复发性口腔溃疡

D. 天疱疮　　E. 唇疱疹

7. 男，50 岁。下唇灼痛，出现成簇小水疱 3 天，口腔检查：下唇唇红部有多个呈簇状分布的小溃疡，部分形成痂壳。患者前 1 周曾有感冒发热史。临床可论断为

A. 复发性轻型口腔溃疡　　B. 原发性疱疹性口炎　　C. 唇疱疹

D. 念珠菌唇炎　　E. 复发性重型口腔溃疡

8. 女，30 岁。在口角唇缘处出现成簇小水疱，直径 1 ~ 2mm，周围有轻度红斑，疼痛，不敢进食，自述该位置曾反复出现类似情况，拟诊断为

A. 多形渗出性红斑　　B. 原发性疱疹性口炎　　C. 带状疱疹

D. 复发性疱疹性口炎　　E. 盘状红斑狼疮

二、共用题干单选题

（9 ~ 11 题共用题干）

患儿，1 岁半。双颊、唇、舌黏膜突发成簇、针头大小透明小水疱及溃疡，伴啼哭、流涎、发热。

9. 最可能是下列哪项诊断

A. 复发性口腔溃疡　　B. 鹅口疮　　C. 疱疹样口疮

D. 原发性疱疹性口炎　　E. 疱疹性咽峡炎

10. 该病的病因是

A. 遗传　　B. 真菌感染　　C. 细菌感染

D. 病毒感染　　E. 营养不良

11. 下列哪项治疗措施不恰当

A. 大剂量激素冲击疗法　　B. 隔离并注意口腔卫生

C. 口服阿昔洛韦　　D. 补充维生素 C

E. 局部应用中成药，如西瓜霜

（12 ~ 13 题共用题干）

男，28 岁。常在疲劳或感冒后复发口唇周围黏膜皮肤成群水疱与糜烂，将完整水疱刮下疱液涂片观察有含嗜酸性包涵体的多核巨细胞。

12. 应首先考虑的诊断是

A. 疱疹样口腔溃疡　　B. 多形性红斑　　C. 带状疱疹

D. 单纯疱疹　　E. 固定性药疹

13. 应考虑的鉴别诊断是

A. 药物过敏性口炎　　B. 放射性口炎　　C. 天疱疮

D. 带状疱疹　　E. 鹅口疮

三、案例分析题

（14～16题共用题干）

女，14岁。因“口腔溃疡7天”来诊。患者7天前感冒发热，牙龈肿痛，家长给予口服药物“对乙酰氨基酚”，发热症状缓解，口腔出现溃疡，疼痛影响进食。口腔检查：全口牙龈红肿，有渗出物，双侧上后牙牙龈见局限性片状不规则糜烂，表面黄白色假膜；双侧舌腹见大面积糜烂面，边界清晰，表面淡黄色假膜。

14. 结合病史和病损特点，考虑的诊断是

A. 疱疹性口炎　　B. 药物过敏性口炎　　C. 寻常型天疱疮

D. 复发性口腔溃疡　　E. 手足口病　　F. 口腔扁平苔藓

15. 治疗措施主要有

A. 口服抗病毒药　　B. 口服抗真菌药　　C. 口服抗组胺药

D. 全身支持治疗　　E. 口服青霉素类药　　F. 口服免疫抑制药

16. 如果该患者再次出现感冒发热，正确的处理方法是

A. 自行选择抗感冒药

B. 到专科医院就诊，告知医师曾出现药物过敏史

C. 输液治疗

D. 中药治疗

E. 多喝水

F. 口服抗病毒药

答案与解析

1. C　2. E　3. B　4. E　5. B　6. E　7. C　8. D　9. D　10. D　11. A　12. D　13. D　14. AB　15. AC　16. B

3. B【解析】原发性疱疹性龈口炎显性感染以幼儿和儿童比较多见，也可见于成人。发病前有接触单纯疱疹患者的历史，潜伏期为4～7天，出现发热、头痛、疲乏不适、全身肌肉疼痛，甚至咽喉肿痛等急性症状，下颌下和颈上淋巴结肿大，触痛。

4. E【解析】口腔单纯疱疹病毒感染的患者及无症状的病毒携带者为传染源，Ⅰ型单纯疱疹病毒（HSV1）主要通过飞沫、唾液及疱疹液直接接触传播，也可以间接传播。Ⅱ型单纯疱疹病毒（HSV2）主要为性传播，引起生殖器和生殖道感染。病毒也可通过胎盘或产道垂直传播。

6. E【解析】复发性疱疹性口炎又称复发性唇疱疹，损害总是以起疱开始，常为多个成簇的疱，单个的疱较少见，复发的前驱阶段，患者可感到轻微的疲乏与不适，病损区有刺激痛、灼痛、痒、张力增加等症状。在10小时左右，出现水疱，周围发红。一般情况下，疱一般可

持续24小时，随后破溃，糜烂，结痂。

9. D【解析】原发性疱疹性口炎好发于6个月至2岁的儿童，口腔黏膜任何部位尤其是角化良好的部位均可发生成簇小水疱，似针头大小，邻近乳磨牙（成人是前磨牙）的上腰和龈缘处更明显。水疱疱壁薄、透明，易溃破，形成不规则形糜烂面。患儿流涎、拒食、烦躁不安。

10. D【解析】单纯疱疹是由单纯疱疹病毒（HSV）引起的皮肤黏膜病。单纯疱疹病毒在人群中分布广泛，感染率高，可导致多种疾病，如龈口炎、角膜结膜炎、脑炎、生殖道感染、新生儿感染。

11. A【解析】原发性疱疹性口炎由病毒感染引起，所以应该采取抗病毒治疗，目前认为核苷类抗病毒药物是抗单纯疱疹病毒最有效的药物，主要有阿昔洛韦、伐昔洛韦、泛昔洛韦等。本病不能用大剂量激素冲击治疗。

15. AC【解析】疱疹性口炎首先采取全身抗病毒治疗，目前认为核苷类药物是抗单纯疱疹病毒最有效的药物。药物过敏性口炎应该找出可疑致敏药物，并立即停用，给予抗组胺药。

第三十一节　念珠菌感染

一、单选题

1. 对口腔念珠菌病的描述，正确的是
A. 机会性真菌感染性疾病　　B. 自身免疫性疾病　　C. 变态反应性疾病
D. 机会性细菌感染性疾病　　E. 创伤性疾病

2. 急性红斑型念珠菌性口炎（义齿性口炎）的临床表现是
A. 病损区黏膜充血，有散在的色白如雪的柔软小斑点
B. 病损区黏膜表现为结节状或颗粒状增生，或者为固着紧密的白色角质斑块
C. 病损区黏膜呈亮红色水肿，或者见斑点状假膜
D. 病损区黏膜充血糜烂，舌背乳头成团块萎缩，周围舌苔增厚
E. 病损区黏膜出现珠光白色网纹伴充血

3. 口腔念珠菌病按其主要病变部位可分为
A. 念珠菌性口炎、念珠菌性唇炎、义齿性口炎、慢性黏膜皮肤念珠菌病
B. 念珠菌性口炎、念珠菌性唇炎、念珠菌口角炎、慢性黏膜皮肤念珠菌病
C. 念珠菌性口炎、念珠菌性唇炎、念珠菌性口角炎、鹅口疮
D. 增殖性念珠菌病、念珠菌性唇炎、念珠菌性口角炎、慢性黏膜皮肤念珠菌病
E. 念珠菌性口炎、念珠菌性唇炎、抗生素口炎、慢性黏膜皮肤念珠菌病

4. 口腔念珠菌病的局部治疗药物不包括
A. 2% ~4%碳酸氢钠溶液　　B. 咪康唑　　C. 青霉素
D. 氯己定　　E. 西地碘

5. 口腔念珠菌病临床最常出现的症状为
A. 口干　　B. 阵发痛　　C. 粗糙感
D. 麻木不适　　E. 冷、热刺激痛

6. 念珠菌性口炎和球菌性口炎的区别不包括

A. 病原菌不同

B. 临床表现为假膜，念珠菌病假膜不容易撕脱，撕脱后容易留下出血创面

C. 治疗首选药物都是抗生素

D. 疗程要足够长

E. 疼痛感不明显

7. 口腔念珠菌病口腔局部治疗宜选用哪种含漱剂

A. 弱碱性液体　B. 弱酸性液体　C. 含抗生素的液体

D. 含激素的液体　E. 含镇痛药物的液体

8. 男，25 岁。近期体重急剧降低，消瘦。口腔检查：颊部、舌部、口底、腭部等多处口腔黏膜充血，片状白色假膜覆盖，用力可拭去，余留出血创面。最可能的病原菌为

A. 念珠菌　B. 隐球菌　C. 变异链球菌

D. 金黄色葡萄球菌　E. 带状疱疹病毒

9. 男，80 岁。全口无牙，戴全口义齿近 15 年，因黏膜不适就诊。检查可见黏膜呈红亮色，水肿，有黄白色假膜，直接镜检见菌丝和芽孢。该患者治疗中不妥的用药为

A. 制霉菌素　B. 酮康唑　C. 碳酸氢钠漱口液

D. 青霉素　E. 克霉唑

10. 女，35 岁。4 天来口腔黏膜破溃肿胀，疼痛剧烈。检查：下唇近移行黏膜处有厚而扁平的黄褐色假膜，表面光滑，周围明显充血，擦去假膜出现糜烂面。有口臭，双侧颌下淋巴结压痛。该患者可能的诊断为

A. 口腔结核　B. 带状疱疹　C. 球菌性口炎

D. 口腔念珠菌病　E. 复发性口腔溃疡

二、共用题干单选题

（11～13 题共用题干）

女，45 岁。患糜烂型口腔扁平苔藓 1 年，经口腔局部雾化治疗 10 余次后出现口干、口黏、进食刺激痛来诊。检查：双颊黏膜呈深红色，表面可见白色网纹状病损，左颊后部近咬合线处可见 0.5cm×0.8cm 大小的糜烂面，表面假膜较厚。舌背中央丝状乳头萎缩明显，基底黏膜发红。双侧口角发红，有皲裂形成。

11. 该患者最可能的诊断是口腔扁平苔藓合并

A. 球菌性口炎　B. 口腔念珠菌病　C. 过敏性口炎

D. 口干　E. 地图舌

12. 为明确此次诊断，首选的辅助检查项目为

A. 血清铁及铁蛋白测定　B. 直接涂片检查　C. ABO 血型测定

D. 血细胞分析　E. 叶酸、维生素 B_{12} 测定

13. 如诊断确立，对该患者采取的治疗措施中，不适宜的是

A. 局部应用抗生素软膏涂擦　B. 口服制霉菌素　C. 用碳酸氢钠清洗口腔

D. 隔离并注意餐具消毒　E. 口含西地碘

答案与解析

1. A　2. D　3. B　4. C　5. A　6. C　7. A　8. A　9. D　10. C　11. B　12. B　13. D

2. D【解析】急性红斑型念珠菌性口炎临床表现为黏膜上出现外形弥散的红斑，以舌黏膜多见，严重时舌背黏膜呈鲜红色并有舌乳头萎缩，双颊、上腭及口角也可有红色斑块。黏膜红斑是上皮萎缩加上黏膜充血所致，若继发于假膜型，则可见假膜。自觉症状为口干、味觉异常、疼痛及烧灼感。

4. C【解析】局部治疗药物如下。①2% ~4% 碳酸氢钠溶液。②氯己定：氯己定有抗真菌作用，可选用 0.2% 溶液或 1% 凝胶局部涂布，冲洗或含漱，也可与制霉菌素配伍成软膏或霜剂。③西地碘：是一种具有高效、低毒和广谱杀菌活性的分子态碘制剂。④制霉菌素：用于治疗皮肤、黏膜以及消化道的白念珠菌感染。⑤咪康唑：局部使用，如硝酸咪康唑贴片、凝胶或霜剂。

9. D【解析】根据临床表现拟诊断为慢性红斑型念珠菌性口炎，其治疗应采取抗真菌治疗措施。青霉素是抗细菌药物，所以不能用。

12. B【解析】念珠菌病首选的方法为直接涂片镜检法，可在显微镜下观察到芽生孢子和假菌丝。

第三十二节　口腔白斑

一、单选题

1. 对于颗粒型白斑，下列哪项说法是正确的
A. 属于均质型白斑　　B. 属于非均质型白斑　　C. 一般不伴溃疡
D. 多发生在舌部　　E. 很少伴白念珠菌感染

2. 口腔白斑可出现的临床表现不包括
A. 白色或灰白色的均质斑块或呈皱纸状斑块
B. 白色不规则隆起伴有乳头状突起
C. 呈颗粒状红白间杂病损
D. 在白色斑块的基础上有溃疡形成
E. 白色凝乳状假膜

3. 关于口腔白斑的临床表现，下列哪项说法是错误的
A. 颗粒型白斑发生在发红的黏膜上　　B. 白斑有时伴白念珠菌感染
C. 口底和舌腹部的白斑常为皱褶状　　D. 疣状白斑不恶变
E. 颗粒性白斑有可能恶变

4. 关于疣状白斑，下列哪项说法是错误的
A. 表面有毛刺状突起　　B. 常有粗糙感　　C. 与烟酒刺激无关
D. 有明显的局部刺激因素　　E. 损害呈乳白色

5. 口腔白斑分型不包括

A. 均质型　　B. 溃疡型　　C. 疣状型

D. 颗粒型　　E. 增殖型

6. 下列关于口腔白斑的组织病理，描述正确的一项是

A. 不同类型及程度的过角化，伴有或不伴有上皮异常增生

B. 过度正角化，伴有或不伴有上皮异常增生

C. 过度不全角化，伴有或不伴有上皮异常增生

D. 过度正角化或不全角化，伴有上皮异常增生

E. 过度正角化或不全角化，不伴有上皮异常增生

7. 关于口腔白斑的发病因素，下列哪项是正确的

A. 咀嚼槟榔可导致口腔白斑　　B. 菌斑刺激可导致口腔白斑

C. 戒烟可导致口腔白斑　　D. 口腔白斑有家族遗传倾向

E. 高血压患者易患口腔白斑

8. 男，50 岁。主诉：右下牙龈处粗糙感半年，伴溃疡疼痛月余。检查：$\overline{1}|$牙龈处有一个 1cm × 2cm 大小的白色斑块，厚而高起，表现呈小结节状突起，较硬，白色斑块的右上方有一小溃疡，有触痛。组织病理学检查示上皮过度角化，棘层增厚。诊断为

A. 口腔白色角化症　　B. 均质型白斑　　C. 颗粒状白斑

D. 疣状白斑　　E. 口腔扁平苔藓

9. 男，56 岁。右颊黏膜出现一个白色斑块，均质状，不能被擦去，触诊无明显疼痛，涂片镜检 3 次未找到芽孢或菌丝，右下尖牙至第一磨牙为不良修复体，无吸烟、酗酒史，治疗措施不妥的是

A. 去除不良修复体

B. 口服维生素 A

C. 0.2% 维 A 酸局部涂擦

D. 硝酸银局部处理白色斑块，以促进斑块消退

E. 定期随诊，如出现恶变指征，可考虑早期手术切除

10. 男，40 岁。主诉颊黏膜白色斑块约 1 年。检查见左侧颊黏膜约 1.0cm × 1.5cm 的白色斑块，界限清楚，微高出黏膜，表面有小结节状突起。该患者的诊断可能是

A. 口腔红白斑，上皮单纯增生　　B. 口腔白斑，上皮单纯增生

C. 口腔白斑，伴上皮异常增生　　D. 慢性盘状红斑狼疮，伴上皮异常增生

E. 口腔扁平苔藓，伴上皮异常增生

11. 男，50 岁。近来感觉口腔黏膜粗糙，涩感，偶然发现舌右侧黏膜有 $1cm^2$ 大小白色斑块状改变，白斑表面有小颗粒，稍微隆起高出黏膜面。检查：局部为非均质性白色斑块，触诊白色斑块基底稍微发硬，黏膜尚无破溃。根据临床表现考虑何种疾病

A. 白塞综合征　　B. 口腔白斑　　C. 口腔扁平苔藓

D. 地图舌　　E. 沟纹舌

12. 女，25 岁。1 年多前开始出现双颊乳白色斑块，并逐渐增多，部分斑块可刮去，但数日后又重新出现，无任何自觉症状。检查：双颊黏膜大片鳞片样灰白色斑块，伴褶皱及沟纹，

触之质软，可部分擦去，余口腔黏膜未见异常。下列关于治疗的说法，正确的是

A. 手术切除　　B. 观察，酌情口服维A酸制剂

C. 放疗　　D. 局部涂搽糖皮质激素

E. 口服胸腺素等免疫增强药

13. 男，45岁。发现左颊黏膜白色斑块1个月。检查：除左颊孤立性白色斑块外未发现其他病损。下列哪项提供的信息不足以作为本病的发病因素

A. 吸烟习惯　　B. 病损局部机械刺激　　C. 白念珠菌感染

D. 唾液pH偏高　　E. 嗜酒习惯

14. 男，38岁。吸烟10年，已戒烟1年。检查：双颊黏膜及舌背黏膜有片状白色均质的斑块，表面高低不平，质地稍硬，不能被擦掉。该患者白色病损最可能的临床诊断是

A. 白色水肿　　B. 假膜型念珠菌性口炎　　C. 皮脂腺异位

D. 口腔白斑　　E. 口腔扁平苔藓

二、共用题干单选题

（15～16题共用题干）

女，45岁。发现右下后牙龈发白1个月。检查：右下后磨牙牙龈呈白色颗粒状斑块，周围无明显刺激物，质中。

15. 可能是下列哪项诊断

A. 黏膜创伤　　B. 良性过角化　　C. 白念珠菌病

D. 口腔白斑　　E. 口腔扁平苔藓

16. 该病目前多数伴感染

A. 革兰阳性菌　　B. 白念珠菌　　C. 革兰阴性菌

D. 链球菌　　E. 黏放线菌

（17～19题共用题干）

男，63岁。口角区白色斑块状损害2年余，有长期吸烟史，每日吸烟量为30支左右。近感损害处疼痛，粗糙感明显。检查：白色斑块粗糙呈皱纸状，稍硬，表面有破溃，周边红。

17. 最可能的诊断是

A. 白念珠菌感染　　B. 口腔白色角化症　　C. 白色水肿

D. 口腔白斑　　E. 红斑

18. 该病目前最有诊断价值的检查方法是

A. 脱落细胞检查　　B. 切取活组织检查　　C. 甲苯胺蓝检查

D. 直接镜检　　E. 穿刺检查

19. 下列应考虑手术治疗的指征是

A. 白色损害面积扩大

B. 粗糙感明显

C. 病理学检查证实有上皮中到重度异常增生

D. 糜烂充血

E. 患者主动要求手术

答案与解析

1. B　2. E　3. D　4. C　5. E　6. A　7. A　8. D　9. D　10. C　11. B　12. B　13. D　14. D　15. D　16. B　17. D　18. B　19. C

2. E【解析】口腔白斑的临床表现可分为斑块状、皱纹纸状、颗粒状、疣状和溃疡状。斑块状表现为白色或灰白色均质斑块，皱纹纸状表现为皱纸状斑块。颗粒状表现为颗粒状红白间杂病损。疣状表现为白色不规则隆起伴有乳头状突起。溃疡状表现为在白色斑块的基础上有溃疡形成。E 项，白色凝乳状假膜是白念珠菌病的口腔表现。

3. D【解析】疣状白斑损害呈灰白色，表面粗糙呈刺状或绒毛状突起，明显高出黏膜，质稍硬。疣状损害多发生于牙槽嵴、口底、唇、腭等部位。增殖性疣状白斑是疣状型白斑的一个亚型，多发生于老年女性，呈多病灶，易复发，且持续进展，癌变风险高。

7. A【解析】口腔白斑的发病因素有理化刺激（食用过烫或酸辣食物、嚼槟榔等）、念珠菌感染、全身因素（微量元素、遗传易感性、脂溶性维生素缺乏等）。

8. D【解析】A 项，口腔白色角化症，病损附近多有机械摩擦刺激物。B 项，均质型白斑，白色斑块，微高出黏膜表面，表面略粗糙，呈皱纸状，可有细小裂纹。C 项，颗粒状白斑，损害的色泽为红白间杂，红色区域为萎缩的赤斑，赤斑表面“点缀”着结节样或颗粒状白斑。D 项，疣状白斑，损害隆起，表面高低不平，伴有乳头状或毛刺状突起，触诊微硬，损害区粗糙感明显，通常因溃疡形成而发生疼痛。E 项，口腔扁平苔藓，病损为白色小丘疹，针头大，角化病损，有花纹。

12. B【解析】根据临床表现可知，口腔白斑角化程度较高，维 A 酸是维生素 A 的代谢中间体，为细胞诱导分化药，主要影响上皮代谢和骨的生长，具有促进上皮细胞增生分化及较明显的角质溶解作用，以防止上皮过角化。

14. D【解析】A 项，白色水肿多位于前磨牙和磨牙的咬合线部位，表现为光滑表面，可以被擦掉。B 项，假膜型念珠菌性口炎的假膜能被擦掉。C 项，皮脂腺异位呈淡黄颗粒，表面光滑。D 项，斑块状白斑的口腔黏膜上出现白色或灰白色均质型斑块，斑块表面可有皲裂，平或稍高出黏膜表面，边界清楚，触之柔软，不粗糙或略粗糙，周围黏膜多正常，不能被擦掉。E 项，口腔扁平苔藓在颊侧多表现为网状花纹。

15. D【解析】口腔白斑的颗粒状损害，亦称颗粒 - 结节状口腔白斑病，颊黏膜口角区多见。白色损害呈颗粒状突起，致黏膜表面不平整，病损间黏膜充血，似有小片状或点状糜烂，患者可有刺激痛。本型口腔白斑多数可查到白念珠菌感染。

17. D【解析】口腔白斑的临床表现：皱纹纸状白斑多发生于口底及舌腹。病损呈灰白色或白垩色，边界清楚，表面粗糙，但触之柔软，周围黏膜正常。患者除粗糙不适感外，亦可有刺激痛等症状。

19. C【解析】对活检发现有重度异常增生者，应及时手术，轻、中度异常增生者，可置于严密观察下，但临床有恶变倾向或位于危险区时，也可手术。病变的范围在手术前也应考虑，界限清晰的局限性小范围病损，手术条件较好。

第三十三节　慢性唇炎

一、单选题

1. 慢性唇炎的常见病因是
A. 创伤　B. 舔唇不良习惯　C. 感冒
D. 消化不良　E. 残根残冠刺激

2. 慢性唇炎根据临床表现可分为
A. 慢性脱屑性唇炎和慢性糜烂性唇炎　B. 慢性脱屑性唇炎和慢性湿疹性唇炎
C. 慢性湿疹性唇炎和慢性糜烂性唇炎　D. 慢性增生性唇炎和慢性糜烂性唇炎
E. 慢性脱屑性唇炎和慢性增生性唇炎

3. 慢性糜烂性唇炎的治疗手段为
A. 不用处理　B. 以激素治疗为主　C. 以抗病毒治疗为主
D. 以唇部湿敷为主　E. 以抗生素软膏为主

4. 慢性非特异性唇炎的临床表现不包括
A. 皲裂　B. 脱屑　C. 结痂
D. 水肿　E. 口干

5. 慢性脱屑性唇炎的鉴别诊断不包括
A. 唇部血管神经性水肿　B. 干燥综合征　C. 慢性光化性唇炎
D. 糖尿病引起的唇炎　E. 念珠菌性唇炎

6. 慢性唇炎的病因是
A. 舔唇不良习惯　B. 病灶感染　C. 感冒
D. 消化不良　E. 寄生虫感染

7. 女，18 岁。上下唇红部反复糜烂、渗出、结痂、灼痛伴瘙痒一年，时轻时重，秋冬季较重。初诊印象为
A. 慢性脱屑性唇炎　B. 慢性糜烂性唇炎　C. 慢性光化性唇炎
D. 浆细胞性唇炎　E. 过敏性唇炎

二、共用题干单选题

（8 ~ 11 题共用题干）

女，40 岁。下唇糜烂反复发作 3 个月。患者自诉常不自觉咬唇、舔唇或用手揉擦，感觉疼痛加重，不久之后又结痂。检查：上、下唇红糜烂剥脱，有血痂，余未见口腔异常现象。

8. 可能是下列哪项诊断
A. 多形性红斑　B. 口腔扁平苔藓　C. 盘状红斑狼疮
D. 慢性糜烂性唇炎　E. 口腔溃疡

9. 如左下唇红及右舌腹发现树枝状白纹，可能是下列哪项诊断
A. 多形性红斑　B. 口腔扁平苔藓　C. 盘状红斑狼疮

D. 慢性糜烂性唇炎　　E. 苔藓样变

10. 如口内也有大面积糜烂，且手背出现多个红斑，中央有水疱，可能是下列哪项诊断

A. 多形性红斑　　B. 口腔扁平苔藓　　C. 过敏性口炎

D. 天疱疮　　E. 球菌性口炎

11. 治疗唇部糜烂最主要的方法是下列哪一项

A. 激素类软膏

B. 避免刺激，戒除烟酒，忌食辛辣食物

C. 口服泼尼松

D. 局部注射泼尼松龙混悬液

E. 局部湿敷

答案与解析

1. B　2. A　3. D　4. E　5. A　6. A　7. C　8. D　9. B　10. A　11. E

1. B【解析】病因不明，一般无全身性疾病，与长期持续刺激有关，常见于舔唇不良习惯。

2. A【解析】慢性非特异性唇炎分为脱屑性和糜烂性。①脱屑性：唇红干燥、开裂、脱屑；邻近皮肤、颊黏膜不累及；继发感染时呈轻度水肿充血、局部干胀、发痒、灼痛；病情反复，数月或数年不愈。②糜烂性：上、下唇红反复糜烂、渗出明显，结痂剥脱；有炎性渗出物形成的黄色薄痂。剥脱形成出血性创面，灼热疼痛或发痒发胀、皲裂、疼痛加重，下颌下淋巴结肿，易复发。

5. A【解析】A项，唇部血管神经性水肿时，唇部发病者可见唇肥厚、表面光亮如蜡。明显与唇炎表现不一样，所以不需要鉴别。B项，干燥综合征有其他系统性疾病的表现。C项，光化性唇炎好发于日照强烈季节，病情与曝晒程度有关。D项，糖尿病引起的唇炎，血糖较高。E项，念珠菌感染性唇炎有时为唇部干燥、脱屑，常伴双侧口角发红或口内黏膜充血发红，或者乳头萎缩等特征性表现，实验室检查可发现念珠菌菌丝。

6. A【解析】慢性唇炎病因不明，可能与温度、化学、机械性因素的长期持续性刺激有关，如干燥，风吹，身处高原或寒冷地区，舔唇、咬唇、撕皮等不良习惯，日晒，烟酒，烫食，化妆品刺激等，也可能与郁闷、愤怒、多虑等精神因素有关。

8. D【解析】慢性糜烂性唇炎临床表现：上、下唇红部反复糜烂，渗出明显，结痂剥脱。有炎性渗出物时会形成黄色薄痂，有出血时会形成血痂，有继发感染时会结为脓痂。痂皮脱落后形成出血性创面，灼热疼痛，或发胀、发痒，患者常不自觉咬唇、舔唇或用手揉擦，以致病损部位断裂、疼痛加重，渗出愈加明显，继之又结痂，造成痂上叠痂，唇红部肿胀下颌下淋巴结肿大。病情常反复发作。

11. E【解析】慢性糜烂性唇炎以唇部湿敷为主要治疗手段。用0.1%依沙吖啶溶液、3%湿敷于患处，每日1~2次，每次15~20分钟，直至痂壳消除，渗出停止，皲裂愈合，然后涂布软膏类药物。局部注射曲安奈德有助于促进愈合、减少渗出，以每周1次、每次0.5ml为宜。

第三十四节　地图舌、沟纹舌

一、单选题

1. 关于地图舌的地图样病损说法，不正确的是
A. 剥脱区不断扩大
B. 圆形或椭圆形剥脱病损融合形成地图状
C. 丝状乳头片状剥脱
D. 剥脱区微凹陷
E. 病损位置固定不变

2. 地图舌患者可能有的症状是
A. 自发痛
B. 口干
C. 冷、热刺激痛
D. 烧灼刺激痛
E. 阵发性疼痛

3. 沟纹舌伴有巨唇、面瘫者称为
A. 梅－罗综合征
B. 莱氏综合征
C. 史－约综合征
D. 拉姆齐－亨特（Ramsay-Hunt）综合征
E. 莱特尔（Reiter）综合征

4. 沟纹舌的治疗应采用
A. 清除牙菌斑
B. 无症状者一般不需治疗
C. 去除残根残冠
D. 切除沟纹
E. 服用抗生素

5. 沟纹舌发病率与年龄因素的关系是
A. 10～60 岁随年龄增加而发病率增高
B. 10 岁前发病率较高
C. 60 岁后随年龄增加而发病率升高
D. 60 岁后随年龄增加而发病率降低
E. 10～60 岁随年龄增加而发病率降低

6. 男，13 岁。舌有时出现刺激痛近 1 年，检查：舌背有 3 块光滑的红色剥脱区，微凹陷，直径 5～10mm，有两块已相连，剥脱区边缘为白色微高起的弧形或椭圆形所包绕，宽约 1.5mm。可诊断为
A. 舌扁平苔藓
B. 舌乳头炎
C. 萎缩性舌炎
D. 地图舌
E. 裂纹舌

7. 女，6 岁。1 年来舌背出现不定的圆形红斑。检查：舌背部有圆形乳头剥脱区，微凹陷，发红，直径约 10mm，剥脱区边缘微突起、色白。舌活动自如，味觉正常，全身无异常。该病应诊断为
A. 沟纹舌
B. 地图舌
C. 舌乳头炎
D. 药物过敏性口炎
E. 口腔念珠菌病

二、共用题干单选题

（8～9 题共用题干）

女，42 岁。发现舌背红色斑块 1 年，病损时常改变位置，无自觉症状，偶有刺激痛。

8. 患者的诊断可能是

A. 口腔白斑　　B. 口腔扁平苔藓　　C. 地图舌
D. 舌乳头炎　　E. 肉芽肿性舌炎

9. 此病的发生与以下哪项相关度最小
A. 胃肠功能紊乱　　B. 贫血　　C. 病灶感染
D. 情绪　　E. 舌黏膜发育不良

答案与解析

1. E　2. D　3. A　4. B　5. A　6. D　7. B　8. C　9. E

2. D【**解析**】地图舌又称游走性舌炎、剥脱性舌炎，患者一般无疼痛等不适感觉，但若合并真菌或细菌感染，食用刺激性食物或饮料时则会有烧灼样疼痛或钝痛。

4. B【**解析**】沟纹舌的治疗：无症状者一般不需要治疗，为了防止食物残渣和细菌在沟内积聚而产生口臭，可在饭后睡前用软毛牙刷轻刷舌部。炎症时，用消炎防腐镇痛含漱剂、软膏或散剂，如可用氯己定溶液、2% ~4% 碳酸氢钠等含漱。含漱时应将舌背拱起，以去除沟中食物并使沟纹张开“浸泡”在漱口液中，起到局部清洗和消炎作用。

6. D【**解析**】地图舌好发于舌背、舌尖、舌缘部，病损多在舌前2/3，一般不越过人字沟。病损由周边区和中央区组成。中央区表现为丝状乳头萎缩呈剥脱样，黏膜表面光滑、充血发红且微凹。周边区表现为丝状乳头增厚、呈黄白色条带状或弧线状分布，宽约数毫米，与周围正常黏膜形成明晰的分界。

8. C【**解析**】地图舌病损多突然出现，初起为小点状，逐渐扩大为地图样，持续1周或数周内消退，同时有新病损出现。因病损的这种萎缩与修复同时发生的特点，使病变位置及形态不断变化，似在舌背“游走”。可昼夜间发生明显的位置移动。

第三十五节　大疱性疾病

一、单选题

1. 治疗天疱疮时，糖皮质激素的运用应遵循
A. 大剂量，短疗程　　B. 中小剂量，短疗程
C. 小剂量，逐渐递加到病情完全控制　　D. 足量、从速、渐减、忌躁
E. 起始时大剂量，病情完全控制后快速减量

2. 天疱疮治疗的首选药物是
A. 抗生素　　B. 肾上腺皮质激素　　C. 免疫增强药
D. 维生素　　E. 中药

3. 天疱疮与类天疱疮在病理表现方面的鉴别要点为
A. 有无上皮过度角化　　B. 有无棘层增生　　C. 有无上皮异常增生
D. 有无棘层松解　　E. 有无上皮排列紊乱

4. 寻常型天疱疮发生在上皮的

A. 粒层　B. 棘层　C. 基底层

D. 角质层　E. 角质层与粒层之间

5. 诊断天疱疮常用的临床分型不包括

A. 寻常型　B. 增殖型　C. 落叶型

D. 红斑型　E. 结节型

6. 寻常型天疱疮患者常表现出以下哪项体征

A. 有自限性的成簇疱疹　B. 尼科利斯基征阳性

C. 口、眼、会阴出现自限性圆形小溃疡　D. 口腔黏膜上皮出现过角化及异常增生

E. 口底白斑

7. 男，52 岁。牙龈及腭部溃烂 2 月余。检查：右唇侧牙龈有一直径约 0.5cm 的水疱，透明、右侧软腭有 1.0cm ~ 1.5cm 糜烂面，探针可伸入糜烂面周围的黏膜下方。本病可能的诊断为

A. 药物性口炎　B. 良性黏膜类天疱疮（瘢痕性类天疱疮）

C. 大疱性类天疱疮　D. 天疱疮

E. 剥脱性龈炎

8. 女，39 岁。因口腔黏膜反复起疱 9 个多月就诊，起疱与进食无关，疱损可破溃形成溃疡。检查：可见上、下牙唇颊侧牙龈黏膜有多个水疱或糜烂面，探针无法探入疱损周围黏膜下，左侧腭舌弓黏膜有瘢痕挛缩，患者不曾用过任何抗免疫治疗。关于该疱损的说法，下列哪项可能是错误的

A. 应取活检确诊　B. 直接免疫荧光检查有助于诊断

C. 还应检查皮肤和眼结膜　D. 水疱位于上皮下

E. 水疱位于上皮内

9. 女，67 岁。口腔内出现水疱，病理学检查示上皮完整，上皮与结缔组织之间有裂隙，无棘层松解，免疫荧光直接法检查可见基底膜区有一连续的细长的荧光带，诊断首先考虑

A. 天疱疮　B. 瘢痕性类天疱疮　C. 多形性红斑

D. 口腔扁平苔藓　E. 大疱性类天疱疮

10. 女，36 岁。因口腔黏膜反复起水疱 1 年多就诊，起疱与进食无关，水疱可破溃形成溃疡。检查：下唇内侧黏膜有直径 5mm 的水疱，探针无法伸入水疱周围的黏膜下方，涂片未见棘层松解细胞。该患者的诊断可能是

A. 水疱型扁平苔藓　B. 天疱疮　C. 黏液囊肿

D. 单纯疱疹　E. 类天疱疮

11. 女，50 岁。1 年来口腔内发生大小不等的水疱，水疱易破且疼痛明显，同时伴有腋窝和腹股沟处的大疱和疱破后遗留的糜烂面和痂壳。查体发现尼氏征阳性、揭皮试验阳性。口腔黏膜活检结果显示棘细胞层松解伴上皮内疱形成。该患者的诊断应首先考虑

A. 多形性红斑　B. 史 - 约综合征　C. 寻常型天疱疮

D. 良性黏膜类天疱疮　E. 水疱型扁平苔藓

12. 女，40 岁。口腔黏膜出现松弛透明的水疱。临床检查：揭皮试验阳性，尼科利斯基征

阳性，探诊阳性。该患者的诊断首先考虑

A. 天疱疮　　B. 瘢痕性类天疱疮　　C. 多形性红斑

D. 口腔扁平苔藓　　E. 大疱性类天疱疮

二、共用题干单选题

（13～15 题共用题干）

女，48 岁。因进食时上腭疼痛且逐渐加重 2 个月来诊。否认进刺激食物及硬物创伤史。检查：患者全身情况良好，左右侧软腭近翼下颌韧带处均可见约 0.5cm×0.6cm 鲜红糜烂面，表面无渗出；周缘黏膜水肿，发白呈云雾状；颊唇黏膜也可见云雾状水肿，无糜烂。否认皮损及发病前用药史。

13. 为明确诊断临床首选的检查是

A. 边缘涂片革兰染色查细菌　　B. 周缘扩展检查

C. 针刺反应检查　　D. 希尔墨试验

E. 皮肤划痕试验

14. 若患者 20 天后口腔糜烂面增多，波及颊黏膜、唇黏膜及牙龈黏膜，同样呈鲜红色糜烂面，无愈合趋势且脐周皮肤出现病损。该患者最可能的诊断是

A. 白塞综合征　　B. 多形性红斑　　C. 亨特综合征

D. 大疱性类天疱疮　　E. 天疱疮

15. 取病损区组织活检，最可能的组织病理学表现是

A. 非特异性炎症　　B. 血管炎　　C. 上皮下疱基底细胞液化

D. 上皮内疱棘层松解　　E. 上皮内有微小脓肿形成

（16～17 题共用题干）

女，62 岁。口腔黏膜反复起疱糜烂 7 个月。检查：上、下唇颊侧牙龈散在数个小水疱，直径 2～3mm，疱壁较厚，部分水疱已经破溃，可见残余灰白色疱壁，揭起疱膜可见红色溃疡面，探针不能探入溃疡面周围黏膜下，左颊部可见瘢痕形成。

16. 根据上述临床表现，临床诊断最可能的是

A. 天疱疮　　B. 大疱性类天疱疮　　C. 瘢痕性类天疱疮

D. 黏膜血泡　　E. 多形性红斑

17. 除上述临床表现外，此类患者可能出现的症状或体征不包括

A. 结膜炎　　B. 睑球粘连

C. 面部皮肤出现张力性水疱　　D. 胸腹部皮肤出现松弛性水疱

E. 尼氏征阴性

三、案例分析题

（18～20 题共用题干）

女，54 岁。因“口腔反复出现水疱、溃烂 2 年，不自愈”来诊。口腔检查：双侧舌腹见较大面积糜烂面，探诊试验（+），下唇内侧黏膜见 1 个完整水疱，尼科利斯基征（+）。

18. 结合病史及损害特点，考虑诊断为

A. 多形性红斑　　B. 黏液腺囊肿　　C. 寻常型天疱疮
D. 良性黏膜类天疱疮　　E. 大疱性类天疱疮　　F. 疱疹性口炎

19. 该类疾病的组织病理学特点是
A. 上皮下疱　　B. 棘层松解，上皮内疱
C. 上皮层坏死崩解，钉突消失　　D. 上皮角化不全，固有层淋巴细胞带状浸润
E. 上皮下疱，基底无明显炎症细胞浸润　　F. 上皮过度角化

20. 治疗该类疾病的首选药物是
A. 抗生素　　B. 昆明山海棠　　C. 干扰素
D. 糖皮质激素　　E. 维生素　　F. 转移因子

答案与解析

1. D　2. B　3. D　4. B　5. E　6. B　7. D　8. E　9. B　10. E　11. C　12. A　13. C　14. E　15. D　16. C　17. D　18. C　19. B　20. D

1. D【解析】糖皮质激素是治疗天疱疮的首选药物，使用中应遵循“早期应用，足量控制，合理减量，适量维持”的原则。根据用药的过程，可动态地分为起始控制阶段、减量阶段和维持阶段。起始控制阶段应“量大从速”，减量维持阶段应“递减忌躁”。

3. D【解析】天疱疮病理学改变是以上皮内棘细胞层松解和上皮内疱形成为特征，而类天疱疮上皮完整，上皮与结缔组织之间有水疱或裂隙，形成上皮下疱，无棘层松解。

5. E【解析】天疱疮临床上可分为四型：寻常型、增殖型、落叶型和红斑型天疱疮。口腔内常见的是寻常型天疱疮，增殖型也有发生。落叶型和红斑型口腔病损少见。

6. B【解析】约有70%的患者口腔黏膜最早受累，约有90%的患者在病程中出现口腔黏膜损害，有少数患者损害仅局限于口腔黏膜。疱壁薄而透明，易破溃，新鲜的糜烂面形状不规则，边界清晰，表面干净假膜少，周围黏膜无炎症反应，糜烂面难以愈合。陈旧性的糜烂面表面可有黄白色假膜覆盖。用棉签揉搓外观正常的牙龈黏膜，黏膜表面可出现水疱或血疱，或者使外观正常的黏膜表层脱落，这种现象称为尼科利斯基（Nikolsky）征。

10. E【解析】类天疱疮典型皮损为在外观正常的皮肤或红斑基础上出现紧张性水疱，疱壁较厚，呈半球状，直径可从小于1cm至数厘米，疱液清亮，少数可呈血性，疱不易破，破溃后糜烂面常覆以痂壳，可自愈。有10% ~20%的患者出现黏膜损害，但较轻微。口腔黏膜损害多在皮损出现后发生，水疱较小，状似粟粒，但不易破，破后糜烂面渐趋于愈合，并不扩展。尼科利斯基征阴性。口腔损害疼痛轻微。该病进展缓慢，若不治疗可持续数月至数年，也会自发性消退或加重。

12. A【解析】天疱疮典型临床表现：①皮肤出现松弛性水疱，易破。②水疱破溃后形成顽固性糜烂。③黏膜（包括口腔黏膜）出现水疱或糜烂。④探针试验阳性、尼科利斯基征阳性、揭皮试验阳性。

13. C【解析】寻常型天疱疮水疱破后可遗留疱壁，并向四周退缩若将疱壁撕去或提起时，常连同邻近外观正常的黏膜一并无痛性地撕去，并遗留下鲜红的创面，这种现象称为揭皮试验

阳性。若在糜烂面的边缘处将探针轻轻平行置入黏膜下方，探针可无痛性伸入，这种现象称为探针试验阳性。

15. D【**解析**】天疱疮的基本病理变化为棘层松解、上皮内疱（或裂隙）。疱内见松解的单个棘细胞或呈团状分布的棘细胞，这种细胞较正常棘细胞大，圆形，胞质呈均匀嗜酸性，核大而深染，核周有浅蓝色晕，称为天疱疮细胞或棘层松解细胞。

第三十六节　梅毒、艾滋病

一、单选题

1. 梅毒的病原体为

A. 苍白密螺旋体　　B. 梭状杆菌和螺旋体　　C. 白念珠菌

D. 单纯疱疹病毒　　E. 人类免疫缺陷病毒

2. 三期梅毒的口腔黏膜损害不包括

A. 硬下疳　　B. 梅毒舌炎　　C. 舌白斑

D. 舌树胶肿　　E. 腭树胶肿

3. 下列关于先天梅毒的说法，正确的是

A. 其发病经过与后天梅毒相同　　B. 晚期先天梅毒多在2岁后症状相继出现

C. 心血管梅毒多见　　D. 桑葚牙是哈钦森三联征的表征之一

E. 可分为早期、晚期、先天潜伏梅毒

4. 梅毒黏膜斑表现为

A. 灰白色光亮斑块　　B. 白垩色斑块　　C. 珠光白色斑块

D. 红色斑块　　E. 天鹅绒样斑块

5. 男，45岁。1年前龟头曾出现一指甲大小溃疡，不痛。自服红霉素后1周溃疡消退。目前无任何临床症状和体征，快速血浆反应素环状卡片试验（RPR）阳性，脑脊液检查阴性。该患者目前最合适的诊断是

A. 一期梅毒　　B. 二期梅毒　　C. 三期梅毒

D. 早期潜伏梅毒　　E. 晚期潜伏梅毒

6. 男，20岁。因吸毒感染艾滋病，HIV（+）。检查：双侧舌侧缘黏膜至舌背部呈灰白色的皱褶隆起，不可擦去。该患者应诊断为

A. 口腔念珠菌病　　B. 坏疽性口炎　　C. 白血病

D. 口腔毛状白斑　　E. 卡波西（Kaposi）肉瘤

7. 男，30岁。舌两侧缘均可见灰白色斑块，表面呈毛茸状，不能被擦去，$CD4^+$ T淋巴细胞计数 $<200/mm^3$。该患者应考虑为

A. HIV感染　　B. 人乳头状瘤病毒（HPV）感染

C. 疣状白斑　　D. 斑块状白斑

E. 口腔念珠菌感染

二、共用题干单选题

（8～9题共用题干）

男，54岁。软腭发白反复出现2个月，曾有外伤后输血史，发病前无明显用药史。平日身体较好，只是近几个月常感疲惫无力。检查：软腭1.5cm×3.0cm大小白色假膜，可擦去，留下稍充血的黏膜。

8. 该患者出现的症状可能是哪种疾病的口腔表征

A. 艾滋病　　B. 贫血　　C. 皮质醇增多症
D. 维生素缺乏症　　E. 梅毒

9. 关该患者可能的病因，描述错误的是

A. 肾上腺皮质功能异常　　B. HIV感染　　C. 不安全的输血史
D. 白念珠菌感染　　E. 免疫功能低下

（10～12题共用题干）

男，31岁。主诉：右舌腹黏膜无痛性溃疡1周。无反复发作史，无全身系统性疾病。检查：右舌腹黏膜椭圆形灰白色半透明斑块，微隆起，表面光滑光亮，稍有糜烂，无充血，质中，无触痛，白色不能擦去。其他黏膜及皮肤未见异常。

10. 该患者可能的诊断是

A. 梅毒　　B. 口腔溃疡　　C. 口腔癌
D. 口腔白斑　　E. 口腔念珠菌病

11. 该患者需要进一步做何检查以明确诊断

A. 梅毒血清学检查　　B. 血常规检查　　C. 活检
D. 肝肾功能检查　　E. 念珠菌培养

12. 该患者最佳治疗方法是

A. 青霉素足量治疗　　B. 口腔局部用药　　C. 切除活检
D. 活血化瘀中成药　　E. 抗真菌治疗

三、案例分析题

（13～15题共用题干）

男，24岁。因“口底溃疡1月余”来诊。患者自行喷涂西瓜霜、口服青霉素等，溃疡一直未愈。口腔检查：口底左侧黏膜可见一约2.0cm×1.5cm浅糜烂面，外形不规则，充血不明显，周围组织略隆起；腭垂1.0cm×1.0cm云雾状灰白色斑片，不能拭去。

13. 结合病史及病损特点，考虑诊断为

A. 口腔扁平苔藓　　B. 口腔白色角化症　　C. 真菌性口炎
D. 梅毒　　E. 尖锐湿疣　　F. 创伤性溃疡

14. 应行的检查有

A. 人乳头状瘤病毒（HPV）检测　　B. 梅毒血清学检查
C. 人类免疫缺陷病毒（HIV）检测　　D. 单纯疱疹病毒（HSV）检测
E. 血糖测定　　F. 血常规检查

15. 患者腭垂的白色病损为

A. 下疳　　B. 黏膜炎　　C. 黏膜斑

D. 真菌感染性病损　　E. 口腔白斑　　F. 口腔白色角化症

答案与解析

1. A　2. A　3. E　4. A　5. D　6. D　7. A　8. A　9. A　10. A　11. A　12. A　13. D　14. BCEF　15. C

1. A【解析】梅毒病原体是梅毒螺旋体（又称苍白密螺旋体），为厌氧微生物，离开人体后不易存活。煮沸、干燥、日光、肥皂水和普通消毒剂可迅速将其杀灭。耐寒力强，0℃时可存活48小时，－78℃条件下保存数年仍具有传染性。

2. A【解析】三期梅毒临床表现如下。①树胶肿为三期梅毒常见的口腔表现，主要发生在硬腭，其次为舌、唇、软腭。腭树胶肿可发生于硬腭、软硬腭交界处或腭舌弓附近。②梅毒性舌炎：舌背出现舌乳头消失区，损害区光滑发红，范围逐渐扩大，表现为萎缩性舌炎。舌部有时呈分叶状，表面光滑，伴沟裂，表现为间质性舌炎。③梅毒性白斑：舌背可发生白斑，且容易恶变为鳞癌。

4. A【解析】黏膜斑是二期梅毒最常见的口腔损害，可发生在口腔黏膜的任何部位，常见于舌、腰部、扁桃体、唇、口角、颊、牙龈和咽部，损害呈灰白色、光亮而微隆的斑块，圆形或椭圆形，直径3～10mm，边界清楚。一般无自觉症状，若发生糜烂或浅表溃疡，则有疼痛。

6. D【解析】口腔毛状白斑被认为是患者全身免疫严重抑制的征象之一，主要见于HIV感染者，少数可见于骨髓或器官移植后患者；损害多见于双侧舌侧缘黏膜，可延伸至舌背部或舌腹部黏膜；在舌缘呈垂直皱褶外观，如过度增生则成毛耳状，损害呈白色皱褶隆起，不可擦去；多见于男性。

8. A【解析】口腔念珠菌感染在HIV感染者中最为常见，且常在疾病的早期就表现出来，是免疫抑制的早期征象。其特点：①发生于无任何诱因的健康年轻人或成人（指无放疗、化疗史，无长期应用激素、抗生素史及无其他免疫功能低下疾病史）。②常表现为假膜型、红斑型口腔念珠菌病和口角炎，以假膜型最常见，病情反复或严重。③假膜型表现为黏膜上白色的膜状物，可擦去，常累及咽部、软腭、腭垂、舌、口底等部位。

10. A【解析】A项，梅毒黏膜斑表现为椭圆形灰白色半透明斑块，微隆起，表面光滑光亮，质中，无触痛。B项，口腔溃疡应不伴有白色斑块。C项，口腔癌的周围应该质硬，会出现疼痛。D项，白斑表面粗糙。E项，口腔念珠菌病的白色斑可擦去。B、C、D、E项的临床表现均与患者的临床表现不符。

11. A【解析】梅毒血清学检查为诊断梅毒必需的检查方法，对潜伏梅毒血清学诊断尤为重要。梅毒螺旋体感染人体后产生两种抗体，即非特异性的抗心磷脂抗体和特异性的抗梅毒螺旋体抗体。

12. A【解析】青霉素为治疗梅毒的首选药物，治疗原则如下。①及早发现，及时正规治疗。愈早治疗，效果愈好。②剂量足够，疗程规则，不规则治疗可增多复发及促使晚期损害提前发生。③治疗后要经过足够时间的追踪观察。④对所有性伴同时进行检查和治疗。

第三十七节　龋齿预防、口腔公共卫生服务、常用医学统计方法等

一、单选题

1. 在口腔健康调查中，表示某人群患龋病的频率用

A. 龋均　B. 患龋率　C. 龋齿发病率
D. 菌斑指数　E. 龈炎指数

2. 预防龋病的关键环节是

A. 控制菌斑　B. 控制糖的摄入　C. 氟化物的应用
D. 增强机体免疫力　E. 增强牙的抗龋能力

3. 不属于龋病一级预防的是

A. 口腔健康教育　B. 氟化物防龋　C. 窝沟封闭
D. 应用防龋涂料　E. 充填治疗

4. 具有公共卫生特征的全身氟防龋措施是

A. 自来水氟化　B. 含氟牙膏　C. 牛奶氟化
D. 氟片　E. 氟滴剂

5. 饮水加氟防龋效果乳牙比恒牙低是因为

A. 氟不能完全通过胎盘屏障　B. 氟不容易与乳牙釉质结合
C. 乳牙钙化时孕妇摄氟不足　D. 恒牙矿化程度高于乳牙
E. 乳牙中有机物含量高于恒牙

6. 女，25 岁。经检查全口无龋齿，如果给她推荐龋病预防措施，不合适的措施是

A. 使用氟化物　B. 营养摄取计划
C. 口腔健康教育　D. 定期口腔健康检查
E. 预防性充填

7. 男，13 岁。正在做正畸治疗，医生推荐每周用氟化钠水漱口防龋，其氟浓度应为

A. 0.005%　B. 0.2%　C. 0.5%
D. 0.02%　E. 0.1%

8. 某地区 12 岁儿童龋失补牙（DMFT）为 4.8，按照世界卫生组织（WHO）对龋病流行程度的评价标准，该地区龋病流行等级为

A. 很低　B. 低　C. 中
D. 高　E. 很高

9. X 线片示左下第一磨牙近中邻面阴影，探诊不敏感，冷测验一过性敏感，叩诊（-），医生将该牙腐质去净，制备Ⅱ类洞形，单层垫底后银汞充填，医生所做的属于

A. 龋病的一级预防　B. 龋病的二级预防　C. 龋病的三级预防
D. 防止龋的并发症　E. 易感人群的特殊防护

10. 对1年前做过口腔检查的200名干部进行口腔健康检查时，发现又有20名干部新发生龋，描述这种新发龋情况的指标是

A. 龋均　B. 患龋率　C. 发病率
D. 构成比　E. 充填率

二、共用题干单选题

(11～13题共用题干)

某12岁儿童于口腔科就诊，家长要求行龋病的预防。

11. 若医生推荐做窝沟封闭防龋，该年龄最适宜封闭的牙是

A. 第一乳磨牙　B. 第二乳磨牙
C. 第一恒磨牙　D. 第二恒磨牙
E. 第三恒磨牙

12. 医生检查后，发现可试行窝沟封闭的情况是

A. 殆面沟裂浅，宽敞　B. 已做充填的牙
C. 窝沟深，有可疑龋　D. 近远中邻面有龋损
E. 自洁作用好的殆面

13. 临床操作中保证封闭成功的因素是

A. 唾液对酸蚀后的牙釉质有污染　B. 水污染了压缩空气
C. 清洁牙面时使用含氟牙膏　D. 使用了严格的隔湿措施
E. 酸蚀时间为10秒

(14～16题共用题干)

含氟牙膏有明显的防龋效果。含氟牙膏在世界范围的广泛应用是使龋病患病率出现大幅度下降的原因之一。

14. 下列哪种物质不是含氟牙膏常用的氟化物

A. 单氟磷酸钠　B. 氟化亚锡　C. 氟化钠
D. 氟化钙　E. 氟化胺

15. 儿童含氟牙膏常用氟浓度为

A. 10ppm　B. 500ppm　C. 1000ppm
D. 10 000ppm　E. 1ppm

16. 目前常用的成人含氟牙膏常用氟浓度为

A. 1ppm　B. 10ppm　C. 100ppm
D. 1000ppm　E. 10 000ppm

(17～18题共用题干)

根据中国农村的医疗卫生保健系统是以县为单位，组成县、乡、村三级医疗保健网络，初级卫生保健示范以县为基础称为初级卫生保健示范县。初级口腔卫生保健工作应该纳入其中。

17. 初级口腔卫生保健集中体现的基本原则不包括

A. 平等分配　B. 社会参与　C. 多方合作
D. 适宜技术　E. 医疗服务

18. 初级口腔保健项目的科学管理的六大要素不包括

A. 意图　　B. 文件　　C. 方法

D. 人力　　E. 物力

答案与解析

1. B　2. A　3. E　4. A　5. A　6. E　7. B　8. D　9. B　10. C　11. D　12. C　13. D　14. D　15. B　16. D　17. E　18. B

1. B【解析】龋均是指受检查人群中每人口腔中平均龋失补牙数，患龋率是在调查期间某一人群中患龋病的频率，龋齿发病率是指至少在一年内某人群新发生龋病的频率。菌斑指数用于评价口腔卫生状况和衡量牙周病防治效果。牙龈指数只观察牙龈情况。

2. A【解析】龋病的预防方法：①牙菌斑的控制：细菌是致龋的主要因素，而防龋的关键环节是控制菌斑，控制菌斑包括控制菌斑数量、滞留时间、致龋菌的毒性作用；②糖代用品；③增强牙的抗龋能力；④替代疗法。

3. E【解析】一级预防是指在龋病病损发生之前，进行龋病的预防措施。例如：控制菌斑，采用糖替代品，窝沟封闭，氟化物防龋，应用防龋涂料，并定期进行口腔检查，促进口腔健康。

4. A【解析】氟化物防龋的全身应用是指氟化物通过口服进入全身（或同时有局部作用），从而达到防龋目的。补充氟化物的方法有氟化水源（即自来水加氟）、口服氟片或氟滴剂、食盐加氟、氟化。其中，具有公共卫生特征的措施是自来水氟化。

6. E【解析】一级预防主要是口腔健康教育和指导，以清除菌斑和其他有害刺激为目的。二级预防包括牙周疾病临床常用治疗方法。三级预防以恢复和重建功能为主（复杂手术治疗）。只有预防性充填是针对早期龋而言的。

7. B【解析】氟化钠漱口水分为以下两种：一种是每天使用一次，浓度是0.05%；另一种是每周使用一次，浓度是0.2%。

9. B【解析】一级预防：①促进口腔健康普及口腔健康教育，定期口腔检查。②合理使用各种氟化物防龋措施，进行窝沟封闭，应用防龋涂料。二级预防：早期诊断，包括定期检查，摄X线片等辅助诊断，在检查诊断基础上做早期充填等治疗。三级预防：①防止龋的并发症。②修复牙体组织的缺损和牙的缺失。

10. C【解析】龋病发病率通常是指至少在一年时间内，某人群新发生龋病的频率，患龋率指在调查期间某一人群中患龋病的频率，人口基数以百人计算，故常以百分数表示。

11. D【解析】牙萌出后达到平面即适宜做窝沟封闭，一般在萌出后4年之内。乳磨牙在3～4岁，第一恒磨牙在6～7岁，第二恒磨牙在11～13岁为最适宜封闭的年龄。

12. C【解析】牙窝沟封闭的适应证：①窝沟深，特别是可以插入或卡住探针（包括可疑龋）。②患者其他牙，特别对侧同名牙患龋或有患龋倾向。窝沟封闭的非适应证：①骀面无深的沟裂点隙、自洁作用好。②患较多邻面龋损者。③牙萌出4年以上未患龋。④患者不合作，不能配合正常操作。⑤已做充填的患牙。

13. D【解析】窝沟封闭的操作可分为清洁牙面、酸蚀、冲洗和干燥、涂布封闭剂、固化、检查六个步骤。操作全程中应注意隔湿的保护。封闭前保持牙面干燥，不被唾液污染是封闭成功的关键。实践证明使用棉卷可做到很好的隔湿，其他还可采用专门提供的三角形吸湿纸板或橡皮障等。隔湿在很大程度上也依靠患者的合作。

14. D【解析】含氟牙膏常用的氟化物包括单氟磷酸钠、氟化亚锡、氟化钠、氟化胺。D项，氟化钙为水不溶性氟化物，不用于含氟牙膏。

15. B【解析】研究表明，儿童在使用牙膏时经常会吞食一部分，为身体所吸收，其吞咽量可达27%，经常过多使用含氟牙膏的儿童有患氟牙症的可能。因此，从安全性考虑，应生产适合儿童使用、含氟浓度低的牙膏。专家建议为儿童生产的含氟牙膏中氟含量为500ppm较好。

16. D【解析】目前常用的成人含氟牙膏含氟量为1000~1500ppm，我国牙膏的国家标准是400~1500ppm，含氟牙膏常用氟浓度为1000ppm。

17. E【解析】初级卫生保健集中体现了5项基本原则：①平等分配。②社会参与。③多方合作。④适宜技术。⑤重点预防。

18. B【解析】管理有六大要素（6个M），即意图、措施、方法、人力、物力、财力，前3个“M”属于软科学要素，后3个“M”为物质基础。

第十八章　口腔全科专业基本技能

第一节　前后牙充填

一、单选题

1. 复合树脂修复乳前牙缺损时，错误的步骤是
A. 去净腐质氧化锌丁香油糊剂垫底
B. 35%磷酸酸蚀90秒
C. 用水冲洗，吹干牙面30秒
D. 涂布薄层粘接剂，3秒后吹干
E. 分层放置复合树脂材料恢复外形

2. 下列关于充填后牙髓继发痛的叙述，哪一项描述是错误的
A. 应去除原充填物，开髓引流
B. 常为备洞过程中物理刺激激惹牙髓所致
C. 牙髓处于充血状态
D. 冷、热刺激后无明显延缓痛
E. 冷、热刺激后仅有短暂的延缓痛

3. 复合树脂充填洞形制备的特点是
A. 底平壁直，洞形必须达到一定的深度
B. 点线角应圆滑，洞缘角应制备短斜面
C. 应制备典型的箱状洞，并设计良好的固位形
D. 洞缘角应呈直角，不宜在洞缘角制备短斜面，须去净无基釉
E. 无须去净无基釉，但要有良好的抗力形

4. 不适合用于充填前牙楔状缺损的材料是
A. 复合体
B. 银汞合金
C. 流动树脂
D. 玻璃离子水门汀
E. 光固化复合树脂

5. 男，30岁。左下后牙因龋洞一次完成治疗，几天后复诊自述不敢咬合。检查：⌈6 银汞合金充填物好，无高点及悬突，探银汞充填物边缘完好，叩诊（-），⌈6 全冠修复。该牙处理为
A. 观察
B. 调𬌗
C. 去旧充填体，重新银汞充填
D. 去旧充填体，氧化锌丁香油糊剂安抚，症状消失后复合树脂充填
E. 脱敏治疗

6. 女，25岁。因上前牙有洞要求治疗，无自发痛。查上颌两切牙近中邻面龋，探诊敏感，冷测验一过性疼痛，去除刺激可缓解，热测验同对照牙。诊断为深龋，该牙当日的最佳处理为
A. 氧化锌丁香油糊剂安抚
B. 氢氧化钙光敏树脂充填

C. 光敏树脂充填
D. 玻璃离子水门汀充填
E. 牙髓治疗

7. 男，30 岁。因后牙有洞要求治疗。检查：$\overline{6|}$窝沟龋，可卡探针，叩诊（ - ），冷测同对照牙，去腐质后达牙本质浅层，该牙处理应为

A. 银汞合金充填
B. 羧酸锌水门垫底，银汞合金充填
C. 磷酸锌水门汀充填
D. 氢氧化钙制剂护髓，银汞合金充填
E. 玻璃离子水门汀垫底，银汞合金充填

8. 男，55 岁。主诉左下后牙嵌塞食物，有时遇冷、热刺激敏感。检查：见深龋，去腐后未见穿髓，拟制备成远中𬌗面洞充填，修复时邻面部分应设计的主要固位形是

A. 侧壁固位
B. 牙本质钉固位
C. 倒凹固位
D. 梯形固位
E. 鸠尾固位

二、案例分析题

（9～11 题共用题干）

男，26 岁。因“右上后牙龋损”来诊。口腔检查：$\underline{6|}$近中邻面探及深龋洞，面色黑，冷水入龋洞呈一过性不适，叩诊（ - ）。

9. 患牙去除龋损组织后，达牙本质深层，充填之前垫底的厚度一般是

A. <0.3mm
B. <0.5mm
C. >0.5mm
D. >1.0mm
E. 1.0～1.5mm
F. 2.0mm

10. 垫底的作用不包括

A. 隔绝外界和充填材料的电流及机械刺激
B. 垫平洞底
C. 增加充填材料的粘结力
D. 形成窝洞，承受充填压力和咀嚼力
E. 隔绝外界和充填材料的温度、化学、电流、机械刺激
F. 促进牙本质再矿化

11. 为了增加银汞合金充填的固位，需要在𬌗面制作鸠尾，鸠尾峡宽度为

A. <1.0mm
B. 0.8mm
C. 0.5mm
D. ≥1.5mm
E. <1.5mm
F. >2.0mm

答案与解析

1. A　2. A　3. B　4. B　5. D　6. B　7. A　8. D　9. C　10. C　11. D

3. B【解析】复合树脂材料的韧性好，可作短斜面，利于粘接修复。

4. B【解析】由于美观原因，银汞合金不适用于充填前牙楔状缺损。

第二节　前后牙根管治疗

一、单选题

1. ISO 中根管锉的锥度为

A. 0.002　　B. 0.02　　C. 0.2

D. 2　　E. >2

2. 目前应用最广的根管预备器械是

A. K－flex 根管锉　　B. K 型根管扩大器　　C. K 型根管锉

D. H 型根管锉　　E. Unifile 锉

3. 根管充填应达到的标准为

A. 超填　　B. 恰填　　C. 糊剂超填

D. 牙胶尖欠填　　E. 欠填

4. 具有促进根尖钙化、封闭根尖孔作用的根管充填材料是

A. 氧化锌丁香油糊剂　　B. 根充糊剂　　C. 碘仿糊剂

D. 氢氧化钙糊剂　　E. 牙胶尖

5. 男，15 岁。因⌊6 急性根尖周炎进行根管治疗，在根管预备后，选择 5% 次氯酸钠、3% 过氧化氢（H_2O_2）溶液交替冲洗根管，选择该组冲洗液的原因不包括

A. 能溶解根管壁牙本质

B. 能产生新生氧

C. 有充分发泡作用能使根管内碎屑朝着牙冠方向排出

D. 有很强的杀菌作用

E. 对坏死组织有溶解作用

6. 女，21 岁。诊断为急性根尖周炎，要行根管治疗，开始 1 周症状明显缓解，后因工作忙未及时就诊，3 个月期间换了 3 次 FC，封药后症状加重。分析其原因，考虑主要是

A. 感染没有控制　　B. 药效丧失　　C. 药物半抗原作用

D. 机体抵抗力降低　　E. 化学性根尖周炎

二、共用题干单选题

（7～9 题共用题干）

男，25 岁。上前牙区反复出现脓包就诊。检查：⌊6 牙体变色，颊侧见一小脓点，按压少量脓液流出，舌面见充填物；X 线片见根尖区阴影，根中 1/3 高密度不透光物，诊断为慢性根尖周炎。

7. 临床操作中哪项不是避免出现器械分离的方法

A. 规范操作　　B. 严格选择根管预备器械　　C. 润滑根管

D. 使用大号器械探查根管　　E. 术前拍 X 线片

8. 该患者最佳处理方法是

A. 拔除患牙　　B. 超声取出器械　　C. 反复根管换药
D. 应用抗生素　　E. 根尖手术

9. 如上诉处理方法不成功，考虑采用何种治疗手段
A. 超声取出器械　　B. 拔除患牙　　C. 根尖手术
D. 应用抗生素　　E. 反复根管换药

三、案例分析题

(10～12 题共用题干)

男，47 岁。因“左上后牙自发性钝痛数月”来诊。口腔检查：$\underline{|6}$ 䶗面有复合树脂充填，自发性钝痛，叩诊轻度不适。X 线片：三根管充填，高密度影较稀疏，未至根尖。

10. 该患者应诊断为
A. 急性牙髓炎　　B. 慢性牙髓炎　　C. 残髓炎
D. 逆行性牙髓炎　　E. 牙内吸收　　F. 牙根外吸收

11. 根管治疗后发生残髓炎的原因有
A. 根管系统解剖学复杂，主根管、侧支根管、副根管无法完全清理干净
B. 遗漏根管
C. 根管预备达到工作长度
D. 残存的牙髓受细菌的刺激、器械的机械性刺激及药物的化学性刺激导致炎症反应
E. 充分的化学消毒
F. 根管充填致密

12. 关于残髓炎的预防和再治疗，叙述正确的是
A. 局部麻醉下将遗漏的残髓拔除，用 1.5% 次氯酸钠溶液充分冲洗
B. 出现相关症状不予处理，观察，待其自行愈合
C. 封入刺激性小的氢氧化钙药物
D. 通常厌氧菌作为病原菌，可全身给有效的抗生素治疗
E. 待症状消失后，完成根管的严密充填
F. 注意不要遗漏根管

答案与解析

1. B　2. C　3. B　4. D　5. A　6. C　7. D　8. B　9. C　10. C　11. ABD　12. ACDEF

1. B【**解析**】根管预备器械的工作刃部不是平行的，所有器械刃部的锥度为 0.02，即长度每增加 1mm，直径增加 0.02mm。从器械尖端朝向手柄呈现一个逐渐增加的锥度形态。

2. C【**解析**】K型根管锉是使用最广泛的根管切削器械，其传统的制作方式是用截面为方形或三角形的金属丝拧制而成。

4. D【**解析**】氢氧化钙糊剂具有抗菌抑菌作用，能促进硬组织形成，根尖钙化，封闭根尖孔。

5. A【解析】次氯酸钠和过氧化氢联合应用能去除根管内容物，溶解组织，产生新生氧从而破坏和杀灭病原微生物，具有润滑作用。但是它们不具备溶解根管壁牙本质的作用，这需要使用 EDTA 螯合剂来实现。

6. C【解析】许多根管治疗药物也具有抗原特性，同样可引起变态反应。根管治疗时，长期反复使用某些药物反而会加重根尖周病变；由于一些根管治疗药物，如甲醛甲酚、樟脑酚是半抗原，因此，根管治疗中可不使用任何药物，以避免引起变态反应而加重根尖周的病损。

7. D【解析】髓室顶未完全去除、进入根管的直线通路未建立、操作方法不当，以及旋转角度过大、用力过大、跳号预备等，都可导致器械在根管内部的分离。

8. B【解析】当根管治疗器械在根管内发生器械分离时，可采用在显微镜下用超声工作尖去除分离器械周围的牙本质，将超声工作尖的尖端沿着器械断端逆时针方向振动，分离器械可能逐渐退出被卡住的根管部位，最后在水流的冲洗下流出根管。若折断器械与管壁嵌合紧密，直接采用超声取出困难的病例，可以首先用超声将分离器械断端与周围的牙质分离，暴露器械的断端，然后用取分离器械的专用器械将其取出。

9. C【解析】采用根尖手术实行根尖切除倒充填术，在手术视野下暴露根尖，去除根尖及滞留其内的分离器械。

10. C【解析】残髓炎的临床症状与慢性牙髓炎的疼痛特点相似，常表现为自发性钝痛、放散性痛、温度刺激痛。因炎症是发生于近根尖孔处的根髓组织，所以患牙多有咬合不适感或轻微咬合痛。患牙均有牙髓治疗的病史。

12. ACDEF【解析】除了 B 选项，其他选项均是残髓炎的预防和再治疗的方法。

第三节　复合树脂贴面修复

单选题

男，14 岁。上、下牙列釉质发育不全，此时前牙首选治疗方案是

A. 烤瓷冠　　B. 可见光固化树脂贴面　　C. 前牙 3/4 冠

D. 金 – 塑混合全冠　　E. 硬树脂冠

答案与解析

B

B【解析】患牙为年轻恒牙，患儿为青少年，处于生长发育期，颌骨也在发育，不能进行冠修复，因为牙体模切量大，髓角较高，容易伤及牙髓，所以只能选择少磨牙或不磨牙治疗。贴面是采用粘结技术，对牙体表面缺损、着色牙、变色牙、畸形牙等，在保存活髓、少磨牙或不磨牙的情况下，用修复材料直接或间接粘结覆盖，以恢复牙体正常形态和改善其色泽的一种修复方法。

第四节 根尖外科手术

一、单选题

1. 根尖手术中哪种翻瓣术的优点是不破坏边缘龈，易于切开，术野清楚

A. 扇形瓣　　B. 矩形瓣　　C. 不规则形瓣
D. 半圆形瓣　　E. 半月形瓣

2. 根尖手术中最常见的沟内全厚瓣是

A. 扇形瓣　　B. 矩形瓣　　C. 不规则形瓣
D. 半圆形瓣　　E. 半月形瓣

3. 根尖手术的适应证不包括

A. 根尖周骨质破坏广泛，仅用根管治疗难以治愈的患牙
B. 根充材料超充过多，且有临床症状者
C. 根管器械折断，超出根尖孔
D. 已行桩冠修复，不能取出，但根尖有病变者
E. 严重牙周、根尖周联合病变，牙周支持组织过少

4. 男，40 岁。右上前牙龈瘘管 1 年余。检查：$\underline{2|}$为烤瓷冠修复体，外形及边缘良好，唇侧牙龈黏膜近根尖处有一瘘管口；X 线片示$\underline{2|}$为桩冠修复，根充物致密，但欠填。该患者的治疗方法应为

A. 重做根管充填　　B. 瘘管冲洗上药　　C. 瘘管搔刮术
D. 根尖手术　　E. 拔除患牙

二、共用题干单选题

（5～8 题共用题干）

患者因下前牙牙龈反复出现瘘管，X 线片显示根管钙化，根尖周暗影较大，经过多次正规根管治疗根管不通，拟行根尖手术。

5. 手术切口设计中错误的是

A. 牙周组织的健康程度影响愈合　　B. 切口下方必须有骨组织支持
C. 瓣膜蒂可小于游离端　　D. 切口不应通过骨隆突
E. 切口边缘不能被撕裂

6. 该患者适宜采用的手术切口是

A. 半月形瓣　　B. 扇形瓣　　C. 全厚黏骨膜瓣
D. 矩形瓣　　E. 梯形瓣

7. 下列说法错误的是

A. 根尖切除的长度约为 2mm
B. 理想修复形式是牙根面形成硬骨板，与根周硬骨板相连
C. 牙根断面为唇颊向斜面

D. 倒充填术备洞深度为 1～2mm

E. 玻璃离子水门汀可作为倒充填术的充填材料

8. 拆线后患者复诊时间应为

A. 拆线后 1 周　　B. 拆线后 1 个月　　C. 拆线后 3 个月

D. 拆线后 4 个月　　E. 拆线后第 6 个月、第 12 个月

（9～11 题共用题干）

男，25 岁。因“⌊3 慢性根尖周脓肿，行根管充填 2 天，肿痛”来诊。口腔检查：唇侧黏膜红肿。X 线片：⌊3 根尖周骨质破坏区内有大量超填物。

9. 该牙宜采用的治疗方案是

A. 切开排脓　　B. 即刻重新根管治疗　　C. 抗炎处理后行根尖手术

D. 抗炎处理后重新根管治疗　　E. 拔除患牙

10. 根尖倒预备完成后，进行根尖倒充填，最佳倒充填材料应选择

A. 玻璃离子水门汀　　B. 银汞合金

C. 三氧化矿物盐聚合物（MTA）　　D. 复合树脂

E. 氧化锌丁香油糊剂

11. 根尖外科手术的预后影响因素不包括

A. 切口设计　　B. 倒充填材料的类型　　C. 倒预备深度

D. 患者性别　　E. 根尖切除角度

答案与解析

1. A　2. B　3. E　4. D　5. C　6. A　7. D　8. E　9. C　10. C　11. D

2. B【解析】龈沟内全厚瓣采用龈沟内水平切口和牙龈的垂直切口。龈沟内切口从龈沟通过牙周膜到牙槽嵴顶，并通过颊舌侧龈乳头的中间区域。最常见的龈沟内全厚瓣是三角形瓣和矩形瓣。

3. E【解析】根尖手术的适应证：①根管治疗失败且不适合根管再治疗。②无法取出的折断器械或根管超填物。③非手术治疗无法修补的根管壁侧穿。④无法重建根管通道到达根尖止点的台阶等。⑤根管再治疗失败。⑥牙根重度弯曲、根管重度钙化和根管分叉等解剖因素使根管治疗器械和充填材料无法到达根管工作长度（根尖止点）。而严重牙周、根尖周联合病变，牙周支持组织过少是根尖手术的禁忌证。

9. C【解析】根尖周骨质破坏区内有大量超填物时，一般用根尖手术，患者唇侧黏膜红肿，说明有炎症，应先抗炎再行根尖手术。

10. C【解析】三氧化物聚合物（MTA）具有良好的生物相容性和根尖封闭性能，能有效促进软硬组织的再生，适合作为根管倒充填材料。

11. D【解析】切口设计、倒充填材料的类型、倒预备深度、尖切除角度均会影响根尖手术的预后，而患者的性别与其无关。

第五节　菌斑控制

一、单选题

1. 用于菌斑控制的用具不包括

A. 菌斑染色剂　B. 牙刷、邻面清洁工具　C. 口服抗生素

D. 牙膏　E. 含漱剂

2. 下列哪项是菌斑控制的主要方法

A. 定期超声洗牙

B. 常使用抗菌漱口液

C. 使用含氟牙膏

D. 定期服用抗菌药物

E. 正确刷牙，使用牙线、牙间隙刷等清洁邻面

3. ‾6⏋根分义区的菌斑控制工具为

A. 牙刷　B. 牙线　C. 牙间隙刷

D. 冲牙器　E. 含漱液

4. 有关牙线的使用，下列哪一项不正确

A. 牙线只适用于牙周患者　B. 牙线能最有效地去除牙邻面菌斑

C. 有蜡和无蜡牙线效率无明显差别　D. 牙线主要目的是去除邻面菌斑

E. 牙线可用于固定桥的清洁

5. 男，56 岁。刷牙时牙龈出血 20 余年，下前牙松动 1 年。检查：全口牙石（＋＋），牙龈中等程度红、水肿，探诊出血，普遍牙龈退缩 2～3mm，下前牙Ⅰ度松动，探诊深度 6mm，其余牙探诊深度普遍 4～7mm。如果该患者接受牙周治疗后症状消退，但 6 个月后，又出现了牙龈出血，疾病复发，此时对该患者的治疗要特别注意的是

A. 需要全身药物治疗　B. 给患者开碘甘油，患者自行上药

C. 重新洁治　D. 加强口腔卫生宣教及菌斑控制

E. 进行手术治疗

二、共用题干单选题

（6～8 题共用题干）

男，47 岁。牙周病患者，接受牙周基础治疗后，医生对他进行了口腔健康教育和口腔卫生训练，下面是其中一些有关刷牙方面的内容。

6. 刷牙的最主要目的是

A. 清除牙结石　B. 保持口气清新　C. 去除牙菌斑

D. 去除食物残渣　E. 预防龋齿

7. 一般应多长时间更换牙刷

A. 4 个月　B. 1 个月　C. 3 个月

D. 2个月　　E. 6个月

8. 能较为有效地清除龈缘附近及龈沟内菌斑的刷牙方法是

A. Chart刷牙法　　B. BASS刷牙法　　C. 改良的Stillman刷牙法

D. Fones刷牙法　　E. 竖刷法

答案与解析

1. C　2. E　3. C　4. A　5. D　6. C　7. C　8. B

2. E【解析】刷牙是自我清除菌斑的主要手段，设计合理的牙刷和正确的刷牙方法能有效地清除菌斑，还须辅以其他工具和方法如牙线、间隙刷、牙签、冲洗器，才能彻底清除菌斑。

3. C【解析】专刷牙间隙牙（根）面的菌斑，更适用于牙周病等牙龈退缩患者，也可用于根分叉贯通病变的患牙。

4. A【解析】牙线可以清除藏在牙缝凹隙且刷牙刷不到的病菌及牙齿邻面间隙的牙菌斑、牙垢；可以有效去除牙缝间的食物残渣；可以按摩刺激牙齿周围的牙龈，增加牙龈的血液循环，从而达到预防、减少甚至治疗牙周疾病的作用。

5. D【解析】多数慢性牙周炎在经过恰当的治疗后，炎症消退，病情得到控制。为了防止病情复发，应在基础治疗结束时即进入维护期。周炎维护治疗包括两个方面：一方面是患者具有持续地自我控制菌斑及定期复查的良好依从性，另一方面是医师对治疗后病情的长期监控和后续治疗。

第六节　牙周病诊治设计

一、单选题

1. 牙周基础治疗后，牙龈肥大增生仍未消退，适用的手术治疗方法为

A. 翻瓣术　　B. 牙龈切除术　　C. 袋壁刮治术

D. 植骨术　　E. 引导性牙周组织再生术

2. 牙周病治疗的常用局部冲洗药物有

A. 碘甘油溶液　　B. 0.05%氟化亚锡液　　C. 0.2%氯己定液

D. 3%过氧化氢液　　E. 碘伏溶液

3. 牙周基础治疗不包括

A. 洁治术　　B. 口腔卫生指导　　C. 龈下刮治术

D. 牙龈切除术　　E. 菌斑控制

4. 关于慢性牙周炎的治疗程序，不正确的是

A. 第一阶段是消除或控制致病因素　　B. 牙周手术目的之一是修整骨外形

C. 牙周支持治疗与病因治疗同等重要　　D. 维护期指治疗后的6个月内

E. 基础治疗是每位患者必须的

5. 女，33 岁。经检查初步印象是广泛型侵袭性牙周炎，其右下第一磨牙探针能贯通根分叉区颊舌侧，但根分叉表面仍有牙龈覆盖。以下手术方法中，不宜采用的是

A. 袋壁切除术　　B. 植骨术　　C. 分根术

D. 根向复位瓣术　　E. 半牙切除术

6. 女，45 岁。已经明确诊断为慢性牙周炎并经基础治疗 4 周后，$\overline{6|}$ 牙周袋探诊深度仍然为 6mm，可探入颊侧根分叉区，牙龈无退缩，X 线片见根分叉处牙槽骨密度略有减低。该患者最适宜做

A. 袋内壁刮治术　　B. 翻瓣术　　C. 隧道成形术

D. 截根术　　E. 引导性组织再生术

7. 女，25 岁。主诉：下前牙唇侧牙龈长一肿物 3 个月，并慢慢增大。若诊断为妊娠瘤，下列治疗方案哪一项不正确

A. 口腔卫生宣教

B. 牙周基础治疗

C. 炎症严重时龈袋内可用 1% 过氧化氢溶液冲洗

D. 手术期可选择在妊娠的第 4 ~ 6 个月

E. 口服抗菌药物治疗

8. 女，25 岁。妊娠 3 个月。因牙龈红肿出血就诊。口腔检查：DI – S 为 2，CI – S 为 0，GI 为 1，余未见异常。对该患者正确的处理措施是

A. 口腔含漱剂含漱　　B. 口服消炎药物　　C. 口腔卫生指导

D. 龈上洁治术　　E. 龈下刮治术

9. 男，47 岁。2 年前曾接受肾移植手术，术后口服环孢素，全口牙龈增生覆盖牙冠近 1/2 就诊。口腔基础治疗后，该患者应进行的手术治疗是

A. 冠延长术　　B. 楔形瓣切除术　　C. 膜龈手术

D. 翻瓣手术　　E. 牙龈切除术

10. 女，16 岁。前牙唇侧龈乳头呈球状突起，松软光亮。若此患者诊断为青春期龈炎，下列哪项治疗措施不正确

A. 改正不良习惯　　B. 尽早做牙龈切除术　　C. 教正确的刷牙方法

D. 牙周基础治疗　　E. 定期复查

二、共用题干单选题

（11 ~ 14 题共用题干）

男，45 岁。因“刷牙时牙龈出血 20 年”来诊。口腔检查：牙石（+ + +），菌斑（+ + +），牙龈红肿，探诊出血（+），探诊深度普遍 5 ~ 6mm。X 线片：牙槽骨广泛吸收至根中上 1/3。

11. 该患者最可能的诊断是

A. 慢性牙周炎　　B. 侵袭性牙周炎　　C. 慢性龈炎

D. 坏死性龈炎　　E. 增生性龈炎

12. 该患者牙周基础治疗后的维护治疗不包括

A. 病情评估　　B. 修复治疗

C. 强化菌斑控制　　D. 确定复诊的间隔期

E. 根据检查所见，进行相应的治疗

13. 医师在牙周维护期对患者进行牙周风险评估，评估不包括

A. 探诊出血（BOP）百分比

B. 牙周探诊深度≥5mm 的牙周袋数量

C. 松动牙的数目

D. 除智齿外的牙丧失数

E. 病变最重的牙的牙槽骨丧失量与患者年龄之比

14. 牙周风险评估的结果 BOP 百分比 15%，牙周探诊深度≥5mm 的牙周袋数量 6 个，病变最重的牙的牙槽骨丧失量与患者年龄之比为 0.6，无系统性疾病和家族史，已戒烟 1 年。该患者的复发危险属于

A. 低复发危险度　　B. 中复发危险度

C. 高复发危险度　　D. 低复发危险度和中复发危险度之间

E. 无法评估

三、案例分析题

（15～18 题共用题干）

女，20 岁。因双侧后牙咀嚼无力就诊。检查：双侧上第一磨牙Ⅱ度松动，下切牙Ⅰ度松动，口腔卫生尚好。诉父亲 40 岁前已有多个牙松动脱落。

15. 若进一步确诊，必须行哪项辅助检查

A. 血液学检查　　B. 对松动牙行牙髓活力电测验

C. 龈下菌斑涂片　　D. 询问口腔卫生习惯

E. 摄 X 线片　　F. 探查牙周袋深度

16. 初步诊断为侵袭性牙周炎，该患者最可能出现的是

A. 牙周袋探诊深度＞5mm　　B. X 线片示上第一磨牙牙周膜增宽

C. X 线片示上第一磨牙牙槽骨垂直吸收　　D. 牙龈退缩

E. 切牙间隙增大　　F. X 线片示上第一磨牙根尖周阴影

17. 进一步检查明确诊断为广泛型侵袭性牙周炎。应选择的治疗方案包括

A. 牙周基础治疗　　B. 定期复查

C. 全身抗生素疗法　　D. 根据 X 线片决定第一磨牙的治疗方案

E. 可定期做龈下菌斑细菌学检查　　F. 拔除双侧上第一磨牙后择期修复

18. 患者完成基础治疗 1 个月后复诊，诉右侧后牙仍有咀嚼不适。检查见右上第一磨牙颊侧根分叉病变Ⅲ度，近中根牙槽骨吸收近根尖，腭根和远中根牙槽骨吸收至根中 1/2，牙Ⅰ度松动。牙周手术首选

A. 翻瓣术　　B. 引导性组织再生术　　C. 截近中根术

D. 截双颊根术　　E. 隧道成形术　　F. 根向复位瓣术

（19～22 题共用题干）

男，25 岁。因“牙龈肿大 1 年”来诊。口腔检查：全口牙龈乳头及龈缘肿，上下前牙明

显。龈乳头球状突起，前牙牙龈呈分叶状，质地坚硬，略有弹性，呈粉红色，不出血，无疼痛，龈沟加深，有菌斑，无分泌，上中切牙部分冠折断，已做根管治疗。

19. 采集病史应重点了解的是

A. 出血史　　B. 家族史　　C. 癫痫史

D. 是否戴过矫正器　　E. 药物过敏史　　F. 近期用药史

G. 不良习惯

20. 为明确诊断，需要进一步做的检查是

A. 血常规检查　　B. X 线片　　C. 探查附着丧失情况

D. 菌斑涂片细菌学检查　　E. 殆关系　　F. 组织病理学检查

21. 可能的诊断有

A. 慢性牙周炎　　B. 药物性牙龈增生　　C. 牙龈瘤

D. 遗传性牙龈纤维瘤病　　E. 炎症性牙龈增生　　F. 坏死性溃疡性牙周炎

22. 若患者上唇过短，前牙深覆盖。应采取的治疗措施包括

A. 停用长期服用的药物　　B. 手术切除增生牙龈　　C. 深刮治

D. 局部加强用药　　E. 控制菌斑　　F. 唇肌训练，夜间戴前庭盾

答案与解析

1. B　2. D　3. D　4. D　5. B　6. E　7. E　8. C　9. E　10. B　11. A　12. B　13. C　14. B　15. EF　16. ACE　17. ABCE　18. C　19. BCFG　20. BCD　21. ABCDE　22. BEF

1. B【解析】牙龈切除术是用手术方法切除肥大增生的牙龈组织或后牙某些部位的中等深度的牙周袋，重建牙龈的生理外形及正常的龈沟。牙龈肥大增生仍未消退，为牙龈切除术的适应证。

2. D【解析】牙周炎常用的冲洗药物为3%过氧化氢，0. 12% ~0. 20%的氯己定及聚维碘酮，3%过氧化氢有清创、止血、灭菌、除臭等作用，是最常用的冲洗药物。

3. D【解析】牙龈切除术是在牙周基础治疗之后针对还存在深牙周袋并炎症的牙龈进行的手术，不属于牙周基础治疗。

4. D【解析】牙周炎的治疗程序一般分为 4 个阶段，基础治疗、牙周手术治疗、修复治疗和维护期治疗（牙周支持治疗）。其中维护期治疗不仅仅指治疗后的 6 个月内，而是定期复查控制菌斑和检测牙槽骨变化。

5. B【解析】根据题意诊断为Ⅲ度根分叉病变，而植骨术一般用于Ⅱ度根分叉病变。

6. E【解析】根据临床表现，该牙患有Ⅱ度根分叉病变。引导性组织再生术的适应证：①窄而深的骨内袋。②根分叉病变为适。③局限性牙龈退缩。

7. E【解析】妊娠期尽量避免使用全身药物治疗，以免影响胎儿发育。

8. C【解析】尽量避免使用抗生素等全身药物治疗，以免影响胎儿发育。该患者症状较轻，无须特殊处理，应予以认真细致的口腔卫生教育，嘱患者做好菌斑控制和必要的维护治疗。

9. E【解析】对于牙龈增生明显的患者，虽经基础治疗，增生的牙龈仍不能完全消退者，

可采用牙龈切除并成形的手术治疗。手术应选择在全身病情稳定时进行。若术后忽略口腔卫生或不更换药物，则复发难以避免。

10. B【解析】青春期龈炎反映了性激素对牙龈炎症的暂时性增强，青春期过后，牙龈炎症可有部分消退，但原有的龈炎不会自然消退。因此，去除局部刺激因素仍是青春期龈炎治疗的关键。青春期龈炎可通过洁治术去除菌斑、牙石，必要时可配合局部的药物治疗，如龈袋冲洗、局部上药、含漱。多数患者经基础治疗后可痊愈。对于个别病程长且牙龈过度肥大增生的患者，必要时可采用牙龈切除术。

第七节　全口龈上洁治、全口龈下刮治

单选题

1. 龈下刮治放入器械时，工作端平面与牙根面之间成的角度是

A. 80°　　B. 0°　　C. 40°

D. 90°　　E. 60°

2. 龈下刮治术中，下列操作不正确的是

A. 以改良握笔式握持器械

B. 支点稳妥

C. 匙形器放入牙周袋时使工作端平面与牙根面平行

D. 匙形器探到牙石根方后，与牙面形成80°进行刮治

E. 匙形器放入牙周袋时使工作端平面与牙根面成80°

3. 超声洁牙机的使用方法不正确的是

A. 工作头与牙面平行或<15°

B. 放稳支点

C. 将工作尖放在牙面上，紧密接触，以利于去除牙石

D. 握笔式握持器械需要稳而轻

E. 以工作头的前端部分接触牙石的下方来回移动

4. 龈上洁治术中，下列哪项操作不必做

A. 改良握笔法握持器械　　B. 放稳支点

C. 仔细探查牙石的位置　　D. 刀刃与牙面成80°左右

E. 以腕部发力刮除牙石

5. 男，18岁。牙龈疼痛1周。检查：口臭明显，软垢多，牙龈充血肿胀，探易出血，下前牙部分龈乳头低平。应急处理措施为

A. 龈上洁治

B. 口服甲硝唑

C. 口腔卫生指导

D. 龈下刮治

E. 去除坏死牙龈，初步龈下刮治，局部过氧化氢溶液冲洗

答案与解析

1. B　2. E　3. C　4. C　5. E

1. B【解析】刮治器的工作面成0°进入袋底，即刮治器工作端进入牙周袋时工作面与根面平行，轻轻放入袋底处牙石的基底部。

2. E【解析】刮治时要改变刮治器的工作面与牙面的角度至45°~90°，以0°~80°为最佳，形成适当的切割位置，并以此角度进行刮治。

3. C【解析】洁治时工作尖只能振击在牙石和烟斑上，不宜直接在牙釉质和牙骨质表面反复操作，否则会损伤牙体组织。

4. C【解析】邻面牙石常易被遗漏，应将洁治器从颊、舌两侧均深入邻面越过1/2，以保证刮净邻面的牙石，并将上、下牙分为上、下颌及左、中、右6个区段，逐区逐牙进行洁治，以避免遗漏需要洁治的牙。洁治时不必仔细探查牙石的位置。

第八节　根面平整、牙龈切除术、牙周翻瓣术、牙冠延长术

一、单选题

1. 以下不是牙龈切除术的适应证的是

A. 骨上袋的慢性牙周脓肿

B. 龈瓣覆盖冠周但位置基本正常的阻生牙

C. 后牙区浅或中等深度的骨上袋，袋底不超过膜龈联合，附着龈宽度足够

D. 牙槽骨病损及形态不佳，需要行骨手术者

E. 经基础治疗后牙龈仍肥大、增生，形态不佳或形成假性牙周袋

2. 符合牙周翻瓣术适应证的是

A. 牙龈增生经局部处理无明显改善者　　B. 牙周探诊深度≥5㎜

C. 患牙Ⅱ度以上松动　　D. 牙龈长期溢脓

E. 牙龈长期出血、疼痛

3. 翻瓣术后的愈合方式不包括

A. 长结合上皮性愈合　　B. 牙龈结缔组织性愈合　　C. 牙骨质性愈合

D. 牙周膜性愈合　　E. 骨髓细胞性愈合

4. 牙周翻瓣术第一切口与牙面的角度是

A. 80°　　B. 90°　　C. 30°

D. 45°　　E. 10°

5. 牙齿冠根折至龈下，拟修复治疗前采取的术式是

A. 引导性组织再生术＋植骨术　　B. 牙冠延长术

C. 根向复位瓣术　　D. 截根术

E. 牙龈切除术

6. 牙冠延长术的适应证不包括

A. 牙折裂达龈下，影响牙体预备、取印模及修复

B. 龋损达龈下，影响治疗或修复。根管侧穿或牙根外吸收在颈 1/3 处，且该牙尚有保留价值者

C. 破坏生物学宽度的修复体，需要暴露健康的牙齿结构，重新修复者

D. 术后冠根比超过 1∶1 的患牙

E. 因牙齿被动萌出不足或牙龈过长引起露龈笑

7. 男，30 岁。近几日突感口腔内多处“牙床”胀痛不适，晨起口中有血腥味。检查：有腐败性口臭，牙龈广泛充血水肿，上、下前牙龈缘如虫蚀状，覆灰白色坏死假膜。治疗本病不必要的手段是

A. 牙龈成形术或翻瓣术　　B. 给予维生素 C 口服

C. 给予甲硝唑口服　　D. 除去坏死组织及大块牙石

E. 局部 1% ~3% 过氧化氢溶液冲洗

8. 男，30 岁。牙床肿大近半年加重。检查：全口牙龈肿大，上前牙龈明显，质硬，触出血，袋深 3 ~5mm，增生龈覆盖 1/2 牙冠，龈缘有菌斑。X 线片示牙槽骨无吸收。有服环孢素史。临床诊断为药物性牙龈增生，该病在基础治疗后应采取的手术方法是

A. 翻瓣术　　B. 龈下刮治术　　C. 牙龈切除术

D. 袋壁刮治术　　E. 引导性牙周组织再生术

9. 男，35 岁。基础治疗完成后 2 个月，磨牙区袋深仍 5mm 左右，附着龈较宽，牙槽骨水平吸收，无异常骨形态，进行牙周手术治疗的最佳选择为

A. 根向复位瓣术　　B. 改良 Widman 翻瓣术　　C. 牙冠延长术

D. 植骨术　　E. 冠向复位瓣术

二、共用题干单选题

（10 ~11 题共用题干）

女，26 岁。牙龈出血 3 年，检查见牙石（＋＋），牙龈红肿，探诊出血。

10. 清除龈上菌斑牙石后，发现多数牙有 5 ~6mm 的牙周袋，此时应做的治疗是

A. 洁治术　　B. 龈下刮治术　　C. 牙周夹板

D. 翻瓣术　　E. 牙龈成形术

11. 如果 X 线片显示 $\underline{6|}$ 近中有窄而深的垂直型骨吸收，若采用手术治疗，最理想的手术方法是

A. 牙龈切除术　　B. 改良 Widman 翻瓣术　　C. 截根术

D. 半牙切除术　　E. 引导性组织再生术

答案与解析

1. D　2. B　3. C　4. E　5. B　6. D　7. A　8. C　9. B　10. B　11. E

1. D【解析】牙龈切除术的适应证：①牙龈纤维性增生、药物性牙龈肥大等牙龈肥大增生性病损，经牙周基础治疗后牙龈仍肥大、增生、形态不佳或存在假性牙周袋者。②后牙区中等深度的骨上袋，袋底不超过膜龈联合，附着龈宽度足够者。③牙龈瘤和妨碍进食的妊娠瘤，在全身状况允许的情况下可手术。④冠周龈组织覆盖在阻生牙面上，而该阻生牙的位置基本正常，切除多余的龈组织。

2. B【解析】牙周翻瓣术适应证：①深牙周袋或复杂性牙周袋，经基础治疗后牙周袋仍在5mm以上，且探诊后出血者。②牙周袋底超过膜龈联合界，不宜做牙周袋切除者。③有骨下袋形成，需要做骨修整或进行植骨者。④根分叉病变伴深牙周袋或牙周－牙髓联合病变患者，需要直视下平整根面，并暴露根分叉，或者需要截除某一患根者。

4. E【解析】第一切口为内斜切口。一般在距龈缘1～2mm处进刀，向根方切入，直达牙槽嵴顶或其附近。使用11号或15号刀片，刀片与牙面成10°。

6. D【解析】牙冠延长术的适应证：①牙折裂达龈下，影响牙体预备、取印模及修复。②龋坏达龈下，影响治疗或修复。牙根外吸收在颈1/3处，而该牙尚有保留价值者。③侵犯了生物学宽度的修复体，需要暴露健康的牙齿结构，重新修复者。④临床牙冠过短，冠修复时固位差，需要延长临床冠以增加固位力。⑤前牙临床牙冠短，笑时露龈，需要改善美观者。

8. C【解析】诊断为药物性牙龈增生，牙龈切除术是用手术方法切除肥大增生的牙龈组织或后牙某些部位的中等深度的牙周袋，重建牙龈的生理外形及正常的龈沟。药物性牙龈增生为牙龈切除术的适应证。

9. B【解析】改良Widman翻瓣术适应证同牙周翻瓣术适应证，参见第2题解析。

10. B【解析】根据临床表现，诊断为慢性牙周炎。应先进行基础治疗，包括洁治和龈下刮治，经基础治疗后，若牙周袋仍在5mm以上，且探针出血，再行翻瓣术。

11. E【解析】引导性组织再生术的适应证如下。①骨内袋：窄而深的骨内袋为适应证，骨袋过宽则效果差。三壁骨袋因牙周膜细胞来源丰富且易于提供牙周膜细胞生长的空间，故效果最好，窄而深的二壁骨袋也是较好的适应证。②根分叉病变：Ⅱ度根分叉病变为适应证，但需有足够的牙龈高度，以便能完全覆盖术区，尤以下颌牙的Ⅱ度根分叉病变效果好。有报道称，Ⅲ度根分叉病变的早期有一定的疗效，但结果不确定。③仅涉及唇面的牙龈退缩，邻面无牙槽骨吸收且龈乳头完好者。

第九节　各种牙齿的拔除术

一、单选题

1. 属于拔牙相对禁忌证的是

A. 心脏病　　B. 牙周炎　　C. 感冒

D. 口腔溃疡　　E. 放疗后3周

2. 关于拔牙前术区的消毒和准备工作，不正确的观点是

A. 口腔内细菌种类繁多，很难达到无菌程度，因此重要的是与患者组织有接触的手术器械的消毒，局部消毒可以降低要求

B. 如患者拔牙前有大量牙结石，拔牙前应先行洁牙

C. 为避免拔牙过程中活动义齿脱落造成危险或妨碍操作，术前应去除义齿

D. 简单的拔牙手术，口内消毒可以采用局部擦拭或含漱消毒液等方式

E. 复杂牙如埋伏阻生第三磨牙的拔除，消毒范围应包括口内和口周皮肤

3. 下面哪种情况不属于拔牙适应证

A. 严重龋坏不能治疗的牙

B. 晚期牙周病，牙周骨组织吸收严重，极为松动的牙

C. 反复发生冠周炎，或者引起邻牙牙根吸收、龋坏的阻生牙

D. 成人牙列中滞留的乳牙，无松动，下方恒牙先天缺失

E. 因正畸治疗需要减数的牙

4. 拔牙术后当日，不正确的方法是

A. 饭后刷牙，保持口腔清洁　　B. 不要反复吸吮创面

C. 避免剧烈运动　　D. 避免用拔牙侧咀嚼

E. 进食柔软、温热食物

5. 男，50 岁。拔除下颌第一磨牙后，新鲜血液充盈牙槽窝，但不能淹没牙根间隔。正确的处理是

A. 缝合拔牙创　　B. 咬除根间隔

C. 碘仿纱布覆盖　　D. 明胶海绵覆盖

E. 任其吸收

6. 男，27 岁。经翻瓣、去骨，劈开拔除右下近中阻生第三磨牙，4 天后出现持续性剧痛，向耳颞部放射，检查见拔牙创空虚，牙槽骨壁表面有灰白色假膜覆盖。最可能是下列哪项诊断

A. 邻牙在拔牙时受到损伤　　B. 下颌骨骨折

C. 干槽症　　D. 拔牙后正常反应

E. 邻牙急性根尖周炎

7. 女，35 岁。2 个月前被诊断为“风湿性心脏瓣膜病”，心功能评估 I 级，现欲拔除左下颌阻生第三磨牙，下列论述中正确的是

A. 近期活动性心脏病，属拔牙禁忌证

B. 心功能障碍严重，属拔牙禁忌证

C. 易感染葡萄球菌，应于术前 3 天开始给予青霉素预防

D. 应在术前 1 小时口服青霉素预防感染

E. 预防感染治疗应从术前 2 天开始至术后 3 天

8. 男，40 岁。拟拔除上颌第二磨牙，调整椅位时应

A. 头后仰至上颌𬌗平面与地面成 90°　　B. 头后仰至上颌𬌗平面与地面成 45°

C. 头直立，利用口镜反光操作　　D. 头偏向右侧，以便面对术者

E. 头略后仰，利用口镜协助操作

9. 男，42 岁。要求拔除左下颌第一磨牙残冠，术者采用钳拔法致其牙根折断，改用牙挺拔除，牙根再断。分析致其牙根折断最有可能的原因为

A. 钳喙安放不正确

B. 牙冠破坏较大

C. 牙根脆性增加、牙根周围骨质致密或与牙根固连

D. 牙挺使用不正确

E. 牙周病

10. 男，35 岁。拔除6|时，于牙颈部折断，断面平齐牙槽嵴。此时，应采取的取根方法为

A. 翻瓣凿骨取根　B. 用丁字挺取根　C. 分根后取根

D. 用根钳取根　E. 用牙挺取根

二、共用题干单选题

（11～13 题共用题干）

女，65 岁。口内多数残根要求拔除。既往有风湿性心脏病史，手术前拟使用青霉素。

11. 正确的拔牙设计是

A. 每次拔除一个残根　B. 根据不同区段分次拔除

C. 第 1 次拔除少量，以后逐渐增多　D. 一次拔除所有残根

E. 根据患者具体情况决定

12. 拔牙术前评估患者血液系统时应注意的不包括

A. 血液成分的量与质　B. 有无出血倾向　C. 有无坏血病

D. 有无抗感染能力降低　E. 有无紫癜

13. 若在拔牙时发现左上第一磨牙颊根突然消失，可能的情况不包括

A. 牙根已完全进入上颌窦内

B. 牙根位于窦底黏膜下

C. 牙槽窝内可见牙根，但已逸出牙槽窝外

D. 窦底黏膜已穿破，但牙根仍附于窦底黏膜上

E. 牙根已脱位，进入颊间隙

（14～16 题共用题干）

男，68 岁。因右上尖牙残根要求拔除。患者既往患有高血压史 10 年，糖尿病 5 年。今测血压（BP）120/80mmHg，空腹血糖 8.0mmol/L。

14. 应为患者选用何种麻醉药物

A. 含肾上腺素的 1% 普鲁卡因　B. 含肾上腺素的 2% 利多卡因

C. 肾上腺素阿替卡因　D. 2% 利多卡因

E. 0.2% 丁卡因

15. 不应麻醉的神经是

A. 上牙槽后神经　B. 眶下神经　C. 上牙槽前神经

D. 鼻腭神经　E. 腭前神经

16. 局部麻醉后，患者可能出现的并发症不包括

A. 出血　B. 断针　C. 疼痛

D. 感染　E. 血压升高

三、案例分析题

（17～21 题共用题干）

女，33 岁。右第三磨牙垂直阻生，在签署手术知情同意书后，准备拔除该患牙。

17. 拔牙手术区的准备有

A. 1∶5000 高锰酸钾液冲洗术区

B. 术前反复漱口

C. 面下 1/3 用 75% 乙醇消毒，铺消毒巾

D. 手术区用 1% 碘酒消毒

E. 1% 甲硝唑液擦洗牙齿

F. 必要时洁牙

18. 如果选用局部麻醉，适用的是

A. 局部麻醉仅患牙周围浸润麻醉，注射 2% 利多卡因 2ml

B. 下牙槽神经局部阻滞麻醉 + 局部浸润麻醉注射 2% 普鲁卡因 4ml

C. 口内法下牙槽神经传导阻滞麻醉，注射 2% 利多卡因 2ml

D. 第三磨牙周围局部浸润麻醉，注射 2% 普鲁卡因 4ml

E. 第三磨牙周围局部浸润麻醉，注射阿替卡因 1.5ml

F. 口内法舌神经及颊长神经阻滞麻醉，各注射 2% 利多卡因 1ml

19. 麻醉显效后，该患牙最佳拔除的步骤是

A. 切开患牙远中龈瓣，用牙挺挺松患牙，然后用牙钳拔除患牙

B. 用挖匙搔刮牙槽窝

C. 龈瓣复位，不缝合，置放止血纱卷

D. 用牙挺挺松患牙，用牙钳拔除患牙

E. 切开患牙远中龈瓣，用牙钳拔除患牙

F. 龈瓣复位，缝合，置放止血纱卷

20. 若操作不当，该患牙最容易出现的术中并发症有

A. 软组织撕裂伤

B. 下牙槽神经损伤

C. 术中出血

D. 颞下颌关节脱位

E. 下颌骨骨折

F. 牙根折断

21. 为了防止术后并发症，应采取的措施有

A. 口服镇痛药

B. 为了保持口腔清洁，拔牙后可频繁漱口

C. 手术当日，可适量饮酒，促进消毒

D. 饮食正常

E. 口服止血药

F. 口服抗生素即可

答案与解析

1. A　2. A　3. D　4. A　5. B　6. C　7. D　8. B　9. C　10. C　11. D　12. D　13. A　14. D　15. A　16. B　17. ABCDF　18. CEF　19. ABF　20. F　21. AEF

1. A【解析】心脏病有 5 种情况应视为拔牙的禁忌证：①6 个月内发生过心肌梗死。②不

稳定的或最近才开始的心绞痛。③心功能Ⅲ～Ⅴ级或有端坐呼吸、发绀、颈静脉怒张、下肢水肿等症状。④有三度或二度Ⅱ型房室传导阻滞、双束支阻滞、阿－斯综合征。⑤心脏病合并高血压者。

3. D【解析】拔牙适应证如下。①牙周病：因条件所限不能治疗的晚期牙周病牙。②牙体缺损：牙体病有严重龋坏，不能修复的患牙。③根尖周病：不能用根管治疗等方法保留的根周炎病变牙齿。④牙外伤：创伤牙因外伤折裂至龈下，或者同时有根折，不能用其他治疗方法保存者。⑤错位牙：移位或错位牙如影响功能及美观，引起疾病或创伤等，均应拔除。⑥阻生牙：引起邻牙龋坏或反复引起冠周炎的阻生牙。⑦额外牙：位置不正或妨碍美观和功能的额外牙也应拔除。⑧治疗需要：因正畸需要进行减数的牙；因义齿修复的需要应拔除的牙，因不能保留或因治疗其他需要而应拔除者。⑨滞留乳牙：影响恒牙萌出者应当拔除。但在成人牙列中滞留的乳牙，下方无恒牙或恒牙阻生时，如乳牙无松动且有功能，则不必拔除。⑩病灶牙：对疑为引起某些疾病的病灶牙也应拔除。

5. B【解析】拔牙后血凝块充满拔牙创口，起保护创口、防止感染的作用，缝合拔牙创、碘仿纱布覆盖和明胶海绵覆盖的处理虽然可以保护牙根间隔，但是没有被血液淹没，创口愈合缓慢，故不正确。不做处理易使牙根间隔骨质发生感染，故任其吸收不正确。咬除根间隔可以彻底解决血液未充盈的问题，并且可以避免日后再进行牙槽嵴修整的可能。

6. C【解析】干槽症主要表现为疼痛，多发生于术后3～4天，疼痛为持续性，可向耳颞部放射。治疗效果不佳者，疼痛可持续1～2周。检查时，腐败型者可见牙槽窝内无血凝块，牙槽骨壁表面有灰白色假膜覆盖，牙槽窝内有腐败坏死组织，有明显臭味，骨壁有明显触痛，牙龈可见红肿，局部淋巴结可有肿大、疼痛，偶有发生开口受限、低热、疲乏等全身表现。

7. D【解析】心脏病患者拔牙的禁忌证：①6个月内发生过心肌梗死。②近期心绞痛频繁发作。③心功能Ⅲ～Ⅳ级。④三度或二度Ⅱ型房室传导阻滞。⑤心脏病合并高血压。牙拔除术及口腔手术能引起某些心脏病患者暂时性菌血症，发病的最重要因素之一是甲型溶血性链球菌菌血症。青霉素是预防细菌性心内膜炎的首选药物。但近2周曾使用过青霉素者，不得使用青霉素预防心内膜炎，建议术前1小时口服阿莫西林胶囊作为预防用药。部分患者可在术后继续使用药物3天。

8. B【解析】拔上颌牙时患者头部应该稍后仰，开口时上颌平面与地面约成45°。手术椅的高度大约为患者的上颌与术者的肩部在同一水平，使医师的手臂自然下垂，避免疲劳。

9. C【解析】A、B、C、D选项均为术中断根原因，题干描述首先为钳拔法失败继之挺拔时又折断，应考虑牙齿本身的解剖结构致其极易折断，因此牙根脆性增加、牙根周围骨质致密或与牙根固连正确。

10. C【解析】A选项，翻瓣凿骨取根用于断面低于牙槽嵴顶而且用牙挺无法取出的情况，所以翻瓣凿骨取根错误。B选项，丁字挺不用于牙根的拔除。C、D选项，断面在牙颈部或更高时，可用根钳拔出，但$\underline{6|}$为多根牙，需要先分根再取出断根，所以用根钳取根错误。E选项，断面低于牙槽嵴才需要牙挺，所以用牙挺取根错误。

11. D【解析】患者既往有风湿性心脏病史，如有多个牙需要拔除，较安全的方法是在青霉素正确使用控制下，一次将应拔的牙全部拔除，降低风险，分多次拔除增加了风险。

12. D【解析】A项，了解患者是否患有白血病和粒细胞减少症等。B项，判断凝血功能是否异常，以免术中出血不止。C 项，坏血病常常有牙龈和皮下渗血，患该病期间禁止拔牙，以免出血不止。D 项，在术后只要口腔清洁到位和合理使用抗生素，一般不会造成术后感染。E 项，紫癜的急性期不可拔牙，可有持续性的出血或反复发作。

13. A【解析】牙根进入上颌窦易发生在拔牙器械直接顶于牙根断面并向上施力时，多发生于上颌第一、第二磨牙，特别是第一磨牙的腭侧根和第二磨牙的近中颊根。上颌第一磨牙颊根一般不容易完全进入上颌窦内。

14. D【解析】A、B、C 选项，患者有高血压史 10 年，故最好不选用含肾上腺素的局部麻醉药物。E 选项，丁卡因毒性较大，不用于局部浸润麻醉。

15. A【解析】上颌尖牙颊侧为上牙槽前神经及中神经分布区，腭侧为腭前神经及鼻腭神经分布区。上牙槽后神经麻醉区域及效果：可麻醉同侧磨牙（第一磨牙颊侧近中根除外）、牙槽突及其相应的颊侧软组织。

16. B【解析】患者既往患有高血压及糖尿病，故出血及感染的可能性均较大。患者因紧张可出现血压升高。断针是麻醉过程中可能出现的并发症。

第十节　脓肿切开引流、活组织检查、止血、包扎

单选题

1. 脓肿切开后建立引流时不需要考虑的因素包括
A. 脓肿位置　　B. 脓腔大小　　C. 脓肿的深浅
D. 脓肿的致病菌　　E. 脓肿形成的时间

2. 脓肿切开术的适应证有
A. 开口受限　　B. 局部红肿　　C. 发热
D. 波动感　　E. 局部疼痛

3. 手术后应加压包扎的是
A. 游离皮瓣移植术　　B. 中厚断层皮片移植术　　C. 皮管形成术后
D. 旋转推进皮瓣术后　　E. 隧道式皮瓣转移术

4. 关于创伤时应用止血带，正确的是
A. 止血带一般使用时间不超过 4 小时
B. 止血带每隔 2 小时松开 2 ~ 3 分钟
C. 紧急时可用电线充当止血带
D. 松开止血带时，伤口处不应加压，以免影响血供
E. 止血带的位置应在伤处的上一个关节处

5. 男，28 岁。因 $\overline{8|}$ 智齿冠周炎引起咬肌间隙脓肿，需要切开引流。下面说法错误的是
A. 切开引流既可从口内进行，也可从口外进行
B. 口内引流与口外引流效果相近，口内切口更为隐蔽
C. 口内切口选择在翼下颌韧带稍外侧
D. 口外切口选择在下颌支后缘并绕过下颌角，距下颌下缘 2cm 处

E. 切开后应注意探查升支骨面是否正常

6. 女，45 岁。拔除$\underline{7|}$，2 小时后仍出血不止。检查：$\underline{7|}$颊侧牙龈撕裂，渗血明显。最好采用以下哪种方法止血

A. 明胶海绵 + 纱球压迫　　B. 碘仿纱条填塞　　C. 全身应用止血药物

D. 缝合撕裂牙龈　　E. 结扎颈外动脉

答案与解析

1. E　2. D　3. B　4. A　5. B　6. D

2. D【解析】脓肿切开术的适应证：局部疼痛加重，并呈搏动性跳痛；炎性肿胀明显，皮肤表面紧张、发红、光亮；触诊时有明显压痛点、波动感，呈凹陷性水肿；深部脓肿经穿刺有脓液抽出者。

3. B【解析】皮片由于本身没有血供，移植成功的基本条件是受区毛细血管生长进入移植皮片，因此，需要加压包扎，使皮片和受区紧密接触，防止两者之间出现积血或积液。

4. A【解析】A、B 选项，使用止血带时应每隔 1 小时放松 1 ~ 2 分钟，且使用时间一般不应超过 4 小时。C 选项，使用止血带时，接触面积应较大，以免造成神经损伤，故禁用细绳索、电线等充当止血带。D 选项，松解止血带之前，应先输液或输血，补充血容量，准备好止血用器材，松开时伤口应当加压，防止出血。E 选项，止血带的位置应靠近伤口的最近端。

第十一节　嵌体修复、贴面修复、冠桥修复、桩核修复

一、单选题

1. 以下对金属嵌体牙体预备的叙述，不正确的是

A. 有时可做邻面片切型

B. 嵌体箱状洞形所有轴壁应彼此平行或允许有少许倒凹

C. 可制作轴面沟固位型

D. 一般在洞缘预备出宽约 1.5mm 的 45°斜面

E. 可制作殆面鸠尾固位型

2. 属于嵌体适应证的是

A. 青少年的恒牙和儿童乳牙

B. 牙殆面缺损小且表浅

C. 固定桥的基牙已有龋洞、需要放置栓体或栓槽附着体

D. 牙体缺损范围大，残留牙体组织抗力形差，固位不良

E. 对美观及长期效果要求高的前牙缺损年轻患者

3. 关于瓷贴面的牙体预备，正确的是

A. 牙体唇面磨切量为 1.0 ~ 1.2mm

B. 贴面厚度应遵从由颈部到切缘逐渐变厚的原则
C. 邻面边缘通常放在邻面接触区的稍后方，保证贴面与牙的交界线隐秘美观
D. 切端包绕型适用于切缘较薄者
E. 只能将颈部边缘放在龈缘下方

4. 在嵌体修复的牙体预备中，下列说法正确的是
A. 预备的洞形应有倒凹　　B. 预备的洞形的所有轴壁应内聚2°～5°
C. 洞缘应有斜面　　D. 洞缘应无斜面
E. 不可做预防性扩展

5. 下列除哪项外适应做嵌体修复
A. 涉及牙尖、切角的严重缺损　　B. 楔状缺损
C. 邻面接触不良，缺损面积大而浅表者　　D. 恢复低𬌗牙的咬合关系
E. 𬌗面严重磨耗

6. 瓷贴面的特征不包括
A. 对牙龈健康较好　　B. 恢复良好的牙体外形　　C. 去除牙体组织量少
D. 完全遮盖基牙颜色　　E. 治疗费用易被接受

7. 贴面修复不适用于下列哪种情况
A. 上颌侧切牙反𬌗　　B. 前牙四环素牙　　C. 前牙釉质发育不良
D. 上颌中切牙间隙过大　　E. 前牙切角缺损

8. 男，32岁。⌈6 因龋坏已做根管治疗，叩诊（－），无松动，X线片显示根充良好。该牙如要桩冠修复，牙体预备时哪项是错误的
A. 去除病变组织，尽可能保存牙体组织
B. 颈缘不需要做肩台预备
C. 如果近远中根管方向一致，可预备成平行根管
D. 在不引起根管侧穿的情况下，尽可能争取较长的冠桩长度
E. 如果髓腔完整，将髓腔预备成一定洞形

9. 女，24岁。因四环素牙要求美容修复，检查可见牙齿表面光滑无缺损，最佳的修复方法为
A. 镍铬瓷冠　　B. 光固树脂贴面　　C. 脱色
D. 烤瓷贴面　　E. 贵金属烤瓷冠

10. 男，54岁。⌊7 因龋坏缺损，轴壁断位于龈上，𬌗面与对颌牙无接触，𬌗龈距小，X线显示已行完善的根管治疗。最佳的修复方式为
A. 铸造全冠　　B. 树脂充填　　C. 烤瓷全冠
D. 高嵌体　　E. 银汞充填

二、共用题干单选题

（11～12题共用题干）

男，20岁。远中邻面龋坏中等深，进行嵌体修复。

11. 修复体粘固后立即出现过敏性疼痛的处理方法是
A. 拆除修复体，进行安抚治疗

B. 拆除修复体，进行根管治疗

C. 调整咬合

D. 待水门汀充分结固后，观察疼痛变化情况再进行处理

E. 不做处理

12. 如果修复后3天患牙出现咬合痛、叩痛，最可能的疼痛原因是

A. 根管治疗不完善　　B. 残髓炎　　C. 𬌗创伤

D. 根折　　E. 继发龋

（13～16题共用题干）

男，45岁。主诉牙齿缺损，进食时牙齿酸痛，有夜磨牙史。检查：咬合时面下1/3距离短，息止𬌗间隙大，全口牙齿重度磨损，𬌗龈距短，$\underline{21|12}$舌侧及$\frac{6|6}{6|6}$𬌗面探诊（+），$\frac{1|1}{6|6}$冷、热测验（++）。

13. 选择正确的治疗设计

A. 酌情对患牙进行根管治疗　　B. 切龈，增加临床牙冠的长度

C. 后牙直接行铸造全冠的牙体预备　　D. 前牙直接行烤瓷全冠的牙体预备

E. 后牙行高嵌体的牙体预备

14. 患者疼痛消失后应采取的措施是

A. 立刻进行烤瓷全冠修复　　B. 调整咬合

C. 先观察3个月　　D. 先戴用1～3个月的暂时性修复体

E. 充填缺损

15. 修复体的𬌗面尽量采用

A. 烤瓷修复　　B. 树脂修复　　C. 全瓷修复

D. 金属修复　　E. 银汞修复

16. 如果$\overline{6|}$近中邻接缺损，已行根管治疗，应选择的修复体是

A. 烤瓷全冠　　B. 铸造全冠　　C. 桩核冠

D. 铸造核冠　　E. 高嵌体

三、案例分析题

（17～19题共用题干）

男，30岁。因四环素牙影响美观而要求美容修复，现拟行烤瓷贴面修复。

17. 进行牙体预备时，前牙颈部肩台应该预备成

A. 不需要肩台　　B. 135°肩台　　C. 刃状

D. 90°肩台　　E. 浅凹形　　F. 135°+斜面肩台

18. 若采用树脂类粘结剂，按照填料粒度分类。复合树脂的分类不包括

A. 超微型　　B. 大颗粒型　　C. 超大颗粒型

D. 小颗粒型　　E. 混合型　　F. 传统型

19. 影响复合树脂固化深度的因素不包括

A. 光源位置　　B. 引发体系含量　　C. 修复面的处理

D. 光固化机性能　　E. 填料含量　　F. 光照时间

答案与解析

1. B　2. C　3. B　4. C　5. B　6. D　7. A　8. B　9. D　10. D　11. D　12. C　13. A　14. D　15. D　16. E　17. E　18. BCDF　19. BCE

1. B【解析】嵌体洞形无论多复杂，都只能有一个就位道，即轴壁之间应彼此平行，不能有倒凹，否则嵌体将无法就位。

2. C【解析】嵌体适应证：牙体缺损，经牙体预备后，剩余牙体组织仍可耐受𬌗力而不致折裂，并能为嵌体提供足够固位。

7. A【解析】贴面主要用于以下情况。①牙体缺损：包括牙面小缺损、前牙切角缺损、大面积浅表缺损、颈部楔状缺损牙。②变色牙：包括四环素牙、氟牙症、釉质发育不良。③牙体形态异常牙：如畸形牙、过小牙。④牙体排列异常：如轻度的舌侧错位牙、扭转牙。

10. D【解析】高嵌体的适应证：①后牙的多面嵌体。②洞形𬌗面部分缺损宽度较大时。③𬌗面有较大范围缺损，有牙尖需要恢复但有完整的颊舌壁可保留。

11. D【解析】嵌体洞形预备时的机械摩擦、粘固时消毒药物刺激、水门汀中游离酸刺激等都会引起过敏性疼痛。待水门汀凝固后，疼痛一般可自行消失。

12. C【解析】修复后短期内出现咬合痛，多为早接触点引起创伤性牙周膜炎，经过调𬌗处理后，疼痛会很快消失。

13. A【解析】患者有冷、热痛，不排除牙髓炎，进一步检查后可酌情进行根管治疗。

14. D【解析】重度磨耗，𬌗面探诊（+），说明已经暴露了牙本质，避免严重发展为牙髓炎，所以要进行暂时体修复观察。

15. D【解析】患者有夜磨牙的习惯，避免修复体被磨损，故选用金属修复。

16. E【解析】近中邻接缺损，邻面不用承受咬合力，只需要回复形态与邻接关系，高嵌体可以更好地恢复邻面外形和邻面接触关系，而且这种修复磨除牙体最少。

第十二节　可摘局部义齿、全口义齿

一、单选题

1. 设计可摘局部义齿时，使用观测仪可达到的目的不包括
A. 确定义齿的共同就位道　B. 确定卡环臂的位置　C. 确定卡环的数目
D. 确定基牙的倒凹深度　E. 确定组织的倒凹深度

2. 下列减小游离端义齿𬌗力的方法中，不正确的是
A. 减小人工牙的颊舌径　B. 减少牙单位　C. 减少人工牙的咬合接触
D. 减少牙尖斜度　E. 选用塑料牙

3. 与固定义齿相比，可摘局部义齿的优点在于
A. 舒适　B. 磨除牙体组织少　C. 对发音无影响

D. 可自行取戴　　　　　　E. 体积小

4. 女，56 岁。戴上颌义齿 3 天，感明显前后翘动。检查：$\underline{765|567}$ 缺失，支架式可摘局部义齿修复。腭杆大连接体，$\underline{4|}$和$\underline{|4}$分别为三臂卡环，颊侧基托伸展稍长，远中基托止于翼上颌切迹，前伸殆时无早接触。引起翘动的原因是

A. 游离端黏膜过薄　　　　　　B. 腭部骨隆突形成支点

C. 设计不当，支托形成了转动轴　　　　　　D. 卡环数目不够，固位力差

E. 基托伸展过长

5. 女，38 岁。左下第二前磨牙、第一磨牙和右下第二前磨牙、第一磨牙缺失，下前牙舌侧龈缘距口底深度 8mm，下前牙舌侧牙槽骨呈倒凹状。可摘局部义齿用舌杆连接时，舌杆与组织的关系是

A. 下缘与黏膜轻轻接触　　　　　　B. 位于倒凹区的部分需做缓冲处理

C. 与黏膜有 0.5mm 的间隙　　　　　　D. 位于牙龈缘

E. 位于倒凹以下

6. 男，58 岁。右侧上颌第一、第二前磨牙缺失，左侧上颌第二前磨牙缺失，余牙正常，医师设计为铸造支架中腭杆，右侧上颌尖牙、第一磨牙，左侧上颌第一前磨牙、第一磨牙作基牙，带模铸造的中腭杆常位于

A. 上颌尖牙部位　　　　　　B. 上颌尖牙与第一前磨牙之间

C. 上颌第一磨牙与第二磨牙之间　　　　　　D. 上颌第二磨牙之后

E. 上颌第一前磨牙与第一磨牙近中之间

7. 患者，上颌牙列缺失，下颌牙列完整，上颌总义齿腭侧基托反复纵裂。检查：上颌弓较窄，人工牙排列偏牙槽嵴颊侧。重新修复时应该

A. 将人工牙排在牙槽嵴顶上　　B. 使义齿有平衡殆　　C. 采用金属腭托

D. 加厚腭侧塑料基托　　E. 缓冲上腭硬区处基托组织面

二、共用题干单选题

(8～10 题共用题干)

女，58 岁。牙列缺失，要求修复。

8. 制取无牙颌上颌印模时，下列哪项做法不正确

A. 医生站在患者的右后方

B. 托盘柄对准面部中线

C. 肌功能修整时，牵拉颊部肌肉向下前内方向

D. 合适的个别托盘放入口内，在唇、颊、舌活动时保持不动

E. 利用个别托盘取模可以不做边缘整塑

9. 帮助患者的下颌自然回到正中关系位，下列哪种方法不正确

A. 哥特式弓描记法　　B. 面部外形观察法　　C. 卷舌后舔法

D. 后牙咬合法　　E. 肌监控仪法

10. 若患者在义齿戴入后反映下颌弥漫性疼痛、肌肉酸痛，其原因是

A. 基托组织面未对骨突、骨嵴做有效缓冲

B. 垂直距离过高

C. 咬合有个别牙早接触

D. 黏膜过薄

E. 牙槽嵴窄而低平

（11～15 题共用题干）

某患者 $\overline{8765|567}$ 缺失，$\overline{|8}$ 殆面中龋、近中舌向倾斜、不松动，余留牙牙石 2 度，左侧下颌隆凸明显、倒凹大，舌侧前部牙槽骨为斜坡型，口底深，上颌牙完全正常。

11. 患者在开始修复治疗前需要进行哪些口腔处理

A. 拔除 $\overline{|8}$

B. 拔除 $\overline{|8}$ ，牙周洁治剩余牙

C. 充填 $\overline{|8}$ 殆面龋坏，牙周洁治剩余牙

D. 拔除 $\overline{|8}$ ，牙周洁治剩余牙，手术去除左侧下颌隆凸

E. 充填 $\overline{|8}$ 殆面龋坏，牙周洁治余留牙，手术去除左侧下颌隆凸

12. 根据 Kennedy 分类法，此患者属

A. 第一类　　B. 第一类一亚类　　C. 第一类二亚类

D. 第二类　　E. 第二类一亚类

13. 可摘局部义齿的支持类型为

A. 牙支持式　　B. 牙槽骨支持式　　C. 黏膜支持式

D. 混合支持式　　E. 游离端支持式

14. 为了减小所受的扭力，可设计

A. 延伸卡环　　B. 对半卡环　　C. 圆形卡环

D. RPI 卡环　　E. 联合卡环

15. 如果颊侧有组织倒凹，可采用

A. 二型卡环　　B. 圆形卡环　　C. RPA 卡环

D. RBI 卡环　　E. RPI 卡环

（16～20 题共用题干）

某患者，全口义齿戴用 8 年，出现义齿固位差，咀嚼不利，求治。

16. 最可能的原因是

A. 垂直距离过高　　B. 确定颌位关系时下颌前伸

C. 牙槽嵴吸收　　D. 人工牙排列不当

E. 关节功能紊乱

17. 最佳的诊疗计划是

A. 重新制作全口义齿　　B. 旧义齿重衬　　C. 采用自凝塑料加高咬合

D. 调殆　　E. 调磨基托边缘

18. 若重新制作全口义齿，诊疗过程中下列哪项处理措施不恰当

A. 采用戴旧义齿时的垂直距离

B. 可利用旧义齿做个别托盘

C. 应告知患者，重新修复的效果与戴用原义齿有差异

D. 取模时充分伸展印模边缘

E. 可在模型上用刮除石膏的方法形成后堤区

19. 初戴全口义齿时出现左右翘动，分析原因，不可能是

A. 装盒过程中开盒过早致基托变形

B. 印模不准确

C. 上颌硬区、下颌舌骨嵴和舌隆突区相应义齿基托面未作缓冲

D. 磨光而形态不合适

E. 模型损坏

20. 缓冲基托组织面后，义齿戴入后翘动消失，这时检查的内容不包括

A. 检查颌位关系　B. 检查有无个别牙早接触　C. 检查有无低𬌗

D. 检查有无疼痛　E. 义齿戴入、取下是否困难

三、案例分析题

（21～24 题共用题干）

某患者，上下全口牙列缺失数年，现要求行全口义齿修复。

21. 下面不属于无牙颌缓冲区的是

A. 上颌隆突　B. 颧突　C. 切牙乳突

D. 颊棚区　E. 下颌舌骨嵴　F. 上颌结节颊侧

22. 影响全口义齿固位的因素不包括

A. 颌骨的解剖学形态　B. 口腔黏膜的性质　C. 口颌肌群的张力

D. 牙槽嵴的形态　E. 基托的边缘　F. 唾液的数量

23. 患者戴用义齿 1 周后复诊，自述义齿固位尚好，但是在咀嚼食物时容易脱位的原因是

A. 患者唾液黏稠度高　B. 义齿磨光面外形不好　C. 基托边缘伸展不够

D. 人工牙位置排列不当　E. 基托边缘缓冲不够　F. 人工牙牙尖有干扰

24. 此时应该怎样处理

A. 义齿重衬　B. 修整基托磨光面外形　C. 重新排牙

D. 调𬌗　E. 基托边缘缓冲　F. 义齿重做

答案与解析

1. C　2. C　3. B　4. C　5. C　6. E　7. A　8. E　9. B　10. B　11. E　12. E　13. D　14. D　15. C　16. C　17. A　18. A　19. D　20. E　21. D　22. C　23. BDF　24. BCD

1. C【解析】使用观测仪对模型进行测量分析可以确定可摘局部义齿时的就位道，画出各基牙的观测线，以便在模型上确定于之相对应的卡环类型和分布位置，确定不利倒凹区以及基托的伸展范围等。

3. B【解析】可摘局部义齿优点：①磨除牙体组织少，便于洗刷，能够较好地保持口腔清洁。②易于修理和加补，如基托折断的修理，基托不密贴的垫底及增添人工牙等。③制作义齿

所需设备简单，制作方法较简便（除整铸支架式义齿外），费用较低。

4. C【解析】翘动、摆动、上下动的原因是卡环体与基牙不贴合，间接固位体放置的位置不当，𬌗支托、卡环在牙面形成支点，卡环无固位力。

5. C【解析】舌杆与黏膜关系：为防止义齿受力下沉后舌杆压迫软组织，舌杆与黏膜间应预留适当的缓冲间隙，缓冲量根据下颌舌侧牙槽骨的三种形态有所不同。垂直型者舌杆与黏膜平行接触，缓冲量最小；斜坡型者舌杆与黏膜略微分离，缓冲量一般为 0.3 ~0.5mm；倒凹型者舌杆在倒凹之上或在倒凹区留出空隙，舌杆与黏膜离开 0.5mm。并在骨突区充分缓冲。

7. A【解析】单颌义齿排牙：上颌前牙不能过度向唇侧倾斜，减小前牙的覆𬌗，适当地增大覆盖，可将上颌前部𬌗平面适当上提，有利于前伸𬌗平衡和义齿的固位和功能。切忌覆𬌗过深，必要时排对刃𬌗或反𬌗。后牙尽量排在牙槽嵴顶上，不能过分偏颊或舌侧，必要时排反𬌗，以减小杠杆力量，防止义齿的纵向折裂。

16. C【解析】全口义齿戴用 8 年，出现义齿固位差，咀嚼不利最可能的原因是牙槽嵴吸收。

18. A【解析】由于患者牙槽嵴吸收，垂直距离增加，所以不能采用旧义齿的垂直距离。

19. D【解析】义齿磨光面是使义齿保持稳定的表面，唇颊向和舌腭向的肌肉作用力都会作用在磨光面上，唇颊舌肌力量处于平衡状态。形态不合适会造成固位不良，而不是左右翘动。

20. E【解析】缓冲基托组织面后，义齿戴入后翘动消失，这时检查的内容不包括义齿戴入、取下是否困难。

冲刺试卷（一）

一、单选题

1. 有关医疗事故的说法，错误的是
A. 医疗事故和医疗纠纷是两个不同的概念
B. 医疗事故的责任双方往往是患者和医生
C. 医疗事故如果情况严重，会追究医生个人的刑事责任
D. 根据对患者人身造成的直接损害程度，医疗事故分为四级
E. 医疗事故是因医护人员的过失而造成患者的人身损害
2. 关于多形性腺瘤癌变，以下不正确的是
A. 又称癌在多形性腺瘤中
B. 发生于腮腺可侵犯面神经
C. 有50%的多形性腺瘤发生恶性转化
D. 肿瘤呈浸润性生长
E. 肿瘤中可见良性多形性腺瘤结构
3. 舌损伤后错误的治疗为
A. 距创缘稍远些缝针
B. 保持舌的纵长度
C. 缝得深些，使创缘组织的接触面多些
D. 为美观采用小针细线缝合
E. 加用褥式缝合
4. 临床上不属于换药适应证的为
A. 需要去除引流物，或者疑有感染
B. 创口渗血较多，或者有大量分泌物
C. 手术后至拆线前常规进行的步骤
D. 敷料松脱或过紧，伤口剧痛
E. 观察伤口或皮瓣情况
5. 乳牙外伤的好发年龄是
A. 出生至8个月
B. 1～2岁
C. 3～4岁
D. 5～6岁
E. 7～9岁
6. 多形渗出性红斑的典型皮肤损害为
A. 躯干、四肢、面部呈固定性红斑
B. 下肢伸侧结节性红斑
C. 颜面、手掌、足背呈对称性虹膜状红斑
D. 口腔、生殖器发生固定性红斑
E. 面部、胸部呈带状红斑
7. 关于琼脂印膜材料，下列说法错误的为
A. 琼脂印膜材料具有流动性、弹性好，准确性高的特点
B. 琼脂作为印膜材料是利用其凝胶和溶胶之间的转化
C. 琼脂印膜材料具有反复使用的特点，临床常用作复制模型的印膜材料
D. 琼脂印膜材料的胶凝温度介于36～40℃之间
E. 琼脂印膜材料的凝胶转变为溶胶的温度介于50～60℃之间

8. 不属于乳牙髓腔形态特点的是
A. 髓室较大，髓角突出
B. 髓底多副根管
C. 上颌乳磨牙有三个根管，两个颊侧和一个腭侧根管
D. 下颌乳磨牙有三个根管，一个近中和两个远中根管
E. 乳前牙髓腔和根髓腔分界不明显
9. 关于牙龈癌（如图）的叙述，哪项是错误的

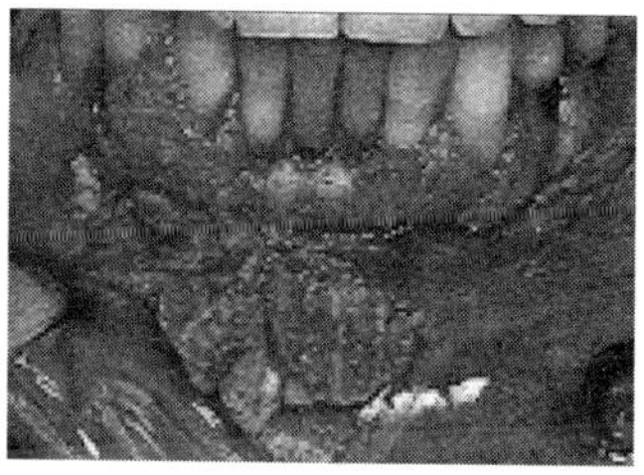

A. 多为鳞状细胞癌
B. 男性多于女性，以溃疡型多见
C. 早期向牙槽突及颌骨浸润
D. 下牙龈癌发病率高于上牙龈癌
E. 上牙龈癌比下牙龈癌转移早
10. 在卫生桥的制作中，桥体与黏膜间的间隙应为
A. 0.5～1.0mm　B. 1.5～2.5mm　C. 3～5mm
D. 6～7mm　E. 8～9mm
11. 以下要进行桩核冠修复的残根，需要做下列哪项术前处理
A. 牙冠缺损在牙槽嵴下，牙根有足够长度，经龈切术、牙冠延长术或根牵引术后
B. 牙冠缺损在牙槽嵴以下，牙根有足够长度，经龈切术后
C. 牙冠缺损在龈下2cm，经牙槽突切除术后
D. 牙冠缺损在龈上，牙根有足够长度，经根牵引术后
E. 牙冠缺损在龈下3cm，经牙槽突切除术后
12. 治疗颞下颌关节强直引起的开口困难可选用
A. 局部封闭　B. 开口练习　C. 理疗
D. 关节镜手术　E. 外科手术
13. 不影响牙体缺损修复体粘接力大小的是
A. 预备体表面粗糙度　B. 粘结剂的调拾比例　C. 粘结剂的种类
D. 预备体的龈边缘形态　E. 粘结剂的厚度
14. 对牙龈翻瓣术的适应证，叙述不正确的是
A. 牙周袋袋底超过膜龈联合，不宜做龈切术
B. 刮治术无效的病变范围广泛的牙周袋
C. 牙周袋在4mm以内
D. 复合性牙周袋或多数骨下袋需修整牙槽骨者
E. 前牙唇侧多数性骨上袋
15. 摄X线牙片可确定
A. 牙根及牙周支持组织的健康情况　B. 全口牙列牙槽骨支持组织的情况
C. 颞下颌关节的情况　D. 髁突、关节凹的情况
E. 下颌骨的情况
16. 根据全口义齿固位原理，下列哪项因素有利于固位

A. 唾液分泌量少
B. 唾液黏稠度高，流动性小
C. 唾液过于黏稠
D. 唾液黏稠度低，流动性大
E. 口腔内积存大量唾液

17. 关于口腔颌面部感染的特点，下列说法错误的是
A. 口腔、鼻腔的环境有利于细菌滋生繁殖
B. 牙齿的病变常向颌骨和颌周蔓延
C. 颌面部筋膜间隙内血管丰富，抗病力强
D. 颌面部感染易逆行导致严重并发症
E. 颌面部暴露在外，易受各种损伤，继发感染

18. 半固定桥又称为
A. 应力中断式固定桥
B. 单端固定桥
C. 悬臂固定桥
D. 固定可摘联合固定桥
E. 完全固定桥

19. 法律规定血站为献血者提供的环境条件应当为
A. 干净、舒适、安全
B. 舒适、必要、干净
C. 必要、舒适、温暖
D. 安全、卫生、便利
E. 安全、合法、卫生

20. 关于拔牙时患者的体位，错误的是
A. 拔除上颌智齿时患者头尽量后仰，使上颌牙平面与地面呈60°
B. 在拔上颌牙过程中应使患者上颌牙平面与地面呈30°
C. 拔除下颌牙时患者张口时下颌牙平面应与地面平行
D. 拔除下颌牙时，患者下颌应与术前肘关节在同一高度或稍低
E. 拔除上颌牙时患者头稍后仰，上颌牙平面与地面呈45°

21. 下面不是藻酸盐印模材料性能的是
A. 一种弹性不可逆水胶体印模材料
B. 完成印模后可以复制多个模型
C. 完成印模后尽快灌注模型
D. 具有良好的流动性、弹性、可塑性、准确性、尺寸稳定等优点
E. 与模型材料不发生化学反应

22. 以下哪项不是急性牙周脓肿的治疗方法
A. 口服抗生素
B. 脓肿切开
C. 降低咬合
D. 漱口水含漱
E. 翻瓣刮治

23. 下列体现医患之间契约关系的做法不包括
A. 患者挂号看病
B. 医生向患者作出应有承诺
C. 先收费用然后给予检查处理
D. 先签写手术协议然后实施手术
E. 患者被迫送红包时保证不给医生宣扬

24. 以下关于超声洁牙器的使用方法，明显有误的是
A. 将工作头放在牙面上，并紧密接触，以利于牙石的去除
B. 工作头与牙面小于15°
C. 放稳支点

D. 右手指前后运动，使牙石在工作头快速的震动下层层剥脱
E. 右手握持器械需稳而轻

25. 下列复合树脂性能特点中，正确的是
A. 复合树脂具有聚合体积收缩的特性，可导致边缘裂缝
B. 复合树脂与牙齿之间有较强的粘结性能，不会造成边缘裂缝
C. 复合树脂的溶解性大，修复体在口腔内易被唾液溶解掉
D. 填料含量越多，强度越低
E. 复合树脂的耐磨性能与银汞合金相同

26. 颌骨骨折最重要的临床体征是
A. 咬合关系错乱　B. 开口受限　C. 骨折段活动异常
D. 局部肿痛　E. 骨擦音

27. 牙菌斑作为牙周炎始动因素的依据不包括
A. 终止刷牙可引起实验性龈炎
B. 吸烟与牙周病有关
C. 氯己定漱口液对龈炎治疗有效
D. 侵袭性牙周炎患者血清中的抗 Aa 抗体滴度增加
E. 根面平整对牙周炎治疗有效

28. 关于牙震荡的描述，正确的是
A. 对牙震荡的患牙作牙髓活力测验，其反应不一
B. 年轻恒牙在受震荡后，牙髓不会丧失活力
C. 年轻恒牙在受震荡后，活力很快丧失
D. 牙齿受震荡后，一般有移位
E. 牙震荡一般都伴有牙体组织的缺损

29. 在检查患者的牙齿是否为对刃殆时，患者的下颌应该处于下列何种位置
A. 牙尖交错位　B. 肌接触位　C. 息止颌位
D. 非牙尖交错殆关系　E. 正中关系

30. 深龋患牙的临床表现是
A. 食酸、甜食物不痛　B. 食物嵌入洞内痛　C. 偶在夜间隐痛
D. 温度测验一过性敏感　E. 牙髓活力电测验迟钝

31. 急诊处方一般不得超过
A. 1 日用量　B. 3 日用量　C. 5 日用量
D. 7 日用量　E. 15 日用量

32. 根管机械预备的目的不包括
A. 清除主根管内感染　B. 清除根管壁的感染　C. 扩大根尖孔以利引流
D. 减少弯曲根管的弯曲度　E. 预备根管形态以利充填

33. 桩冠长度要求为
A. 根长的 1/2 ~ 3/4　B. 根长的 2/3 ~ 3/4　C. 牙体长度的 2/3 ~ 3/4
D. 越长越好　E. 牙体长度的 1/2 ~ 3/4

34. 关于氢氧化钙基根管封闭剂，下面哪一项描述是错误的
A. 具有成骨性能
B. 抗菌作用
C. 轻度的致炎性
D. 流动性好
35. 患者戴用可摘局部义齿后，感觉基牙疼痛，其原因可能是
A. 基托面积小
B. 牙槽嵴低平
C. 卡环过紧
D. 基牙松动
E. 对颌为天然牙
36. 导致龋病发生的因素为
A. 细菌因素
B. 宿主因素
C. 食物因素
D. 时间因素
E. 四联因素
37. 金瓷冠的金属基底冠有瓷覆盖部位的厚度一般为
A. 0.7mm
B. 0.8mm
C. 0.6mm
D. 1mm
E. 0.5mm
38. 窝洞预备的原则不包括
A. 去净腐质
B. 保护牙髓
C. 点线角锐利
D. 制备固位形
E. 制备抗力形
39. 以下哪个区域应属全口义齿制作中的缓冲区
A. 后堤区
B. 磨牙后垫区
C. 切牙乳突区
D. 牙槽嵴顶
E. 舌侧翼缘区
40. 对釉质发育不全的处理不包括
A. 口服钙片
B. 贴面修复
C. 充填缺损
D. 桩冠修复
E. 全冠修复
41. 𬌗支托长度应为磨牙𬌗面近远中径的
A. 1/4
B. 2/3
C. 1/3
D. 3/4
E. 1/2
42. 临床上，感染经根尖孔引起牙髓的炎症称为
A. 慢性牙髓炎
B. 急性牙髓炎
C. 可复性牙髓炎
D. 逆行性牙髓炎
E. 不可复性牙髓炎
43. 利用息止颌位垂直距离减去息止颌间距离来确定垂直距离的方法，测量息止颌位时鼻底至颏底的距离减去多少作为结果
A. 1～2mm
B. 1.5～2.5mm
C. 2～3mm
D. 2.5～3.0mm
E. 1.0～1.5mm
44. 牙齿Ⅱ度松动是指
A. 用力摇动时有轻微动度
B. 仅有唇（颊）舌向松动
C. 唇（颊）舌向及垂直向松动
D. 唇（颊）舌向及近远中向松动
E. 唇（颊）舌向及近远中向松动，并伴垂直向松动
45. 牙本质龋发展过程中，邻近正常牙本质的是

A. 透明层　　B. 脱矿层　　C. 细菌侵入层
D. 脂肪变性层　　E. 坏死崩解层

46. 关于根管治疗术的疗效评价，下列哪项成功
A. 无症状和体征，咬合有轻度不适，X 线显示根尖周透射区变化不大
B. 无症状和体征，咬合正常，X 线显示根尖周透射区密度增加
C. 明显的症状和体征，不能正常行使咀嚼功能
D. X 线显示根尖周透射区变大
E. 根管治疗 3 个月后瘘管未封闭

47. 下列哪项不属于固定矫治器优点
A. 疗程短　　B. 固位好，支抗足　　C. 能矫治复杂错𬌗畸形
D. 牙齿移动效率高　　E. 口腔卫生好

48. 不属于医患关系特点的是
A. 医患双方尊严权利上的平等性　　B. 医患双方医学知识上的不对称性
C. 明确的目的性和目的的高度一致性　　D. 利益满足和社会价值实现的统一性
E. 医患冲突可避免性

49. 全口义齿平面平分颌间距离主要是为了
A. 防止颌位前伸　　B. 加强义齿的固位和稳定　　C. 获得正确的垂直距离
D. 防止人工牙和基牙的折断　　E. 增加基托的吸收力

50. 下列哪项因素与全口义齿咀嚼功能不好无关
A. 义齿固位稳定性差　　B. 上、下颌牙接触面积过小　　C. 垂直距离过低
D. 人工牙𬌗面解剖形态差　　E. 𬌗力过大

51. 固定义齿修复中，不可减小桥体挠曲变形的因素是
A. 采用机械强度大的材料　　B. 加厚桥体的金属层
C. 减小桥体跨度　　D. 适当减轻桥体所受位力
E. 桥体结构形态设计成平面形

52. 关于胸外心脏按压的操作方法，错误的是
A. 背部垫硬板　　B. 部位在锁骨中线第 4 肋间
C. 按压次数约 100 次/分　　D. 使胸骨下陷 4 ~ 5cm
E. 每按压 30 次后，进行人工呼吸 2 次

53. 以下对金属烤瓷全冠牙体预备要求，不正确的是
A. 各轴面均预备出金属厚度的间隙约 0.5mm，以及瓷的厚度 0.85 ~ 1.20mm
B. 肩台宽度一般为 1.0mm
C. 前牙切端至少预备 2.0mm 间隙
D. 各轴壁无倒凹，轴面角处圆钝
E. 𬌗面留有尖窝外形

54. 关于活动义齿大连接体中的腭板，下列叙述哪项正确
A. 变异腭板应尽可能避开上颌硬区，并进行适当的缓冲
B. 全腭板是由前、后腭杆与两侧的侧腭杆相连接而成

C. 关闭型马蹄状腭板的支持力较强，游离端不易变形

D. 为保证有一定的边缘封闭作用，全腭板是不能够进行缓冲的

E. 与腭板相连接的小连接体应垂直通过龈缘，并与龈缘紧密接触，以防止食物嵌塞

55. 以下哪一种感染应及早做广泛的切开引流

A. 舌下间隙感染　　B. 路德维希咽峡炎　　C. 颊间隙感染

D. 眶下间隙感染　　E. 翼下颌间隙感染

56. 艾滋病患者口腔特征性表现为

A. 白念珠菌感染、疣状白斑、卡波西肉瘤

B. 口腔溃疡、白念珠菌感染、口腔鳞癌

C. 白念珠菌感染、毛状白斑、血管瘤

D. 白念珠菌感染、毛状白斑、卡波西肉瘤

E. 贫血、口腔溃疡、坏死性龈炎

57. 口腔颌面部感染的最常见途径是

A. 牙源性感染　　B. 腺源性感染　　C. 创伤性感染

D. 医源性感染　　E. 血源性感染

58. 错𬌗畸形全身危害性有

A. 影响牙颌面的发育　　B. 影响口腔健康　　C. 影响口腔功能

D. 影响心理和精神健康　　E. 影响容貌外观

59. 某男性患者欲拔除左上颌第一磨牙，病史叙述中知其患有甲状腺功能亢进症 4 年余。查体：静息脉搏为 90 次/分，基础代谢率为 +16%，未见其他并发症。下列描述正确的是

A. 为拔牙禁忌证

B. 为拔牙适应证，但应注意减少对患者的精神刺激，术后预防感染

C. 麻醉药中可以加少量的肾上腺素

D. 麻醉药可选择含肾上腺素的阿替卡因或甲哌卡因

E. 术后不必监测脉搏和血压

60. 治疗三叉神经痛首选下列哪种药物

A. 布洛芬　　B. 卡马西平　　C. 维生素 B_{12}

D. 苯妥英钠　　E. 谷维素

61. 下颌骨颏区骨折时急救最重要的是

A. 防止舌后坠　　B. 止血　　C. 防止感染

D. 镇痛　　E. 防止骨错位

62. 男，55 岁。主诉左下后牙嵌塞食物，有时遇冷热刺激敏感。检查：⌈6 见深龋，去腐后未见穿髓。拟作成远中𬌗面洞充填。修复时邻面部分应设计的主要固位形是

A. 侧壁固位　　B. 牙本质钉固位　　C. 倒凹固位

D. 梯形固位　　E. 鸠尾固位

63. 患儿，8 岁。2 周来右下后牙自发痛，咬合痛。检查：右下第一恒磨牙𬌗面深龋洞，叩诊不适，Ⅰ度松动，牙龈充血。X 线片示牙根形成 2/3，近中根周膜增宽，骨硬板不连续。下列哪种治疗较妥当

A. 活髓切断　　B. 拔髓术　　C. 根管治疗
D. 根尖诱导成形术　　E. 干髓术

64. 患者右下后牙咬物不适近 1 年。偶有咬到某一处时锐痛。检查：右下后牙未见龋及牙周袋，右下第一磨牙𬌗面近远中向窝沟处深染变宽，越过远中边缘嵴。冷测验一过性敏感。X 线片未见异常。该牙所患疾病可能性最大的是

A. 特纳（Turner）牙　　B. 哈钦森（Hutchinson）牙　　C. 牙隐裂
D. 釉质发育不全　　E. 慢性牙髓炎

65. 男，70 岁。戴下颌活动义齿半年，昨日咬物时折断。检查：$\overline{76542|24567}$ 黏膜支持式可摘局部义齿，3 处舌侧基托纵折，两断端约 1.5mm 厚，咬合接触良好。造成基托折断的原因是

A. 基托过薄　　B. 咬过硬食物
C. 习惯单侧咀嚼　　D. 取戴义齿方法不正确
E. 牙槽嵴吸收，现基托与组织不密合

66. 女，68 岁。全牙列缺失。检查：颧突有明显倒凹，模型处理时错误的是

A. 贴一层胶布缓冲　　B. 可以不处理　　C. 用磷酸锌水门汀加高少许
D. 均匀削除少许石膏　　E. 用石膏加厚少许

67. 女，11 岁。牙龈出血 1 个月，无明显疼痛。检查：⌈34 间颊侧龈乳头见一椭圆形增生物，有蒂，探易出血，未及龈下牙石。X 线片示⌈34 间骨密度减低。该患儿最可能是下列哪项诊断

A. 龈乳头炎　　B. 龈炎　　C. 牙龈增生
D. 牙龈瘤　　E. 青春期龈炎

68. 患儿，8 岁。跌倒致 1⌋ 牙冠斜折，即刻来院就诊。口腔检查见穿髓孔大，叩痛（+），采用活髓切断术。这种治疗成功的关键是

A. 盖髓剂的选择　　B. 无菌操作　　C. 正确开髓
D. 去除稍多些的健康冠髓　　E. 正确选择暂封剂

69. 男，30 岁。金属全冠戴用 2 天后，咀嚼时修复牙出现咬合痛，检查 6⌋ 有明显叩痛，其原因为

A. 牙髓炎　　B. 牙周炎　　C. 咬合时有早接触点
D. 龈炎　　E. 接触点过松

70. 男，50 岁。牙龈发红，刷牙时刺激痛 2 个月。检查：上、下前牙唇侧附着龈和龈缘红色溃疡面，边缘残留灰白色疱壁，揭疱壁实验阴性。眼结膜充血，有小水疱。最可能的诊断是

A. 寻常型天疱疮　　B. 瘢痕性类天疱疮　　C. 大疱性类天疱疮
D. 大疱性表皮松解症　　E. 糜烂型口腔扁平苔藓

71. 男，56 岁。右颊黏膜白色斑，表面略粗糙，稍高出表面，质软。关于该病错误的描述是

A. 出现自发性痛者要警惕癌变　　B. 本病不是良性过角化
C. 不吸烟的女性恶变可能性大　　D. 发病与吸烟有关
E. 甲苯胺蓝染色法可以明确诊断

72. 男，43 岁。⌊2 残冠，根尖区有瘘管，完善的根管治疗术后 2 个月瘘管未愈合，最佳

治疗方案是

A. 根尖刮治术或根尖切除术，术后 2 周做桩核冠

B. 瘘管搔刮术后 1 周桩核冠修复

C. 根尖刮治术或根尖切除术，术后 1 周做桩核冠

D. 瘘管搔刮术后 2 周桩核冠修复

E. 直接做桩核冠

73. 女，28 岁。下颌右侧第一磨牙缺失，缺失间隙正常，在下颌右侧第二前磨牙、第二磨牙上设计三臂卡环。由一刚参加工作不久的年轻技师制作活动义齿。患者戴义齿后不久，卡环折断。试分析卡环折断最可能的原因

A. 义齿设计不当

B. 咬合不平衡

C. 卡环材料质量不好

D. 技师弯制卡环不熟练，反复弯曲使钢丝的性能遭到破坏

E. 卡环的间隙预备不够

74. 女，15 岁。仅上前牙刷牙时牙龈易出血。检查：上前牙牙龈炎症以唇侧为重。造成上前牙龈炎症的可能因素中不包括

A. 菌斑　　B. 吐舌习惯　　C. 上唇短

D. 激素水平　　E. 口呼吸

75. 女，50 岁。$\underline{|5678}$ 缺失。检查：缺牙区牙槽嵴萎缩，$\underline{654|4}$ 基牙，探诊（－），叩诊（－），余无异常。该患者的最佳设计方案是

A. $\underline{|4}$ RPI，$\underline{65|}$联合卡环，腭杆连接　　B. $\underline{|4}$ RPA，$\underline{65|}$联合卡环，腭板连接

C. $\underline{|4}$ RPI，$\underline{54|45}$ 联合卡环，腭杆连接　　D. $\underline{|4}$ RPA，$\underline{65|}$间隙卡环，腭板连接

E. $\underline{|4}$ RPA，间隙卡环，腭板连接

76. 男，8 个月。上前牙未萌出。检查：颌面部发育正常，对称，上颌左右乳中切牙局部牙龈颜色正常，触之无明显隆起。临床处理应选择

A. 拍 X 线曲面体层片　　B. 增加营养　　C. 切开导萌

D. 局部用药　　E. 观察

77. 男，5 岁。下乳切牙Ⅲ度松动。拔除乳切牙行表面麻醉的首选药物是

A. 4% 丁卡因　　B. 2% 丁卡因　　C. 2% 普鲁卡因

D. 2% 利多卡因　　E. 0.5% 布比卡因

78. 女，10 岁。右上颌中切牙因外伤致牙折。检查时发现，冠部已完全脱落，根管口暴露，位于龈下。X 线片示近冠 1/3 处根折。不恰当的处理是

A. 根尖诱导成形术　　B. 拔除残留牙根　　C. 活动式间隙保持器

D. 根部覆盖活动义齿　　E. 待成年后拔除该牙根

79. 某医疗机构 1 周内收治多名患手足口病的小学生，未按规定履行报告职责，也未及时采取控制措施，致使疫情扩散。县卫生行政部门得知此情况后立即启动应急预案，及时控制了疫情，同时对事件进行调查，认为该医疗机构行为违法且情节严重，依法作出处理。该处理是

A. 责令改正　　B. 通报批评

C. 吊销医疗机构执业许可证　　D. 给予警告
E. 暂停执业活动

80. 1 周前，某患者以食物嵌塞痛为主诉就诊。当时诊断为深龋，并行垫底，银汞合金充填，术后患者出现冷、热刺激敏感，无自发痛及咬合痛，如确定术前诊断正常，垫底及充填完好，最适宜的处理方法是

A. 暂避免刺激，观察 1 ~ 2 周　　B. 脱敏治疗
C. 超短波理疗　　D. 去除充填体，更换金属材料
E. 牙髓治疗

81. 女，11 岁。7 岁时因右下第二乳磨牙反复肿痛并伴低热而拔除，现牙齿排列不齐要求治疗。检查：右下第一恒磨牙近中倾斜，第二恒前磨牙颊侧异位萌出，其原因是

A. 偏侧咀嚼　　B. 下颌骨发育不良
C. 第二乳磨牙过早丧失，间隙缩小　　D. 第一恒磨牙牙体过大
E. 下颌牙排列拥挤

82. 女，25 岁。从小生活在晋西地区，牙齿发黄而求治。检查：全口牙均有白垩色到褐色斑，个别牙有釉质实质性缺损，探缺损处质硬。最可能的诊断是

A. 四环素牙　　B. 氟牙症　　C. 釉质发育不全
D. 牙本质发育不全　　E. 特纳牙

83. 某中学生，15 岁。经骨髓穿刺检查诊断为“急性淋巴细胞白血病”，给予常规治疗，症状无缓解。医生告诉家长，此病目前尚无理想的治疗方法，医院正在尝试一种疗效不肯定、治疗也有一定风险的药物。其家长表示愿意做这种实验性治疗，但没有履行书面承诺手续。治疗 2 天后，患者病重，抢救无效，死亡。事后家属否认曾同意这种治疗方案，称“是拿患者做试验”，要追究医生责任，并告上法庭。对该医生的正确医德评价是

A. 家长没有书面承诺，医生未尊重家长的保留意见
B. 抢救不够及时，拖延了时间
C. 家长没签字，医生必须承担患儿死亡的责任
D. 家长没签字，医生在实行知情同意的方式上有失误
E. 医生做试验是为了积累临床数据，诱骗家长知情同意

84. 女，38 岁。左下后牙 3 天来持续胀痛，有冷、热刺激痛，有跳痛，不能咬物。因近 2 个月该牙一直严重食物嵌塞而来我院就诊。首次就诊时最有效的处理方法是

A. 开髓引流，龈息肉切除　　B. 治疗龋齿，龈乳头上药　　C. 拍 X 线片决定是否存留
D. 消炎镇痛，患牙拍 X 线片　　E. 洁治、冲洗、上药

85. 女，30 岁。左下后牙食物嵌塞。检查：⌈67 间食物嵌塞，⌈7 正位、过长，无对颌牙，引起食物嵌塞最可能的原因是

A. 牙齿的食物外溢道消失　　B. 充填式牙尖　　C. 两牙边缘嵴高度不一致
D. 上颌牙下垂　　E. 龈乳头退缩

86. 女，3 岁。因“上前牙牙冠折断要求治疗”来诊。有长期奶瓶喂养史。口腔检查：上颌乳前牙颈部环形龋。其诊断是

A. 静止龋　　B. 喂养龋　　C. 湿性龋

D. 猖獗龋　　E. 干性龋

87. 女，65 岁。3 天来右下牙持续痛。查见右下尖牙残根，叩诊（+++），龈红肿触痛。自述已患糖尿病 5 年。口腔科医生处理不包括

A. 拔除患牙　　B. 消炎镇痛药　　C. 拍 X 线片

D. 开髓拔髓引流　　E. 了解糖尿病控制情况

88. 男，38 岁。10 年来左侧后牙反复发生疼痛。冷、热水引起剧痛，发作时夜间痛醒，曾两次诊断为左侧第Ⅱ支、第Ⅲ支三叉神经痛。住院、服药，因患者不同意而未手术治疗。患者面容痛苦，口腔卫生极差。现在仍服用“卡马西平”。检查口腔见左侧上、下后牙有多个面深龋，均未治疗，要求医师诊治。重点应检查患者的项目是

A. 牙周袋及 X 线片　　B. 龋齿深度　　C. 体温、血常规

D. 松动度、叩痛　　E. 患牙温度测验

89. 男，25 岁。左上后牙烤瓷冠修复半年，近 1 个月自觉刷牙出血，龈乳头呈现球状增生，质松软。最可能的诊断是

A. 增生性龈炎　　B. 药物性牙龈增生　　C. 青春期龈炎

D. 妊娠期龈炎　　E. 青少年牙周炎

90. 女，18 岁。因右下后牙有洞要求充填。检查：𬌗面龋。病变组织颜色较浅，易挖除，这种龋齿为

A. 猖獗龋　　B. 慢性龋　　C. 继发龋

D. 湿性龋　　E. 静止龋

91. 女，27 岁。左下颌第三磨牙反复冠周炎。检查见该牙垂直位，大部牙冠被牙龈覆盖，𬌗面较下颌第二磨牙略低，分析其拔除阻力主要是

A. 邻牙阻力　　B. 牙根部骨阻力　　C. 牙冠部骨阻力

D. 软组织阻力　　E. 外斜线处骨阻力

92. 女，30 岁。右上切牙缺失，右上侧切牙近中倾斜 45°，左上切牙向近中移位，切牙中线与面中线偏移，以下措施最适宜的是

A. 种植义齿　　B. 双端烤瓷全冠固定桥　　C. 3/4 冠固定桥

D. 正畸后修复　　E. 可摘局部义齿

93. 男，27 岁。右下前牙牙槽脓肿致前庭沟丰满，脓肿几近破溃。此时若行脓肿切开，首选的麻醉方法是

A. 浸润麻醉　　B. 阻滞麻醉　　C. 表面麻醉

D. 氯胺酮 + 局部浸润麻醉　　E. 针刺麻醉 + 局部浸润麻醉

94. 男，48 岁。$\overline{5|}$缺失，$\overline{64|}$轻度向缺隙侧倾斜，余留牙均健康。如果设计固定义齿修复，应考虑

A. 采用复合固定桥　　B. 采用半固定桥　　C. 加强固位力

D. 增加基牙数目　　E. 采用双端固定桥

95. 男，67 岁。上颌牙列 $\underline{765|567}$ 缺失，基牙 $\underline{8|8}$ 近中颊侧倾斜，卡环最好选用

A. Ⅰ型卡　　B. Ⅱ型卡

C. Ⅲ型卡　　D. 卡环臂放在舌侧的圈形卡

E. 卡环臂放在颊侧的圈形卡

96. 男，35 岁。右上第二磨牙殆面深龋，Ⅰ度松动，颊近中探及深达根尖的牙周袋，伴溢脓，有叩痛。X 线牙片显示患牙根尖区有阴影，最符合的诊断为

A. 慢性尖周炎　　B. 牙周脓肿　　C. 殆创伤

D. 牙龈脓肿　　E. 牙髓－牙周联合病变

97. 女，27 岁。右下后牙突然自发痛 1 天。检查：局部牙龈乳头红肿、触痛。如果诊断为急性龈乳头炎，最佳治疗措施为

A. 牙髓治疗　　B. 牙周－牙髓联合治疗　　C. 调殆

D. 洁治 +3% H_2O_2 冲洗　　E. 含漱剂 + 抗生素

98. 女，7 岁。上、下颌切牙都已替换。检查中的牙殆特征，不属于正常的是

A. 上、下前牙轻度拥挤　　B. 上侧切牙牙冠向远中倾斜

C. 前牙轻度深覆殆　　D. 前牙轻度深覆盖

E. 上、下第一恒磨牙为尖对尖殆关系

99. 女，78 岁。牙列缺失 15 年，牙槽嵴严重吸收。修复宜选用哪种人工牙

A. 非解剖式牙　　B. 半解剖式牙　　C. 解剖式牙

D. 金属殆面牙　　E. 瓷牙

100. 女，21 岁。在拔牙前采用 2% 普鲁卡因进行局部麻醉，注射局部麻醉药物后，患者出现心悸、头晕、胸闷、面色苍白、全身冷汗，四肢厥冷无力，脉搏快而弱，血压不稳定。该患者的情况属于

A. 癔症　　B. 昏厥　　C. 中毒

D. 过敏反应　　E. 肾上腺素反应

101. 女，70 岁。戴用全口义齿仅 3 周，主诉戴用义齿咀嚼时义齿移位。检查：颌位关系正常，牙尖交错殆时上颌基托向前移动。下列哪项是导致基托移动的原因

A. 殆平面前低后高　　B. 殆平面距上颌牙槽嵴顶太近

C. 殆平面前高后低　　D. 殆平面左高右低

E. 殆平面平分殆间距离

102. 男，72 岁。左上后牙自发痛伴搏动性跳痛 2 天。检查：⌊7 远中邻面深龋洞，叩（+++），冷测验及电测验均无反应，松动（－）。X 线片示根尖周透射影。诊断：⌊7 慢性根尖周炎急性发作。给予开髓引流后开放处理。治疗后疼痛未明显缓解，出现面部肿胀，体温升高。以下不是引起上述反应原因的是

A. 开髓孔过小　　B. 反复使用器械扩大根尖孔

C. 根尖孔未穿通　　D. 患者体质差，抗感染力弱

E. 未服用抗生素

103. 男，58 岁。右侧下颌第一、第二磨牙，左侧下颌第二前磨牙缺失，可摘局部义齿修复，基牙右侧下颌第一、第二前磨牙及第三磨牙，左侧下颌第一前磨牙、第一磨牙，其中右侧下颌第二前磨牙Ⅰ度松动，设计双臂卡环，下列哪项不是双臂卡环的特点

A. 用于松动牙或牙周组织健康差，可又能保留的基牙

B. 用于咬合紧，不能取得殆支托位置的基牙

C. 颊舌两个卡环臂

D. 由于有𬌗支托，故支持和稳定作用都较好

E. 无支持作用

104. 男，35 岁。腭前部肿胀 3 个月，X 线见腭中线前部一圆形透射区。镜下见衬里上皮为复层鳞状上皮和假复层纤毛柱状上皮。最可能的病理诊断是

A. 鼻腭管囊肿　　B. 鼻唇囊肿　　C. 颌骨囊肿

D. 鼻牙槽囊肿　　E. 甲状舌管囊肿

105. 男，67 岁。发现口腔黏膜白色病损 4 ~ 5 年，有粗糙感。吸烟 40 年，每日吸烟 20 支。检查：双颊咬合线上下白色角化斑块各为 1cm × 5cm。该患者最可能的诊断是

A. 口腔扁平苔藓　　B. 白色水肿　　C. 白色海绵状斑痣

D. 口腔白斑　　E. 口腔白色角化症

106. 男，9 岁。矢状骨面型为Ⅰ类，双侧上颌第二乳磨牙早失，磨牙为远中尖对尖关系，前牙排列整齐。此时最佳的处置方案为

A. 等待恒牙列时开始矫正　　B. 观察替牙

C. 口外弓后推磨牙　　D. 间隙保持

E. 口外弓后推磨牙并作间隙保持

107. 女，80 岁。女，牙列缺失，行全口义齿修复，其下颌牙槽嵴严重萎缩，为其下颌取的印模，最好为

A. 解剖式印模　　B. 一次性印模　　C. 黏膜静止式印模

D. 黏膜运动式印模　　E. 闭口式印模

108. 男，9 岁。舌背出现红斑 1 年，红斑有时消失，有时变换位置。检查：舌背有钱币大小的红色区域，边缘为弧形白线，有的呈椭圆形。该患儿可能的诊断为

A. 舌扁平苔藓　　B. 舌乳头炎　　C. 萎缩性舌炎

D. 裂纹舌　　E. 地图舌

109. 某县有 50 万人口，其中农村居民占 95%，现欲进行农村居民高血压患病情况及其影响因素的调查研究，较适宜的调查方法是

A. 简单随机抽样调查　　B. 普查　　C. 系统抽样调查

D. 整群抽样调查　　E. 典型调查

110. 男，27 岁。1 年来牙床肿胀，影响上下唇活动。检查：$\dfrac{321\mid 123}{321\mid 123}$唇侧龈增生，乳头明显突出，部分前牙被覆盖，袋深 5 ~ 6mm，探诊无出血。X 线片未见牙槽骨吸收。该患者经多次牙周治疗无效，选择的治疗方法应是

A. 龈翻瓣术　　B. 龈上洁治　　C. 龈下刮治

D. 局部用药　　E. 龈切除术

111. 男，35 岁。因左下后牙食物嵌塞 2 年多就诊。检查：左下第二前磨牙龋深达髓腔，牙髓无活力，叩诊略异样感。X 线片见根尖周 X 线透射区 3mm × 5mm，边界较清楚。该主诉牙应明确诊断为

A. 慢性根尖肉芽肿　　B. 慢性根尖脓肿　　C. 根尖囊肿

D. 慢性根尖炎　　E. 有瘘型根尖脓肿

112. 女，13 岁。右上侧切牙牙冠缺损达 2/3，牙髓暴露，患牙与对颌牙无咬合关系，根尖已发育完全，最佳修复设计是

A. 活髓切断术，塑料临时冠修复，18 岁以后更换烤瓷冠

B. 活髓切断术，18 岁以后根管治疗加桩核冠修复

C. 根管治疗术后桩核加临时冠修复，18 岁后更换烤瓷冠

D. 根管治疗术后桩核烤瓷冠修复

E. 根管治疗术后烤瓷冠修复

113. 女，7 岁。左下第一恒磨牙由于龋坏而充填，右下第一恒磨牙未发现龋，窝沟深窄，探针可探入。下列哪项处理最恰当

A. 窝沟封闭　　B. 应用含氟牙膏　　C. 局部涂氟

D. 预防性树脂充填　　E. 观察不需处理

114. 女，5 岁。右上乳中切牙反复肿痛半年，唇侧牙龈出现瘘管。根尖片显示右上乳中切牙牙根出现低密度影，骨硬板消失。恒中切牙牙根形成 2/3，上方骨板消失。治疗方法是

A. 拔除　　B. 根管治疗　　C. 牙周刮治

D. 观察　　E. 口服消炎药

115. 男，21 岁。主诉：刷牙时牙龈出血 2 年余，偶有牙龈自动出血，含漱后可自行止住。检查：PD <3mm。X 线片未见牙槽嵴顶吸收。此患者最可能的诊断是

A. 边缘性龈炎　　B. 慢性牙周炎　　C. 青春期龈炎

D. 坏死性龈炎　　E. 青少年牙周炎

116. 男，56 岁。$\frac{4321|1234}{4321|1234}$ 缺失，余牙情况良好，咬合关系正常，设计活动义齿模型时，将模型向后倾斜的主要目的

A. 制作方便　　B. 利用倒凹固位

C. 使义齿由前向后倾斜　　D. 牙槽嵴丰满，唇侧倒凹过大

E. 减少义齿前部基托与余留牙间的间隙

117. 女，24 岁。主诉：全口牙龈有增生，影响进食 2 月余，2 周前咽痛，发热 3 天。近 3 个月乏力、疲惫，体重减轻 10 斤。若怀疑白血病，禁做的检查是

A. 测血压　　B. 量体温　　C. 查血象

D. 拍 X 线片　　E. 活检

118. 女，38 岁。双侧黏膜白色病变 1 年。活检标本见上皮萎缩，表面不全角化，上皮钉突呈不规则延长，基底细胞层液化变性，固有层内近上皮区域见淋巴细胞浸润带。病理诊断为

A. 慢性盘状红斑狼疮　　B. 寻常型天疱疮　　C. 口腔扁平苔藓

D. 良性黏膜类天疱疮　　E. 念珠菌病

119. 男，54 岁。2 年前由于口底癌接受过放射治疗，目前多数牙龋坏疼痛，要求检查治疗。该患者多数牙龋坏的主要原因是放射治疗所致

A. 唾液腺受损害　　B. 牙齿结构受损　　C. 致龋菌活性增强

D. 口腔局部免疫功能下降　　E. 牙齿的抗酸能力下降

120. 男，30 岁。昨日拔牙后拔牙创出血不止，检查见拔牙创舌侧牙龈撕裂约 1cm，局部渗血明显，正确止血方法为

A. 止血药肌内注射　　B. 局部麻醉下缝合牙龈裂口　　C. 压迫止血
D. 碘仿纱条填塞　　E. 颈外动脉结扎

121. 女，20 岁。因左侧后牙进食时嵌塞食物疼痛就诊。检查：⌊6 𬌗面深龋，探诊洞底敏感，无叩痛，冷刺激入洞后疼痛，去除刺激立即消失；热测验同对照牙。该牙最可能是下列哪项诊断

A. 慢性牙髓炎　　B. 浅龋　　C. 深龋
D. 中龋　　E. 急性牙髓炎

122. 女，28 岁。主诉咽喉部左侧疼痛 15 天，进食时疼痛加剧。检查：左侧软腭部见 1.5cm×1.5cm 大小溃疡，上覆白色假膜，周边红肿隆起，触诊基底稍硬，触痛明显，有类似发作史。最可能的诊断是

A. 下疳　　B. 重型口腔溃疡
C. 阿弗他口炎　　D. 天疱疮
E. 轻型口腔溃疡

123. 男，7 岁。3 小时前摔跤跌断上前牙。检查：右上中切牙冠 1/2 横折露髓，探诊较敏感；X 线片示无根折，根尖尚未发育完全。应选择的治疗方法是

A. 牙髓摘除术　　B. 盖髓术　　C. 活髓切断术
D. 拔除　　E. 安抚治疗

124. 男，70 岁。全口义齿修复 3 年，主诉近期全口义齿固位不良，其最可能原因是

A. 基托覆盖面积过小
B. 人工牙有早接触点
C. 人工牙的横𬌗曲线不正确
D. 人工牙的纵𬌗曲线不正确
E. 患者的牙槽嵴吸收，造成基托的组织面与黏膜不密贴

125. 女，55 岁。行上颌结节注射麻醉后，突然感到心悸、头晕、头痛、脉搏快而有力，血压升至 155/105mmHg，口唇苍白，应考虑

A. 中毒　　B. 晕厥　　C. 癔症
D. 过敏　　E. 肾上腺素反应

126. 患儿，12 岁。因上前牙呈黄褐色就诊。检查：上前牙呈黄褐色，釉质点状缺损。6 岁前生活于高氟区。该患儿所患疾病是

A. 牙髓坏死　　B. 色素沉着　　C. 四环素牙
D. 氟牙症　　E. 遗传性乳光牙本质

127. 男，30 岁。两年前全冠修复左下后牙，一直使用良好，近 1 周感该牙痛，昨日始出现夜间疼。检查：⌈6 铸造全冠修复，远中颈探诊空虚，探痛明显，余未见异常。引起夜间疼的主要原因是

A. 冠边缘粘固剂溶解　　B. 牙龈萎缩至颈部暴露
C. 𬌗创伤　　D. 继发龋引起牙髓炎
E. 水平食物嵌塞引起龈乳突炎

128. 男，8 岁。2 小时前骑自行车摔倒，自诉上前牙与地面碰撞，无晕厥史。检查见左上

唇有少量擦伤，双侧上中切牙均未完全萌出，其中左上中切牙萌出相对较多。双侧上中切牙无松动，牙龈无异常，叩诊左上中切牙音高、右上中切牙音低沉。仅根据以上条件，最有可能是下列哪项诊断

A. 左上中切牙嵌入　　B. 右上中切牙嵌入　　C. 左上中切牙部分脱位
D. 右上中切牙部分脱位　　E. 双侧上中切牙部分脱位

129. 某患者，左下第二前磨牙全冠修复后，患牙逐渐颊向移位，移位的主要原因最可能是

A. 偏侧咀嚼　　B. 牙冠外形恢复过大
C. 牙冠外形恢复过小　　D. 𬌗力过大
E. 邻牙接触区过偏舌侧

130. 女，63 岁。⌈6 缺失，⌈5 无松动，牙体牙髓及牙周未见明显异常，采用 RPA 卡环设计，可摘局部义齿修复后 3 个月，⌈5 疼痛，以下原因中最不可能的是

A. 牙槽嵴黏膜薄　　B. 卡环过紧
C. 人工牙与基牙接触过紧　　D. 咬合早接触
E. 牙体预备过多造成牙体牙髓病变

131. 男，63 岁。第一次全口义齿修复，初戴时医嘱正确的是

A. 多用乙醇擦洗义齿，保持清洁　　B. 从前牙咬食物开始逐渐适应义齿
C. 定期放水中煮沸消毒　　D. 原来习惯哪侧咀嚼食物还用哪侧咀嚼
E. 晚间摘下后应浸泡在冷水中

132. 男，27 岁。主诉：牙龈疼痛、出血、口腔腐臭，不敢刷牙 3 天，无发热。该患者牙龈疼痛最可能是下列哪项原因

A. 口腔溃疡　　B. 牙龈坏死　　C. 口腔疱疹
D. 更换牙刷　　E. 牙龈炎症

133. 女，36 岁。左上后牙遇冷、热过敏。检查：左下第一磨牙颊面深龋，未穿髓。作诊断时应与之鉴别的主要是

A. 慢性闭锁性牙髓炎　　B. 慢性溃疡性牙髓炎　　C. 急性牙髓炎
D. 慢性牙髓炎急性发作　　E. 逆行性牙髓炎

134. 幼儿口腔黏膜突发簇集的针头大小透明疱疹及溃疡，伴啼哭、流涎、发热，拟诊断为

A. 口腔白念珠菌病　　B. 疱疹型口炎　　C. 急性溃疡坏死性龈炎
D. 复发性口腔溃疡　　E. 单纯疱疹

135. 女，30 岁。左下侧切牙：舌侧倾斜较明显，做全冠修复时，牙体预备舌侧龈边缘最好是

A. 凹状　　B. 刃状　　C. 带斜面肩台
D. 90°肩台　　E. 135°肩台

136. 男，60 岁。患有糖尿病，牙龈经常肿胀、疼痛，全口多数牙有深牙周袋，且溢脓。准备对患者进行治疗，最应当注意的是

A. 应同时服用抗生素　　B. 刮治前服用苯乙双胍　　C. 只轻巧去除大块牙石
D. 不能进行刮治治疗　　E. 常规龈下刮治即可

137. 男，40 岁。体健，吸烟 40 支/日。临床诊断为慢性牙周炎，经牙周系统治疗及局部药

物治疗后效果不理想，口腔卫生状况尚可。应最先考虑影响其疗效的因素是

A. 营养因素　　B. 咬合关系　　C. 吸烟

D. 使用的药物不当　　E. 工作紧张

138. 男，42 岁。右上侧切牙缺失，前牙Ⅲ度深覆𬌗，若采用可摘局部义齿修复，以下设计哪项最好

A. 采用侧腭杆　　B. 前牙区铸造金属基托　　C. 采用后腭杆

D. 前牙区塑料基托　　E. 采用前腭杆

139. 女，35 岁。左上前牙区长脓包数日。临床检查见$\underline{|1}$的根尖部牙龈瘘管，X 线片牙胶示踪至$\underline{|1}$根尖部，决定根管治疗，并使用次氯酸钠作为冲洗液。下述对冲洗效果的描述中正确的是

A. 使用次氯酸钠液不能去除根管内涂层

B. 冲洗时应将针头卡紧并加压注入

C. 使用超声可增强冲洗的效果

D. 与 EDTA 交替冲洗，只能去除涂层的有机成分

E. 根管的直径和冲洗液量对效果无影响

140. 女，52 岁。拔牙已有 3 月余。检查：上、下牙列缺失，牙槽嵴轻度萎缩，上颌左右两侧第一磨牙根部（颧突）隆起，表面黏膜薄。制作全口义齿时，对颧突区的处理是

A. 基托不予覆盖　　B. 加压印模　　C. 形成切迹

D. 基托缓冲　　E. 作主承托区

141. 男，40 岁。因左颌下区囊性肿物行左颌下腺及囊肿摘除术，术后 1 个月起左颌下区又出现同样的囊性肿物。查左舌下区浅蓝色肿物质柔，穿刺有蛋清样液，该患者左颌下区出现的肿物诊断为

A. 左颌下腺囊肿术后复发　　B. 左舌下腺囊肿口外型

C. 左颌下腺摘除术后继发感染　　D. 左颌下区淋巴结炎

E. 左颌下腺导管结石

142. 女，25 岁。从小生活在晋西地区。牙齿发黄而求治。检查：全口牙均有白垩色到褐色斑。个别牙有釉质实质性缺损。探缺损处质硬。最可能的诊断是

A. 四环素牙　　B. 氟牙症　　C. 釉质发育不全

D. 牙本质发育不全　　E. 特纳牙

143. 女，65 岁。口干，黏膜灼痛 1 个月来诊。临床检查：口腔内有上、下全口义齿，义齿基托相应黏膜发红，双侧口角充血、湿白、皲裂。对该患者作出诊断时，最需要做的检查是

A. 义齿基托黏膜面涂片　　B. 白细胞计数　　C. 组织病理活检

D. 唾液 pH　　E. 唾液分泌型 IgA

144. 女，29 岁。3 年来左上后牙牙龈红肿，进食或刷牙时易出血。近日因牙龈出血加重而就医。检查：$\underline{|567}$牙龈中度红肿，牙周探诊 4 ~ 7mm，有附着龈丧失，牙齿Ⅰ度松动，X 线片示牙槽骨吸收。最可能的病原体是

A. 乳杆菌　　B. 变形链球菌　　C. 放线菌

D. 韦荣菌　　E. 牙龈卟啉单胞菌

145. 女，20 岁。患者右下第一磨牙龋洞深，探底中硬不敏感，热测验引起迟缓痛，刺激去除后疼痛持续时间长，其原因是

A. 牙髓坏死　　B. 急性牙髓炎　　C. 可复性牙髓炎
D. 慢性增生性牙髓炎　　E. 慢性闭锁性牙髓炎

146. 女，24 岁。因为釉质发育不全导致的多数牙龋坏，拔除全口牙，要求全口义齿修复。在询问病史时了解到，因为牙齿问题影响患者婚姻，使患者焦虑不安。在为该患者进行义齿修复设计时，要特别注意

A. 义齿固位要好　　B. 前牙要排列美观　　C. 要有平衡殆
D. 要考虑心理因素　　E. 要选用无尖牙

147. 女，64 岁。全口义齿初戴后 3 天，开口、说话时上颌义齿易脱位，但口腔处于休息时，义齿固位尚可，以下最不可能的原因是

A. 基托边缘过长　　B. 人工牙排列位置不当　　C. 义齿磨光面外形不佳
D. 印模不准确　　E. 颊系带处基托缓冲不足

148. 男，54 岁。1 年来因右侧后牙痛多处求治无效。每次发作呈电击样痛，持续不到 1 分钟。检查：右上、下后牙多个龋坏牙和残根，为鉴别三叉神经痛的诊断，首先应问患者的是

A. 服药史　　B. 扳机点　　C. 咀嚼痛
D. 治疗史　　E. 全身病史

149. 男，46 岁。左上后牙咀嚼痛 2 个月。近 3 天疼痛加重，夜晚因疼痛不能入眠，自服消炎镇痛药无效。检查：左面部微肿，左上第二磨牙远中邻面龋深，探诊不敏感，叩痛（＋＋＋），龈颊沟变浅、触痛，有轻度波动感，该患者最可能出现的疼痛性质是

A. 持续性胀痛　　B. 闪电样痛　　C. 冷、热刺激痛
D. 放射性痛　　E. 搏动性痛

150. 男，10 岁。双腮腺反复肿胀 3 年，每年肿胀 4～5 次，每次持续 1 周，无口干、眼干症状，腮腺造影有点、球状扩张，合适的处理为

A. 理疗
B. 多饮水、按摩腺体，保持口腔卫生，必要时抗感染治疗
C. 应行双腮腺手术切除
D. 腮腺内注入甲紫致腺体萎缩
E. 主导管结扎治疗

151. 男，30 岁。$\overline{6|}$残根，做桩冠修复，已做根管治疗。检查叩诊（－），无松动，X 线片示根充良好，根尖无阴影，下列桩冠牙体预备错误的是

A. 如近远中根管方向一致，可预备成平行根管
B. 颈缘不需要做肩台预备
C. 在不引起根管侧穿的前提下尽可能争取较长桩核长度
D. 尽可能保存牙体硬组织
E. 如髓腔完整，可将髓室预备成一定洞型

152. 女，23 岁。两上前牙缝发黑已 3 个月，吃糖和冷食痛，1 周来偶有夜间痛。叩痛（－）。确定主诉患牙必做的检查是

A. 探诊　　B. 触诊　　C. 摄 X 线片
D. 温度测验　　E. 透照检查

153. 男，32 岁。上前牙外伤 2 小时，冠折 1/3，露髓，无叩痛。其治疗原则是
A. 根管治疗　　B. 活髓切断术　　C. 干髓术
D. 直接盖髓　　E. 塑化治疗

154. 男，25 岁。右下后牙𬌗面深龋，无自发痛，洞底中等硬，未探及穿髓孔。有一过性的冷水激发痛，备洞过程中极其敏感，首选下列哪项治疗
A. 安抚治疗　　B. 双层垫底，永久充填
C. 磷酸锌粘固粉垫底，永久充填　　D. 聚羧酸锌粘固粉垫底，永久充填
E. 髓病治疗

155. 女，64 岁。全口义齿初戴后 3 天，戴义齿后感觉恶心，以下最不可能的原因是
A. 上颌义齿后缘基托边缘过长　　B. 上颌义齿后缘基托与黏膜不密合
C. 上颌义齿后缘基托过厚　　D. 垂直距离过低
E. 下颌义齿远中舌侧基托过厚

156. 男，25 岁。左侧后牙自发痛。夜间剧痛为主诉就诊。检查：⌈8 前倾阻生，牙冠与⌈7 远中牙颈部形成的间隙有较多的食物嵌塞，远中冠周轻度充血，冠周袋无脓，触痛（-）。X 线片见⌈7 远中牙颈部深龋。最恰当的应急处理
A. 拔除⌈8
B. ⌈7 𬌗面开髓，开放
C. ⌈78 冠周及牙周用过氧化氢、盐水冲洗，并上碘甘油
D. ⌈7 远中去腐，安抚治疗
E. 静脉滴注广谱抗生素

157. 男，30 岁。要求固定修复。检查：左下第一磨牙缺失，缺隙较小；左下第二磨牙叩（-），但𬌗龈距较小。桥体与黏膜的关系应选择
A. 改良鞍式　　B. 盖嵴式　　C. 悬空式
D. 船底式　　E. 单侧接触式

158. 男，21 岁。右上中切牙因外伤完全脱落而来诊。关于治疗方法的选择错误的是
A. 外伤半小时内立即再植
B. 如果牙齿落地已污染，应就地用生理盐水冲洗牙齿立即复位
C. 若牙脱位时间超过 2 小时，只能在体外做根管治疗后再植
D. 已污染的脱位牙经生理盐水冲洗后，若不立即复位，则需要干燥保存
E. 脱位牙已污染，经生理盐水冲洗后，可放在牛奶杯内保存待复位

159. 男，41 岁。右下第二磨牙缺失，第三磨牙前倾阻生，冠长 3mm，无松动，右下第一前磨牙、第一磨牙牙体长轴正常，牙体牙髓及牙周未见明显异常，以下处理措施最不恰当的是
A. 种植义齿　　B. 765⌉单端固定桥　　C. 876⌉双端固定桥
D. 塑料基托可摘局部义齿　　E. 铸造基托可摘局部义齿

160. 女，9 岁。右上中切牙摔掉在沙地上，用水泡着牙齿，1 小时后就诊。检查：右上中切牙牙槽窝空虚，有血凝块，牙龈有撕裂，牙齿上沾有沙粒。此牙的诊断和治疗方法是

A. 右上中切牙早失，义齿修复

B. 左上中切牙缺失，再植术

C. 全脱位，再植术

D. 右上中切牙牙龈撕裂，清创，抗炎

E. 全脱位，佩戴功能性间隙保持器

161. 女，26 岁。右上侧切牙近中切角缺损，牙冠变色，已做根管治疗，无症状，X 线片无异常发现，患者咬合关系正常，可选择的修复设计为

A. 切角嵌体　　B. 金属舌背桩冠　　C. 塑料全冠

D. 烤瓷冠　　E. 金属塑料联合全冠

162. 男，60 岁。全口义齿初戴后 3 天，出现上颌右侧翼上颌切迹处黏膜溃疡，为缓解和消除该症状，应采取的措施是

A. 修整上颌结节　　B. 磨短左侧翼上颌切迹处的基托

C. 磨薄左侧翼上颌切迹处的基托　　D. 延长右侧翼上颌切迹处的基托

E. 磨短右侧翼上颌切迹处的基托

163. 某男性患者因口腔颌面部创伤致舌体裂伤，出血明显，口底肿胀，来院急诊，首先应采取以下何种止血方法

A. 注射止血针　　B. 指压患侧的颈总动脉　　C. 用纱布块填塞止血

D. 行舌裂伤清创缝合术　　E. 做颈外动脉结扎术

164. 男，63 岁。因下前牙急性骨膜下脓肿就诊，第一次的处理操作不包括

A. 开髓开放　　B. 拔髓荡洗　　C. 根管预备封药

D. 脓肿切开引流　　E. 消炎镇痛药

165. 某患者行右侧腮腺浅叶和肿物切除及面神经解剖术，术中结扎腮腺导管且术后未使用负压引流装置，应选择的绷带包扎方法是

A. 四头带　　B. 单眼交叉绷带　　C. 三角巾

D. 十字交叉绷带　　E. 弹性绷带

166. 患者右侧牙剧痛来急诊。查见右上第一磨牙𬌗面龋深，叩痛（+）。要做温度测验时，最好的对照牙应选

A. 右下第一磨牙　　B. 左上第一磨牙　　C. 左下第一磨牙

D. 右上第二磨牙　　E. 左上第二磨牙

167. 患者左上后牙颊侧牙龈肿胀、疼痛 3 天，检查⌊56 间颊侧牙龈呈卵圆形膨隆，波动感（+），若诊断为急性牙周脓肿，下列不是与牙槽脓肿鉴别诊断的要点的是

A. 牙松动度　　B. 牙周袋的存在　　C. 龈下牙石

D. 叩诊疼痛度　　E. X 线片

168. 男，15 岁。自诉2 天前打篮球时被击中右侧中切牙，因疼痛和影响进食前来就诊。检查见 1⌋叩痛明显，轻微伸长。X 线片示根中 1/3 处有折裂纹。这颗患牙可能的预后转归不包括

A. 两断端由钙化组织联合，与骨损伤的愈合很相似

B. 结缔组织将各段分开，断面上有牙骨质生长，但不出现联合

C. 未联合的各段由结缔组织和骨桥分开

D. 断端由慢性炎症组织分开，根端多为活髓，冠侧段牙髓常坏死

E. 由于根折限于牙槽内，因而对预后不利

169. 男，30 岁。左上唇挫裂伤后形成楔状缺损，其范围约为上唇的 1/5。以下处理原则中哪项是不正确的

A. 清创　　B. 直接拉拢缝合

C. 采用下唇组织瓣转移修复上唇缺损　　D. 应用抗生素

E. 注射 TAT

170. 男，63 岁。因下前牙骨膜下脓肿急诊，第一次的处理不包括

A. 脓肿切开引流　　B. 开髓开放　　C. 根管预备封药

D. 拔髓冲洗　　E. 消炎镇痛药

二、共用题干单选题

（171 ~ 173 题共用题干）

某患者不慎被玻璃划伤面部软组织，查见左耳前区皮肤长约 5cm 纵行创口，创缘整齐有活跃的出血。

171. 该患者确切的诊断应是面部软组织的

A. 挫伤　　B. 挫裂伤　　C. 切割伤

D. 撕裂伤　　E. 刺伤

172. 该患者应进一步检查的其他重要结构的损伤不包括

A. 腮腺腺体损伤　　B. 腮腺导管损伤　　C. 面前静脉及颌外静脉损伤

D. 面神经分支损伤　　E. 颌面骨骨折

173. 该患者应采取的处理措施是

A. 清洁创面、止血、无菌敷料覆盖　　B. 局部冷敷，加压包扎

C. 尽早行清创缝合术　　D. 创面以油纱布覆盖

E. 暴露伤口，全身应用抗生素

（174 ~ 175 题共用题干）

某患者戴上颌可摘局部义齿后感觉义齿不稳定，有时基托远中翘起。

174. 其原因可能是

A. 义齿组织面不贴合　　B. 患者易恶心　　C. 前伸𬌗有干扰

D. 义齿固位力小　　E. 患者是游离端缺失

175. 解决的方法是

A. 重衬　　B. 服止吐药　　C. 调𬌗

D. 增加卡环　　E. 改做种植义齿

（176 ~ 178 题共用题干）

女，4 岁。因“右下后牙食物嵌塞”来诊。口腔检查：下颌右侧第一乳磨牙远中邻𬌗面中度龋损，探诊未见异常，叩痛（ - ），冷、热刺激反应正常。第二乳磨牙近中邻𬌗面大面积深度龋损，去除软龋未见露髓点，叩痛（ - ）。余牙未见明显异常。

176. 该患儿的诊断是

A. 乳牙$\overline{4|}$中龋，乳牙右下5深龋
B. 乳牙$\overline{5|}$慢性牙髓炎
C. 乳牙$\overline{4|}$食物嵌塞
D. 乳牙$\overline{|4}$中龋，乳牙$\overline{|5}$深龋
E. 乳牙$\overline{|5}$慢性牙髓炎

177. 如在乳牙$\overline{4|}$治疗过程中意外牙髓暴露，露髓点针尖大小，应采取的措施是

A. 间接盖髓术
B. 根管治疗
C. 直接盖髓术
D. 根尖诱导术
E. 血管再生术

178. 治疗方案是

A. 乳牙$\overline{5|}$活髓切断术
B. 乳牙$\overline{45|}$充填术
C. 乳牙$\overline{45|}$直接盖髓术
D. 乳牙$\overline{|45}$充填术
E. 乳牙$\overline{|5}$根管治疗

（179～181题共用题干）

男，60岁。右上前磨牙及第一、第二磨牙残根，糖尿病病史10年，规律服药，控制饮食，血糖8mmol/L，尿糖（－），高血压病史5年多，偶服降压药，测血压150/110mmHg。

179. 糖尿病患者，血糖低于多少且无酸中毒症状可考虑拔牙

A. 7.88mmol/L
B. 8.88mmol/L
C. 9.88mmol/L
D. 10.88mmol/L
E. 11.88mmol/L

180. 单纯性高血压无其他并发症，血压高于多少时应进行治疗后再拔牙

A. 160/95mmHg
B. 170/95mmHg
C. 180/100mmHg
D. 190/100mmHg
E. 190/105mmHg

181. 关于拔牙前的准备工作，错误的是

A. 对高血压患者术前应测血压
B. 如为其他科转诊患者，则通过阅读病历而确定牙位
C. 术前应对术中可能出现的问题进行预测并制定对策
D. 术前做好解释工作，保持患者情绪稳定
E. 术前简要询问病史，了解有无拔牙禁忌证

（182～185题共用题干）

女，14岁。突然出现左下牙咬物痛，无明显诱因自发肿痛1天，夜间加剧。检查：恒牙列，牙齿排列整齐，口腔卫生良好，$\overline{|5}$未见明显龋坏及缺损，叩诊（＋＋），Ⅰ度松动，对应根尖区黏膜肿胀，触痛明显。

182. 该患者拟诊

A. 急性牙髓炎
B. 急性根尖周炎
C. 急性牙周脓肿
D. 急性龈炎
E. 急性颌骨骨髓炎

183. 该患者最有可能引起疼痛的病因是

A. 隐匿龋
B. 牙隐裂
C. 颌骨囊肿急性感染
D. 畸形中央尖
E. 成釉细胞瘤合并感染

184. 该患者最恰当的应急处理

A. 拔除$\overline{|5}$

B. 静脉滴注广谱抗生素

C. ⌈5 开髓封失活剂

D. ⌈5 开髓引流，开放，根尖部牙龈切开排脓

E. ⌈5 开髓通根，封药安抚治疗

185. 应急处理后最佳的后续治疗方案

A. 根尖诱导成形术后完成 RCT　　B. 直接完成 RCT

C. 龈上洁治，龈下刮治　　D. 拔除患牙

E. 继续口服抗生素

（186～187 题共用题干）

女，70 岁。戴用全口义齿 3 个月。主诉咀嚼食物时义齿固位尚可。开口说话或打哈欠时义齿易脱位。

186. 其固位不良原因在于

A. 基托边缘过长、过厚　　B. 基托边缘过短　　C. 有早接触点

D. 咬合不平衡　　E. 可能该患者牙槽骨条件差

187. 若患者咀嚼时易咬颊黏膜，不必考虑下列哪项因素

A. 磨牙后垫和上颌结节基托之间间隙过小　　B. 缺牙时间太久颊部内陷

C. 义齿颊侧基托过薄　　D. 人工后牙覆盖过小

E. 舌体肥大

（188～190 题共用题干）

男，37 岁。主诉右上后牙自发性钝痛 1 个月，1 天前疼痛加重，较剧烈，出现夜间痛，冷热刺激加剧。视诊见右上第二磨牙深龋洞，探诊（＋＋）。

188. 患者应先行以下哪项检查

A. 牙髓活力电测验　　B. 牙髓活力温度测验　　C. X 线检查

D. 咬诊　　E. 诊断性麻醉

189. 若牙髓温度测验示剧烈持续的疼痛，最可能的诊断是

A. 可复性牙髓炎　　B. 慢性牙髓炎　　C. 慢性牙髓炎急性发作

D. 慢性根尖周炎　　E. 急性根尖周炎

190. 患牙最佳的处理方案是

A. 盖髓术　　B. 塑化治疗　　C. 活髓切断术

D. 根管治疗术　　E. 干髓术

三、案例分析题

（191～195 题共用题干）

男，45 岁。近半年右下后牙遇冷水及吃甜食酸痛，咬硬物酸软无力，无自发痛。检查时可见𬌗面釉质中度磨损，牙本质外露，探针划某点感觉异常酸痛。

191. 对该患牙的诊断包括

A. 中龋　　B. 磨损　　C. 牙本质敏感症

D. 楔状缺损　　E. 牙隐裂　　F. 牙髓炎

192. 牙齿磨损程度取决于下列哪项

A. 年龄的增大　B. 牙齿的硬度　C. 咀嚼习惯及咀嚼压力

D. 唾液 pH　E. 食物硬度　F. 人体钙摄入量

193. 可能是磨损并发症的是

A. 殆创伤　B. 食物嵌塞　C. 颞下颌关节紊乱病

D. 牙髓病　E. 创伤性溃疡　F. 根尖周病

194. 下列可能引起牙本质过敏症的情况包括

A. 牙折　B. 牙龈萎缩　C. 龋病

D. 楔状缺损　E. 牙内陷　F. 氟牙症

195. 可用于牙本质过敏症的脱敏治疗包括

A. 激光治疗　B. 0.76%单氟磷酸钠凝胶　C. 窝沟封闭

D. 麝香草酚熨热　E. 2%氟化钠液离子导入　F. 根管治疗

（196～200 题共用题干）

男，25 岁。因两车相撞收入院。检查：患者昏迷，头面部水肿，面中 1/3 拉长，眼周软组织呈青紫色肿胀区，口腔、鼻腔及外耳道出血，瞳孔等大。X 线表现：左右眶外侧骨、颧骨颧弓、上颌骨前壁、后外侧壁双侧髁突均可见骨折线。

196. 该患者的诊断正确的是

A. 上颌骨 Le Fort Ⅲ型骨折　B. 上颌骨 Le Fort Ⅱ型骨折　C. 脑出血

D. 髁突骨折　E. 颧骨颧弓复合体骨折　F. 鼻骨骨折

197. 如何鉴别是鼻、耳出血，还是脑脊液鼻漏和耳漏

A. 用滤纸鉴别　B. 实验室生化检查　C. 查有无鼻和耳的外伤伤口

D. 摄 X 线片　E. CT 检查　F. MRI 检查

198. 急诊处理是

A. 行颌骨骨折复位　B. 鼻腔和外耳道填塞　C. 先治疗颅脑外伤

D. 颌面部一般清创处理　E. 气管切开保持呼吸道通畅　F. 行颌骨骨折固定

199. 颅脑外伤稳定后的治疗是

A. 手术切开行各骨折坚固内固定

B. 颌间结扎

C. 颌间结扎 + 石膏颅颌帽固定将骨折的上、下颌骨复位固定

D. 石膏颅颌帽固定

E. 石膏颅颌帽固定 + 颌间牵引 + 颌间结扎固定

F. 单颌结扎固定

200. 颌面部外伤后畸形的整复手术治疗的时间为

A. 颌面部最后骨折手术复位后 6 个月至 2 年

B. 骨折完全愈合后 3 个月

C. 颌面部最后骨折手术复位后 3 个月

D. 骨折完全愈合后 6 个月

E. 颌面部最后骨折手术复位后 2 年

F. 颌面部外伤后1个月

（201～205题共用题干）

女，26岁。2年前拔除右下后牙一颗，现要求固定修复。检查：$\overline{6|}$缺失，牙槽嵴平整，丰满度尚可。$\overline{5|}$烤瓷冠修复，边缘不密合，牙龈红肿，Ⅰ度松动，叩诊（－），X线显示根管内有根管钉，根充不全，根尖阴影，根长13mm，牙槽骨吸收达根长1/3。$\overline{7|}$近中倾斜，牙体完整，不松动。$\underline{6|}$伸长。牙石（＋＋）。余牙无异常。

201. 修复前准备应包括

A. 拔除$\overline{5|}$
B. $\overline{7|}$根管治疗
C. 完善$\overline{5|}$根管治疗
D. 牙周治疗
E. 拆除$\overline{5|}$修复体
F. 对伸长牙进行调𬌗

202. 拆除$\overline{5|}$桩冠后，见根面齐龈。固定桥修复应选择的基牙是

A. $\overline{743|}$
B. $\overline{75|}$
C. $\overline{74|}$
D. $\overline{754|}$
E. $\overline{8754|}$
F. $\overline{87|}$

203. $\overline{7|}$倾斜角度约20°，为取得共同就位道，可行的方法是

A. 正畸治疗
B. 拔除$\overline{7|}$
C. 设计半固定桥
D. $\overline{7|}$固位体采用改良3/4冠
E. 设计单端固定桥
F. $\overline{7|}$杀髓、根管治疗后设计桩核冠固位体

204. 患者咬合较紧，$\overline{7|}$临床冠短，$\overline{65|}$𬌗龈距离小，正确的处理方法是

A. 固位体设计为金属𬌗面，颊面烤瓷
B. 减小基牙预备聚合度
C. 基牙预备辅助固位形
D. 增加基牙
E. 减小桥体牙尖斜度
F. $\overline{7|}$根管治疗后采用桩核冠固位体

205. 桥体龈面形态应设计为

A. 船底式桥体
B. 改良盖嵴式桥体
C. 悬空式桥体
D. 鞍式桥体
E. 接触式桥体
F. 卵圆形桥体

（206～208题共用题干）

女，40岁。因“咬硬物时右下后牙崩裂2天”来诊。患者8年前曾行右下后牙根管治疗术＋桩冠修复，2天前因咬硬物致全冠部分崩裂，无明显疼痛或肿胀。

206. 针对该患者应行的检查有

A. 叩诊
B. 松动度检查
C. 摄X线片
D. 制洞试验
E. 牙周探诊
F. 牙髓活力电测试

207. 提示患牙叩诊（±），松动（－），牙周探诊深度正常。X线片：$\overline{6|}$远中根管桩及根长1/3，近远中根管均有欠填伴根尖周阴影。患牙最佳的治疗方法为

A. 拆除原烤瓷全冠后重新冠修复

B. 拆除原有桩冠后重新修复

C. 拆除原有桩冠后，行根管再治疗后修复患牙

D. 拆除原有桩冠后树脂充填修复

E. 观察，嘱患者不适随诊

F. 根尖手术治疗

208. 提示去除患牙桩冠时，根管桩折断于根管内无法取出，故拟行根尖外科手术。关于根尖外科手术，叙述正确的有

A. 术前取得患者知情同意

B. 术前预防性使用抗生素

C. 术前拍摄锥形束 CT（CBCT）

D. 采用弧形切口

E. 使用涡轮手机和球钻进行倒预备

F. 应于术后第 6 个月、12 个月、24 个月进行复查

（209 ~ 212 题共用题干）

患者，男，22 岁。2 周前外伤致上前牙两枚缺失。曾于外院行"上唇缝合"，已拆线。现上前牙不能咬物，无自发痛。$\underline{21|}$缺失，牙槽窝未痊愈；$\underline{|1}$ Ⅱ度松动，叩诊（+++），牙冠完整；$\underline{|2}$ Ⅰ度松动，叩诊（±），有前伸𬌗干扰，切 1/3 缺损。余牙无松动，咬合正常。开口度、开口型正常。

209. 根尖片显示$\underline{|1}$根折，根折线位于根中部。对$\underline{|1}$正确的处理方法是

A. 拔除根折线冠方牙体组织，保留根部

B. 拔除根尖部分，保留冠方牙体组织

C. 行牙弓夹板固定术

D. 根管充填后行桩核冠修复

E. 拔除患牙

F. 行牙再植术

210. 牙髓活力测验显示$\underline{|2}$牙髓活力正常，正确的处理是

A. 根管治疗

B. 截冠后作为覆盖基牙

C. 牙弓夹板固定

D. 拔除患牙

E. 调𬌗

F. 光固化树脂暂时修补牙体缺损

211. 待牙槽嵴完全愈合，基牙稳固之后，对缺失牙可行的修复方法是

A. 可摘局部义齿

B. 双端固定桥

C. 单端固定桥

D. 粘结桥

E. 种植义齿

F. 固定 – 可摘联合修复

212. 如患者缺牙区牙槽骨缺损明显，可行的处理方法为

A. 修复前齿槽外科成形术

B. 固定桥设计悬空式桥体

C. 固定桥结合可摘式义龈修复

D. 固定桥桥体颈部以牙龈瓷制作牙龈外形

E. 可摘局部义齿基托修复骨缺损

F. 减小桥体或人工牙唇面突度

答案与解析

1. B　2. C　3. D　4. C　5. B　6. C　7. E　8. D　9. E　10. C　11. A　12. E　13. D　14. C　15. A　16. B　17. C　18. A　19. D　20. A　21. B　22. E　23. E　24. A　25. A　26. A　27. B　28. A　29. A　30. B　31. B　32. C　33. B　34. A　35. C　36. E　37. E　38. C　39. C　40. A　41. A　42. D　43. C　44. D　45. D　46. B　47. E　48. E　49. B　50. E　51. E　52. B　53. A　54. C　55. B　56. D　57. A　58. D　59. B　60. B　61. A　62. D　63. D　64. C　65. A　66. D　67. D　68. B　69. C　70. B　71. E　72. A　73. D　74. B　75. A　76. E　77. B　78. B　79. C　80. A　81. C　82. B　83. D　84. B　85. C　86. B　87. A　88. E　89. A　90. D　91. C　92. D　93. C　94. E　95. E　96. E　97. D　98. D　99. A　100. B　101. A　102. E　103. D　104. A　105. D　106. D　107. D　108. E　109. D　110. E　111. A　112. C　113. A　114. A　115. A　116. B　117. E　118. C　119. A　120. B　121. C　122. B　123. C　124. E　125. E　126. D　127. D　128. A　129. E　130. A　131. E　132. B　133. A　134. B　135. B　136. A　137. C　138. B　139. C　140. D　141. B　142. B　143. A　144. E　145. E　146. B　147. D　148. B　149. E　150. B　151. B　152. D　153. A　154. A　155. D　156. B　157. A　158. D　159. C　160. C　161. D　162. E　163. D　164. C　165. D　166. B　167. C　168. E　169. C　170. C　171. C　172. E　173. C　174. C　175. C　176. A　177. C　178. B　179. B　180. C　181. B　182. B　183. D　184. D　185. A　186. A　187. E　188. B　189. C　190. D　191. BC　192. ABCE　193. ABCDEF　194. ABCD　195. ABDE　196. ADE　197. AB　198. CDF　199. AE　200. A　201. CDEF　202. D　203. ACDF　204. BCDE　205. BE　206. ABCE　207. C　208. ABCF　209. E　210. CEF　211. ABEF　212. ACDE

1. B【解析】医疗事故的责任人是医疗机构及其医务人员。故选 B。

2. C【解析】恶性多形性腺瘤 90% 以上为良性多形性腺瘤癌变所致，其既具有典型的癌或肉瘤的特征，又具有良性多形性腺瘤结构，故此瘤也被称为“癌在多形性腺瘤中”。发生在腭部者常形成溃疡，在腮腺者常侵犯面神经而致面神经麻痹。故选 C。

3. D【解析】舌损伤的处理：①缝合创口应尽量保持舌的长度，将创口按前后方向进行缝合。②当舌的侧面与邻近牙龈或舌腹与口底黏膜都有创面时，应分别缝合各自的创口；当不能封闭所有的创面时，应先缝合舌的创口，以免日后发生粘连而影响舌的活动。③舌组织是肌性组织，活动大，损伤后肿胀明显，缝合处易撕裂，故应采用粗针粗线缝合。故选 D。

5. B【解析】乳牙外伤多发生在 1 ~2 岁儿童，约占乳牙外伤的 1/2，主要是由于 1 ~2 岁儿童开始学习走路，运动能力、反应等都处于发育阶段，容易摔倒或撞在物体上造成牙外伤。故选 B。

6. C【解析】多形渗出性红斑的皮肤损害常对称分布，好发于颜面、头颈、手背、手掌、足背及四肢伸侧。故选 C。

8. D【解析】下颌乳磨牙有 2 ~3 个根管，3 个根管为两个近中根、一个远中根；有时下颌第二乳磨牙出现 4 个根管，两个近中根、两个远中根。故选 D。

11. A【解析】牙冠缺损在龈下，如未达到牙槽嵴以下，不需要切除牙槽突；而牙冠缺损在牙槽嵴以下，仅仅进行龈切术不足以暴露出缺损面，需要进行龈切术、牙冠延长术或根牵引术。故选A。

12. E【解析】关节内强直和关节外强直须采用手术治疗。关节内强直的手术有髁突切除术及颞下颌关节成形术，髁突切除术适用于纤维性强直的病例。关节外强直手术的基本方法是：切断和切除颌间挛缩的瘢痕、凿开颌间粘连的骨质，以恢复开口度。故选E。

13. D【解析】粘接力的大小受以下因素的影响：①粘接力与粘接面积成正比。在同样情况下，粘接面积大，粘接力就强。②粘接力与水门汀的厚度成反比。水门汀厚，则抗折断力弱，粘接力小；水门汀薄，抗折断力则强，粘接力就大。③粘结剂的稠度应适当，过稀过稠都影响粘接力。④修复体或预备体的粘结面上有水分，氧化物、油质残渣等异物都会影响粘接力。故选D。

14. C【解析】牙龈翻瓣术的适应证：①经基础治疗后牙周袋探诊深度仍 >5mm，并仍有探诊出血情况的牙周病变。②牙周袋袋底深度超过膜龈联合，不宜实行龈切术的牙周病变。③存在必须进行骨修整或植骨治疗的骨下袋。④牙周袋形态复杂，范围广泛，仅靠基础治疗不能彻底清除炎症组织的情况。⑤深牙周袋伴发根分叉病变、牙周牙髓联合病变或需要做截根术的情况。故选C。

16. B【解析】根据全口义齿的固位原理可知，吸附力包括附着力和内聚力。义齿基托组织面与黏膜紧密贴合，其间有一层薄层唾液，唾液与黏膜之间产生了附着力，唾液本身分子之间产生内聚力，而使全口义齿获得固位。吸附力的大小与唾液的质和量有关。故选B。

18. A【解析】半固定桥是两端均有基牙及固位体，其一端的固位体与桥体为固定连接，另一端固位体与桥体则以栓及栓道方式的活动连接，固定连接端的基牙所受的力大于活动连接端所受的力，这是因为咬合力通过了活动连接体的传导，使应力的传导得以分散和缓冲，而固定连接端基牙则承担了大部分咬合力，故又称应力中断式固定桥。故选A。

19. D【解析】血站应当为献血者提供各种安全、卫生、便利的条件。故选D。

21. B【解析】藻酸盐印模材料是一种弹性不可逆水胶体印模材料。水胶体凝胶吸收水分出现膨胀，水含量减少出现凝胶裂隙，即水胶体印模材料的渗润和凝溢，可使印模改变其尺寸的稳定性，影响印模的准确性，所以完成印模后尽快灌注模型，且印模只能复制一次模型。故选B。

22. E【解析】急性牙周脓肿的治疗原则是消炎镇痛、防止感染扩散以及使脓液引流。急性炎症期不应进行翻瓣术。故选E。

23. E【解析】医患关系是一种具有医疗契约性质的关系。医疗契约又称医疗合同，是指平等主体的患者与医疗机构之间设立、变更、终止民事权利与义务关系的协议。这种协议的达成包括要约与承诺双方，即患者到医疗机构挂号就医是求诊的要约，而医疗机构收取挂号费且交付挂号单是对患者的承诺，从而医患双方的医疗契约便确立起来。故选E。

24. A【解析】超声洁治术要求用握笔式，以邻牙为支点手腕及肘部施力，工作头前端轻轻与牙面平行或小于15°，牙石下方来回移动，切忌误将工作头停留在一点上震动，防止造成牙齿表面的损伤。故选A。

25. A【解析】复合树脂特点：①抗压强度较高（127～196MPa），仅次于银汞合金；硬度较低（布氏50）；不耐磨；填料越多，强度越大。②热（膨）胀系数小。③色泽稳定且与牙相似。④不溶于唾液。⑤抗弯强度和抗冲强度略高于银汞合金。⑥对牙髓无刺激性。⑦固化期有聚合体积收缩的性能，可导致边缘裂缝。故选A。

28. A【解析】牙齿外伤后，牙周膜有轻度损伤，没有硬组织缺损及牙齿脱位是称为牙震荡，临床表现如下。①患牙轻微酸痛感，对冷刺激可有一过性敏感症状。②牙冠完整，通常不伴牙体组织的缺损。③不松动或轻微松动，无移位。有轻微松动的患牙又可称为亚脱位。垂直向或水平向叩痛（±）~（+）。④冷测验患牙从略敏感到无反应不一。⑤X线片表现正常或根尖牙周膜增宽。故选A。

30. B【解析】A选项肯定不是深龋的临床表现，因为中龋时，患者已有食酸甜食物痛的主诉，深龋时患者不仅食酸、甜食物痛，而且有冷、热食痛的主诉。C选项意味着患牙有自发痛，已非深龋的临床表现，而是牙髓炎的临床表现。D、E选项均不是深龋的临床表现，因为，临床诊断为深龋，则意味着患牙牙髓尚未累及，因此牙髓活力温度测验和电测验结果均应为正常的反应。故选B。

31. B【解析】处方一般不得超过7日用量，急诊处方一般不得超过3日用量。故选B。

32. C【解析】根管机械预备的目的：清除主根管内感染，清除根管壁的感染，形成根尖孔至根管口的连续锥形的管形结构，预备后保持根管的原始形态，形成根充挡，适应根管自然弯曲，避免过度预备，由此可见A、B、D、E不选。为了防止细菌和根管内容物推出根尖孔外，要在根尖孔形成根充挡，不可扩大根尖孔。故选C。

33. B【解析】桩核冠的固位形与抗力形要求如下。①桩的长度：为确保根管治疗效果和预防根折，一般要求根尖部保留3~5mm的充填材料作为根尖封闭，桩的长度为根长的2/3~3/4。②桩的直径和形态桩的直径应为根径的1/3，从根管口到末端逐渐缩小呈锥形，与牙根外形一致，与根管壁密合。故选B。

35. C【解析】义齿不戴后就能缓解或消失通常可能因基牙受力过大而导致疼痛，如卡环基托与基牙接触过紧，或者卡环的位置制作不当对基牙产生扭力。咬合时疼痛，可能由于咬合过高或卡环过紧，需要调𬌗或放松卡环。基牙或对𬌗牙出现酸痛，可能是就位或调𬌗过程中对基牙的磨除过多，可适当考虑脱敏治疗。故选C。

36. E【解析】龋病是在以细菌为主的因素作用下，细菌、糖类食物、易感牙面等宿主条件和一定的时间四种因素共同作用下发生的。故选E。

38. C【解析】窝洞预备时，点角和线角不应锐利，而要求清晰而圆钝，既能起固位作用又利于增加洞形的抗力。故选C。

39. C【解析】缓冲区指需要缓冲咀嚼压力的区域，主要指上颌隆突、颧突、上颌结节的颊侧、切牙乳突、下颌隆突、下颌舌骨嵴，以及牙槽嵴上的骨尖、骨棱等部位。该区表面覆盖有很薄的黏膜，不能承受咀嚼压力。全口义齿基托组织面在上述的相应部位应做缓冲处理，以免因压迫导致疼痛或形成支点而影响义齿的稳定。故选C。

40. A【解析】牙釉质发育不全病损发生在牙釉质发育时期，牙齿萌出后才显示，是牙釉质发育不全遗留的一种后遗症。口服钙片已无任何作用。故选A。

41. A【解析】𬌗支托宽度应为磨牙颊舌径的1/3或前磨牙的1/2，厚度为1.0~1.5mm，长度一般为磨牙的1/4或前磨牙的1/3近远中径。故选A。

43. C【解析】息止颌位处于完全休息时的静止状态，上、下牙列自然分开，上、下颌牙齿殆面之间保持一定的间隙，此间隙由前向后逐渐变小，称为息止殆间隙，此间隙一般为2～3mm。故选C。

44. D【解析】Ⅰ度松动是唇（颊）舌（腭）向松动，或松动幅度小于1mm。Ⅱ度松动是唇（颊）舌（腭）向松动及近远中向松动，或松动幅度在1～2mm之间。Ⅲ度松动是唇（颊）舌（腭）向松动、近远中向的及垂直向的也均有松动，或松动幅度大于2mm。故选D。

45. D【解析】在细菌侵入之前，部分区域牙本质小管内成牙本质细胞突起在细菌酶的作用下，细胞膜等有机成分发生脂肪变性，光镜下呈云雾状，此区域为脂肪变性层，为最早出现的病变，最靠近正常牙本质。故选D。

46. B【解析】疗效评价的标准应建立在全面检查评估的基础上，评价的内容应包括患者的主观症状、客观检查、功能情况及X线检查情况。成功：患牙无主观症状和体征，咬合功能正常；X线片示根充严密，根尖区透射影减小，骨密度增加。故选B。

47. E【解析】固定矫正器的优点：固位良好，支抗充足；能使多数牙移动，整体移动、转矩和扭转等移动容易；能控制矫治牙的移动方向；能矫治较复杂的错殆畸形；体积小，较舒适；不影响发音和口语训练；临床复诊加力间隔时间长；疗程较短，患者不能自行将矫治器摘下，所以矫治力得以持续发挥。但由于患者不能摘下清洁，因此固定矫治器不利于口腔健康的维护。故选E。

48. E【解析】医患关系的特征包括：①明确的目的性和目的的统一性。②利益的相关性和价值实现的统一性。③人格权利的平等性和医学知识的不对称性。④选择的不对等性和情感的中立性。⑤医患冲突的敏感性和不可避免性。故选E。

50. E【解析】义齿咀嚼功能不好的常见原因：①咬合关系不良导致上、下颌人工牙咬合接触面积小。②在调殆时磨除过多，使人工牙后牙失去了应有的尖窝解剖结构。③垂直距离过低导致咀嚼无力，或垂直距离过高，导致咀嚼费力，咀嚼肌易疲劳。④人工后牙殆平面过高，咀嚼时舌肌易疲劳。⑤全口义齿稳定性差，使患者无法用义齿进行正常咀嚼。故选E。

52. B【解析】B项，胸外心脏按压的部位是胸骨下半部，双乳头之间（男性患者约平第五肋间）。故选B。

54. C【解析】全腭板为覆盖全腭区的腭板，在龈缘、切牙乳头及上颌硬区应进行缓冲。前、后腭杆与两侧的侧腭杆相连形成关闭型马蹄状腭板。其支持力较强，游离端不容易变形。变异腭板不同程度地覆盖上颌硬区，因而应注意缓冲。小连接体垂直通过龈缘，但应进行缓冲，不能压迫牙龈。故选C。

55. B【解析】路德维希咽峡炎又称口底多间隙感染、口底蜂窝织炎，多由口腔或牙根感染引起，以拔牙后多见。由于感染在口底间隙的蔓延和扩散，患者首先会出现颌周（腮部）自发性剧痛，灼热感，皮肤表面粗糙而红肿坚硬。病变初期，肿胀多在一侧，如炎症继续发展，会扩散至颌周整个口底间隙。应及早切开引流。故选B。

56. D【解析】艾滋病口腔表现如下。①口腔白念珠菌病：在HIV感染者中最为常见，且常在疾病的早期就表现出来，是免疫抑制的早期征象。②毛状白斑：主要在舌缘舌腹，多为双侧性。③口腔疱疹：以单纯疱疹多见，常伴有生殖器皮肤疱疹。④龈炎和龈口炎：牙龈肿胀出血疼痛，常易伴坏死性龈炎或龈口炎。⑤卡波西肉瘤：属结缔组织恶性疾病。故选D。

57. A【解析】颌面部感染的途径如下。①牙源性：病原菌通过病变牙或牙周组织进入体内发生感染，称牙源性感染，是口腔颌面部感染的主要途径。②腺源性：由面颈部淋巴结感染扩散引起。③损伤性：继发于损伤后的感染。④血源性：机体其他部位的化脓性病灶通过血液循环形成的口腔颌面部化脓性病变。⑤医源性。故选A。

58. D【解析】错𬌗畸形的局部危害性：①影响牙、颌、颅、面的发育。②影响口腔健康。③影响口腔功能。④影响容貌外观。A、B、C、E项属于局部危害性；D项，错𬌗畸形对心理和精神健康的影响属于全身危害性。故选D。

60. B【解析】卡马西平是目前治疗三叉神经痛的首选药物。故选B。

61. A【解析】双侧颏孔区骨折时，两侧后部骨折段因升颌肌群牵拉而向上前方移位，前部骨折段则因降颌肌群的作用而向下后方移位，致颏部后缩及舌后坠。救治伤员时，应防止舌后坠，保持呼吸道通畅，防止窒息。故选A。

62. D【解析】左下6去腐后预备洞形为Ⅱ类洞，该类洞邻面部分设计的主要固位形是梯形固位，以防止充填体𬌗向脱位。故选D。

64. C【解析】牙隐裂临床见隐裂与𬌗面窝沟重叠，向一侧或两侧延伸，越过边缘嵴。隐裂方向多为𬌗面的近中和/或远中向走行，或者沿一主要承受𬌗力的牙尖，如上磨牙近中舌尖附近的窝沟走行。牙隐裂最常见的主诉是较长时间的咀嚼不适或咬合痛，病史可长达数月甚至数年。咬在某一特殊部位可引起剧烈疼痛。故选C。

65. A【解析】此患者大面积远中游离缺失，制作黏膜支持式义齿，3处舌侧基托纵折说明应力集中在此处，断端厚度较小，这个是造成义齿折断的原因，所以基托过薄是造成折断的原因。故选A。

67. D【解析】牙龈乳头出现无痛、椭圆形增生物，有或无蒂，局部牙槽骨骨嵴出现密度减低的情况提示有发生牙龈瘤的可能。故选D。

69. C【解析】咀嚼痛伴有叩痛，发病时间不长，创伤性根尖周炎或牙周炎不严重，通过调𬌗，去除牙尖交错𬌗早接触及非牙尖交错𬌗干扰，磨改不合理的斜面和过锐尖嵴，症状可很快消失。故选C。

72. A【解析】患牙有瘘管，经完善的根管治疗后瘘管长期不愈合，这种情况下采用瘘管搔刮术不一定能消除炎症，应采用根尖刮治术或根尖切除术，术后至少观察2周。故选A。

74. B【解析】错𬌗拥挤，口呼吸或正在萌牙、替牙的部位以及正畸治疗的牙齿、内分泌的改变等，均可促使牙菌斑的堆积导致龈炎。该患者上前牙牙龈炎症以唇侧为重，可能说明上唇短。故选B。

77. B【解析】最常用的表面麻醉药为丁卡因，浓度一般为2%。因丁卡因的毒性较大，临床上还可使用2%～5%利多卡因进行表面麻醉，但其麻醉效果不如丁卡因。故选B。

79. C【解析】该医疗机构的违法行为主要包括未按规定履行报告职责和未及时采取控制措施，致使疫情扩散，经认定情节严重，应给予吊销医疗机构执业许可证。若为认定情节严重的话，给予责令改正、通报批评、给予警告，而暂停执业活动的处理多用于发生医疗事故的相关医务人员、在执业活动中违反规定的医师及考核不合格的医师。故选C。

81. C【解析】由于乳牙早失造成第一恒磨牙近中倾斜，占去了恒前磨牙的间隙，导致前磨牙萌出间隙不足颊侧阻生。故选C。

82. B【解析】氟牙症多发生在恒牙，乳牙较少发生。患氟牙症牙数的多少取决于牙发育矿化时期在高氟区生活时间的长短，出生至出生后在高氟区居住多年，可使全口牙受侵害。受损牙釉质可出现白色斑纹，甚至整个牙为白垩样釉质；有的牙出现黄褐色色染；严重者出现牙实质性缺损以至牙失去整体外形，其严重程度取决于过量摄入氟的程度。所以诊断为氟牙症。故选 B。

83. D【解析】知情同意原则是指医务人员在选择和确定疾病的诊疗方案时要取得患者的知情和自由选择与决定，对于一些特殊检查、特殊治疗和手术以患者或患者家属（无家属者由监护人）在知情同意书上签字为据。如果患者选择有误，医务人员有履行指导的责任。故选 D。

85. C【解析】食物嵌塞的原因：①修复体与邻牙或修复体与修复体之间无接触或接触不良。②修复体轴面外形不良，如外展隙过大，龋外展隙过于敞开。③骀面形态不良，边缘嵴过锐，颊舌沟不明显，食物排溢不畅。④骀平面与邻牙不一致，形成斜向邻面的倾斜面。⑤邻面接触虽然良好，但修复体有悬突或龋边缘不密合。⑥对骀牙有充填式牙尖等。题目中提到左下第二磨牙过长，无对颌牙，故选 C。

86. B【解析】喂养龋特点为龋齿发病年龄早，上颌乳切牙首先龋坏，继而上、下乳磨牙骀面龋坏，龋坏面积较广。究其原因主要是在婴幼儿时期哺乳不当，小儿抱奶瓶睡觉，奶中或水中加糖过多，奶头长期含口中，造成的婴幼时期的这种急性龋。有人将由喂养不当引起的龋称之为“奶瓶龋”。故选 B。

90. D【解析】A 项，猖獗龋多发于儿童，或唾液腺功能低下者。B 项，慢性龋为深色。C 项，继发龋为继发于原有充填体的龋坏，而检查并无充填体。D 项，急性龋多见于儿童或青年人。病变进展较快，病变组织颜色较浅，呈浅棕色，质地较软而且湿润，很容易用挖器剔除，因此又称为湿性龋。E 项，若为停止龋，病变组织不易挖除。故选 D。

91. C【解析】垂直阻生第三磨牙部分萌出，不存在邻牙阻力，大部牙冠被牙龈覆盖，主要阻力来自牙冠远中部分覆盖的骨组织。故选 C。

92. D【解析】患者中线不齐，牙列不齐，要想获得美观的修复效果，应先行正畸治疗，然后修复。故选 D。

93. C【解析】表面麻醉适用于表浅的燕膜下脓肿切开引流，松动牙拔除，以及行气管内插管前的黏膜表面麻醉。故选 C。

95. E【解析】圆形卡环多用于远中孤立的磨牙上，上颌磨牙向近中颊侧倾斜、下颌磨牙向近中舌侧倾斜者。卡环臂的尖端在上颌磨牙的颊侧近中和下颌磨牙的舌侧近中。对于上颌近中颊侧倾斜的末端基牙，卡环臂应放在颊侧的倒凹区。故选 E。

96. E【解析】患牙有深龋，深牙周袋，X 线牙片显示阴影位于患牙根尖区，均为牙髓 - 牙周联合病变的临床表现。故选 E。

98. D【解析】替牙期间暂时性错：骀①上颌左右中切牙之间在萌出早期出现间隙。②上颌侧切牙初萌时，牙冠向远中倾斜。③恒切牙萌出初期，可能因较乳牙大，出现轻度拥挤现象。④上、下颌第一恒磨牙建骀初期，可能为尖对尖骀关系。⑤上、下恒切牙萌出早期，可出现前牙深覆骀。替牙期间暂时性错骀可在生长发育中自行调整，不需要矫治。A、B、C、E 选项皆为替牙期间的正常现象。故选 D。

102. E【解析】开髓孔过小、反复使用器械扩大根尖孔、根尖孔未穿通、患者体质差、抗感染力弱等均可能导致疼痛加重。抗生素仅是辅助治疗，在患者伴有全身症状时可服用。故选E。

104. A【解析】鼻腭管囊肿最常见的表现为腭中线前部的肿胀，有时可伴疼痛或瘘管形成。囊肿较大时，可见囊肿位于上颌骨中线，呈卵圆形放射透射区。鼻腭管囊肿的衬里上皮变异较大，可内衬复层鳞状上皮、含黏液细胞的假复层纤毛柱状上皮、立方上皮或柱状上皮。故选A。

107. D【解析】黏膜运动式印模是指制取软组织在功能运动变形状态下的印模。其边缘是患者作自主运动形成的。适用于取牙槽嵴严重萎缩的下颌印模。故选D。

110. E【解析】龈切除术的适应证：①牙龈纤维性增生、药物性牙龈肥大等牙龈增生性病损，经牙周基础治疗后牙龈仍肥大、增生，形态不佳或存在假性牙周袋，全身健康无手术禁忌证者。②后牙区中等深度的骨上袋，袋底不超过膜龈联合，附着龈宽度足够者。③牙龈瘤和妨碍进食的妊娠瘤，在全身状况允许的情况下可手术。④前冠周龈片覆盖在阻生牙面上，而该阻生牙的位置基本正常，切除龈片有利于牙的萌出。故选E。

111. A【解析】根尖周肉芽肿的影像学表现：在病原牙的根尖周、根侧方或根分叉有圆形或卵圆形的密度降低区，病变范围较小，直径一般不超过1cm，周界清楚，无致密的骨硬板，病变周围的骨质正常或稍致密。故选A。

112. C【解析】患牙缺损达牙髓，但根尖已发育完全，所以无须进行活髓切断术。因为患者未满18岁，牙列尚未发育完全，不宜马上进行恒久性修复。根据患牙与对颌牙无咬合关系的信息，需要临时修复体维持间隙，故应考虑根管治疗术后桩核加临时冠修复，18岁后牙列发育完全更换烤瓷冠。故选C。

113. A【解析】窝沟封闭的适应证：①有深窝沟的牙齿，特别是可以插入或卡住探针的牙（包括可疑龋）。②对侧同名牙已经患龋或有患龋倾向的牙。预防性树脂充填术是指对小的窝沟龋和窝沟可疑龋进行树脂充填术，是一种窝沟封闭与窝沟龋充填相结合的预防性措施。故选A。

114. A【解析】乳牙拔除的适应证：①牙冠破坏严重，或者因龋已形成残冠、残根，且已无法修复的乳牙。②近生理性替换时的露髓牙，乳牙牙根吸收1/3以上，不能进行根管治疗者。③严重根尖周炎的乳牙，根尖及根分叉区骨质破坏范围广，尤其是骨质破坏、炎症已涉及继承恒牙牙胚；或乳牙牙根因感染而吸收，乳牙松动明显；或乳牙根尖已露于牙龈外，常致局部黏膜发生创伤性溃疡者。④乳牙因外伤无法保留者。故选A。

116. B【解析】模型向后倾斜，义齿从前向后斜向就位，既可消除牙槽嵴唇侧组织倒凹，又可以将固位倒凹集中于后方基牙的远中，有利于固位卡环的放置。故选B。

119. A【解析】放射治疗后，影响口腔唾液腺的分泌，导致口腔唾液分泌减少。从而造成多数牙龋坏疼痛。故选A。

121. C【解析】深龋可表现为食物压迫牙髓产生疼痛，冷刺激一过性疼痛，较中龋剧烈。急性牙髓炎通常有自发性阵发性疼痛，冷、热激发痛，夜间痛等症状。而慢性牙髓炎则病程较长，可有长期冷、热刺激痛史，有叩痛。故选C。

122. B【解析】重型口腔溃疡又称复发性坏死性黏膜腺周围炎或腺周口疮，溃疡深大，常伴发小溃疡，有反复发作史。溃疡周边红肿隆起，触之基底稍硬，但边缘整齐清楚。溃疡疼痛较重，愈后可留瘢痕。故选B。

125. E【解析】癔症、肾上腺素反应的常见症状是头晕、头痛，口唇苍白，并伴有血压升高，脉搏快而有力。故选 E。

127. D【解析】修复体戴用一段时间后出现的自发性疼痛，多见于继发龋引起的牙髓炎。患者 2 年前做过全冠修复治疗，并且有颈探诊空虚，探痛明显，符合颈部继发龋引起的牙髓炎。故选 D。

128. A【解析】左上中切牙因为萌出更多着地时易受到伤害，叩诊音高，且左上唇有少量擦伤，可诊断左上中切牙嵌入。故选 A。

129. E【解析】正常的邻接面紧密接触，可防止食物嵌塞，同时使邻牙相互扶持，维持牙位，牙弓形状的稳定和分散咀嚼力。如果邻牙恢复过于靠向舌侧，那么在咀嚼时，邻牙会舌倾，而患牙则向颊倾。故选 E。

131. E【解析】全口义齿使用时，最好做到每次饭后都刷洗义齿，刷洗时用义齿清洁产品即可，不能用乙醇擦洗；刷洗时小心，以免掉在地上摔破义齿；晚间义齿摘下后应浸泡在冷水中，不可以将义齿浸泡于热水中；刚开始使用义齿时，吃软的、小块食物，咀嚼动作要慢，尽量用两侧后牙同时咀嚼；患者应该多练习，咬合到牙尖交错位。故选 E。

132. B【解析】急性坏死性溃疡性龈炎有典型的腐败性口臭，伴随牙龈疼痛、出血等其他症状。故选 B。

133. A【解析】慢性闭锁性牙髓炎一般有比较长的病史，可能有较长时间的冷刺激或热刺激的疼痛病史。慢性闭锁性牙髓炎龋洞深，探诊不敏感、未露髓；对冷、热测验不敏感或热诊引起迟缓痛，叩诊（+）。深龋牙髓活力检查一般无异常。故选 A。

136. A【解析】对于患有糖尿病的牙周炎患者，在牙周有急性感染而需要切开引流者，应先给抗生素，并只做应急治疗。待糖尿病控制或在内科医师合作下，才能进行复杂的牙周治疗。故选 A。

137. C【解析】牙周治疗效果不佳的原因很多，该患者存在一个明显的危险因素即吸烟，且吸烟量很大，吸烟既影响牙周疾病的发病和病情程度，又影响牙周治疗效果。故选 C。

139. C【解析】超声冲洗能增加冲洗液的清洗和消毒效果。超声仪的高频振荡活化了根管内的冲洗液，产生超声流效应、空穴效应、化学效应和热效应，这些效应协同作用的结果，加上冲洗液本身的杀菌效果和机械冲洗作用，杀灭根管内的细菌并清除根管内容物。故选 C。

140. D【解析】基托与覆盖黏膜应密合而无压迫。与上颌结节颊侧、上颌硬区、下颌隆突、下颌舌骨嵴及骨尖等部位相应的基托组织面应做缓冲处理以免基托压迫组织产生疼痛。故选 D。

141. B【解析】口内囊肿穿刺液为蛋清样，口外颌下腺及囊肿均切除后似囊肿复发，说明颌下区囊肿来源于舌下腺囊肿部分，为舌下腺囊肿口外型。故选 B。

142. B【解析】氟牙症多发生在恒牙，乳牙较少。生活在晋西高氟地区，全口牙白垩色到褐色斑，个别牙釉质实质性缺损，探缺损处质硬。故选 B。

143. A【解析】根据题意诊断为慢性红斑型念珠菌病，即义齿性口炎。损害部位常在上颌义齿腭侧面接触的上腭和牙龈黏膜，常伴有口角炎。明确诊断需要用实验室检查涂片法证实损害组织中存在病原菌。故选 A。

144. E【解析】根据临床表现诊断为慢性牙周炎。龈下菌斑内附着菌斑量增大，以放线菌为主。非附着菌斑量的增加，以厌氧菌为主，大部分是革兰阴性杆菌，如牙龈卟啉单胞菌、中间普氏菌、具核梭杆菌、螺旋体、二氧化碳嗜纤维菌等。其中牙龈卟啉单胞菌公认为是病变和活动区龈下菌斑的优势菌。故选E。

145. E【解析】“患牙深龋洞探底中硬不敏感，热测验引起迟缓痛，刺激去除后疼痛持续时间长”均提示可能患了牙髓炎。慢性闭锁性牙髓炎临床表现为探诊不敏感、未露髓；牙髓活力温度测验迟钝，有时牙髓活力热测验可引起迟缓痛；叩痛（+）或叩诊不适（±）。故选E。

147. D【解析】全口义齿在休息时状态良好，但说话、开口时容易脱位，主要是由于基托边缘过长、过后，唇、颊、舌系带区基托边缘缓冲不够，影响系带的活动。人工牙的排列位置不当，排列在牙槽嵴顶的唇侧或者舌侧，影响周围肌肉的活动；义齿磨光面外形不好等原因也可造成上述情况。故选D。

148. B【解析】“扳机点”是三叉神经痛最具诊断意义的临床表现，为鉴别三叉神经痛，首先应问患者是否有“扳机点”。故选B。

149. E【解析】急性化脓性根尖周炎临床表现为疼痛很剧烈，呈持续性、搏动性痛。患牙明显伸长，不敢咬合；牙髓无活力，温度测验和电测验无反应；叩诊（+++）、Ⅲ度松动、相应部位牙龈触痛（+++）。故选E。

150. B【解析】根据临床表现可以诊断为慢性复发性腮腺炎。复发性腮腺炎具有自愈性，所以治疗原则为增强抵抗力、防止继发感染、减少发作。治疗时应嘱患者多饮水，每天按摩腺体帮助排空唾液，用淡盐水漱口，保持口腔卫生。若有急性炎症表现，可用抗生素。故选B。

152. D【解析】两个龋患牙邻近，“1周来偶有夜间痛”提示已出现牙髓症状，牙髓活力测验是诊断牙髓病和根尖周病的一个非常重要的手段，包括牙髓活力温度测验和牙髓活力电测验。故选D。

153. A【解析】冠折露髓者，年轻恒牙可行直接盖髓或活髓切断术，待根尖发育完成后再做根管治疗或直接做牙冠修复；成年人可做根管治疗后牙冠修复。故选A。

154. A【解析】深龋，无自发痛，但有明显的激发痛，备洞过程中极其敏感。对于这类患者，应先做安抚治疗，待症状消除再做进一步处理。故选A。

155. D【解析】恶心常见由上颌义齿后缘伸展过长或义齿基托后缘与口腔黏膜不密合，致使唾液刺激黏膜出现发痒而引起。上、下前牙接触而后牙牙尖没有接触，义齿后端翘动而刺激黏膜也会使患者感到恶心；上颌义齿后缘基托过厚，下颌义齿远中舌侧基托过厚而挤压舌也可引起恶心。故选D。

157. A【解析】A项，改良鞍式桥体接近天然牙的外观，舒适、美观，自洁作用较好，临床上采用最多。B项，盖嵴式主要应用于上前牙牙槽嵴吸收较多者。C、E两项，一般临床上多采用的接触式桥体，悬空式桥体较少用，悬空式桥体适用于缺损较大的后牙缺失修复。D项，船底式多用于下牙槽嵴狭窄的病例。故选A。

158. D【解析】牙齿脱出后应该妥善保存牙齿，将牙齿放在生理盐水中保存。无条件的话可以放在牛奶和唾液中，尽快到医院治疗。储存条件和储存时间的长短对于成功再植是非常重要的。干燥保存的牙齿再植后预后较差。故选D。

160. C【解析】年轻恒牙，外伤致右上中切牙牙槽窝空虚，诊断为全脱位。牙齿全脱出时应该立即进行再植术。故选C。

162. E【解析】基托的边缘过长或者过锐都要可能会造成软组织的红肿破溃等。在临床上面将过长或过锐的部分磨短或修整圆缓，症状即可减轻。故选E。

164. C【解析】根尖部的炎症细胞迅速在牙槽骨骨髓腔内蔓延，脓液穿过骨松质到达骨外板，再通过骨皮质上的营养孔到达骨膜下。由于骨膜坚韧、致密，不易穿破，脓液在此处积聚，造成局部压力增高，此阶段称为骨膜下脓肿期。第一次的处理可以开髓开放、拔髓荡洗、脓肿切开引流、服用消炎和镇痛药，待下次复诊时，再根管预备封药。故选 C。

166. B【解析】牙髓温度测验的对照牙选择及测验顺序：以相邻牙或对侧同名牙做对照，按先下后上，先后牙后前牙顺序逐个测验，所以，右上第一磨牙的对照牙最好选择左上第一磨牙。故选 B。

167. C【解析】急性牙槽脓肿是根尖部牙周膜的化脓性炎症。A、B、D、E 四项，牙周脓肿与牙槽脓肿的鉴别包括感染的来源、牙周袋、牙体情况、牙髓活力、脓肿部位、疼痛程度、牙松动度、叩痛、X 线片、𬌗创伤、病程。C 项，龈下牙石是牙周炎的局部促进因素。故选 C。

168. E【解析】一般认为根折越靠近根尖其预后越好。当根折限于牙槽内时，对预后是很有利的，但折裂累及龈沟或发生龈下折时，常使治疗复杂而且预后亦差。故选 E。

169. C【解析】可局部麻醉下清创后直接拉拢缝合。给予抗生素以预防感染，并嘱患者 24 小时内注射 TAT，以预防破伤风。故选 C。

170. C【解析】A、B、D、E 项均是急性根尖周炎的应急处理方法。C 选项，根管预备封药不是应急处理，而是根管治疗术的重要步骤。故选 C。

171. C【解析】切割伤的创缘整齐，伤及大管时可大量出血。故选 C。

172. E【解析】颌面部重要结构较多，应注意探查面神经分支和腮腺导管有无断裂，还要探查静脉的损伤。切断面神经则发生面瘫，伤及腮腺及其导管可发生涎瘘。故选 E。

174. C【解析】人工牙排列的位置不当，如前牙排列覆𬌗过大，在前伸𬌗时上颌义齿前后翘动；后牙若排在牙槽嵴颊侧，咬合时以牙槽嵴顶为支点发生翘动；若排在牙槽嵴顶舌侧，影响舌的活动。故选 C。

175. C【解析】该患者可以按选磨调𬌗的原则进行磨改，如无法改善，应重新排列人工牙。故选 C。

179. B【解析】拔牙时，空腹血糖应控制在 8.88mmol/L 以内。血糖未控制且严重的糖尿病，应暂缓拔牙。故选 B。

180. C【解析】如为单纯性高血压病，在无心、脑、肾并发症的情况下，一般对拔牙有良好的耐受性。手术的激惹必然造成血压的骤然升高，如术前血压较高，可能导致高血压脑病或脑血管意外等危象。如血压高于 180/100mmHg，则应先控制后再行拔牙。故选 C。

182. B【解析】急性根尖周炎的症状主要为患牙咬合痛，临床上患牙初期只有不适、发木、浮出、发胀，到咬合时患牙与对颌牙早接触，后期叩痛，触压患牙根尖部位出现不适或疼痛。故选 B。

183. D【解析】患者年龄 14 岁，患牙未见明显龋坏和缺损，牙位为畸形中央尖的好发位置，所以其病因最有可能是畸形中央尖。故选 D。

184. D【解析】根据临床表现及体征检查，该病例应已经发展到黏膜下脓肿阶段，所以其应急处理应该是患牙开髓引流，开放 2～3 天，根尖部牙龈需要切开排脓。故选 D。

185. A【解析】由于患者 14 岁，正处于生长发育期，⌈5 牙根一般在 13～14 岁才能完成发育，所以该患牙很有可能是根尖未发育完成，应行根尖诱导成形术诱导其根尖形成或形成根尖屏障后再完成永久性的RCT。故选A。

186. A【解析】当口腔处于休息状态时，义齿固位尚好，但开口、说话、打哈欠时义齿容易脱位，是基托边缘过长、过厚，唇、颊、舌系带基托边缘缓冲不够，人工牙排列的位置不当，过于偏向牙槽嵴顶的唇颊或舌侧，或者义齿磨光面外形不好等影响周围系带和肌肉功能活动造成的。故选A。

187. E【解析】上、下颌后牙的覆盖过小，或者缺牙后，颊部软组织向内凹陷，天然牙的牙尖锐利都会造成咬颊黏膜。舌体肥大可致咬舌。故选E。

188. B【解析】疼痛是牙髓根尖周疾病最常见的表现，牙髓炎温度刺激加剧，表现出较持续的疼痛，活力电测验有反应。根尖周炎温度测验及活力电测验均无反应，拍X线片可帮助诊断。故选B。

189. C【解析】急性牙髓炎（包括慢性牙髓炎急性发作）疼痛剧烈，不能定位。急性根尖周炎症状、体征明显，疼痛剧烈，叩痛、松动明显。牙髓炎温度刺激加剧，表现出较持续的疼痛，活力电测验有反应。根尖周炎温度测验及活力电测验均无反应，拍X线片可帮助诊断。故选C。

190. D【解析】干髓术仅用于治疗炎症局限于冠髓的牙髓炎，不宜用于冠髓坏死、年轻恒牙、前牙。牙髓塑化治疗适用于发育完成的患牙髓根尖周病的恒后牙，特别是根管系统复杂，根管细窄弯曲和有器械意外折断于根管不能取出的患牙。但塑化治疗可能出现塑化剂烧伤、残髓炎、化学性根尖周炎、急慢性根尖周炎等并发症。目前最理想的治疗仍为根管治疗。故选D。

191. BC【解析】𬌗面釉质磨损牙本质暴露可诊断为“磨损”，遇冷水及吃甜食酸痛，咬硬物酸软无力，无自发痛，探诊某点感觉异常提示磨损后产生并发症“牙本质敏感症”。磨损牙体硬组织进行性丧失为临床特征，牙釉质可均匀性变薄，或者呈小凹坑样表现，甚至裸露出牙本质，出现牙本质敏感。故选B、C。

192. ABCE【解析】由单纯机械摩擦作用造成的牙体硬组织慢性磨耗称为磨损。磨损的程度取决于患者年龄、牙的硬度、食物的硬度、咀嚼习惯和咀嚼压力等，与唾液pH、人体钙摄入量无关。故选A、B、C、E。

193. ABCDEF【解析】A选项，磨损导致高耸的牙尖，造成𬌗创伤。B选项，磨损导致牙与牙之间的点接触变成松弛的面接触，造成食物嵌塞。C选项，𬌗面重度磨损可导致颌间垂直距离过短，导致颞下颌关节紊乱病。D、F选项，磨损导致牙髓外露时，会造成牙髓炎，牙髓炎进一步发展为根尖周病。E选项，磨损不均，会导致锐利的边缘，造成创伤性溃疡。故选A、B、C、D、E、F。

194. ABCD【解析】牙本质过敏症是牙在受到外界刺激，如温度（冷、热）、化学物质（酸、甜）以及机械作用（摩擦或咬硬物）等，所引起的酸痛症状。凡是使釉质完整性受到破坏，牙本质暴露的各种牙体疾病以及牙周萎缩导致牙颈部暴露等均可发生牙本质过敏症。A、B、C、D四项会引起牙本质过敏症。

195. ABDE【解析】A项，激光治疗作用机制是激光的热效应作用于牙本质小管，可在瞬间使暴露的小管热凝封闭，从而达到脱敏治愈的目的。B、E项，氟化物（0.76%单氟磷酸钠凝胶、2%氟化钠液）氟离子的机械堵塞作用能减少牙本质小管的直径，从而减少液压传导，D项，牙𬌗面个别敏感点用麝香草酚熨热脱敏。F项，牙本质过敏不用根管治疗。故选A、B、D、E。

196. ADE【解析】A 项，上颌骨 Le FortⅢ型骨折指骨折线自鼻额缝向两侧横过鼻梁、眶部，经颧额缝向后达翼突，形成颅面分离，常导致面中部拉长和凹陷。B 项，上颌骨 Le FortⅡ型骨折指骨折线自鼻额缝向两侧横过鼻梁、眶内侧壁、眶底和颧上颌缝，再沿上颌骨侧壁至翼突。有时可波及筛窦达颅前窝，出现脑脊液鼻漏。C 项，脑组织中血管破裂出现的颅内出血。D 项，髁突骨折 X 线片可见髁突骨折线。E 项，颧骨颧弓复合体骨折 X 线片可见颧骨颧弓骨折线。F 项，鼻骨骨折临床表现为移位和畸形、鼻出血、鼻通气障碍、眼睑部瘀斑、脑脊液鼻漏。故选 A、D、E。

197. AB【解析】将鼻子和耳流出的血性液体滴在滤纸上，用滤纸鉴别，滤纸上血性液体周围还有似水性液体形成"水晕"，则是脑脊液鼻漏和耳漏，否则是鼻出血和耳出血；实验室生化检查是最终诊断，故选 A、B。

198. CDF【解析】颌骨骨折伴颅脑外伤者先治疗颅脑外伤，颌骨骨折暂时不做复位，仅做固定和一般的清创处理；有脑脊液鼻漏和耳漏者切忌做鼻腔和外耳道填塞，防止把细菌带入颅内；无呼吸道梗阻则不需要做气管切开。故选 C、D、F。

199. AE【解析】颅脑外伤稳定后，患者生命无忧，则尽早进行骨折的精确复位。复位方法如下。①手法复位：主要用于新鲜骨折并且移位不大的线性骨折。②牵引复位：用于手法复位效果不满意，或者伤后 2～3 周骨折已发生纤维性愈合的患者，分为颌间牵引，颅颌牵引（石膏头帽颅颌固定、外牵张支架）。③手术切开复位：用于开放性创口的骨折、闭合性颌骨复杂骨折或已有错位愈合的陈旧性骨折。故选 A、E。

200. A【解析】颌面部外伤后严重畸形者手术时间需要稍晚些，让外伤后的瘢痕稳定后再行整复手术可防止再次继发性畸形，颌面部外伤后畸形的整复手术治疗的时间为颌面部最后骨折手术复位后 6 个月至 2 年。故选 A。

201. CDEF【解析】A 选项，5┘需要拆除修复体，然后经过完善治疗可用作基牙，无拔牙指征，C 选项符合。B 选项，7┘无牙体疾患，倾斜不能作为根管治疗指征。由题目可知患者有牙周炎，所以需要牙周治疗。F 选项，对伸长的牙应该调㓼，以免影响咬合关系。故选 C、D、E、F。

202. D【解析】6┘所受㓼力较大，而 5┘抗折性较差，需要增加 4┘作为基牙以减轻 5┘㓼力负担。故选 D。

203. ACDF【解析】6┘所受㓼力较大，不能设计为单端固定桥。7┘牙体组织健康，应尽量保留。故选 A、C、D、F。

204. BCDE【解析】下颌牙设计金属㓼面不符合美观要求。B 选项，短冠基牙会造成义齿固位力不足，减小牙体预备聚合度及增加基牙均可提高固定义齿固位力。C 选项，7┘应通过预备辅助固位形提高固位，保留活髓。D 选项，增加基牙，分散㓼力。E 选项，减小桥体牙尖斜度可减小侧向㓼力，防止义齿旋转脱位。故选 B、C、D、E。

205. BE【解析】对于缺牙区牙槽嵴形态正常的病例，最佳的桥体龈面设计是改良盖嵴式。接触式桥体一般用在缺牙区牙槽嵴高度正常的时候。故选 B、E。

冲刺试卷（二）

一、单选题

1. 菌斑控制的方法中不包括

A. 免疫方法　B. 机械法　C. 化学方法

D. 生物学方法　E. 微生物法

2. 关于唇腭裂，以下描述不正确的是

A. 是一种较为常见的口腔颌面部先天发育畸形

B. 国内的患病率为0.82% ~1.60%

C. 唇腭裂错殆畸形的患病率为97%

D. 由胚胎发育第5周，上颌突与球状突以及前腭突与侧腭突未及时融合而形成

E. 属于遗传度较高的多基因遗传病

3. 女，10岁。因外伤造成1|1冠折，髓室暴露，叩诊（+），余无异常，X线片显示根尖尚未完全形成，最佳处理方法是

A. 拔除患牙后，固定义齿修复　B. 拔除患牙后，种植义齿修复

C. 拔除患牙后，可摘局部义齿修复　D. 根管充填后，可摘局部义齿修复

E. 根尖诱导术

4. 地图舌的舌背黏膜呈现是

A. 丝状乳头增生呈毛状　B. 方形白色斑块

C. 红色乳头剥脱区，边缘白色隆起　D. 乳头消失而平伏的圆形白色斑块

E. 裂纹分布状如叶脉

5. 关于牙龈病，叙述错误的是

A. 牙龈病是指只发生在牙龈组织的疾病，不侵犯深层组织

B. 最常见为龈炎

C. 牙龈病的病因明确，主要为菌斑

D. 治疗效果好

E. 是不可逆性疾病

6. Ⅱ度深覆殆指上前牙牙冠在垂直向超过下前牙牙冠多少距离

A. 超过冠3/4　B. 小于冠1/3

C. 超过冠1/2而不足2/3　D. 超过冠1/3而不足1/2

E. 超过冠2/3

7. 急性龋的临床表现是

A. 多见于中、老年人　B. 病变进展较平稳　C. 龋坏牙本质着色深

D. 龋洞内腐质湿软　E. 进展与全身情况无关

8. 一般情况下不需要治疗的疾病是
A. 沟纹舌　B. 口腔白斑　C. 创伤性溃疡
D. 重型口腔溃疡　E. 多形性红斑
9. 母婴保健技术服务不包括
A. 母婴保健的科普宣传　B. 新生儿遗传病筛查　C. 婚前医学检查
D. 产前诊断　E. 助产技术
10. 腭裂（如图）的手术原则不包括

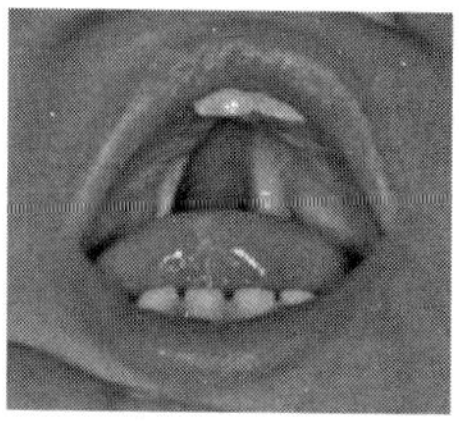

A. 封闭裂隙
B. 延伸软腭
C. 将移位的组织结构复位
D. 切除多余组织
E. 重建良好的腭咽闭合功能
11. 关于牙冠延长术后牙冠修复治疗，叙述错误的是
A. 术后1~2周时先戴临时冠，植入永久修复体应于6周后进行
B. 通过精密临时冠的诱导作用能使邻面龈乳头逐渐生长，应适时调改临时冠的邻接点位置，使龈乳头有生长空间
C. 当龈沟深度小于1.5mm时，修复体边缘不应超过龈下0.5mm
D. 当龈沟深度为1.5~2.0mm时，修复体边缘不应超过龈下1.0mm
E. 当龈沟深度超过2.0mm时，建议行牙龈切除术以减少龈沟深度后再行修复治疗
12. 下列哪项是窝沟封闭失败的主要原因
A. 封闭剂涂布不均匀　B. 唾液污染　C. 酸蚀时间不够
D. 牙面未完全清洁　E. 固化时间不够
13. 牙周炎的主要病理变化为
A. 牙周袋形成和牙槽骨吸收　B. 牙周袋形成和龈炎　C. 牙槽骨吸收和牙松动
D. 牙周溢脓和牙松动　E. 龈袋形成和牙槽骨吸收
14. 关于牙龈切除术，叙述错误的是
A. 后牙区中等深度的骨上袋，袋底不超过膜龈联合，附着龈宽度足够者可采用牙龈切除术
B. 袋底超过膜龈联合的患牙可行牙龈切除术
C. 牙槽骨缺损及牙槽骨形态不佳，需要行骨手术者不能行牙龈切除术
D. 前牙区若切除牙龈会导致牙根暴露影响美观，则不应进行牙龈切除术
E. 妨碍进食的妊娠性龈瘤，可在患者全身状况允许的前提下进行牙龈切除术
15. 根据WHO（1997）的诊断标准，以下哪种情况可诊断为龋病
A. 釉质上的白斑　B. 潜在的釉质损害　C. 探针可插入的着色窝沟
D. 釉质上带状硬的凹陷　E. 釉质上着色的不平坦区
16. 固定义齿修复后，下列哪项是引起的基牙疼痛一般会自行消失的原因
A. 在唾液中不同金属修复体接触产生的电位差刺激
B. 咬合早接触
C. 牙体制备量过大导致的牙髓炎

D. 与邻牙接触过紧导致牙周膜轻度损伤
E. 缺牙数目多，基牙受力过大
17. 全口义齿修复时垂直距离是指
A. 息止𬌗间隙
B. 面中1/3高度
C. 颌间距离
D. 息止颌位鼻底至颏底距离
E. 息止颌位鼻底至颏底距离减去2～3mm
18. 关于深龋的治疗，下列哪项治疗措施不恰当
A. 保留极近牙髓的少量软化牙本质
B. 必要时可不必底平壁直
C. 洞底垫氢氧化钙1～2mm以促进第三期牙本质形成
D. 制备抗力形和固位形
E. 龋坏能完全去净而牙髓基本正常的患牙，可一次完成治疗
19. 下列哪种印模材料具有良好的体积稳定性
A. 印模膏
B. 藻酸钠弹性印模材料
C. 加成型硅橡胶
D. 琼脂
E. 合成橡胶
20. 与腮腺导管关系密切的面神经分支是
A. 颞支
B. 颧支
C. 颊支
D. 下颌缘支
E. 颈支
21. 下列哪项不是做嵌体修复时，牙体预备的要点
A. 底平壁直、线角清晰
B. 洞缘斜面2°～5°，宽约0.5mm
C. 洞形无倒凹
D. 必要时可加鸠尾固位
E. 邻面做片切形
22. 修复前口腔准备不包括
A. 龋病治疗
B. 牙周洁治
C. 松动牙拔除
D. 余留牙比色
E. 拆除不良修复体
23. 某外伤昏迷患者准备转送，不应采用的措施是
A. 采取俯卧位
B. 采取仰卧位
C. 额部垫高
D. 随时观察伤情变化，防止窒息和休克发生
E. 疑有颈椎损伤的伤员，颈下应放置小枕，头部左右两侧用小枕固定
24. 年轻恒牙进行活髓切断术，使用氢氧化钙
A. 可以挽救坏死的牙髓
B. 可保存牙髓活力，利于牙根继续发育完全
C. 可以加强窝洞封闭的效果
D. 为不能判断牙髓状态时的临时措施
E. 不能保存牙髓活力，使牙髓坏死
25. 眶下间隙感染的病因不包括

A. 上颌尖牙根尖炎　B. 上颌切牙根尖炎　C. 上颌骨骨髓炎
D. 上唇疖、痈　E. 化脓性中耳炎

26. 口腔颌面部外伤后组织容易肿胀是因为
A. 血运丰富易形成血肿　B. 颌面部创伤一般较严重　C. 颌面部咀嚼运动多
D. 口腔颌面部腔窦多　E. 颌面部有腮腺组织

27. 循证医学的 3 个要素是
A. 医生技能、最佳证据、患者需要　B. 医生技能、患者、随机对照试验
C. 提出问题、查询证据、评价证据　D. 医生、患者、疗法
E. 期刊、书籍、互联网

28. 诱发龋病的唾液因素主要是唾液的
A. 稠度的改变　B. 成分的改变　C. 分泌率的降低
D. 酸碱度的改变　E. 抗菌系统改变

29. 龋病也可被称为牙体硬组织的
A. 化学破坏性疾病　B. 物理破坏性疾病　C. 免疫性疾病
D. 细菌感染性疾病　E. 脱矿性疾病

30. 口腔颌面部外伤出血最有效的止血方法是
A. 填塞止血　B. 结扎止血　C. 指压止血
D. 包扎止血　E. 药物止血

31. 中央性化脓性颌骨骨髓炎急性期的 X 线片表现是
A. 骨小梁有斑点状吸收　B. 有骨膜反应　C. 有死骨形成
D. 破坏区周围有骨质增生　E. 颌骨未见明显改变

32. K 形根管锉（扩孔锉）与 K 形根管扩大器（扩孔钻）的主要区别是
A. 单位长度内螺纹的数目或切槽的数目不同
B. 横断面的几何形状不同
C. 器械的锥度不同
D. 器械的长度不同
E. 刃部的长度不同

33. 某患者因舌受外伤出血严重，急诊止血的方法应选择
A. 注射止血药物　B. 填塞纱布　C. 结扎颈外动脉
D. 指压颈总动脉　E. 缝合止血

34. 颞下颌关节急性前脱位不可能出现的症状
A. 患者不能闭口　B. 前牙反殆，下中线偏向健侧
C. 后牙早接触　D. 言语不清
E. 唾液外流，面下 1/3 变长

35. 关于根管成形，说法不正确的是
A. 旋转使用的器械，旋转幅度不能超过两圈
B. 常用逐步后退法，根管壁原来直径至少扩大 3 个器械号
C. 机械预备结合化学预备，边预备边冲洗

D. 维持原根管形态，具有连续的锥度

E. 正确使用器械，避免折断

36. 窝洞制备时洞缘曲线要求圆钝的目的是

A. 防止牙齿折裂　　B. 防止充填体折裂　　C. 防止充填体脱落

D. 防止继发龋发生　　E. 防止充填材料的刺激

37. 牙周基础治疗的内容不包括

A. 调𬌗　　B. 控制菌斑　　C. 拔除无保留价值的患牙

D. 药物治疗　　E. 固定义齿修复

38. RPI 卡环组中邻面板的主要作用是

A. 防止义齿龈向移位　　B. 增强义齿的固位　　C. 有利美观

D. 减少基牙所受扭力　　E. 防止食物嵌塞

39. 以下口腔健康促进原则的叙述中，哪项正确

A. 以个体为对象，以治疗疾病为中心

B. 口腔健康促进的原则与担负的任务无关

C. 医务人员在口腔健康促进中起主导作用

D. 口腔健康促进应以口腔疾病的二级预防为基础

E. 重视社区口腔健康促进

40. 拔牙的禁忌证包括

A. 高血压为 175/100mmHg　　B. 1 年前有心肌梗死病史

C. 充血性心力衰竭，心功能Ⅱ~Ⅲ级　　D. 半年前有心绞痛史，近期无发作

E. Ⅱ度房室传导阻滞

41. 下列活动矫治器优点不包括

A. 每次复诊操作时间短　　B. 易于控制口腔卫生　　C. 对美观影响小

D. 易于控制矫治力大小　　E. 易于制作

42. 后腭杆的正确放置位置应位于

A. 腭隆突之后，软腭颤动线之前，两侧微弯向第一磨牙与第二前磨牙之间

B. 腭隆突之后，软腭颤动线之前，两侧微弯向第一磨牙与第二磨牙之间

C. 腭隆突之后，软腭颤动线之前，两侧微弯向第二磨牙之后

D. 腭隆突之后，两侧微弯向第一前磨牙与第二前磨牙之间

E. 腭隆突之前，两侧微弯向第二前磨牙与第一磨牙之间

43. 探诊的要点如下，不正确的为

A. 重点检查龋齿、牙周袋和窦道　　B. 必须有支点并且动作要轻柔

C. 防止刺伤软组织和牙周组织　　D. 探穿髓孔要用尖头探针探入

E. 探牙周袋要用钝头专用探针

44. 上颌侧切牙牙冠缺损 1/3 的患者，在修复初诊时不需问诊的内容为

A. 就诊的主要原因　　B. 下颌运动是否正常　　C. 缺损的原因

D. 已接受过的检查和治疗　　E. 缺损时间的长短

45. 可使舌后坠，引起呼吸困难发生窒息的颌骨骨折是

A. 颏部粉碎性骨折　B. Le Fort Ⅱ型骨折　C. 颏部正中单线骨折
D. 左颏孔区骨折　E. 双侧髁突颈部骨折

46. 龋损形成的过程不包括
A. 硬组织脱矿、崩解　B. 色素沉着　C. 牙釉质的再矿化
D. 修复性牙本质形成　E. 腐坏牙本质再矿化

47. 以下不是可摘义齿的适应证的是
A. 游离端缺失　B. 非游离端缺失　C. 上下颌同时有缺牙
D. 牙体缺损　E. 先天缺牙

48. 关于牙髓活力温度测验，叙述正确的是
A. 低于10℃为冷刺激，高于50℃为热刺激　B. 低于10℃为冷刺激，高于60℃为热刺激
C. 低于20℃为冷刺激，高于50℃为热刺激　D. 低于20℃为冷刺激，高于60℃为热刺激
E. 低于10℃为冷刺激，高于70℃为热刺激

49. 个别牙牙体缺损的影响不包括
A. 美观　B. 食物嵌塞　C. 关节　区不适
D. 咀嚼功能　E. 牙髓刺激症状

50. 根管扩大的目的不包括
A. 消灭手术以后留下的无效腔　B. 清除感染物质
C. 便于根管内封药　D. 打通根尖病灶的排脓通道
E. 便于根管充填

51. 良性肿瘤的临床特点中，哪项是错误的
A. 一般对机体无影响　B. 一般生长缓慢　C. 多呈浸润性生长
D. 一般不发生转移　E. 彻底切除后一般不易复发

52. 关于口腔扁平苔藓的临床表现，下列哪项是不正确的
A. 中年女性患者较多　B. 磨牙区颊区颊黏膜多见白色网状条纹
C. 白色网状条纹稠密区域较多发生糜烂　D. 损害多为单侧性
E. 皮肤、指甲、生殖器黏膜均可发生

53. 下列哪种药物临床上用作表面麻醉
A. 丁卡因　B. 阿替卡因　C. 利多卡因
D. 布比卡因　E. 普鲁卡因

54. 患者因外伤致上颌骨骨折，骨折块向下移位，现场预防窒息的急救处理应是
A. 紧急从鼻腔气管插管，保持呼吸道通畅
B. 紧急气管切开
C. 复位上颌骨块，利用压舌板等物作颅上颌固定
D. 使用呼吸兴奋药
E. 维持患者于头低足高位

55. 全冠粘固后很快出现过敏性疼痛，其主要原因不可能是
A. 粘固剂刺激　B. 取印模时刺激　C. 牙体预备时热刺激
D. 腐质未去净　E. 消毒剂刺激

56. 构成医疗事故的主观方面应当是

A. 技术水平欠缺的技术过失

B. 违反卫生法规和诊疗护理规范常规的责任过失

C. 违反操作规程的故意

D. 疏忽大意的过失

E. 过于自信的过失

57. 关于种植体周围炎的叙述，错误的是

A. 是种植体周围黏膜炎进展而来

B. 菌斑刺激和咬合负载过重是主要病因

C. 伴有骨吸收

D. 适当治疗可阻止骨吸收

E. 炎症进展比牙周炎要缓慢，治疗效果好

58.《中华人民共和国医师法》规定，医师因考核不合格者被责令暂停执业活动 3～6 个月，并接受培训和继续医学教育，期满后仍然不合格者，由县级以上卫生行政部门对其

A. 变更注册　　B. 不予注册　　C. 重新注册

D. 注销注册　　E. 暂缓注册

59. 牙体缺损的病因除外

A. 酸蚀　　B. 龋病　　C. 牙周病

D. 磨损　　E. 发育畸形

60. 关于人工牙以下说法正确的是

A. 非解剖式人工牙咀嚼效能差，侧向𬌗力小

B. 非解剖式人工牙咀嚼效能好，侧向𬌗力小

C. 解剖式人工牙咀嚼效能差，侧向𬌗力大

D. 解剖式人工牙咀嚼效能好，侧向𬌗力小

E. 非解剖式人工牙咀嚼效能差，侧向𬌗力大

61. 根尖片分角线投照技术的主要缺点是

A. 需定位投照装置　　B. 操作简便　　C. 需特殊持片器

D. 费用较高　　E. 图像失真变形

62. 某患者，$\overline{6|}$𬌗面大面积龋坏，要求修复，检查：$\overline{6|}$探诊（－），叩诊（＋＋），$\overline{6|}$根尖部牙龈上有瘘管，牙周结石Ⅱ度牙龈红肿，在修复前准备工作中，不必要的是

A. X 线牙片　　B. 牙周治疗　　C. 根管治疗

D. 曲面断层片　　E. 给患者讲明治疗方案

63. 男，63 岁。全口义齿戴用 1 周后，上牙槽嵴黏膜疼痛，造成此症状的原因不包括

A. 骨突未缓冲

B. 模型牙槽嵴处石膏磨损

C. 垂直距离过高

D. 模型骨突处用磷酸盐粘固粉加厚少许

E. 刮除模型骨突处石膏，以去除倒凹

64. 男，70 岁。因脑出血 1 小时入院，病情危重。医生建议立即手术，并告知家属手术可能存在的风险，不手术则会有生命危险。家属因经济困难，示意医生只需做简单处置，放弃救治，听任其死亡，但拒绝签字。此时医生应选择的最佳决策是

A. 提请法院作出决策

B. 听从家属决定，并在病历上如实记录家属意见

C. 不考虑家属意见，医生直接手术

D. 一定要家属签字，否则让患者转院

E. 征求医院领导意见并与家属充分沟通，确定符合实际的救治手段

65. 患者$\overline{1|}$缺失，$\overline{2|}$稳固，$\overline{|1}$冠根比为1.5∶1，根短。在设计双端固定桥时，应当

A. $\overline{2|}$最好设计冠内固位体

B. $\overline{2|}$最好设计3/4冠

C. 降低桥体咬面

D. 增加$\overline{|2}$作基牙

E. 桥体与$\overline{|1}$之间用活动连接体

66. 某患者，$\underline{6|}$远中舌侧大面积缺损，已进行根管治疗，现要求修复。检查：$\underline{6|}$无叩痛，无松动，咬合距离正常，临床牙冠高度尚可，可以采用的方法不包括

A. 铸造金属全冠

B. 塑料全冠

C. 金属烤瓷全冠

D. 嵌体冠

E. 嵌体

67. 男，35岁。2周来右侧后牙咬物不适，喝热水引起疼痛。近3日夜间疼痛影响睡眠，并引起半侧耳后部痛，服镇痛片无效。检查时见右侧上、下后牙多个充填体。应考虑的诊断最可能是

A. 急性牙髓炎

B. 急性根尖炎

C. 慢性牙髓炎

D. 龈乳头炎

E. 慢性牙髓炎急性发作

68. 男，28岁。因$\overline{6|}$急性根尖周脓肿造成下颌骨急性中央性骨髓炎，疼痛剧烈，$\overline{7-4|}$松动，牙龈红肿，声带溢脓。以下治疗措施中，错误的是

A. 若引流不畅，可考虑凿去部分骨外板

B. 给予足量、有效的抗生素

C. 拔除$\overline{6|}$，其余松动牙尽量保留

D. 局部超短波理疗

E. 形成骨膜下脓肿时应尽早切开引流

69. 女，46岁。左下后牙2个月来遇冷、热过敏，食物嵌入牙内引起隐隐不适，近2天出现自发阵发痛，遇冷、热疼痛更加剧。检查发现$\overline{|6}$𬌗面深龋，冷测验（+++），穿髓孔小，探痛（+++），叩痛（±），就诊时医生在局部麻醉下开髓拔髓，未扩管，封CP药捻，当晚出现剧烈疼痛，Ⅲ度松动，叩痛（++）。该牙经处理后出现上述剧烈疼痛，最可能的原因是

A. 根尖周的细菌感染

B. 药物对根尖周的化学性刺激

C. 磨牙时的振动对根尖周的创伤

D. 器械超出根尖孔所致

E. 封洞太严密

70. 男，29岁。左上颌中切牙冠2/5缺损，已露髓，相应的检查和治疗过程不包括

A. 前牙区牙片

B. 患牙根管治疗

C. 根充后观察1~2周

D. 患牙桩核冠修复

E. 盖髓后直接树脂充填

71. 女，26岁。因“唇部反复肿痛数年”来诊。患者经常使用口红，每次涂抹后，唇部出现不适。口腔检查：上、下唇干燥，皲裂，可见少量黄色渗出，结痂。考虑诊断为

A. 慢性唇炎

B. 过敏性接触性唇炎

C. 唇疱疹

D. 固定性药疹

E. 盘状红斑狼疮

72. 女，17岁。脑部受伤住院，入院后虽经积极救治，但3天后患者进入脑死亡状态。医师告知其父母，并建议撤掉呼吸机。其父母看到女儿在呼吸机支持下仍有呼吸，并能触及女儿

的脉搏，坚决不接受医师的建议。此时，该医师符合伦理的做法是

A. 尊重其父母的医院并不惜一切代价救治

B. 执行脑死亡标准并劝说其父母捐献患者器官

C. 直接撤掉呼吸机并填写死亡报告

D. 请公证机关来公证患者已经死亡

E. 向患者父母解释脑死亡，征得其同意后撤掉呼吸机

73. 男，65 岁。$\overline{65|65}$ 缺失，口内余牙情况良好，咬合关系正常，设计舌杆，牙槽嵴有倒凹安放位置是

A. 与黏膜轻轻接触　　B. 位于非倒凹区　　C. 位于倒凹区

D. 根据义齿设计类型决定　　E. 与黏膜只有 0.5mm 间隙

74. 男，16 岁。主诉：刷牙牙龈出血 3 月余，伴牙龈肿胀。检查：上前牙牙龈边缘及牙龈乳头充血、发亮、呈鲜红色，肿胀明显，龈乳头呈球状突起，仅龈缘有少量菌斑堆积，上唇稍短。试分析造成此患者牙龈炎症较重的原因不包括

A. 菌斑　　B. 口呼吸　　C. 舔唇习惯

D. 开唇露齿　　E. 激素水平

75. 男，28 岁。右下后牙、右下颌角区反复肿胀 3 个月，开口困难。检查开口度一指半，右下第三磨牙近中中位阻生牙龈充血，挤压有少量脓液溢出，右下颌角嚼肌区膨隆明显，质硬，轻度压痛。此患者最可能的诊断为

A. 急性智齿冠周炎　　B. 右咬肌间隙脓肿　　C. 右下颌骨骨结核

D. 右下颌骨边缘性骨髓炎　　E. 右嚼肌区放线菌病

76. 男，30 岁。有 5 年吸烟史。牙龈自动出血，伴牙龈疼痛、口臭 3 天，未发热。检查：牙石（+），龈缘呈虫蚀状，表面覆盖坏死假膜，易于擦去。最可能是下列哪项诊断

A. 疱疹性龈口炎　　B. 龈乳头炎　　C. 急性坏死性龈炎

D. 边缘性龈炎　　E. 快速进展型牙周炎

77. 女，26 岁。右下后牙牙龈易出血 1 个月，可自行止住。检查：牙石（+），$\overline{5|}$ 近中见树脂充填，探及充填物悬突，$\overline{54|}$ 间龈乳头充血，探诊易出血。右下后牙临床症状的主要促进因素是

A. 牙菌斑　　B. 医源性因素　　C. 创伤𬌗

D. 女性激素　　E. 牙石

78. 男，9 岁。下颌第二乳磨牙早失，为防止下颌第一恒磨牙前移应选择

A. 丝圈式间隙保持器　　B. 固定矫治器保持间隙　　C. 活动矫治器保持间隙

D. 唇挡矫正器　　E. 下颌舌弓

79. 某患者因烧伤后遗留颏颈部纵向条索状瘢痕，长约 10cm，患者仰头等活动受限。对该患者治疗最好采用

A. “Y－V” 成形术　　B. 沿瘢痕长轴切除后拉拢缝合

C. 切除瘢痕后刃厚皮片移植术　　D. “Z” 成形术

E. 瘢痕打磨术

80. 男，75 岁。全口义齿初戴后，咬合时上腭部疼痛。检查：上颌硬区黏膜红肿。首选的

处理方法是

A. 调整咬合　　B. 硬腭区重衬　　C. 重新制作义齿

D. 基托组织面重衬　　E. 基托组织面相应处缓冲

81. 女，20 岁。右上中切牙变色牙，要求烤瓷冠修复，对牙体预备的要求正确的是

A. 肩台宽度 0.5mm　　B. 可设计为金属颈圈

C. 轴面聚合度不超过 10°　　D. 设计为龈上肩台

E. 牙体颈缘预备成 135°凹面肩台

82. 男，27 岁。主因下颌发育不足伴开殆畸形前来就诊，拟诊为“长面综合征”。其临床表现最可能是

A. Angle 第一类错殆　　B. Angle 第二类错殆　　C. Angle 第三类错殆

D. 面下 1/3 高度正常　　E. 面下 1/3 高度变短

83. 女，30 岁。右下后牙进食嵌塞痛 2 周，偶有喝冷水疼痛。无自发痛。检查：右下第一磨牙面深龋洞，冷测验反应正常，冷刺激入洞出现一过性敏感，叩痛（－），去净腐质后洞底无穿髓孔，该患牙应做的治疗是

A. 双层垫底后充填　　B. 安抚治疗以消除症状　　C. 活髓切断

D. 直接盖髓　　E. 根管治疗

84. 男，22 岁。1 年来刷牙牙龈有时出血。检查：全口 PD 2～3mm，未及釉质牙骨质界。此患者最可能是下列哪项诊断

A. 慢性牙周炎　　B. 龈乳头炎　　C. 边缘性龈炎

D. 青春期龈炎　　E. 急性坏死溃疡性龈炎

85. 女，21 岁。2 周前左上侧切牙因可复性牙髓炎来院行间接盖髓术，术后冷水敏感加重，叩诊疼痛，近日有自发痛，复诊时的处理是

A. 根管治疗　　B. X 线检查　　C. 去暂充物，重新盖髓

D. 活力电测验　　E. 不处理，继续观察

86. 男，33 岁。有 9 年吸烟史。牙龈自动出血伴牙龈疼痛、口腔奇臭、不敢刷牙 3 天，无发热。检查：牙石（＋＋＋），龈缘呈虫蚀状，表面覆盖坏死伪膜，易于擦去。最可能的诊断是

A. 急性龈乳头炎　　B. 增生性龈炎　　C. 急性坏死性龈炎

D. 疱疹性龈口炎　　E. 急性龈脓肿

87. 女，32 岁。拔下颌牙后出现渐进性张口受限，下颌下淋巴结肿大，除下颌升支后缘稍丰满压痛外，其他没有明显体征，最可能的诊断是

A. 下颌下间隙感染　　B. 翼下颌间隙感染　　C. 咽旁间隙感染

D. 咬肌间隙感染　　E. 舌下间隙感染

88. 患儿，2 岁。双侧完全性腭裂，其临床表现不包括

A. 常与双侧唇裂同时发生　　B. 前颌部分向两侧裂开　　C. 双侧牙槽嵴裂

D. 前颌骨孤立于中央　　E. 腭垂缺失

89. 女，60 岁。拔除左下第二磨牙，2 小时后仍出血不止。检查：拔牙创颊侧牙龈撕裂，渗血明显。首选下列哪项止血方法

A. 缝合撕裂牙龈　　B. 明胶海绵填塞＋纱布压迫
C. 全身应用止血药物　　D. 碘仿纱条填塞
E. 结扎颈外动脉

90. 男，45 岁。2 年前进行固定义齿修复，目前牙齿酸痛。检查：$\underline{65|}$缺失，故$\underline{7-4|}$固定义齿。$\underline{7|}$全冠，$\underline{4|}$冠已松动，继发龋。其松动的原因是

A. 桥体过长　　B. 基牙松动　　C. 冠边缘不密合
D. 殆力过大　　E. 固位力不均衡

91. 女，21 岁。刷牙时牙龈出血 1 年余。检查：牙石（＋），牙龈边缘红，水肿，探诊深度小于 3mm，X 线片上未见牙槽骨吸收。最可能的诊断是

A. 边缘性龈炎　　B. 妊娠期龈炎　　C. 坏死性龈炎
D. 青少年牙周炎　　E. 慢性成人牙周炎

92. 某慢性牙周炎患者，左侧后牙剧烈阵发痛 3 天，夜不能寐，且不能确定患牙位置，手持冷水瓶就诊。检查见左侧后牙无明显龋蚀，左上第二磨牙呈Ⅱ度松动，有叩痛，颊侧近中牙周袋深度 7mm。X 线牙片显示左上第二磨牙的近中牙槽骨吸收已达根尖 1/3 处，最符合下列哪项诊断

A. 逆行性牙髓炎　　B. 牙周脓肿　　C. 慢性溃疡性牙髓炎
D. 急性化脓性牙髓炎　　E. 急性根尖周脓肿

93. 男，29 岁。左颞下颌关节咀嚼痛 1 年余。关节区压痛明显，关节运动时出现摩擦音，开口绞锁。X 线片示左髁突结构破坏。曾行理疗、封闭及调整咬合治疗，但效果不佳。正确的处理方法是

A. 心理治疗　　B. 自我治疗　　C. 药物治疗
D. 外科介入治疗　　E. 暂观察

94. 女，70 岁。全口义齿修复，戴 3 周后自诉咀嚼无力。检查：患者鼻唇沟加深，咬合关系良好，后牙解剖形态良好，可能的原因是

A. 牙槽嵴吸收过多　　B. 牙槽嵴吸收过少　　C. 垂直距离过高
D. 垂直距离过低　　E. 上、下颌弓关系异常

95. 男，56 岁。戴义齿 1 周，自诉戴入义齿后恶心、呕吐，其原因不包括

A. 上颌义齿后缘过长　　B. 基托后缘与口腔黏膜不密合
C. 上、下前牙接触，而后牙无接触　　D. 患者属更年期
E. 人工牙接触面积小

96. 女，15 岁。双侧下颌第一磨牙Ⅰ度松动。有浅牙周袋，袋内检出大量伴放线聚集菌。对该患者适宜的预防和药物治疗为

A. 青霉素　　B. 多西环素　　C. 螺旋霉素
D. 卡那霉素　　E. 万古霉素

97. 女，20 岁。右上中切牙近中切角缺损，牙髓活力正常。金属烤瓷冠修复 1 周后该牙遇冷、热刺激痛，刺激去除后痛立即消失。最可能的原因是

A. 可复性牙髓炎　　B. 根尖炎　　C. 牙本质过敏症
D. 牙周炎　　E. 殆创伤

98. 男，10 岁。左面颊部皮脂腺囊肿感染反复发作，其原因主要是

A. 抗生素用量不足　　B. 感染细菌的抗药性强　　C. 未及时切除病灶

D. 引流不畅　　E. 全身抵抗力差

99. 男，72 岁。全口义齿修复后两周，其他情况良好，咳嗽时上颌义齿容易脱落。其主要原因为

A. 垂直距离过高　　B. 硬腭区无缓冲　　C. 基托边缘过长

D. 后堤区封闭不良　　E. 牙槽嵴发生吸收

100. 男，25 岁。左下颌第三磨牙反复冠周炎检查见该牙垂直位，大部分牙冠被牙龈覆盖，𬌗面较下颌第二磨牙颈部略低，分析其拔除阻力主要是

A. 邻牙阻力　　B. 牙根部骨阻力　　C. 牙冠部骨阻力

D. 软组织阻力　　E. 外斜线处骨阻力

101. 女，30 岁。右上第一磨牙活髓牙，全冠修复后第二天出现自发痛最可能的原因是

A. 牙髓充血　　B. 牙髓炎　　C. 𬌗创伤

D. 根尖周炎　　E. 牙周炎

102. 男，46 岁。右侧腮腺区无痛性肿大 4 年，近半年左侧腮腺也肿大，两侧面部不对称，并伴口干不适，在行腮腺触诊检查时，正确的方法是

A. 拇指、示指夹住做提拉式触诊　　B. 示指、中指、环指做平触诊

C. 拇指、示指相对触诊　　D. 拇指触诊

E. 双合诊

103. 男，17 岁。诉牙齿出血，咀嚼无力 1 月余。口腔检查：切牙和第一磨牙 I 度松动，切牙唇侧移位，牙周袋 5 ~ 6mm，第一磨牙牙周袋 6mm，菌斑指数和牙龈指数 1，探诊牙龈出血。初步诊断为

A. 慢性牙周炎　　B. 青少年牙周炎　　C. 急性牙周炎

D. 青春期龈炎　　E. 龈乳头炎

104. 男，53 岁。自述左侧后牙疼痛数日，疼痛为自发性持续跳痛，不能咬合。检查见颌充填物，叩痛（+ + +），探诊未及牙周袋，X 线检查示根尖及根分叉区透射区，根管内有阻射物。对患牙最好的处置方法是

A. 立即做一次性根管治疗

B. 开髓引流消炎后拔除

C. 开髓后行截根术

D. 开髓引流，待急性症状消除后行根管治疗

E. 开髓引流，待急性症状消除后行牙周牙体联合治疗

105. 女，45 岁。骑车下坡时因制动失灵致颌面部创伤，伤后昏迷 20 分钟清醒，呕吐一次，伴头痛、烦躁等，伤后 60 分钟后再度昏迷。检查：脉搏、呼吸缓慢，左侧瞳孔散大，左侧肌腱反应亢进。发生颅脑损伤的类型是

A. 脑震荡　　B. 颅内血肿　　C. 脑脊液漏

D. 颅底骨折　　E. 脑挫裂伤

106. 女，20 岁。左侧上颌后牙自发性肿痛，吸吮时出血 3 天。4 天前曾有过鱼刺刺伤史。

口腔检查：左上第二前磨牙和第一磨牙牙间探诊疼痛明显，牙龈乳头红肿，叩诊（+），无松动，未探及牙周袋。诊断为

A. 慢性龈炎　　B. 慢性牙周炎　　C. 侵袭性牙周炎

D. 急性牙髓炎　　E. 急性龈乳头炎

107. 男，59岁。戴用全口义齿1个月，主诉戴用义齿后下颌牙牙槽嵴压痛，同时伴有面颊部肌肉酸痛，上、下唇勉强可闭合，说话时牙齿有响声，可能是

A. 垂直距离太大　　B. 下颌前伸　　C. 垂直距离太小

D. 下颌偏位𬌗　　E. 开𬌗

108. 女，53岁。右下后牙因龋坏反复充填治疗，现仍余牙根存留于口腔，要求拔除后修复。该牙称为

A. 残根　　B. 断根　　C. 残冠

D. 残片　　E. 不良修复体

109. 男，72岁。神志不清，大动脉搏动消失，瞳孔散大；急救人员开始进行心肺复苏时，胸外心脏按压的推荐频率是

A. 60～80次/分　　B. 60～100次/分　　C. 50～80次/分

D. 60～120次/分　　E. >100次/分

110. 女，40岁。右上颌第一磨牙𬌗面纵向隐裂且累及牙髓，临床牙冠较短，咬合紧，根管治疗已完成。该病例最适合的修复体设计是

A. 锤造全冠　　B. 铸造全冠　　C. 邻𬌗嵌体

D. 瓷全冠　　E. 嵌体

111. 男，45岁。刷牙时牙龈出血10年。检查见牙石（++），菌斑量多，牙龈红肿明显，探诊出血，袋深普遍4～6mm，附着丧失普遍2～4mm。X线片示牙槽骨有水平吸收。最可能的诊断是

A. 坏死性龈炎　　B. 边缘性龈炎　　C. 增生性龈炎

D. 成人牙周炎　　E. 快速进展性牙周炎

112. 男，7岁。自述左上后牙松动，咬合不适，影响进食。口内检查，左上第二乳磨牙近中龋损，探无不适，叩诊（-），牙龈正常，Ⅲ度松动。左上第一恒磨牙远中颊尖已萌，近中未萌。左上第二乳磨牙松动的主要原因是

A. 外伤　　B. 牙周病　　C. 根尖周炎

D. 替牙期正常松动　　E. 左上第一恒磨牙异位萌出

113. 男，54岁。为成人牙周炎患者，牙周基础治疗后6周复查时，多数牙牙颈部有菌斑，但无牙石，牙龈边缘仍有轻度充血、水肿。影响其疗效的主要因素是

A. 釉突　　B. 创伤　　C. 未做手术治疗

D. 洁治不彻底　　E. 自我菌斑控制不佳

114. 女，28岁。因龋齿致牙冠大部分缺损，影响美观。要求固定义齿修复。检查：右上侧切牙残根，叩诊（-），X线片示右上侧切牙已行根管治疗，根充完全。在备牙时，桩冠颈缘设计不正确的做法是

A. 如为金属烤瓷冠，唇缘牙体预备形式可为135°肩台

B. 如为全瓷冠，应作90°肩台

C. 唇侧肩台宽度不少于1.0mm

D. 舌面肩台宽度不少于0.5mm

E. 各轴面肩台不必连续

115. 男，21岁。左上中切牙外伤3年逐渐松动。检查：左上中切牙变色，Ⅲ度松动，根吸收1/2。此牙缺失后，目前最佳的修复方法是

A. 即刻牙再植术　　B. 延期牙再植　　C. 牙种植

D. 异体牙移植　　E. 烤瓷桥修复

116. 男，25岁。主诉牙龈肿胀、疼痛3天，检查显示多数龈乳头有脓肿形成。如果诊断为急性多发性牙龈脓肿，最佳治疗方案为

A. 基础治疗＋休息　　B. 牙周基础治疗（洁治、刮治）

C. 基础治疗＋中西医疗法　　D. 基础治疗＋含漱液

E. 基础治疗＋抗生素＋维生素C

117. 男，50岁。$\underline{|6}$残冠拔除。拔牙顺利，术后发现口腔与上颌窦交通，其原因是

A. 用牙挺拔牙　　B. 拔牙时用力过大

C. 牙根畸形　　D. 牙根与窦间隔间仅有薄层骨板

E. 牙钳使用不当

118. 男，58岁。戴用全口义齿1周，主诉咀嚼费力，戴用时间较长后面部酸痛。检查：义齿固位好，基托边缘伸展适度，咬合关系正常，说话时有义齿撞击声，该患者义齿存在的问题是

A. 初戴不适应　　B. 垂直距离过高　　C. 垂直距离过低

D. 息止𬌗间隙过大　　E. 人工牙排列位置异常

119. 某患者因下颌第一磨牙残冠要求拔除。术前检查见牙冠大面积缺损，探诊无疼痛，叩诊阴性；X线片检查见根分叉大、根管内有根充物，牙周膜影像不清。最佳的拔除方法是

A. 钳拔法　　B. 分根法　　C. 挺拔法

D. 钳拔法＋挺拔法　　E. 钳拔法＋挺拔法＋分根法

120. 男，12岁。因跌倒颏部先着地致颏部外伤。检查：颏部皮下淤血肿胀，前牙开𬌗，双侧后牙早接触，双侧耳屏前区肿胀压痛。该患者最可能的诊断是

A. 双侧髁突颈部骨折　　B. 双侧翼外肌痉挛

C. 双侧颞颌关节急性前脱位　　D. 双侧颞肌痉挛

E. 双侧关节盘穿孔破裂

121. 男，28岁。$\overline{8|}$慢性智齿冠周炎伴同侧升支慢性边缘性骨髓炎，此时主要治疗方法为

A. 骨髓炎刮治术，并拔除$\overline{8|}$　　B. 单纯拔除$\overline{8|}$

C. 理疗　　D. 使用大剂量抗生素

E. 切开引流

122. 女，33岁。经检查初步印象是广泛型侵袭性牙周炎，其右下第一磨牙探针能贯通根分叉区颊舌侧，但根分叉表面仍有牙龈覆盖。以下手术方法中，不宜采用的是

A. 袋壁切除术　　B. 植骨术　　C. 分根术

D. 根向复位瓣术　　E. 半牙切除术

123. 男，25 岁。上颌 Le Fort Ⅲ型骨折、颅前凹骨折、口鼻出血，其现场处理的最佳做法是

A. 紧急气管切开

B. 立即行颌间结扎固定

C. 立即切开复位固定

D. 先做颅上颌固定、补血补液，并进一步观察处理

E. 鼻腔填塞止血，补血补液，并进一步观察处理

124. 男，60 岁。多数下后牙缺失，前牙松动，舌侧倒凹明显，口底到龈缘的距离 6mm，大连接体宜用

A. 倒凹区之上的舌杆
B. 舌板
C. 与黏膜平行的接触的舌杆
D. 离开黏膜表面，与牙槽嵴平行的舌杆
E. 都不适宜

125. 女，60 岁。戴全口义齿 1 天，说话时有“哨音”，其原因是

A. 基托后缘过长
B. 基托后缘过短
C. 前牙覆盖过大
D. 下颌舌侧基托过厚，后牙偏舌侧
E. 上颌前牙舌侧光滑，前磨牙区牙弓过窄

126. 男孩，8 岁。两下中切牙萌出 2/3，两下侧切牙萌出 1/3，远中面与乳尖牙近中面重叠 2mm，萌出间隙不足，轻度拥挤。两侧下颌第一恒磨牙萌出 2/3。此患儿治疗措施是

A. 观察
B. 拔除乳尖牙
C. 拔除第一乳磨牙
D. 活动矫治器矫治
E. 固定矫治器开展间隙

127. 18 岁患者主诉刷牙出血数月，查见牙不松动，牙龈红肿，牙周探诊深度小于等于 3mm，牙石（++），探诊出血，最佳处理方案应是

A. 服用阿莫西林和甲硝唑

B. 口腔卫生宣教和龈上洁治术

C. 口腔卫生宣教、龈上洁治术、根面平整术

D. 服用牙周宁片、使用含漱剂

E. 进行牙龈切除术

128. 男，65 岁。初戴全口义齿时，发现补偿曲线曲度过小，该患者戴义齿后最容易出现的问题是

A. 义齿后缘压痛
B. 义齿后缘翘动
C. 前牙开𬌗
D. 发音不清
E. 面容苍老

129. 男，34 岁。6| 死髓、劈裂，要求拔除。拔除时应采用的麻醉包括

A. 上颌结节麻醉 + 腭大孔麻醉

B. 上颌结节麻醉 + 腭大孔麻醉 + 6| 腭侧近中局部浸润麻醉

C. 上颌结节麻醉 + 腭大孔麻醉 + 6| 颊侧近中局部浸润麻醉

D. 腭大孔麻醉 + 6| 颊侧局部浸润麻醉

E. 6| 颊、腭侧局部浸润麻醉

130. 男，7 岁。因上颌中切牙萌出后有间隙而就诊。检查：上颌中切牙已萌出，尚未达𬌗平面，牙间隙 1.5 ~ 2.0mm，此时应选择

A. 立即进行正畸治疗关闭间隙　B. 待侧切牙萌出时自行关闭

C. 待第一恒磨牙建立殆关系时关闭　D. 待第一前磨牙萌出时关闭

E. 待尖牙萌出时关闭

131. 男，47 岁。右上第一磨牙为残根，位于龈上 1.0 ~ 1.5mm，叩诊（－），无松动。患者要求仅修复右上第一磨牙，选用桩核冠修复。则最宜选用的桩核为

A. 纤维桩核　B. 预成桩核　C. 银粉玻璃离子桩核

D. 银汞桩核　E. 金属铸造桩核

132. 女，25 岁。左侧完全性唇裂术后继发畸形，拟进行二期手术矫正，应采取的麻醉方法是

A. 局部浸润麻醉　B. 双侧眶下神经阻滞麻醉　C. 基础麻醉加局部浸润麻醉

D. 全身麻醉　E. 鼻腭神经阻滞麻醉

133. 男，6 岁。上、下唇反复干裂、脱皮 2 年，秋冬季加重。患儿有舔唇不良习惯。检查见上下唇轻度肿胀，唇红黏膜干燥，表面可见大量的灰白色鳞屑及痂皮。该患者可能的诊断是

A. 肉芽肿性唇炎　B. 腺性唇炎　C. 日光性唇炎

D. 慢性唇炎　E. 自伤性唇炎

134. 女，18 岁。主诉咀嚼无力。口腔检查：双侧上颌第一磨牙颊侧近、远中牙周袋约深 6mm，牙齿Ⅱ度松动，口腔卫生尚佳；X 线片见牙槽骨弧形吸收。初步诊断

A. 慢性牙周炎　B. 单纯性牙周炎　C. 侵袭性牙周炎

D. 坏死性牙周炎　E. 牙周脓肿

135. 女，30 岁。右下后牙缺失，要求镶牙。口腔检查：$\overline{5|}$缺失，间隙正常，牙槽嵴无明显吸收。$\overline{4|}$大面积龋坏，可探及穿髓孔，$\overline{6|}$殆面中龋不松动，叩诊（－），探诊敏感。全口牙石较多，牙龈红肿。余未见异常。修复$\overline{5|}$的设计方案是

A. 活动义齿修复　B. 双端固定桥　C. 单端固定桥

D. 复合固定桥　E. 固定可摘义齿

136. 患儿，5 岁。右下第一乳磨牙拔除，右下第一恒磨牙未萌，其间隙可能改变的时间是

A. 1 个月内　B. 3 个月内　C. 6 个月内

D. 1 年内　E. 1 年半内

137. 男，40 岁。检查：$\underline{67|}$缺失，邻牙牙齿无异常。3 年前行$\underline{567|}$全冠固位体固定义齿修复，现基牙$\underline{5|}$松动。基牙松动的原因是

A. 殆力过大　B. 固位力不等　C. 殆力不平衡

D. 固位体选择不当　E. 固位体边缘不密合

138. 患儿，8 岁。右下第二乳磨牙拟定拔除，医生的治疗计划是拔除后

A. 定期复查　B. 制作间隙保持器　C. 制作阻萌器

D. 正畸科关闭间隙　E. 修复科义齿修复

139. 男，38 岁。全身不适，食欲缺乏 2 天，伴上唇左侧唇红黏膜及周围皮肤起疱、结痂来诊。在考虑诊断时，下列哪种疾病最不可能

A. 疱疹性口炎　B. 唇疱疹　C. 带状疱疹

D. 疱疹性咽峡炎　E. 慢性唇炎

140. 男，45 岁。在某诊所做左下后牙铸造金属固定桥 3 年。近来义齿松动，口臭，左下后

牙自发性疼痛，夜间明显。检查：⌈6 缺失，⌈57 为桥基牙，⌈7 金属全冠固位体颊侧边缘不密合，探诊敏感，未见冠破损。口腔检查的重点是

A. 口腔卫生状况　　B. 原修复体及基牙　　C. 牙槽嵴情况

D. 咬合关系　　E. 牙周组织状况

141. 男，38 岁。右下后牙冷热痛 2 周，自发痛 2 天。检查：右下后牙未见龋及根尖病变。右下第一磨牙颊侧根分叉可探入，在颊侧中央有一窄而深达 9mm 的牙周袋，X 线片示右下第一磨牙根分叉处可见一骨密度降低区。最可能的诊断是

A. 根分叉病变　　B. 急性根尖炎　　C. 牙周脓肿

D. 牙周－牙髓联合病变　　E. 殆创伤

142. 男，46 岁。右下第一磨牙缺失，余留牙健康。可摘局部义齿的支点线应设计成

A. 斜线式　　B. 直线式　　C. 横线式

D. 纵线式　　E. 平面式

143. 女，44 岁。右下第一磨牙金属全冠修复后 4 个月，患牙出现酸、甜刺激痛，X 线检查未见异常，以下原因不可能的是

A. 创伤性咬合　　B. 继发龋　　C. 牙龈退缩

D. 修复体松动　　E. 粘接剂溶解

144. 女，50 岁。一侧游离缺失，在减小义齿游离鞍基水平向移动中，无效的设计是

A. 应用双侧联合设计　　B. 设计间接固位体　　C. 选用牙尖斜度大的人工牙

D. 设计减小基牙扭力的卡环　　E. 扩大鞍基面积

145. 男，23 岁。上前牙固定桥修复 1 个半月后，桥体龈端与黏膜间出现约 1.5mm 间隙，最可能的原因

A. 初戴时桥体龈端与黏膜有间隙　　B. 拔牙创未完全愈合即行固定修复

C. 印模不准确　　D. 模型变形

E. 牙槽嵴黏膜进一步萎缩

146. 女，45 岁。右下后牙颊侧牙龈肿胀、疼痛 3 天。检查：右下第一、第二磨牙间颊侧牙龈呈卵圆形膨隆，有波动感，右下第一磨牙Ⅱ度松动。诊断是急性牙周脓肿。若与牙槽脓肿鉴别诊断，不必要的一项检查是

A. 牙髓活力测验　　B. 是否有牙周袋　　C. 拍 X 线片

D. 是否有龈下牙石　　E. 叩痛程度

147. 男，52 岁。$\overline{8765|5678}$ 缺失，铸造支架式义齿，$\overline{4|4}$ 设计 RPI 卡环，舌杆大连接体。义齿戴用 3 周后，主诉义齿压痛、基牙咬合痛。口腔内检查：舌系带根部溃疡，⌈4 叩痛（＋＋），义齿各部分密合，咬合不高。⌈4 基牙疼痛的原因是

A. 受力过大　　B. 根尖周炎　　C. 牙周病

D. 牙本质过敏　　E. 殆干扰

148. 女，6 岁。1 年来舌背出现不定的圆形红斑。检查：舌背部有圆形乳头剥脱区，微凹陷，发红，直径约 10mm，剥脱区边缘微突起、色白。舌活动自如，味觉正常，全身无异常。该患儿应诊断为

A. 沟纹舌　　B. 地图舌　　C. 舌乳头炎

D. 药物过敏性口炎　　E. 口腔念珠菌病

149. 女，42 岁。舌背进食刺激痛 3 个月。检查见舌背有多条沟纹，黏膜略充血。应诊断为

A. 梅－罗综合征　　B. 维生素 C 缺乏　　C. 沟纹舌

D. 叶状乳头炎　　E. 正中菱形舌

150. 女，30 岁。主诉牙不美观数 10 年。检查：为重度四环素牙，多数牙呈黄褐色且伴有牙冠发育不全。不考虑经济情况，最好的治疗方案是

A. 烤瓷全冠修复　　B. 漂白后全瓷冠修复　　C. 牙漂白

D. 漂白后贴面修复　　E. 全瓷冠修复

151. 男，60 岁。右上牙床肿痛 2 天。检查：全口牙牙石（＋）～（＋＋），6| 颊侧牙龈局限性隆起，波动感，有深牙周袋，患牙未见龋坏。其他牙牙周袋探诊深度普遍 4～7mm。最可能的诊断是

A. 急性龈乳头炎　　B. 急性牙龈脓肿　　C. 急性牙槽脓肿

D. 急性牙周脓肿　　E. 根分叉病变

152. 男，35 岁。口内多处溃疡，疼痛不能进食，双颊及舌背黏膜。可见小米粒的溃疡 10 余个，散在分布，周围黏膜广泛充血红肿。以往曾有多次轻型口疮发作病史。该患者应诊断为

A. 疱疹性咽峡炎　　B. 疱疹性龈口炎　　C. 疱疹样口疮

D. 带状疱疹　　E. 白塞综合征

153. 男，36 岁。口腔内双颊处白斑。检查：口内双侧颊黏膜白色针状小丘疹。呈网状花纹样，有烧灼感，手背皮肤紫红色扁平丘疹。近期未服用过任何药物。该病应诊断为

A. 盘状红斑狼疮　　B. 药物过敏性口炎　　C. 口腔扁平苔藓

D. 多形性红斑　　E. 口腔白斑

154. 男，20 岁。因外伤致前牙折断，口腔检查示断端位于龈下 3mm，如进行桩冠修复，除行根管治疗外还应做

A. 植入种植体　　B. 龈修整术　　C. 牙周洁治术

D. 牙周塞治术　　E. 正畸牵引残根至合适位置

155. 男，60 岁。主诉左下后牙咀嚼疼痛。口腔检查：|6 牙体无明显病变，颊侧牙周袋深 6m，牙龈退缩可见根分叉区完全开放，探针能水平通过分叉区，X 线片示根分叉区完全开放。按 Glickman 根分叉病变分度法，此根分叉病变属于

A. Ⅰ度　　B. Ⅱ度　　C. Ⅲ度

D. Ⅳ度　　E. 正常

156. 女，18 岁。近 2 个月牙龈出血明显，有注射海洛因和不洁性行为史。检查可见距龈缘 2mm 范围内牙龈色泽鲜红，探诊易出血，探及少量龈上牙石。其首先需怀疑哪项诊断

A. 药物性龈炎　　B. 慢性龈炎　　C. 艾滋病

D. 青春期龈炎　　E. 慢性牙周炎

157. 男，58 岁。右侧舌缘黏膜出现一个较深溃疡，进食及说话时疼痛明显，检查可见边缘轻度隆起，周围充血不明显，触诊无明显疼痛，右下第一磨牙为不良修复体（破裂的金属全冠），患者无烟酒嗜好。下列治疗措施不妥的是

A. 口服维生素 B、维生素 C　　B. 去除不良修复体

C. 维A酸软膏局部涂擦　　D. 口服阿奇霉素
E. 氯己定含漱，局部上碘甘油

158. 男，56岁。无颌牙，义齿戴用7年，自觉咀嚼不力，面显苍老。其原因是
A. 垂直距离过高　　B. 垂直距离过低　　C. 咬合不平衡
D. 下颌前伸　　E. 义齿固位差

159. 男，21岁。主诉：咬水果时牙龈出血半年。检查：边缘牙龈红、水肿，探诊出血，PD 2～3mm，若要诊断为边缘性龈炎，最关键的指征是
A. PD <3mm　　B. 无殆创伤　　C. 无附着丧失
D. 炎症只累及边缘龈　　E. 牙齿松动

160. 女，45岁。牙周治疗1周后，右下磨牙颊侧牙龈突然肿起，若诊断为急性牙周脓肿，请分析此患者脓肿形成的原因不包括
A. 治疗前是复杂袋　　B. 洁治或刮治时，将牙石推向深部
C. 机体抵抗力下降　　D. 刮治不彻底
E. 牙髓治疗不彻底

161. 女，30岁。可摘局部义齿修复后3周，主诉义齿压痛。检查：$\overline{65|45}$缺失，余留牙正常，义齿基托覆盖区域黏膜红肿、压痕，局部义齿$\overline{74|6}$均为双臂卡环，义齿贴合，固位尚可。该问题为
A. 设计错误　　B. 义齿制作的问题　　C. 初戴义齿不适应
D. 患者黏膜薄弱　　E. 义齿使用不当

162. 女，37岁。车祸致右下颌角骨折。曲面断层片显示下颌角线形骨折。患者右下颌角区肿胀明显，为了解下颌角骨折内外向移位情况，可以加照
A. 下颌骨侧位片　　B. 下颌开口后前位片　　C. 下颌体腔片
D. 下颌横断颌片　　E. 下颌后部颌片

163. 女，65岁。戴全口义齿后1月余，复诊时自述咀嚼无力。可验证其垂直距离是否正确的方法不包括
A. 面部比例测量法　　B. 发音法　　C. 哥特式弓描记法
D. 参考旧义齿　　E. 息止间隙法

164. 女，50岁。近口角处颊黏膜白色斑块近1年，不能擦去。组织学见上皮增生，内有中性粒细胞浸润和散在微脓肿，角化层有垂直于上皮的过碘酸希夫染色（PAS）阳性菌丝，结缔组织内慢性炎症细胞浸润。最可能的病理诊断是
A. 口腔白斑　　B. 红斑　　C. 口腔结核性炎
D. 念珠菌病　　E. 慢性盘状红斑狼疮

165. 男，15岁。全口牙龈肿胀，波及龈乳头、边缘龈和附着龈，外形不规则，呈结节状，龈色苍白，中等硬度，龈缘坏死、溃疡和假膜覆盖，疼痛，有口臭。牙龈有明显的出血倾向，且不易止住。血常规检查发现白细胞数目及形态异常。应考虑有以下病变可能
A. 白血病的牙龈病损　　B. 坏死溃疡性龈炎　　C. 肉芽肿性牙龈瘤
D. 血管型牙龈瘤　　E. 青春期龈炎

166. 女，50岁。左上腭后部发现膨隆两周，渐长大，伴同侧后牙疼痛、松动。如果想了

解上腭骨质有无破坏，最好选择

A. 左上后牙片　　B. 华特位片

C. 上颌后部横断骀片　　D. 上颌正、侧位断层片（过肿物中心）

E. 上颌曲面断层片

167. 男，35 岁。因 3 天来右上后牙肿痛来就诊。检查：6⌋远中颈部龋深及牙髓，无探痛，Ⅲ度松动，叩诊（+++），龈红肿，触痛，有波动感，右面颊部轻度水肿，体温 38℃。该牙诊断最可能为

A. 慢性根尖脓肿　　B. 急性牙槽脓肿　　C. 急性颌骨骨髓炎

D. 急性蜂窝织炎　　E. 急性化脓性牙髓炎

168. 男，50 岁。临床检查：牙龈边缘及牙龈乳头充血水肿，牙龈增生覆盖牙冠的 1/3 ~ 1/2，牙周袋深 4 ~ 6mm，下前牙Ⅰ度松动，最应询问的病史为

A. 糖尿病　　B. 肝炎活动期　　C. 高血压

D. 肺病　　E. 甲亢

169. 男，35 岁。近日左下后牙剧烈疼痛，放射至左面部。检查时左下第一、第二前磨牙颊侧颈部较深楔状缺损，左上第一磨牙有近髓深龋洞。冷、热测验均呈不同程度的敏感。鉴别该患者主诉牙是在上颌或下颌的方法是

A. 探诊　　B. 叩诊　　C. 活力电测验

D. 麻醉法测验　　E. 摄 X 线片

170. 女，40 岁。因右下第一中切牙缺失要求修复。临床检查时发现右下侧切牙近中面釉质呈白垩色及黄褐色斑点，探釉质有缺损，诊断为光滑面浅龋。应做的治疗是

A. 药物治疗　　B. 再矿化治疗　　C. 银汞合金充填

D. 复合树脂充填　　E. 玻璃离子水门汀充填

二、共用题干单选题

（171 ~ 173 题共用题干）

女，46 岁。1 周前在右上颌结节传导阻滞麻醉下拔除⌊6 残根，4 天前出现右面侧深方疼痛，开口困难，发热。检查：T 38.5℃，WBC 16×10^9/L，N 0.78，⌈6 拔牙创基本愈合，右上颌结节　后外方前庭沟丰满，压痛明显。

171. 此患者的临床诊断最有可能为

A. 翼下颌间隙感染　　B. 颞下间隙感染　　C. 颞间隙感染

D. 咽旁间隙感染　　E. 拔牙创感染

172. 此感染常可在口外何处观察到不太明显的肿胀

A. 颌下区　　B. 关节后区　　C. 下颌角区

D. 颧弓上下　　E. 颊部

173. 此感染最可能的来源为

A. 其他部位感染血行扩散至此　　B. 拔牙创感染造成

C. 上颌结节阻滞麻醉污染造成　　D. 局部淋巴结炎造成

E. 拔牙时创伤造成的创伤性感染

（174～176 题共用题干）

男，55 岁。主诉右上后牙食物嵌塞，有时遇冷、热敏感。检查：$\underline{7|}$𬌗面中龋，损及𬌗面边缘嵴，备洞时制成邻𬌗洞。

174. 该患牙所制备的洞形属于

A. Ⅰ类洞
B. Ⅱ类洞
C. Ⅲ类洞
D. Ⅳ类洞
E. Ⅴ类洞

175. 若$\underline{7|}$的龋洞位于近中面，未损及𬌗边缘，且第一磨牙缺失，制备的洞形属于

A. Ⅰ类洞
B. Ⅱ类洞
C. Ⅲ类洞
D. Ⅳ类洞
E. Ⅴ类洞

176. 若$\underline{7|}$近中龋已破坏至近中边缘嵴，做银汞合金充填窝洞制备时，在𬌗面部分应设计抗水平分力的固位形是

A. 牙本质钉固位
B. 侧壁固位
C. 梯形固位
D. 倒凹固位
E. 鸠尾固位

（177～178 题共用题干）

初戴全口义齿时，发现下总义齿左右翘动，加力时患者有痛感。

177. 可能引起翘动的原因不包括

A. 基托伸展过长
B. 印模不准确
C. 进入倒凹区基托未缓冲
D. 基托变形
E. 与硬区相应的基托组织面未做缓冲

178. 在下述造成义齿翘动的原因中，首先考虑的原因应是

A. 基托伸展过长
B. 基托变形
C. 印模不准确
D. 模型不准确
E. 与硬区相应的基托组织面未做缓冲

（179～180 题共用题干）

患儿，2 岁。左侧完全性腭裂拟行腭裂修复术。

179. 所采用的麻醉方法最合适的是

A. 局部麻醉
B. 针刺麻醉
C. 氯胺酮分离麻醉
D. 静脉麻醉
E. 气管内插管全身麻醉

180. 腭裂术后如果出现瘘口，最常见的部位在

A. 腭垂根部
B. 硬腭前部
C. 牙槽嵴部
D. 硬、软腭交界处
E. 软腭中部

（181～184 题共用题干）

女性工人，不慎将头发卷入机器，造成大面积头皮撕脱。

181. 若患者生命体征稳定，下列哪项救治步骤最恰当

A. 及时清创，尽量将组织复位缝合
B. 补液，抗感染
C. 服用镇痛药物
D. 用敷料覆盖伤口，加压包扎
E. 密切观察生命体征

182. 行清创缝合术时，若撕脱组织与正常组织少量相连或基本脱落，此时最佳的处理措施是

A. 丢弃撕脱组织，切取健康的组织皮片游离移植消灭创面

B. 撕脱的皮肤清创后，切削成全厚或中厚皮片再植

C. 立即行血管吻合组织再植术

D. 采用局部皮瓣关闭伤口

E. 将撕脱组织对位缝合

183. 行清创缝合术时，若完全撕脱的组织血管条件许可，则应进行

A. 松解创缘，减小张力，尽量拉拢缝合

B. 撕脱的皮肤清创后，切削成全厚或中厚皮片再植

C. 立即行血管吻合组织再植术

D. 采用局部皮瓣关闭伤口

E. 切取健康的组织皮片游离移植消灭创面

184. 行清创缝合术时，若无血管可供吻合，则应进行

A. 松解创缘，减小张力，尽量拉拢缝合

B. 撕脱的皮肤清创后，切削成全厚或中厚皮片再植

C. 立即行血管吻合组织再植术

D. 采用局部皮瓣关闭伤口

E. 切取健康的组织皮片游离移植消灭创面

（185～187 题共用题干）

男，59 岁。上颌牙列缺失，下颌仅存⌈7，健康，近中舌侧倾斜，牙槽嵴丰满，上颌散在骨尖。颌间距离正常。

185. 修复前应做的工作是

A. 拔除⌈7　　B. 做牙槽骨加高术　　C. 做唇颊沟加深术

D. 去骨尖　　E. ⌈7 根管治疗

186. ⌈7 最宜用哪种卡环

A. 回力卡环　　B. 杆形卡环　　C. 对半卡环

D. 联合卡环　　E. 圆形卡环

187. 戴用义齿 1 周后需复诊调𬌗的原因是

A. 加强义齿固位　　B. 基托下沉

C. 义齿咬合平衡已建立　　D. 义齿基托边缘位置可确定

E. 患者已经可以用新义齿咀嚼食物

（188～190 题共用题干）

男，50 岁。5 年前行固定义齿修复，目前咬合疼痛，义齿松动。检查：5432⌋固定桥。5⌋及其上全冠稳固。2⌋Ⅰ度松动，其上的 3/4 冠松动，拆除义齿后发现深龋。

188. 基牙松动的原因是

A. 固定桥强度不够　　B. 无共同就位道　　C. 桥体跨度过长

D. 支持力不足　　E. 牙周病

189. 固位体松动的原因是

A. 固定桥强度不够　　B. 无共同就位道　　C. 固位力不一致

D. 牙体预备不当　　E. 固位体不密合

190. 最佳治疗方案是

A. 改为活动义齿修复　　B. 改为固定活动联合修复

C. 增加前端基牙数目，设计全冠固位体　　D. 增加后端基牙数目，设计全冠固位体

E. 增加两端基牙数目，设计全冠固位体

三、案例分析题

（191 ~ 193 题共用题干）

女，9 岁。1 小时前外伤，无晕厥史。临床检查：上唇皮肤及黏膜均有部分擦伤、略肿胀。口内见右下中切牙冠 1/2 缺失，近中舌侧缺损至龈下约 2mm，可探及露髓点，Ⅰ度松动，叩诊（+）。左下中切牙冠完整，Ⅰ度松动，叩诊（+）。右上中切牙缺失（患儿家长置于矿泉水中，牙体完整，根部粘有部分泥沙）。左上中切牙无松动，叩诊（+），音调高，龈缘少量渗血。右上侧切牙仅少量釉质缺损牙本质未暴露，无松动，叩轻度不适。X 线检查见下中切牙根发育完成，上中切牙及侧切牙牙根发育未完成，左上中切牙根周膜影像不清。

191. 相关诊断有哪些

A. 上唇擦伤　　B. 右上侧切牙釉质缺损　　C. 右上中切牙脱位

D. 右下中切牙复杂冠根折　　E. 左下中切牙牙震荡　　F. 左上中切牙嵌入

192. 脱位牙的保存哪些是正确的

A. 干燥保存　　B. 置于家长口中　　C. 置于牛奶中

D. 置于血液中　　E. 置于矿泉水中　　F. 置于生理盐水

193. 对于右上中切牙的描述哪些是正确的

A. 患牙植入时一定要尽量用力完全复位

B. 再植后的固定时间一般在 2 ~ 3 周

C. 复查时如患牙仍有松动延长固定时间 2 ~ 3 周

D. 将患牙尽可能快地去髓后，充入氢氧化钙制剂，然后植入牙槽窝

E. 清洁患牙，并将根部附着的泥沙刮去

F. 清洁后的牙齿在抗生素液内浸泡 1 小时

（194 ~ 197 题共用题干）

男，45 岁。主诉刷牙时牙龈出血，口腔有异味半年。

194. 若双侧后牙及下前牙轻度松动，伴有咬合痛。主要应该进行的检查是

A. 探诊　　B. 食物嵌塞　　C. 邻面龋坏

D. 摄 X 线片　　E. 牙髓活力电测验　　F. 牙体透照

195. 全口口腔卫生差，软垢指数（DI），牙石指数（CI）平均指数为 2.5，探诊深度为 4 ~ 5mm。主要致病菌为

A. 伴放线聚集杆菌　　B. 具核梭杆菌　　C. 乳酸杆菌

D. 变形链球菌　　E. 二氧化碳嗜纤维菌　　F. 福赛坦纳菌

196. 早期基础治疗包括

A. 菌斑控制　　B. 彻底清除龈上龈下牙石

C. 纠正不良习惯　D. 手术切除深牙周袋
E. 正畸治疗解决局部菌斑滞留因素　F. 拔除预后不良松动牙
G. 咬合调整

E 项，正畸治疗与牙周治疗有密切关系但不属于早期基础治疗。

197. 若基础治疗 1 个月后左下第一磨牙颊侧根分叉病变Ⅱ度，牙无松动，牙龈高度正常。针对该患牙，首选

A. 牙龈切除术　B. 翻瓣术　C. 根向复位瓣术
D. 引导性组织再生术　E. 牙周袋内壁刮治术　F. 隧道成形术

（198～201 题共用题干）

女，40 岁。下唇糜烂反复发作 3 个月。检查：下唇红糜烂剥脱，有血痂。

198. 可能是下列哪项诊断

A. 多形性红斑　B. 口腔扁平苔藓　C. 盘状红斑狼疮
D. 慢性糜烂性唇炎　E. 复发性口腔溃疡　F. 创伤性唇部溃疡

199. 如左下唇红及右舌腹发现树枝状白纹，可能是下列哪项诊断

A. 多形性红斑　B. 口腔扁平苔藓　C. 盘状红斑狼疮
D. 慢性糜烂性唇炎　E. 苔藓样变　F. 口腔白斑

200. 如口内也有大面积糜烂，且手背出现多个红斑，中央有水疱，可能是下列哪项诊断

A. 多形性红斑　B. 口腔扁平苔藓　C. 过敏性口炎
D. 天疱疮　E. 球菌性口炎　F. 慢性糜烂性唇炎

201. 治疗唇部糜烂正确的方法有

A. 激素类软膏　B. 避免刺激，戒除烟酒，忌食辛辣食物
C. 抗生素软膏　D. 局部注射泼尼松龙混悬液
E. 局部湿敷　F. 口服泼尼松

（202～205 题共用题干）

男，25 岁。既往体健，有吸烟史。主诉：牙龈自动出血伴疼痛 3 天。检查：患者体温 38.2℃，下颌下淋巴结肿大。龈乳头充血水肿明显，个别龈乳头表面覆盖灰白色污秽物，牙周探诊深度 <3mm。

202. 可能的诊断包括

A. 急性龈乳头炎　B. 边缘性龈炎　C. 急性坏死性溃疡性龈炎
D. 疱疹性龈口炎　E. 快速进展性牙周炎　F. 急性牙龈脓肿

203. 如确诊为“急性坏死性溃疡性龈炎”，则患者应该具备哪些临床特征

A. 起病急　B. 以龈乳头和边缘龈坏死为主要特征
C. 牙龈发生成簇小水疱　D. 牙齿快速松动
E. 牙龈极易出血　F. 腐败性口臭

204. 去除龈乳头表面覆盖灰白色污秽物后见牙龈乳头中间凹下呈火山口状，边缘龈破坏如虫蚀状。对此患者进行龈下微生物检查，优势菌包括

A. 中间普氏菌　B. 伴放线聚集杆菌　C. 螺旋体
D. 具核梭杆菌　E. 福赛坦纳菌　F. 牙龈卟啉单胞菌

205. 此患者首诊治疗措施应包括

A. 口腔卫生指导
B. 去除大块牙石及坏死物
C. 尽量去尽牙石及坏死物
D. 3%过氧化氢溶液冲洗
E. 口服抗生素
F. 全身给予维生素 C

（206 ~ 209 题共用题干）

男，36 岁。因左上腭包块伴同侧牙痛，头痛 7 个月而入院。10 年前发现左腭部花生米大小包块，无任何症状，10 年来几乎无变化，半年前包块渐增大，随之出现同侧磨牙痛，偏头痛。既往体健，查体一般情况好，无外伤史。左侧上颌骨较膨隆，上颌窦区压痛明显，左鼻阻，鼻腔内无血性、脓性分泌物。左上颌第 4 ~ 8 牙Ⅱ ~ Ⅲ度松动，腭部隆起 1.7 cm × 3.0cm，过中线，质中等，结节状。

206. 入院后应先进行哪些检查

A. X 线摄片
B. 上颌窦穿刺检查
C. 腭部肿块活检
D. 红细胞沉降率
E. 腭部肿块穿刺检查
F. 血清碱性磷酸酶

207. 初步诊断主要考虑哪种疾病

A. 牙龈癌
B. 腭部多形性腺瘤
C. 恶性混合瘤
D. 巨细胞肉芽肿
E. 腺样囊性癌
F. 成釉细胞瘤

208. 本病应与哪些疾病进行鉴别

A. 乳头状囊腺癌
B. 含牙囊肿
C. 牙源性腺样上皮瘤
D. 牙源性钙化囊肿
E. 囊型骨纤维异常增殖症
F. 牙源性钙化上皮瘤

209. 下述哪些是成釉细胞瘤的囊内容物

A. 淡黄色囊液
B. 黄褐色囊液
C. 脱落上皮细胞
D. 黏液
E. 黄白色角蛋白样物质
F. 油脂样物

（210 ~ 212 题共用题干）

男，18 岁。因“左下后牙疼痛 3 天”来诊。口腔检查：⌈7 船面深龋洞，叩痛（ - ），无松动，牙龈正常。余牙未见异常。

210. 了解患者主诉后，进行病史采集还要询问的信息包括

A. 疼痛史
B. 伴随症状
C. 治疗史及效果
D. 系统病史
E. 传染病史
F. 用药史

211. 进一步问诊，患者有明显的冷、热刺激痛，自发痛，无咬合疼痛，行冷测验，叙述正确的有

A. 若患牙出现一过性疼痛反应，表示患牙牙髓可能处于充血状态
B. 若患牙与正常对照牙的反应程度相同，表示牙髓正常，无需对患牙做任何处理
C. 若患牙表现迟缓性疼痛，表示患牙牙髓可能为慢性炎症
D. 若冷测验引起患牙剧烈疼痛，表示患牙有急性根尖周炎
E. 若患牙对冷刺激不产生反应，则牙髓已经坏死或变性
F. 若患牙牙髓已有部分坏死，对冷刺激可表现为反应迟钝

212. ⌈7 冷、热测验无反应，拟行牙髓活力电测验，可能影响牙髓活力电测验的因素有

A. 牙髓活力电测验仪的种类
B. 釉质厚度

C. 探头在牙面的位置

D. 探头尖的横断面积

E. 牙本质的钙化

F. 测验时形成的电流回路的长短

答案与解析

1. E 2. E 3. E 4. C 5. E 6. C 7. D 8. A 9. B 10. D 11. D 12. B 13. A 14. B 15. B 16. D 17. E 18. C 19. C 20. C 21. B 22. D 23. B 24. B 25. E 26. A 27. A 28. C 29. D 30. B 31. E 32. A 33. E 34. B 35. A 36. A 37. E 38. B 39. E 40. E 41. D 42. B 43. D 44. B 45. A 46. E 47. D 48. B 49. C 50. A 51. C 52. D 53. A 54. C 55. D 56. B 57. E 58. D 59. C 60. A 61. E 62. D 63. D 64. E 65. D 66. B 67. E 68. C 69. B 70. E 71. B 72. E 73. B 74. C 75. D 76. C 77. B 78. A 79. D 80. E 81. E 82. B 83. A 84. C 85. A 86. C 87. B 88. E 89. A 90. E 91. A 92. A 93. D 94. D 95. E 96. B 97. A 98. C 99. D 100. C 101. B 102. B 103. B 104. D 105. B 106. E 107. A 108. A 109. E 110. B 111. D 112. E 113. E 114. E 115. C 116. C 117. D 118. B 119. E 120. A 121. A 122. B 123. D 124. B 125. E 126. A 127. B 128. B 129. C 130. B 131. E 132. B 133. D 134. C 135. B 136. E 137. A 138. B 139. E 140. B 141. D 142. D 143. A 144. C 145. B 146. D 147. B 148. B 149. C 150. B 151. D 152. C 153. C 154. E 155. D 156. C 157. C 158. B 159. C 160. E 161. A 162. B 163. B 164. D 165. A 166. A 167. B 168. A 169. D 170. A 171. B 172. D 173. C 174. B 175. B 176. E 177. C 178. E 179. E 180. D 181. A 182. E 183. C 184. B 185. D 186. E 187. B 188. D 189. C 190. C 191. ACDEF 192. BCDF 193. B 194. AD 195. ABF 196. ABCFG 197. D 198. ABCDF 199. B 200. A 201. BDEF 202. ACF 203. ABEF 204. ACD 205. ABDEF 206. ABCE 207. F 208. BCDEF 209. BD 210. ABCDEF 211. ACF 212. ABCDE

1. E【解析】菌斑控制的方法包括免疫方法、机械法、化学方法、生物学方法、植物提取物、抗菌斑附着剂、替代疗法。

4. C【解析】地图舌是一种浅层的慢性剥脱性舌炎，由周边区和中央区组成。中央区表现为丝状乳头萎缩呈剥脱样，黏膜表面光滑、充血发红且微凹。周边区表现为丝状乳头增厚、呈黄白色条带状或弧线状分布，宽约数毫米，与周围正常黏膜形成明晰的分界。

6. C【解析】Ⅰ度深覆𬌗指上前牙牙冠在垂直向超过下前牙牙冠1/3而不足1/2，Ⅱ度深覆𬌗指上前牙牙冠在垂直向超过下前牙牙冠1/2而不足2/3，Ⅲ度深覆𬌗指上前牙牙冠在垂直向超过下前牙牙冠2/3。

7. D【解析】急性龋一般多见于儿童或青年人，病变进展较快，病变组织颜色较浅，质地较软且湿润，又称湿性龋。

8. A【解析】沟纹舌无症状者一般不需要治疗。但应向患者解释该病为良性，舌体不会因为沟纹的加深而裂穿，以消除患者的恐惧心理。应保持口腔清洁，用漱口剂以防裂沟中食物残屑、细菌的滞留。

9. B【解析】母婴保健技术服务主要包括下列事项：①有关母婴保健的科普宣传、教育和咨询。②婚前医学检查。③产前诊断和遗传病诊断。④助产技术。⑤实施医学上需要的节育手术。⑥新生儿疾病筛查。⑦有关生育、节育、不育的其他生殖保健服务。

13. A【解析】牙周炎是由牙菌斑生物膜引起的牙周组织的感染性疾病，导致牙齿支持组织（牙龈、牙周膜、牙槽骨和牙骨质）的破坏，形成牙龈的炎症、牙周袋和附着丧失以及牙槽骨吸收，最终导致牙齿丧失。

15. B【解析】按照WHO标准，龋病检查采用视诊结合CPI探针探查“龋”是指一个牙有冠龋或根面龋。冠龋的诊断标准是：牙的点隙窝沟或光滑面有明显龋洞，明显的釉质下破坏，或者可探到软的洞底或壁部。根面龋的诊断标准是：牙根面探及软的或皮革样的病损即为根面龋。

16. D【解析】A选项，不同金属接触产生电位差引起的基牙疼痛，必须消除电位差才能消除疼痛。B选项，产生咬合痛，需去除早接触点疼痛才会消失。C选项，牙髓炎引起的疼痛或固定义齿设计不合理引起的基牙受力过大而疼痛，都必须拆除义齿进行牙髓病治疗或重作牙列缺损的修复设计。E选项，缺牙数目多，基牙受力过大，可增加固位体。若固位体与邻牙接触过紧或基牙的共同就位道有偏差，修复体勉强就位，可能造成牙周膜轻度损伤，一般其疼痛可自行消失。

17. E【解析】垂直距离为天然牙列呈牙尖交错𬌗时鼻底至颏底的距离，也就是面部下1/3的距离，上下无牙颌形成的间隙名为息止𬌗间隙。当头直立位，口腔在不咀嚼、不吞咽、不说话的时候，下颌处于休息状态，上、下颌牙弓自然分开，从后向前保持着一个楔形间隙，称为息止𬌗间隙，也称为自由间隙，为2～4mm。利用息止颌位的垂直距离减去息止𬌗间隙（2～3mm）的方法。

19. C【解析】加成型硅橡胶凝固过程中体积收缩率较低，24小时收缩率为0.14%～0.18%，可被模型材料的膨胀所补偿。因此加成型硅橡胶具有良好的体积稳定性。

20. C【解析】颊支位于腮腺管上方的称为上颊支，位于导管下方的称为下颊支。

22. D【解析】修复前口腔准备：①去除不良修复体，处理急性症状。②拔除松动牙、残根、根分叉病变受累牙。③患龋齿、牙髓炎、根尖周炎牙齿的治疗。④牙周疾病的治疗，保持良好口腔卫生。⑤口腔软组织处理。⑥牙槽骨处理。⑦修复前的正畸治疗。

23. B【解析】运送患者时应注意保持呼吸道通畅。昏迷患者可采用俯卧位，额部垫高，使口鼻悬空，有利于唾液外流和防止舌后坠。一般患者可采取侧卧位或头侧向一侧，避免血凝块及分泌物堆积在口咽部。运送途中应随时观察伤情变化，防止窒息和休克发生。搬运疑有颈椎损伤的患者时，应多人同时搬运，一人稳定头部并加以牵引，其他人则以协调的力量将患者平直整体移动，抬到担架上，颈部应放置小枕，头部两侧加以固定，防止头的摆动。

24. B【解析】根尖未发育完成的年轻恒牙，无论是龋源性、外伤性或机械性露髓，氢氧化钙活髓切断术可以保留根部活髓，使牙根继续发育。但应密切复查，观察钙化桥的形成，有无牙根内外吸收，有无根管钙变。

25. E【解析】眶下间隙感染多来自上颌尖牙及第一前磨牙或上颌切牙的根尖化脓性炎症或牙槽脓肿。此外，可因上颌骨骨髓炎的脓液穿破骨膜，或者上唇底部与鼻侧的化脓性炎症扩散至眶下间隙。

27. A【解析】循证医学的定义：整合患者价值、临床医生的专业技能和最好证据，并将三者完美结合以制定出患者的治疗措施。因此三要素是医生技能、患者需要和最佳证据。

28. C【解析】口腔环境中，正常分泌的唾液和流量对牙表面的酸性物质有缓冲和冲刷作用。如果这种作用大到可以阻止牙表面 pH 下降到 5.5 以下，就可以阻止牙酸蚀症的发生。如果唾液流率和缓冲能力减低，则牙面接触酸性物质发生酸蚀症的可能性就大。长期以来，分泌率降低被视作诱发龋病的重要因素。

29. D【解析】龋病的定义是在以细菌为主的多种因素作用下，牙体硬组织发生的慢性、进行性破坏的一种疾病。

30. B【解析】手术中常用的止血方法包括压迫止血，钳夹、结扎止血，药物止血，电凝止血，低温止血和降压止血等。其中钳夹止血是常用而可靠的止血方法。口腔颌面部较严重的出血如局部不能妥善止血时，可结扎颈外动脉。

31. E【解析】拍 X 线片在中央性骨髓炎的急性期常看不到有骨质破坏。一般在发病 2 ~ 4 周，进入慢性期，颌骨已有明显破坏后，X 线片检查才具有诊断价值。

32. A【解析】二者横截面都为三角形。K 钻的螺纹较稀疏，螺纹密度为 0.5 ~ 1.0 圈/毫米，工作段每毫米只有 0.5 个刃槽。K 锉的螺纹较扩孔钻密，螺旋密度为 1.5 ~ 2.5 圈/毫米，每毫米有 1.5 ~ 2.5 个刃槽。

33. E【解析】A 项，药物止血适用于创面渗血，小静脉和小动脉的出血。B 项，填塞止血可用于开放性和洞穿性创口。C 项，结扎止血，用于出血较为严重的大血管出血。D 项，压迫止血，只能用作暂时性止血。E 项，口腔颌面部血运丰富，组织再生能力强，一般可在清创后缝合。

35. A【解析】维持原根管形态，避免产生台阶及侧穿。结合化学预备，可清理器械不能到底的侧支根管等复杂根管系统。旋转使用的器械，旋转幅度不要超过半圈，遇阻力不要用力过大，防止器械折断。

37. E【解析】牙周基础治疗的内容：①调殆。②控制菌斑。③拔除无保留价值的患牙。④药物治疗。牙周治疗分为基础、手术、修复和维护治疗四个阶段。E 项，固定义齿修复为牙周治疗第三阶段（修复治疗阶段）治疗内容。

39. E【解析】A 项，口腔健康促进以群体为对象，以预防疾病为中心。B 项，口腔健康促进的原则与担负的任务相关。C 项，人民群众自己在口腔健康促进中起主导作用。D 项，口腔健康促进应以口腔疾病的一级预防为基础。

40. E【解析】心脏病拔牙的禁忌证：① 6 个月内发生过心肌梗死。②不稳定的或最近开始的心绞痛。③充血性心力衰竭，心功能Ⅲ ~ Ⅳ级。④未控制的高血压。⑤未控制的心律不齐。

41. D【解析】活动矫正器的优点：患者能自行摘戴，便于洗刷，能保持矫正器和口腔卫生；避免损伤牙体牙周组织；不影响美观；能矫治一般常见的错殆畸形；此类矫正器构造简单，制作容易。但活动矫治器不易控制矫治力的大小。

42. B【解析】后腭杆应位于上颌硬区之后，颤动线之前，两端微弯向前至第一、第二磨牙之间。

44. B【解析】问诊包括主诉，患者就诊的主要原因和迫切要解决的问题。其次是现病史，一般包括主诉疾病开始发病的时间、原因、发展进程和曾经接受过的检查和治疗。然后是既往史，要侧重了解与本病有关的部分。

45. A【解析】颏部的粉碎性骨折，中部骨折段由于颏舌肌、颏舌骨肌牵拉而向后移位。两侧骨折段由于下颌舌骨肌、舌骨舌肌的牵拉向中线移位，使下颌骨前部弓形变窄。这种骨折可引起舌后坠而引起呼吸困难。

46. E【解析】龋损形成的过程，有牙齿硬组织，包括牙釉质、牙本质和牙骨质的脱矿和再矿化、色素沉着、硬组织崩解以及在龋损相应部位的牙髓组织有修复性牙本质的形成。而腐坏的牙本质是不可能再矿化的。

47. D【解析】D 项，牙体缺损常选择充填修复或固定义齿修复。

49. C【解析】牙体缺损的影响：①牙本质敏感。②可出现牙髓组织充血、炎性变甚至变性坏死，进而引起根尖周病变。③损累及邻面，会破坏正常的邻接关系，引起食物嵌塞，从而导致局部牙周组织炎症。④咬合问题，少量牙体缺损，可能对咀嚼功能的影响较小。⑤体缺损可直接影响患者的功能美观、发音和心理状态等。牙体缺损不会造成关节　区不适。

50. A【解析】消灭手术以后留下的无效腔是通过根管充填得以实现的。

51. C【解析】良性肿瘤临床特点：①可发生于任何年龄。②生长速度慢。③膨胀性生长。④有包膜，不侵犯周围组织，界线较清楚，可移动。⑤一般对机体无影响，如生长在要害部位或发生并发症时，也可危及生命。

52. D【解析】口腔扁平苔藓病损为小丘疹连成的线状白色、灰白色花纹，类似皮肤损害的 Wickham 纹，属角化异常病损。白色花纹可组成网状、树枝状、环状或半环状等多种形状，也可表现为白色斑块状。病损大多左右对称，可发生在口腔黏膜任何部位，包括舌、牙龈、前庭、唇、腭、口底等部位，以颊部最为多见。

53. A【解析】丁卡因易溶于水，穿透力强，而毒性大一般只做表面麻醉。

54. C【解析】现场预防窒息的急救处理应复位上颌骨块，利用压舌板等物作颅上颌固定，恢复气道通畅。。

56. B【解析】医疗事故是指医疗机构及其医务人员在医疗活动中，违反医疗卫生管理法律、行政法规、部门规章和诊疗护理规范、常规，过失造成患者人身损害的事故。

58. D【解析】对考核不合格的医师，县级以上卫生行政部门可以责令医师暂定执行活动 3～6 个月，接受培训和继续医学教育，期满后仍然不合格的，则注销注册，收回医师执业证书。

59. C【解析】A 项，酸蚀是由于牙长期受到酸雾作用脱钙，导致牙外形损害。B 项，龋病，可有龋洞，严重可造成牙冠部分或全部破坏。D 项，磨损可导致牙冠𬌗面降低甚至牙髓暴露。E 项，发育畸形包括釉质发育不全、氟牙症、锥形牙等，导致牙齿形态、结构异常。牙周病不会导致牙体组织的缺损。

60. A【解析】①解剖式牙：人工牙的𬌗面形态与初萌出的天然牙𬌗面相似，牙尖斜度为 33°或 30°。牙尖交错𬌗时，上、下颌牙齿的尖凹锁结关系好，咀嚼效率高，但侧向𬌗力大。②半解剖式牙：人工牙的牙尖斜度约为 20°，上、下颌牙间有一定的锁结关系。侧向𬌗力较解剖式牙小。③非解剖式牙：人工牙的颊、舌轴面与解剖式牙类似但𬌗面仅有溢出沟，而没有牙尖，或者说牙尖斜度为 0°，又称无尖牙。咀嚼效率较低，但侧向𬌗力小，有利于义齿稳定，对牙槽骨的损害小。

61. E【解析】分角线技术应用较早操作方便，不需要特殊持片器和定位投照装置。但由于投照时 X 线中心线与牙长轴和胶片均不垂直以及距胶片距离不同的组织放大率不同，故所拍摄的牙往往失真、变形，特别是拍摄多根牙时。

64. E【解析】医疗机构对危重患者应当立即抢救。临床诊疗过程中，医务人员在决定和实施诊疗措施前，应向患者（或家属）作详尽的说明并取得其充分理解、签字同意，即应尊重患者的知情同意权。结合题干信息，该医生应征求医院领导意见并与家属充分沟通，确定治疗方案。

66. B【解析】塑料全冠是暂时性修复，用于修复前准备治疗较复杂周期较长的患者，既可满足功能与美观的要求，还可分散咬合力，减轻余留牙负担。。

68. C【解析】急性颌骨骨髓炎的治疗首先注意全身治疗，防止病情恶化，早期应用足量、有效的抗生素，物理治疗也可收到一定的效果，同时，还应配合外科手术治疗，如一旦判定骨髓腔有化脓性病灶时，应及早拔除病灶牙及周围的松动牙，以便脓液从牙槽窝引流。

70. B【解析】病因不明，不能进行盖髓后树脂修复，应先拍前牙区牙片，诊断病变情况，进行根管治疗后观察临床无症状后行桩核冠修复。

71. B【解析】过敏性唇炎是口唇部或其周围的皮肤接触某些刺激物引起的炎症现象，其病因和发病机理与接触性皮炎相同，是一种过敏性疾病。口红等化妆品、刺激性食物以及牙膏等都能引起接触性唇炎。

72. E【解析】脑死亡诊断标准的伦理价值和意义主要为五方面：科学准确判断死亡，维护逝者身后尊严，节约社会资源，减轻家庭负担，利于实施器官移植，基于这五点，医生应向患者父母解释脑死亡，征得其同意后撤掉呼吸机。

75. D【解析】边缘性颌骨骨髓炎的感染来源以下颌智齿冠周炎最为多见。边缘性骨髓炎慢性期的临床表现主要是腮腺咬肌区呈弥漫型肿胀，局部组织坚硬，轻微压痛，无波动感。病程延续较长而不缓解，或者缓解后再反复发作。由于炎症侵犯咬肌，多有不同程度的张口受限，进食困难。

76. C【解析】急性坏死性溃疡性龈炎临床表现：①好发人群常发生于青壮年，以男性吸烟者多见。②本病起病急，病程较短，常为数天至 1 ~ 2 周。③以龈乳头和龈缘的坏死为其特征性损害。④患处牙龈极易出血。⑤疼痛明显。⑥有典型的腐败性口臭。⑦全身症状。⑧坏死物涂片检查，可见大量梭形杆菌和螺旋体。

77. B【解析】右下后牙有明显的局部促进因素，即充填体悬突，这是由于治疗时形成的局部因素，导致菌斑滞留，而牙菌斑是疾病的始动因素。

78. A【解析】丝圈式间隙保持器，主要适应于单侧第一乳磨牙早期丧失、第一恒磨牙萌出后，单侧早期丧失的病例、双侧乳磨牙早失，用其他间隙保持器装置困难的病例。

80. E【解析】义齿造成黏膜压痛是因为义齿在上腭部缓冲不足，导致在行使功能时，压迫黏膜导致上腭部疼痛，黏膜红肿，所以需要在上腭部缓冲不足的部位进行相应的缓冲。

81. E【解析】唇颊侧或全冠边缘为烤瓷者，应将牙体颈缘预备成直角或 135°凹面，以保证颈缘瓷的强度和美观，采用龈下边缘者，肩台位于龈缘下 0. 5mm。

83. A【解析】该患者诊断为深龋。因为深龋近髓，须用双层垫底后充填。

85. A【解析】可复性牙髓炎行间接盖髓术后等待修复性牙本质形成。若出现自发痛，冷诊激发痛加重等不可复性牙髓炎症状，则需进行根管治疗。

86. C【解析】男，根据临床症状牙龈自动出血伴牙龈疼痛，口腔奇臭，龈缘呈虫蚀状，表面覆盖坏死伪膜，可诊断为急性坏死性龈炎。

87. B【解析】拔除下颌牙齿后渐进性张口受限和颌后区丰满、压痛是典型的翼下颌间隙感染的表现，是翼下颌传导阻滞麻醉过程污染所致。

88. E【解析】双侧完全性腭裂在临床上常与双侧唇裂同时存在，裂隙在前颌骨部分，各向两侧斜裂，直达牙槽突，鼻中隔、前颌突及前唇部分孤立于中央。

91. A【解析】B 项，妊娠期龈炎与妊娠有关，所以错误。C 选项，坏死性龈炎有自发出血，口臭明显，所以错误。D、E 选项，探诊深度小于 3mm，X 线片上未见牙槽骨吸收，排除牙周炎。牙龈边缘红，水肿，刷牙时牙龈出血，X 线片上未见牙槽骨吸收，所以最有可能诊断为边缘性龈炎。

92. A【解析】剧烈阵发性牙痛，影响睡眠，不能确定患牙位置及试图通过冷敷缓解症状的现象，符合牙髓炎特征；结合患牙无明显龋蚀，但又有严重牙周组织破坏的情况，故诊断为逆行性牙髓炎。

93. D【解析】根据临床表现，提示颞下颌关节　紊乱发生关节　器质性改变。一般该情况首先应该进行保守治疗，但该患者的效果不佳，因此可以选择关节　镜或开放手术治疗。

96. B【解析】牙周治疗中常用的四环素族药物为：四环素、多西环素、米诺环素。

97. A【解析】可复性牙髓炎的临床表现：当患牙受到冷热温度刺激或酸甜化学刺激时，立即出现瞬间的疼痛反应，尤其对冷刺激更敏感，刺激一去除，疼痛短暂持续后消失；没有自发性疼痛。

98. C【解析】皮脂腺囊肿的切除应切除包括与囊壁粘连的皮肤，切开皮肤后锐分离，摘除囊壁囊肿并发感染时，应切开排出脓液和豆腐渣样物，待感染控制 3 个月后手术切除。如果病灶不切除会造成皮脂腺囊肿的反复发作，所以未及时切除病灶正确。

100. C【解析】下颌阻生第三磨牙，特别是低位阻生第三磨牙，拔除时的阻力主要是来自冠部的骨阻力、根部的骨阻力和邻牙阻力。因为是低位阻生，牙冠部的骨阻力阻止了第三磨牙的萌出，故选牙冠部骨阻力。

102. B【解析】腮腺触诊一般以示指、中指、环指三指平触为宜，切忌用手指提拉触摸。

104. D【解析】根据临床表现，可判断患者处于慢性根尖周炎的急性发作期，其治疗原则就是建立引流、消除炎症。待症状消除后做根管治疗。

105. B【解析】昏迷后一度清醒，随后又昏迷，伤侧瞳孔散大，对光反射消失，呼吸脉搏变慢是硬脑膜外血肿表现，与题干叙述情况基本吻合，故考虑是颅内出血。

106. E【解析】其病史和牙间探诊疼痛及牙龈乳头红肿的表现符合急性龈乳头炎的特征，急性龈乳头炎有时表现为自发痛，需与牙髓炎鉴别，

107. A【解析】垂直距离恢复过高时，戴义齿后下颌牙槽嵴普遍疼痛或压痛，不能较长时间戴义齿，面颊部肌肉酸痛，上腭部烧灼感。

108. A【解析】遗留牙槽窝中时间较久的牙根为残根。在根尖周和牙槽骨壁间，多存在慢性炎症及肉芽组织，根尖、牙周膜及牙槽骨壁均有程度不等的吸收。

111. D【解析】牙龈出血，检查见牙石（＋＋），菌斑量多，牙龈红肿明显，附着丧失，X 线片示牙槽骨吸收明显，形成牙周袋，所以诊断为成人牙周炎。

112. E【解析】第一恒磨牙异位萌出临床表现：第一恒磨牙萌出时近中阻生，伴随第二乳磨牙牙根吸收和间隙丧失。其临床危害主要是造成间隙丧失，牙弓长度减少。

114. E【解析】全瓷冠，应做90°肩台，其肩台宽度为1.0mm。边缘应连续一致、光滑而无粗糙面和锐边。

115. C【解析】牙列缺失需要及时修复。目前种植义齿已经成为缺牙修复的首选方法之一。

117. D【解析】拔除上颌磨牙时，上颌磨牙根尖与上颌窦底壁仅以薄骨质相隔，特别是在取出断根时，应避免将断根推入上颌窦。

118. B【解析】垂直距离恢复得过高，表现为面部下1/3距离增大，上、下唇张开，勉强闭合上下唇时，鼻唇沟变浅，颏部皮肤呈皱褶状，肌肉张力增大，容易出现肌肉疲劳感。

120. A【解析】双髁突颈部骨折向前内移位后，髁颈无阻碍向上移位（咀嚼肌作用）而致前牙开𬌗，后牙早接触等典型表现。

121. A【解析】慢性边缘性颌骨骨髓炎，受累区骨密质变软，仅有散在的浅表性死骨形成，故常用刮除方式清除，同时拔除病灶牙。

123. D【解析】Le FortⅢ型骨折，多伴有颅底骨折或颅脑损伤，出现耳、鼻出血或脑脊液漏。现场处理的最佳做法是先做颅上颌固定、补血补液和再进一步观察处理。

124. B【解析】舌板用于口底浅，舌侧软组织附着高（口底到龈缘的距离在7mm以下）。特别适用于以下情况。①前牙松动须用夹板固定者。②舌系带附着过高，口底深度浅，不能容纳舌杆者。③舌侧倒凹过大不宜用舌杆者。

125. E【解析】上颌义齿的牙弓在前磨牙位置狭窄，上前牙舌面及腭侧基托表面过于光滑，由于气道狭窄，说话时气流快速通过会产生哨音。

127. B【解析】诊断为慢性龈炎，对这样的患者进行口腔卫生指导和龈上洁治术，不须要根面平整和手术治疗，也无须全身药物治疗。

128. B【解析】补偿曲线曲度过小，会导致前伸𬌗，后牙离开较晚，引起后缘的撬动。

129. C【解析】上颌结节麻醉的麻醉范围为上牙槽后神经分布的上颌窦黏膜，第二、第三磨牙及第一磨牙的远中颊根和腭根，以及相应的牙周组织、骨膜和牙龈。腭大孔麻醉的麻醉范围上颌磨牙、前磨牙腭侧牙龈及黏骨膜。剩余部位6|颊侧近中需要局部浸润麻醉。

130. B【解析】上颌恒中切牙初萌时，由于恒侧切牙的牙胚挤压中切牙根端，使中切牙根向近中，而冠向远中倾斜，两中切牙间常出现较大的间隙。同样道理，上颌侧切牙在萌出时，根端受恒尖牙牙胚的挤压，牙冠向远中倾斜。待侧切牙、尖牙完全萌出后，间隙会自行消失，切牙的长轴可以调整而排齐。

131. E【解析】患者需修复的为后牙，后牙的咬合力较大，而金属铸造桩核较其他类型的桩核强度大，最宜选用。

132. B【解析】双侧眶下神经阻滞麻醉可以使鼻侧从下睑到上唇的皮肤和黏膜产生无痛，满足做唇腭裂二期鼻畸形的修复。局部浸润麻醉效果不好，造成软组织肿胀不易进行手术操作。鼻腭神经阻滞麻醉麻醉的部位不正确，不能使手术区域无痛。全身麻醉没有必要，增加花费用和手术风险。

133. D【解析】慢性唇炎可根据病程反复，时轻时重，寒冷干燥季节好发，唇红反复干燥、脱屑、痛胀痒、渗出结痂等临床特点作出诊断。

134. C【解析】侵袭性牙周炎临床特点：①患病年龄不超过35岁，多为年轻人。②无明显全身疾病。③快速的附着丧失和骨吸收；牙周组织破坏程度与年龄不一致，与局部刺激量也可不一致。④多有家族聚集性。⑤局限型侵袭性牙周炎病变局限于第一恒磨牙和/或切牙，其他患牙不超过两个，X线片显示第一恒磨牙牙槽骨近中吸收或“弧形吸收”，前牙可为水平吸收。⑥广泛型侵袭性牙周炎病变不局限于第一恒磨牙和/或切牙，其他患牙有3颗以上。

136. E【解析】第一恒磨牙一般6岁左右萌出，在萌出前及萌出过程中间隙都有可能发生改变。

137. A【解析】固定义齿修复基牙松动的原因：①基牙本身的条件差，或者桥体跨度过大，设计的基牙数量不足。②桥体骀面恢复过宽或牙尖过陡，恢复的骀力过大。③咬合不良，使基牙遭受骀创伤。④局部或全身健康下降，机体的代偿功能失调，基牙牙周组织的耐受力降低。后牙游离端连续缺失两个牙一般不设计固定桥修复。

138. B【解析】第一恒磨牙正在活动萌出时，第二乳磨牙早失，间隙极容易缩小甚至消失。临床常采用制作间隙保持器的方法保持间隙，以预防咬合紊乱的发生。

141. D【解析】牙周－牙髓联合病变：同一个牙并存着牙周病变和牙髓病变，且互相融合连通。题中冷、热刺激痛，自发痛的表现说明牙齿有牙髓炎，而此牙颊侧有牙周袋说明牙周有问题，典型的又有牙髓的问题也有牙周的问题。

142. D【解析】支点线位于牙弓的一侧而成前后方向者，即纵线式。

144. C【解析】牙尖斜度大的人工牙，咀嚼运动时，侧向力大，而减小人工牙牙尖斜度可以减小侧向骀力，达到咬合平衡，减少水平方向移动。

146. D【解析】牙周脓肿与牙槽脓肿以感染来源、牙周袋、牙体情况、牙髓活力、脓肿部位、疼痛程度、牙松动度、叩痛、X线表现等方面区别，龈下牙石不能区别牙周脓肿与牙槽脓肿。

148. B【解析】A选项，沟纹舌表现为舌背不同形态、不同排列、不同深浅长短、不同数目的裂纹。B选项，地图舌好发于舌背、舌尖、舌缘，中央区丝状乳头萎缩凹陷，黏膜充血发红表面光滑，周边区舌乳头增厚，与周围黏膜分界明显，一般无不良感觉。C选项，舌乳头炎无中央区和周边区分别，丝状乳头萎缩，其他乳头充血红肿。D选项，药物过敏性口炎表现为水疱、糜烂、疼痛剧烈等。E选项，口腔念珠菌病多由糜烂出血或疼痛口干等自觉症状。该患者的表现符合地图舌的表现。

149. C【解析】沟纹舌以舌背不同形态、不同排列、不同深浅长短、不同数目的沟纹或裂纹为特征，形状似脑回、叶脉或树枝样，也可发生在舌侧缘。患者常无自觉症状，舌的色泽、质地和活动均正常。少数患者可因食物刺激致舌痛、干、苦等。

150. B【解析】四环素牙的修复治疗：轻症者可用光固化复合树脂贴面、瓷贴面修复。对于重症患者，应用遮色剂效果不理想者，特别是骀力大，牙排列呈对刃骀、反骀、深覆骀者，以烤瓷冠、氧化锆全瓷冠修复较为适当。

151. D【解析】急性牙周脓肿发病突然，在患牙唇颊舌腭侧牙龈形成半球状肿胀突起，脓肿早期疼痛剧烈，脓肿的后期，脓液局限，脓肿表面较软，扪诊可有波动感，可发生于单个牙，也可同时发生于多个牙齿。

152. C【解析】疱疹样口疮亦称疱疹样复发性口腔溃疡，多发于成年女，好发部位及病程与轻型相似。但溃疡直径较小，约2mm，溃疡数目多可达十几个或几十个，散在分布，似“满天星”。相邻的溃疡可融合成片，黏膜充血发红，疼痛最重，唾液分泌增加。

153. C【解析】口腔扁平苔藓口腔黏膜表现为灰白色针头大小的小丘疹，稍高于黏膜，散在或成簇发生，四周可见各种形状条纹，皮肤表现为紫红色或暗红色多角形扁平丘疹。题中患者的表现符合口腔扁平苔藓的表现。

154. E【解析】对冠折或残根达龈下或出现根侧壁穿孔，MTM 技术能将其牵引到适当的位置，暴露根侧穿部位后予以修复，从而保留患牙。正畸牵引时应准确估计牙被牵出的距离，以防止修复体边缘龈下过分延伸，便于形成有效的修复体颈部箍效应。

155. D【解析】Glickman 根分叉病变分度如下。①Ⅰ度：从牙周袋内已能探到根分叉的外形，但尚不能水平探入分叉内。②Ⅱ度：临床探查时探针可从水平方向部分地进入分叉区内，但与对侧不相通。③Ⅲ度：根分叉区的牙槽骨全部吸收，形成“贯通性”病变，探针能水平通过分叉区，但它仍被牙周袋软组织覆盖而未直接暴露于口腔。④Ⅳ度：根间骨隔完全破坏，且牙龈退缩而使病变的根分叉区完全暴露于口腔。

156. C【解析】患者有吸毒和不洁性行为史，提示为艾滋病高危人群，其牙龈病损符合线形牙龈红斑的表现，是艾滋病患者的口腔表征。

157. C【解析】创伤性溃疡多由局部因素引起，主要的治疗措施为去除不良修复体，其次是局部涂敷复方皮质散、养阴生肌散、冰硼散等消炎防腐药物，含漱氯己定液、复方硼酸液等，以防继发感染。对有全身症状或继发感染者应服用抗生素。维 A 酸软膏主要用于非糜烂型口腔白斑和口腔扁平苔藓的局部治疗。

158. B【解析】垂直距离恢复得过低：表现为面部下 1/3 的距离减小，唇红部显窄，口角下垂，颏唇沟变深，颏部前突。用垂直距离过小的殆托制成的全口义齿戴入口中，看上去患者象没戴义齿似的，息止殆间隙偏大，咀嚼肌的紧张度减低，咀嚼无力，咀嚼效能较低。

159. C【解析】边缘性龈炎龈沟底仍在釉牙本质的冠方，未发生附着丧失，X 线片也无牙槽骨吸收。附着丧失是牙周病的表现之一。

160. E【解析】牙髓治疗与牙周疾病没有关系，急性牙周脓肿是牙周炎的伴发病变。

164. D【解析】念珠菌病病理可见上皮表层水肿，角化层内有中性粒细胞浸润，形成微小脓肿，上皮棘层增生，钉突呈圆形，基底膜部分被炎症破坏，角化层或上皮外 1/3 可见菌丝，PAS 强阳性。

165. A【解析】白血病的牙龈病损可波及龈乳头、龈缘和附着龈。主要表现：①牙龈肿大，颜色暗红发绀或苍白，组织松软脆弱或中等硬度，表面光亮。牙龈肿胀常为全口性，且可覆盖部分牙面。②局部组织对感染的抵抗力降低，使龈缘处组织坏死、溃疡和假膜形成，状如坏死性溃疡性龈炎，严重者坏死范围广泛，有口臭。③牙龈有明显的出血倾向，龈缘常有渗血，且不易止住，牙龈和口腔黏膜上可见出血点或瘀斑。④严重的患者还可出现口腔黏膜的坏死或剧烈的牙痛、发热、局部淋巴结肿大，以及疲乏、贫血等症状。

166. A【解析】拍 X 线左上后牙片可以了解同侧牙槽嵴骨质破坏情况。其他 X 线片因投照角度的原因不能明显反映左上后牙牙槽突骨质的破坏情况。

168. A【解析】临床上看到糖尿病主要是影响牙周炎的发病和进程，尤其是血糖控制不良的患者，其牙周组织的炎症较重，龈缘红肿呈肉芽状增生，易出血和发生牙周脓肿，牙槽骨破坏迅速，导致深袋和牙松动。

169. D【解析】当上、下颌都存在可疑牙齿，温度测验又难以确定时，还可用麻醉法鉴别，即对高度怀疑的患牙或其所在单颌进行麻醉，如麻醉后疼痛消失，即可确定患牙。

170. A【解析】龋病药物治疗适应证：①恒牙牙釉质早期龋，尚未形成龋洞者，特别是位于易清洁的平滑面，如颊、舌面龋损。②静止龋，如𬌗面点隙龋损，由于咬合磨耗，将点隙磨掉，呈一浅碟状，使龋损环境消失。

171. B【解析】感染来源可从相邻间隙，如翼下颌间隙等感染扩散而来，也可因上颌结节、卵圆孔、圆孔阻滞麻醉时带入感染，或者由上颌磨牙的根尖周感染或拔牙后感染引起。题中患者在进行上颌结节组织麻醉拔除残根后，出现的临床症状与颞下颌间隙感染的表现相符合。

172. D【解析】颞下间隙位置深在、隐蔽，故感染发生时外观表现常不明显，仔细检查可发现颧弓上、下及下颌支后方微肿，有深压痛，伴有不同程度的开口受限。

173. C【解析】根据题中“右上颌结节后外方前庭沟丰满，压痛明显”可知因上颌结节阻滞麻醉时带入感染。

174. B【解析】Ⅰ类洞：为发生于所有牙齿的发育窝、沟内的龋损所制备的窝洞。Ⅱ类洞：发生于后牙邻面的龋损所备成的窝洞。Ⅲ类洞：为发生于前牙邻面未损伤切角的龋损所制备的窝洞。Ⅳ类洞：为发生于前牙邻面并损伤切角的龋损所制备的窝洞。Ⅴ类洞：为发生于所有牙齿的颊（唇）、舌（腭）面近龈1/3牙面的龋损所制备的窝洞。

176. E【解析】鸠尾固位：鸠尾是机械固位结构，多用于双面洞。后牙邻𬌗面洞在𬌗面作鸠尾，前牙邻面洞在舌面作鸠尾。此种固位形的外形似斑鸠的尾部，由鸠尾峡和膨大的尾部组成，借助于峡部的扣锁作用防止充填修复体从与洞底呈水平方向的脱位。

177. C【解析】基托伸展过长，影响周围组织的运动，容易发生翘动。印模不准确，使基托与组织不密合，容易产生支点，发生翘动。进入倒凹区基托未缓冲，会导致摘戴义齿困难，并产生压痛点，而不会引起翘动。基托变形，使基托与组织不密合，容易产生支点，发生翘动。与硬区相应的基托组织面未做缓冲，使得该区域形成支点，发生翘动，并产生局部压痛点。进入倒凹区基托未缓冲，不会引起翘动。

178. E【解析】与硬区相应的基托组织面未做缓冲或缓冲不足，是最常见的造成义齿翘动的原因，并且只要对该义齿进行局部缓冲即可解决问题。

179. E【解析】腭裂整复手术均采用全身麻醉，以气管插管为妥，以保证血液和口内的分泌物不流入气管，保持呼吸道通畅和氧气吸入。

180. D【解析】腭瘘常位于硬软腭交界或腭垂处，也可能发生在硬腭的部位，也有极少数情况是创口全部裂开或腭部的远心端坏死。

185. D【解析】修复前，对于尖锐的骨尖、明显的骨突形成过大的组织倒凹，增生的软组织，松软的牙槽嵴等，均应进行外科修整。

186. E【解析】圆形卡环，多用于最后孤立的磨牙上，基牙向近中舌侧（多为下颌）或近中颊侧（多为上颌）倾斜。

191. ACDEF【解析】A选项，上唇皮肤及黏膜均有部分擦伤、略肿胀，为上唇擦伤。C选项，右上中切牙缺失（患儿家长置于矿泉水中，牙体完整），为牙脱位。D选项，右下中切牙牙冠1/2缺失，近中舌侧缺损至龈下约2mm，可探及露髓点，显示牙折累及牙釉质、牙本质和牙骨质，并暴露牙髓，属复杂冠根折。E 选项，左下中切牙冠完整，Ⅰ度松动，叩诊（+），为牙震荡。F 选项，左上中切牙无松动，叩诊（+），音调高，X 线片见左上中切牙根周膜影像不清，为牙嵌入。

192. BCDF【解析】脱位牙如已落地污染，可就地用生理盐水或自来水简单冲洗后直接放入牙槽窝。如果未能即刻回植，可将患牙置于患者舌下或口腔前庭处，或者放入牛奶、生理盐水或自来水中保持根面牙周膜湿润，切忌干藏，尽快就医。

193. B【解析】脱位年轻恒牙再植的措施：清洁牙面，切勿刮牙根表面，以免损伤根面的牙周组织。脱位牙浸泡于抗生素液内，也会损伤根面正常的生活组织，故不采用。年轻恒牙再植后，牙髓血管可能重建，再植前不应去除牙髓，同时可避免进一步损伤牙周组织。植入时，应用最小的压力完成，防止进一步对牙髓和牙周膜造成损伤。一般情况下，固定 2～3 周，牙周韧带纤维就可以愈合。

194. AD【解析】根据临床表现初步诊断为慢性牙周炎。为明确诊断，应进行牙周组织检查和辅助检查。A 选项，探诊检查牙周袋深度。D 选项，拍 X 线片检查牙槽骨吸收程度。

195. ABF【解析】根据口腔卫生差，探诊深度为 4～5mm，进一步支持慢性牙周炎的诊断。慢性牙周炎的主要致病菌是牙龈卟啉单胞菌、中间普氏菌、福赛坦纳菌、直肠弯曲菌、具核梭杆菌、伴放线聚集杆菌。

196. ABCFG【解析】牙周炎早期基础治疗包括菌斑控制、纠正不良习惯、龈上龈下洁治刮治、𬌗治疗等。D 项，为牙周手术治疗，一般在基础治疗后 4～12 周时对牙周情况进行全面再评估。此时，如果仍有 5mm 以上的牙周袋，且探诊仍有出血，或者牙龈及骨形态不良、膜龈关系不正常时，则一般均须进行手术治疗。E 项，正畸治疗与牙周治疗有密切关系，但不属于早期基础治疗。

197. D【解析】Ⅱ度根分叉病变可考虑植骨术或骨替代品植入术、引导性组织再生术或两者联合治疗，以期获得再生。难以获得再生性愈合的深Ⅱ度根分叉病变可考虑根向复位瓣术等，以消除牙周袋，暴露分叉区，建立便于进行自我菌斑控制的良好的解剖结构。

198. ABCDF【解析】A 项，多形性红斑是一组累及皮肤和黏膜，以靶形或虹膜状红斑为典型皮损的急性炎症性皮肤黏膜病，黏膜损害常见于口腔唇、颊、舌、腭等，大面积糜烂，病损易出血，在唇部常形成较厚的黑紫色血痂。B 项，糜烂型口腔扁平苔藓常发生于颊、唇、前庭沟、磨牙后区、舌腹等，除白色病损外，线纹间及病损周围黏膜发生充血、糜烂、溃疡。C 项，盘状红斑狼疮好发于下唇唇红黏膜，初起为暗红色丘疹或斑块，随后形成红斑样病损，片状糜烂，周边有红晕或可见毛细血管扩张，红晕外围有呈放射性排列的细短白纹。D 项，慢性糜烂性唇炎表现为上下唇红部反复糜烂，渗出明显，结痂剥脱。E 项，复发性口腔溃疡主要表现为反复发作的圆形或椭圆形溃疡，具有“黄、红、凹、痛”，溃疡表面覆盖黄色假膜、周围有红晕带、中央凹陷、疼痛明显。F 项，在相应部位多可发现残冠、残根、不良义齿等刺激物，除去刺激物，经治疗后溃疡很快愈合。

199. B【解析】糜烂型口腔扁平苔藓常发生于颊、唇、前庭沟、磨牙后区、舌腹等，以白色条纹、白色斑块为本病临床上最主要的表现，此外，线纹间及病损周围黏膜可发生充血、糜烂、溃疡。

200. A【解析】当出现口腔病损和皮肤病损时，口内大面积糜烂，手背出现多个红斑，中央有水疱，可诊断为多形性红斑。多形性红斑皮肤病损常对称散在分布，好发于颜面、头颈、手掌、足背及四肢伸侧面，常见病损为红斑、丘疹、水疱，典型为虹膜状红斑，开始时为淡红色，1 ~2 日后中央部委红色转暗，并发生水疱，边缘呈鲜红色环状。

201. BDEF【**解析**】唇部糜烂治疗方法：①避免刺激因素，改变咬唇、舔唇等不良习惯，戒除烟酒，忌食辛辣食物，避免吹风、寒冷刺激，保持唇部湿润。②以唇部湿敷为主要治疗手段，可联合微波治疗。坚持湿敷，直至结痂消除，渗出停止，皲裂愈合，然后才能涂布抗生素软膏类药物。③局部注射曲安奈德液、泼尼松龙混悬液等有助于促进愈合、减少渗出，但不能反复频繁注射，以免引起唇部硬结。A、C 两项，激素类软膏、抗生素软膏适用于脱屑性唇炎。